# GUIDE D'ACHAT POUR BIEN MANGER

W0350375

FIRST Editions

*À toute mon équipe de diététiciennes qui a accepté de se promener dans les supermarchés ou sur leurs sites pour ce travail :*
***Isabelle Cauët**, **Solenne Demanche**, **Delphine Michel** et **Lucie Picaud**.*

Dr Jean-Michel **COHEN**

# GUIDE D'ACHAT POUR BIEN MANGER

FIRST Editions

© Éditions First, un département d'Édi8, 2015

Le Code de la propriété intellectuelle interdit les copies ou reproductions destinées à une utilisation collective. Toute représentation ou reproduction intégrale ou partielle faite par quelque procédé que ce soit, sans le consentement de l'auteur, de ses ayants droits ou de ses ayants cause est illicite et constitue une contrefaçon sanctionnée par les articles L 335-2 et suivants du Code de la propriété intellectuelle.

ISBN : 978-2-7540-6994-6
Dépôt légal : septembre 2015
Imprimé en France par Pollina Fastline - L2199
Direction éditoriale : Aurélie Starckmann
Mise en page et couverture : Antartik
Préparation de copie : Christine Cameau
Photographies : © Ambroise Becchio - PRODEINE
Photographie de couverture : © Philippe Turpin/PHOTONONSTOP
et © aujourd'hui.com pour le portrait.

Éditions First, un département d'Édi8
12, avenue d'Italie
75 013 Paris – France
Tél. : 01 44 16 09 00
Fax : 01 44 16 09 01
E-mail : firstinfo@efirst.com

Site internet : www.editionsfirst.fr

# SOMMAIRE

# PRÉAMBULE

*Nous sommes tous désormais des consommateurs avertis.
Ou tout au moins le croyons-nous.*

La première révolution dans nos choix alimentaires a eu lieu en 2006 lorsque nous, mon ami le Dr Patrick Serog et moi-même, avons écrit un livre sur la composition des aliments et sur les étiquettes alimentaires. Nous venions de découvrir que notre alimentation avait totalement changé par rapport à nos connaissances usuelles, construites au travers d'une transmission alimentaire qui reposait sur des aliments simples et non pas sur l'alimentation industrielle. Le pain n'était pas seulement de la farine et de l'eau, mais contenait également des matières grasses ; les plats préparés n'étaient pas toujours conformes à des apports nutritionnels parfaits ; la catégorie des produits laitiers était une véritable jungle pour le consommateur... Un vrai choc de culture !

Il ne sert à rien de vouloir éradiquer cette épopée moderne de l'industrialisation des aliments car elle a permis, non seulement de démocratiser la nourriture, mais aussi d'améliorer sa qualité en termes d'hygiène et de répondre aux besoins de la civilisation contemporaine. Car le temps nostalgique de la cuisine, de la préparation des repas s'est effacé au profit d'une quête d'une alimentation à la fois simple, diététique et saine. Et s'il reste très vertueux et de bon sens de recommander de ne cuisiner que des produits frais, de préparer ses repas soi-même, de se confectionner des recettes maison, rien de tout cela ne correspond à la vie des célibataires, des familles, des hommes et des femmes qui achètent 80 % de leurs aliments dans les supermarchés. Un peu comme les contes de fées qui ne correspondent pas à la réalité mais sont tellement jolis à raconter. Oui, bien sûr, dans ces émissions filmées par trois caméras pendant trois heures où l'on nous délivre une recette de 10 minutes, tout paraît simple. Mais quand on va au travail le matin, qu'on rentre le soir, souvent fatigué, et qu'il faut manger tous les jours de la semaine, comment imaginer ces préceptes possibles ?

L'étude du comportement des consommateurs actuels montre que nous achetons désormais beaucoup plus en fonction des atouts « durable » et « santé » d'un aliment qu'avec la simple et naturelle préoccupation de nous nourrir suffisamment pour vivre et prendre du plaisir.

Seulement voilà, plus nous écrivons de livres, plus nous découvrons les différents aspects de la nourriture et plus l'industrie va vite, modifiant les produits, changeant leurs compositions, en inventant de nouveaux. La publicité n'est plus simplement présente à la télévision et à la radio, mais aussi au quotidien, sur nos téléphones ou sur notre ordinateur, aussi mangeons-nous de plus en plus de façon compulsive et cérébrale, à l'aune des sollicitations reçues de toutes parts.

Lors d'un voyage aux États-Unis, j'ai rencontré les responsables de la plus grande enseigne mondiale de l'alimentation, Walmart, pour leur présenter un étiquetage nutritionnel qui pourrait rendre service aux consommateurs. Après de nombreux échanges, de sympathiques compliments et des discussions extrêmement intéressantes, leur conclusion a été autant cynique que pragmatique. Leur argumentaire se résumait à une phrase très simple : « Vous êtes des médecins, votre rôle est de soigner les gens, nous sommes des distributeurs alimentaires disposés à fournir ce que souhaitent manger les gens, nous n'avons pas à faire votre métier et nous continuerons à distribuer tout ce qui peut alimenter notre commerce et satisfaire le consommateur. » Cette logique imparable renvoie directement la responsabilité vers le consommateur, qui, libre de ses choix, peut aussi bien plébisciter un aliment que le rejeter.

Mais comment savoir qu'un aliment est meilleur qu'un autre, comment décrypter une étiquette alimentaire dont le vocabulaire nécessite désormais d'être ingénieur agronome ou chimiste, comment équilibrer sa nourriture en conservant des zones de plaisir et des zones de raison ? Il ne faut compter ni sur l'aide des distributeurs, ni sur celle de nos dirigeants (bien difficile de choisir entre la vigueur d'une économie et la protection de la santé des individus, tout en laissant le libre arbitre au consommateur). Il ne reste donc plus que l'éducation et l'information pour que chacun d'entre nous, averti et libre de ses choix, puisse s'alimenter en fonction de ses propres critères.

Reconnaissons tout de même que cette provocation a porté ses fruits. Prenons l'exemple de certains ingrédients qui sont désormais bannis de l'industrie alimentaire, ou presque : c'est parce que tout le monde s'est mobilisé à propos de l'huile de palme que de nombreux industriels ont décidé de la remplacer, pour une part, par d'autres huiles. C'est parce qu'une campagne féroce sur les sirops de fructose et de glucose-fructose dans les biscuits a été menée que les mamans ont arrêté d'en acheter à leurs enfants pour privilégier d'autres biscuits, ce qui a contraint la plupart des industriels à modifier leurs choix.

Malgré tout cela, malgré la vigilance des pouvoirs publics, malgré nos connaissances qui s'améliorent, nombre de produits peuvent encore facilement être substitués par d'autres pour préserver notre goût et notre santé.

Enfin, lorsque l'on observe les produits catégorie par catégorie, comme vous allez le constater dans cet ouvrage, en dehors de la connaissance spécifique de chaque produit, il est important de savoir comment déjouer les pièges de tel ou tel groupe de produits et quels sont les meilleurs critères de choix. Il nous a semblé pertinent de vous fournir un indicateur pour faire un vrai bon choix alimentaire.

Il ne faut cependant pas céder à la peur. Nous vivons dans une époque où le sensationnel est privilégié par rapport à une information neutre. Là encore, il ne s'agit pas de critiquer un fait mais plutôt de le constater. Il est très facile de stigmatiser gratuitement les aliments, d'effrayer un consommateur pour délivrer une information choc qui au fond ne sert qu'à nous perturber dans nos choix et ne reflète pas toujours la réalité, en particulier quant à leur vraie valeur. Combien de reportages sur le poisson, les produits laitiers, les œufs, la viande se sont succédés tout au long de ces dernières années, avec pour seul objectif de nous terroriser ? Pourtant, peu d'accidents sont survenus, et la plupart du temps la médiatisation est beaucoup plus forte que la gravité de l'événement. Nous avons oublié qu'au fil des années et des progrès, ont disparu toutes les maladies liées à la conservation des aliments, une grande partie des toxi-infections alimentaires, les infestations parasitaires...

Mais le vrai danger aujourd'hui, c'est cette espèce de « Disneyland » de la nourriture, où l'abondance, la variété, le renouvellement sont autant de stimulations qui n'ont plus grand rapport avec une alimentation équilibrée, saine et respectueuse du plaisir. Mon credo depuis longtemps...

J'ai tenté ici, avec l'aide de mon équipe, de concevoir un guide du « bien manger » au supermarché, pour simplifier les choix alimentaires et continuer à éduquer au travers des connaissances actuelles de l'alimentation. On ne peut pas simplement dire qu'il y a de bons et de mauvais produits, car l'homme est un omnivore susceptible de tout consommer qui n'a jamais eu la chance de bénéficier de la qualité alimentaire que nous avons aujourd'hui dans les pays occidentaux. Mais contrairement à une espèce de pudeur maladive qui vise à ne jamais stigmatiser le moindre aliment, je me permets de dire qu'il y a de meilleurs et de moins bons produits, en général indépendamment des marques et des distributeurs, mais relativement à leur composition. Libre à chacun de les consommer ou non.

En revanche, j'ai retenu la leçon et j'ai compris que si l'on pouvait tout mettre en vente, nous avions aussi le choix de favoriser un produit ou de le rejeter. Et c'est grâce à cette liberté de choix que nous devenons des consommateurs utiles.

Vous retrouverez donc dans ce livre, catégorie par catégorie, la description de groupes de produits, les conseils d'utilisation, les pièges à éviter, mais également les produits que nous avons particulièrement appréciés et ceux qui nous ont laissés indifférents ou dubitatifs. Cette liste n'est bien entendu pas exhaustive, mais nous avons tenté de la limiter pour rendre votre lecture plus simple et plus bénéfique.

N'imaginez pas qu'il faille toujours choisir en fonction de la raison et n'oubliez jamais que la nourriture doit rester un plaisir, voilà pourquoi il ne s'agit pas seulement de manger de façon diététique mais surtout de façon profitable.

Enfin, il faut souligner que, contrairement à ce qu'on nous laisse penser à tort, il n'y a pas de grande conspiration alimentaire. L'alimentation est intimement liée à l'économie et au profil de la société. C'est pour cela que notre choix est important et que nous avons l'entière liberté d'acheter ou non un produit. Mais à une condition : disposer d'une information sincère et aussi précise que possible. C'est ce que cet ouvrage vous propose.

Première partie

# QUE FAUT-IL ACHETER AU SUPERMARCHÉ ?

# PAINS ET PRODUITS DE BOULANGERIE

# PAIN

*Le pain est un aliment phare de l'alimentation française. Il est, pour beaucoup, incontournable au petit déjeuner et accompagne quotidiennement vos repas ; d'où l'importance de bien le sélectionner.*

Dans sa recette de base, le pain est fabriqué avec un mélange de farine, d'eau, de sel et de levain ou levure. À partir de cette préparation, le temps de pétrissage et de levage mais également le façonnage et la cuisson vont faire varier le résultat obtenu et c'est là tout le savoir-faire de l'artisan-boulanger.
Mais cette recette de base subit également des modifications et évolutions avec plus ou moins d'impact sur le goût, la texture, mais également les caractéristiques nutritionnelles, selon :

- La variété de farine utilisée : farine de blé plus ou moins complète, ou farine d'autres céréales (maïs, seigle, avoine, épeautre…).
- L'ajout de graines (sésame, pavot, noix, tournesol…), de fruits ou de fruits secs (raisins secs, pommes, figues…), de fromage, d'oignons, de lardons…
- L'addition d'autres ingrédients comme le lait, les œufs, le sucre, le beurre… permettent également de décliner pain viennois, pain de mie, pain au lait, brioche… que l'on classe dans la famille des viennoiseries.

La particularité nutritionnelle de ces produits reste une richesse en glucides, source d'énergie importante dans notre alimentation. Cependant, les ajouts, notamment de matières grasses et de sucre, doivent être pris en compte dans leur consommation en quantité et en fréquence.
Au-delà de ces recettes artisanales, une large gamme de produits industriels s'est développée avec un choix de pains précuits, pains de mie, mais également pains grillés, biscottes et autres produits dont les recettes varient fortement et que nous détaillerons dans cette partie.

## COMMENT LES CHOISIR ?

- Le **pain de boulangerie** sans autre ajout que de la farine, de l'eau, de la levure et du sel reste le produit à privilégier, en variant si vous le souhaitez la nature de la farine utilisée. Les ajouts de graines de sésame, pavot ou même de noix font peu augmenter l'apport calorique.
- Le **pain complet** est intéressant pour sa richesse en fibres (3,9 % de fibres contre 1,2 % pour le pain blanc). Les glucides complexes qui le composent seront alors assimilés plus progressivement et l'énergie ainsi apportée permettra à l'organisme de tenir jusqu'au prochain repas. Les fibres insolubles auront un impact positif sur les transits paresseux.

- Les **pains précuits**, en surveillant l'ajout de matières grasses et en privilégiant les listes d'additifs les plus courtes, sont un bon moyen d'avoir à disposition du pain de qualité satisfaisante.
- Les **biscottes et autres pains grillés**, de par leur double cuisson, rendent l'amidon plus digeste, mais ce dessèchement les rend également plus caloriques. On surveillera la quantité et la qualité des matières grasses ajoutées.
- Les **pains de mie** se caractérisent par leur moelleux, encore renforcé par les versions sans croûte, et par une conservation plus longue que le pain de boulangerie. Ils sont intéressants si vous avez du mal à mastiquer le pain classique et séduisent les enfants, mais l'ajout de sucre et matières grasses dans les recettes impose une vigilance sur la qualité et les quantités.

## LES PIÈGES

- Les ajouts de matières grasses et sucres excessifs.
- Les produits qui vantent l'utilisation de blé complet sans être réellement riches en fibres (moins de 3 g de fibres pour 100 g) et dont le reste de la composition laisse à désirer.
- Les ajouts de sel excessifs.
- La qualité des ingrédients (ajout d'huile de palme, de sirop de glucose-fructose).
- La taille des portions proposées.

## CONSEILS DE CONSOMMATION

- Dans le cadre d'une alimentation équilibrée, la consommation d'une portion de pain et/ou de féculents est conseillée à chaque repas.
- Le pain de boulangerie reste à privilégier.
- À l'exception de certains produits remarquables, les biscottes et autres produits secs, moins rassasiants, devraient rester du dépannage.
- Les viennoiseries sont des produits plaisir, leur fréquence de consommation doit être modérée (deux fois par semaine maximum). Prenez soin de privilégier les produits nature et surtout d'éviter ceux fourrés. L'ajout de matières grasses et de sucre dans la recette de base impose de ne pas les tartiner de matières grasses et/ou sucre en plus (confiture, pâte à tartiner, beurre...).

### LE SANS GLUTEN

**La vague du « sans gluten » a envahi les rayons du petit déjeuner. Si vous avez réellement une intolérance au gluten, bien sûr, ces produits vous sont indispensables. Mais si ce n'est pas le cas, vous n'avez aucun intérêt à les consommer.**

**La composition est souvent loin d'être satisfaisante, avec l'utilisation d'huile de palme, de sucre et de nombreux additifs.**

**Préférer des produits naturellement sans gluten comme les galettes de riz est toujours préférable en termes de santé et de coût !**

# PAINS (PAINS PRÉCUITS, PAIN DE MIE)

## PAIN DE MIE COMPLET SANS CROÛTE, WEIGHT WATCHERS®

*Pas de graisses ni sucres ajoutés et un apport calorique en dessous des autres pains de mie.*

**Ingrédients :**

• Eau, farine de blé, farine complète de blé, fibres (fibres de blé et de psyllium), gluten, levure, sel, farine de fèves, vinaigre, conservateur : propionate de calcium, émulsifiants : E471-E481, épaississant : E412, agent de traitement de la farine : acide ascorbique, arôme naturel. Traces éventuelles de lait et d'œufs.

**Données nutritionnelles pour : 100 g (1 tranche = 23 g)**

• Valeur énergétique : 198 kcal
• Protéines : 8,1 g
• Glucides : 37,3 g, dont sucres : 1,4 g
• Lipides : 0,5 g
• Fibres alimentaires : 5,9 g

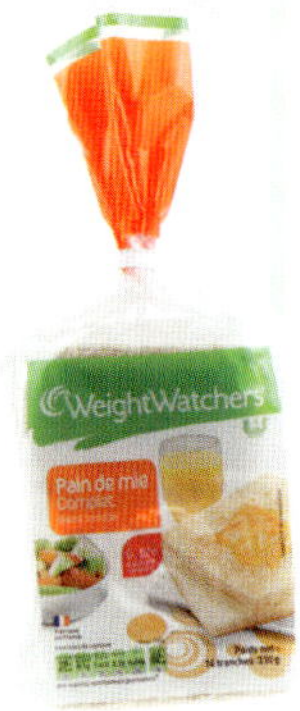


## 8 PETITS PAINS NATURE PRÉCUITS, AUCHAN®

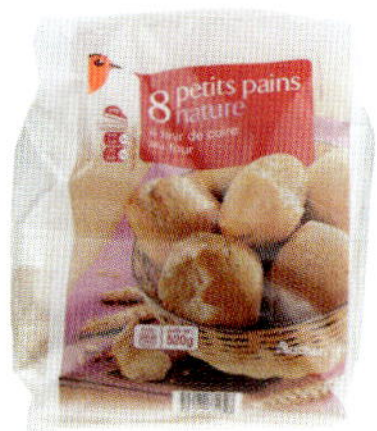


*252 kcal pour 100 g, c'est comparable à la baguette et la simplicité de la recette nous séduit !*

**Ingrédients :**

• Farine de blé, eau, levain de blé, sel, levure, gluten de blé, farine de malt de blé, arôme. Présence possible de sésame.

**Données nutritionnelles pour : 100 g (1 petit pain = 65 g)**

• Valeur énergétique : 252 kcal
• Protéines : 8 g
• Glucides : 53,3 g
• Lipides : 0,8 g

## PAIN COMPLET 3 CÉRÉALES, BJORG®

*Des ingrédients de qualité, seulement 200 kcal pour 100 g, 10 % de fibres, 2,5 % de graisses de bonne qualité apportées avec les graines de lin et de sésame. C'est également une source de phosphore et de magnésium intéressante.*

**Ingrédients :**

• Céréales 60,2 % (*farine complète de seigle 54 %, *flocons d'avoine 3,1 %, *flocons d'orge 3,1 %), eau, *graines de lin, *graines de sésame, sel marin, levure. (* % exprimés sur le produit)

**Données nutritionnelles pour : 100 g**

• Valeur énergétique : 200 kcal
• Protéines : 5 g
• Glucides : 34 g
• Lipides : 2,5 g
• Fibres alimentaires : 10 g

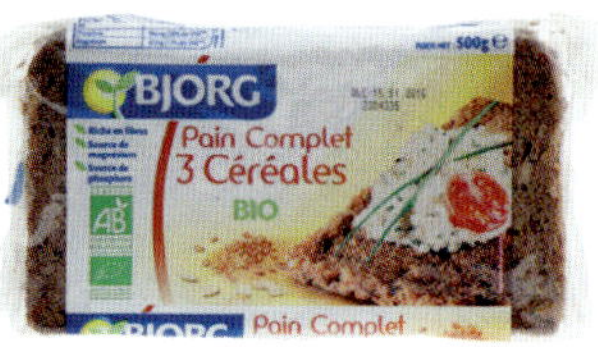

## TARTINE P'TIT DÉJ, JACQUET®

*Cette tartine contenant du lait et du sucre est plus proche d'une viennoiserie que d'une tartine de pain. Le produit final apporte tout de même 4,5 % de lipides et 8,5 % de sucre.*

**Ingrédients :**

• Farine de blé 61 %, eau, sucre, huile de colza, levure, arôme, fibres végétales (avoine, bambou), gluten de blé, sel, poudre de babeurre (lait), farine de fèves, jus d'acérola déshydraté.

**Données nutritionnelles pour : 100 g**

• Valeur énergétique : 280 kcal
• Protéines : 9 g
• Glucides : 49 g, dont sucres : 8,5 g
• Lipides : 4,5 g, dont acides gras saturés : 0,5 g
• Sel : 1,18 g
• Fibres alimentaires : 3,5 g

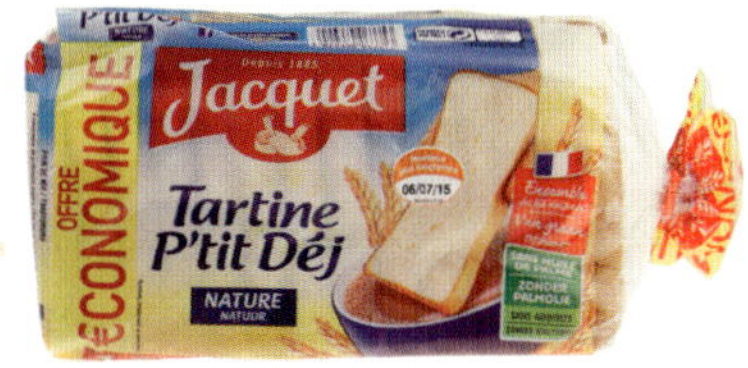


## LE GRAND MIE COMPLET, CHABRIOR®, SÉLECTION INTERMARCHÉ®

*Une recette très compliquée avec une liste d'additifs sans fin et la présence de matières grasses en partie hydrogénées... Le fait que le produit soit complet n'en fait pas pour autant un allié santé.*

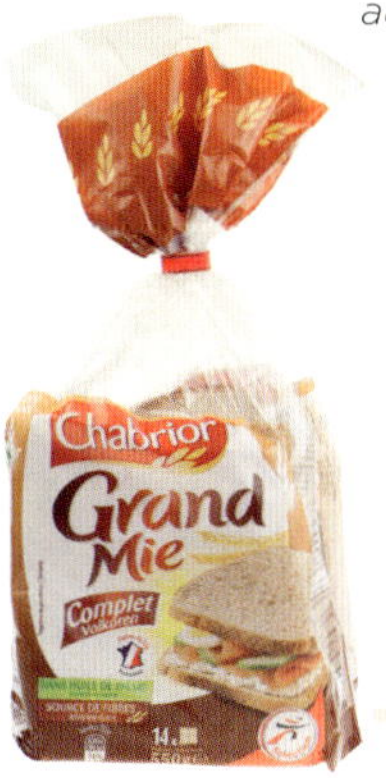


**Ingrédients :**

• Farine complète de blé 56 %, eau, sucre, levure, matière grasse végétale en l'état et/ou hydrogénée (palme, colza), eau, sel, émulsifiants : mono- et diglycérides d'acides gras et stéaroyl-2-lactylate de sodium, correcteurs d'acidité : acide lactique et acide citrique, conservateur : sorbate de potassium, colorant : bêta-carotène et arôme, sel, gluten de blé, conservateur : propionate de calcium, farine de fèves, extrait de malt d'orge, épaississant : farine de graines de guar, antioxygène : acide ascorbique.

**Données nutritionnelles pour : 100 g**

• Valeur énergétique : 199 kcal
• Protéines : 7,7 g
• Glucides : 36 g, dont sucres : 5 g
• Lipides : 2,6 g, dont acides gras saturés : 1,2 g
• Sodium : 0,44 g

## PAIN DE MIE LONGUE CONSERVATION, HARRYS®

*Le choix des matières grasses est loin d'être satisfaisant et la liste d'additifs à rallonge ! On évite !*

**Ingrédients :**

• Farine de blé 65 %, eau, margarine, huiles et graisses végétales raffinées (palme et colza), dextrose, levure, gluten de blé, sel, arômes, émulsifiants : mono- et diglycérides d'acides gras, stéaroyl-2-lactylate de sodium, farine de fèves, propionate de calcium, gomme de guar, antioxygène : acide ascorbique.

**Données nutritionnelles pour : 100 g**

• Valeur énergétique : 274 kcal
• Protéines : 9,1 g
• Glucides : 50 g
• Lipides : 4,2 g

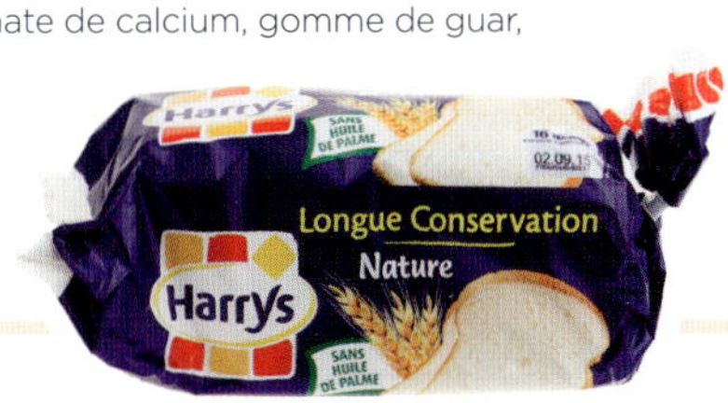

# BRIOCHES ET PAINS AU LAIT

## BRIOCHETTES PASQUIER®

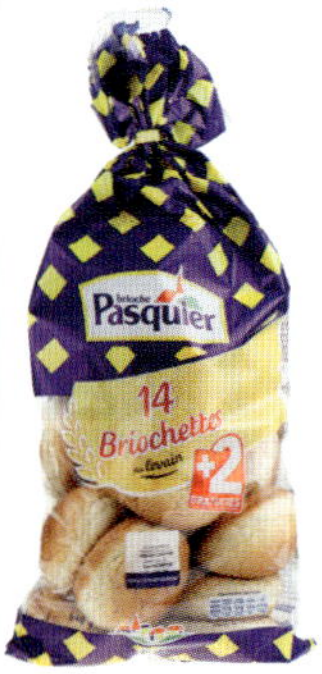


*1 briochette de 40 g apporte 148 kcal, ce qui est raisonnable. La qualité des ingrédients est satisfaisante, avec du beurre et de l'huile de colza et non de l'huile de palme, et du sucre et non du sirop de glucose-fructose.*

**Ingrédients :**

• Farine et gluten de blé, œufs frais, sucre, levain 10 %, beurre concentré, huile de colza, levure, sel, fibres de pomme, rhum, émulsifiants : mono- et diglycérides d'acides gras, épaississant : gomme de guar, arôme, colorant naturel : bêta-carotène, antioxydant : acide ascorbique, protéines de lait. Sans conservateur.

**Données nutritionnelles pour : 100 g**

• Valeur énergétique : 370 kcal
• Protéines : 8,4 g
• Glucides : 51,2 g, dont sucres : 15,3 g
• Lipides : 14,6 g
• Fibres alimentaires : 1,9 g

## 8 MINI-GÂCHES, MMM !, AUCHAN®

*La qualité des ingrédients est satisfaisante et l'apport raisonnable pour une portion (158 kcal).*

**Ingrédients :**

• Farine de blé, sucre, œufs frais, beurre concentré 9 %, levain (farines de blé, de blé malté, de seigle, eau, levure), eau, crème fraîche 5 %, levure, gluten de blé, sel, émulsifiants : mono- et diglycérides d'acides gras, stéaroyl-2-lactylate de sodium, arômes, antioxydant : acide ascorbique, colorant : caroténoïdes. Traces éventuelles de soja et fruits à coque.

**Données nutritionnelles pour : 100 g (1 mini-gâche = 45 g)**

• Valeur énergétique : 353 kcal
• Protéines : 8,2 g
• Glucides : 50,1 g
• Lipides : 12,9 g

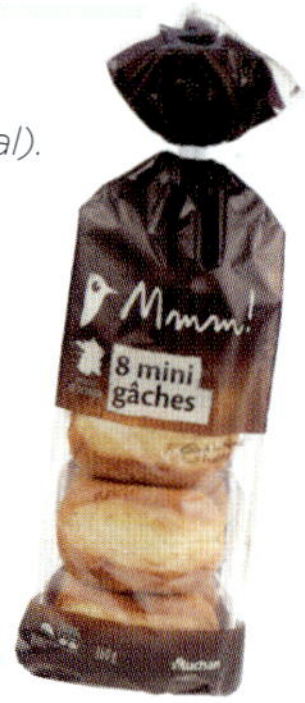


## MUFFINS COMPLETS, RECETTE ANGLAISE, MONOPRIX®

*Une qualité d'ingrédients satisfaisante, peu d'additifs et seulement 1,5 % de lipides, c'est bien moins que les autres produits de la gamme ! On note également la richesse en fibres avec 6,8 g pour 100 g.*

**Ingrédients :**

• Farine de blé complet 46 %, eau, levure, gluten de blé, semoule de blé dur, fibres de blé, sucre, sel, conservateurs : propionate de calcium, acide sorbique, farine de blé. Traces de lait.

**Données nutritionnelles pour : 100 g**

• Valeur énergétique : 207 kcal
• Glucides : 33 g
• Lipides : 1,5 g
• Fibres alimentaires : 6,8 g

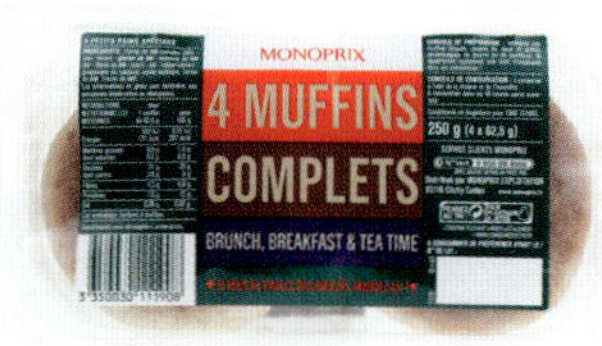

## DOO WAP®, HARRYS®

*Sirop de glucose-fructose et matières grasses végétales sans plus de précision. Les – 30 % de MG affichés ne suffisent pas à en faire un produit recommandé !*

**Ingrédients :**

• Farine de blé 44 %, pépites de chocolat 13 % (sucre, pâte de cacao, beurre de cacao, émulsifiant : lécithine, arôme), eau, œufs, sirop de glucose-fructose, sucre, matière grasse végétale, huile de tournesol, gluten de blé, arômes, levure, émulsifiants : mono- et diglycérides d'acides gras, sel.

**Données nutritionnelles pour : 100 g (1 pièce = 41,25 g)**

- Valeur énergétique : 335 kcal
- Protéines : 8,6 g
- Glucides : 48,7 g, dont sucres : 18,2 g
- Lipides : 11,2 g, dont acides gras saturés : 5 g
- Fibres alimentaires : 2,3 g

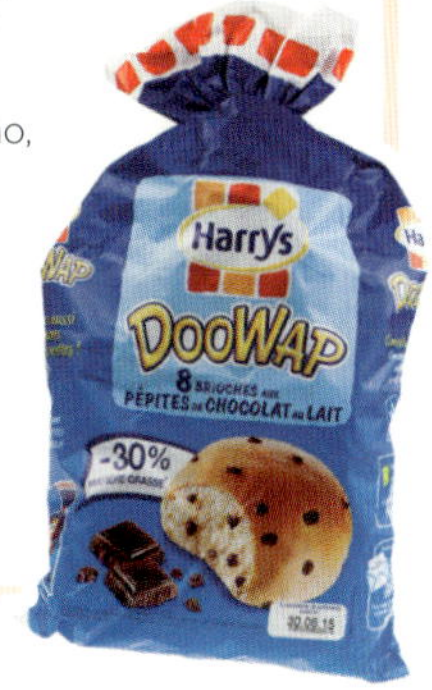


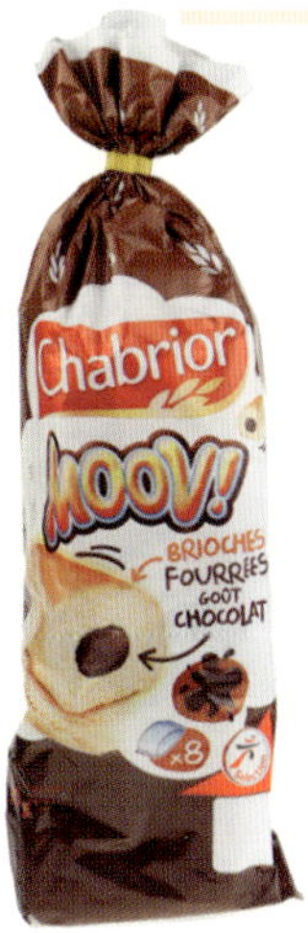


## BRIOCHES FOURRÉES GOÛT CHOCOLAT MOOV ! CHABRIOR®, SÉLECTION INTERMARCHÉ®

*Un fourrage goût chocolat avec, en premier ingrédient, du sirop de glucose-fructose, puis du sucre, et seulement 4,3 % de chocolat… à laisser en rayon !*

**Ingrédients :**

• Farine de blé (UE) 42 %, fourrage goût chocolat (UE/non UE) 28 % (sirop de glucose-fructose, sucre, eau, chocolat 4,3 %* (sucre, cacao en poudre, pâte de cacao, cacao maigre en poudre, beurre de cacao, lactose (dont lait), émulsifiant : lécithine de soja), noisettes, amidon de maïs, poudre de lait entier), sirop de sucre inverti, huile de colza, œufs frais, levure, sel, gluten et protéines de blé, émulsifiants : mono- et diglycérides d'acides gras, stéaroyl-2-lactylate de sodium, épaississant : gomme cellulosique, farine de fèves, arôme, protéines de lait. (* % exprimé sur la brioche fourrée)

**Données nutritionnelles pour : 100 g (1 brioche = 38,75 g)**

- Valeur énergétique : 339 kcal
- Protéines : 6,5 g
- Glucides : 54,5 g, dont sucres : 19,5 g
- Lipides : 10,1 g, dont acides gras saturés : 1,6 g

## BRIOCHES À LA POMME, PITCH, BRIOCHE PASQUIER®

*Si vous pensez faire un bon choix en privilégiant un produit à la pomme plutôt qu'au chocolat, c'est raté. La composition du fourrage à la pomme est catastrophique !*

**Ingrédients :**

• Pâte 72 % : farine de blé 35 %*, sucre, levain 11 %* (farine de blé 6 %*, eau, sel), œufs frais 9 %*, huile de colza, levure, beurre pâtissier, émulsifiants : mono- et diglycérides d'acides gras, gluten de blé, sel, épaississant : farine de graines de caroube, fibres de psyllium, farine de fèves, antioxydant : acide ascorbique, protéines de lait. (* % exprimés sur la pâte)

• Fourrage pomme 28 % : sirop de glucose-fructose, purée de pommes 20 %**, sucre, dextrose, eau, jus concentré de pommes, jus concentré de citron, arôme naturel de pomme, gélifiant : pectine de fruits. (** % exprimés sur le fourrage)

**Données nutritionnelles pour : 100 g (1 brioche = 38,75 g)**

- Valeur énergétique : 340 kcal
- Protéines : 4,9 g
- Glucides : 55,8 g, dont sucres : 27,2 g
- Lipides : 9,9 g, dont acides gras saturés : 2,8 g
- Fibres alimentaires : 2,6 g
- Sodium : 0,41 g

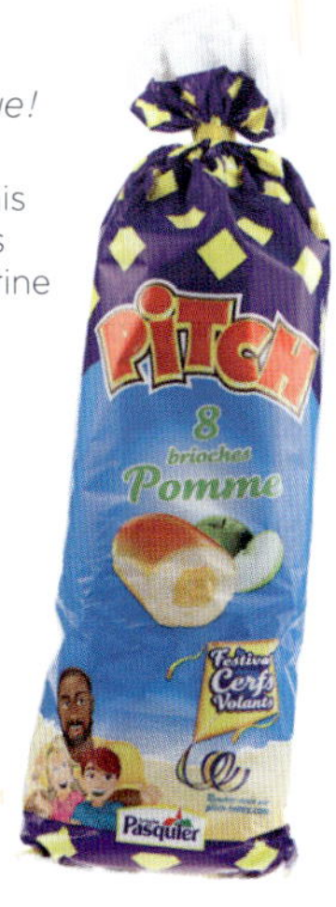

# BISCOTTES, PAINS GRILLÉS, PAINS SUÉDOIS, PAIN AZYME, GALETTES DE CÉRÉALES

## AUTHENTIQUE PAIN SPÉCIAL, WASA®

*Aucun ajout de matières grasses ni de sucre, 1,5 % de lipides seulement. C'est idéal !*

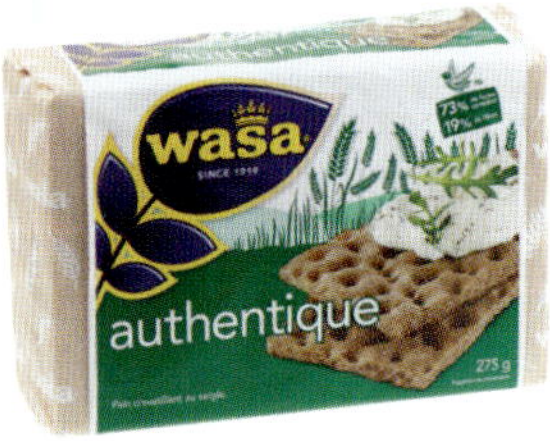


**Ingrédients :**
- Farine complète de seigle, farine de seigle, levure boulangère, sel.

**Données nutritionnelles pour : 100 g**
- Valeur énergétique : 340 kcal
- Protéines : 9 g
- Glucides : 67 g
- Lipides : 1,5 g

## GALETTES DE RIZ COMPLET AU SÉSAME, MIEUX VIVRE BIO AUCHAN®

*Aucun ajout de matières grasses ni de sucre. 1 galette pèse seulement 7,7 g et apporte 29 kcal.*

**Ingrédients :**
- Riz complet 98 %, sésame 1 %, sel. Ingrédients issus de l'agriculture biologique.

**Données nutritionnelles pour : 100 g**
- Valeur énergétique : 384 kcal
- Protéines : 8,4 g
- Glucides : 77,5 g, dont sucres : 0,7 g
- Lipides : 3,4 g
- Sodium : 0,1 g

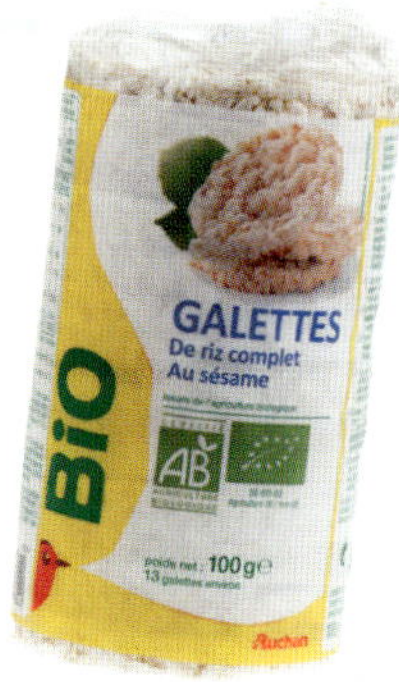


## LA BISCOTTE ÉQUILIBRE PASQUIER®

*Des biscottes réellement sans sel et sans sucres ajoutés. Le choix de l'huile de tournesol est intéressant et la teneur en matières grasses de 2 % réellement faible au rayon des biscottes où les teneurs oscillent entre 5 et 10 %.*

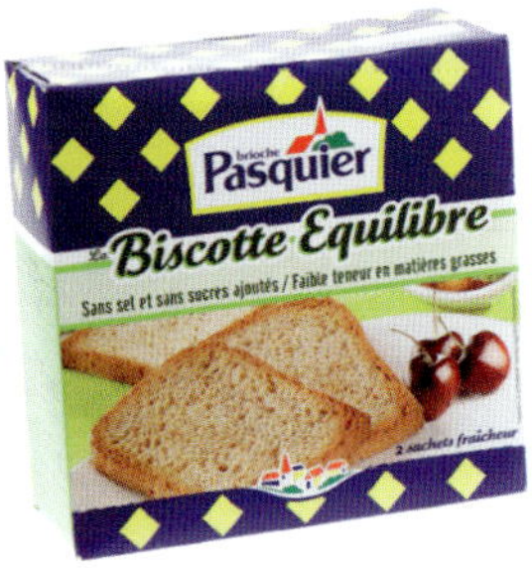


**Ingrédients :**
- Farine de blé, farine de blé complet, gluten, levure, huile végétale (tournesol), agent de traitement de la farine : acide ascorbique.

**Données nutritionnelles pour : 100 g**
- Valeur énergétique : 371 kcal
- Protéines : 14 g
- Glucides : 71 g, dont sucres : 2,5 g
- Lipides : 2 g, dont acides gras monoinsaturés : 0,5 g

## BISCOTTES FIBRES + AUX CÉRÉALES COMPLÈTES, LU-HEUDEBERT®

*11 % de fibres, certes, mais du sirop de glucose-fructose, du sucre et de la matière grasse végétale non précisée. On atteint tout de même 380 kcal pour 100 g.*

**Ingrédients :**

• Céréales 96 % (farine de blé 94 %, dont son de blé 19 %, farine de blé 2 %), levure, matière grasse végétale, sirop de glucose-fructose, sucre, gluten, sel, extrait de malt, age de traitement de la farine : acide ascorbique.

**Données nutritionnelles pour : 100 g**

• Valeur énergétique : 380 kcal
• Protéines : 14 g
• Glucides : 63 g, dont sucres : 5,6 g
• Lipides : 5,6 g
• Fibres alimentaires : 11 g

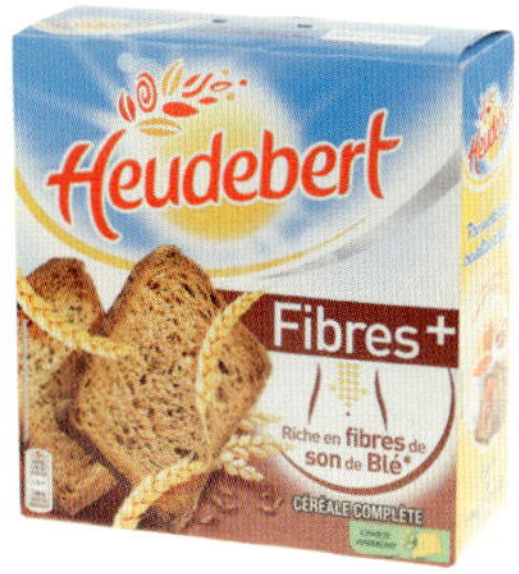


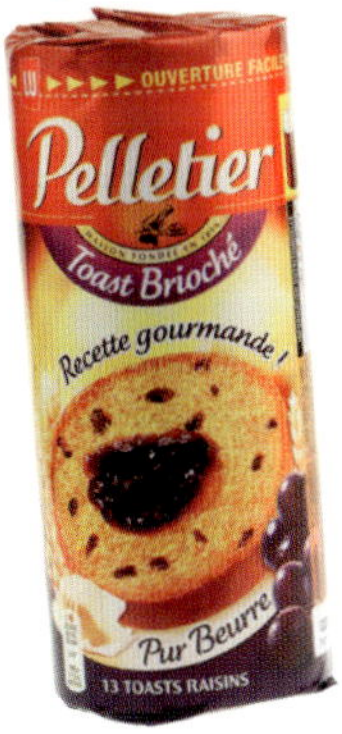


## TOASTS BRIOCHÉS AUX RAISINS, PELLETIER®

*Sirop de glucose et matières grasses végétales dans une recette qui atteint plus de 7 % de lipides et 21 % de sucre.*

**Ingrédients :**

• Farine de froment, raisins secs, sirop de glucose, levure, matière grasse végétale, lactose et protéines de lait, gluten, émulsifiants : acide acétique, E471, E472e, sel, œufs en poudre, malt d'orge, germes de blé, antioxygène : acide ascorbique, arachide.

**Données nutritionnelles pour : 100 g**

• Valeur énergétique : 410 kcal
• Protéines : 9,6 g
• Glucides : 74 g, dont sucres : 21 g
• Lipides : 7,4 g

## BISCOTTES CÉRÉACOL® AUX FIBRES D'AVOINE, LU-HEUDEBERT®

*Des biscottes qui vantent les bienfaits pour réduire le taux de cholestérol, mais qui contiennent du sirop de glucose-fructose et de l'huile de palme...*

**Ingrédients :**

• Farine de blé 85,4 %, son d'avoine 9,6 %, sirop de glucose-fructose, levure, margarine (huile de colza, huile de palme, eau, émulsifiant : E471, acidifiant : acide lactique, conservateur : sorbate de potassium, colorant : bêta-carotène), gluten du blé, sel, émulsifiants : E471, E481, exhausteur de goût : chlorure de potassium, agent de traitement de la farine : acide ascorbique.

**Données nutritionnelles pour : 100 g**

• Valeur énergétique : 390 kcal
• Protéines : 14 g
• Glucides : 67 g, dont sucres : 5,4 g
• Lipides : 5,8 g, dont acides gras saturés : 2,1 g
• Fibres alimentaires : 7,2 g

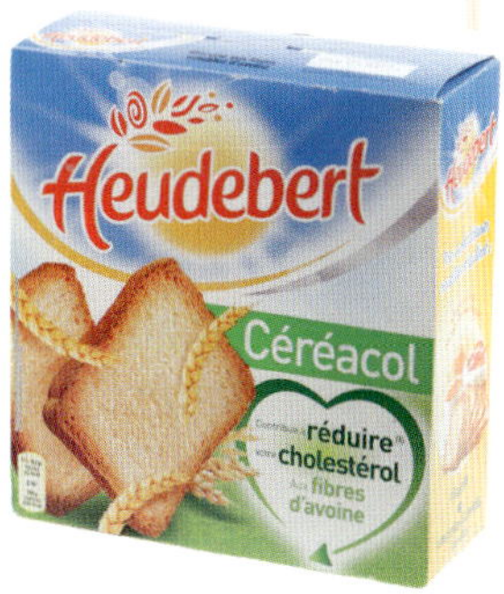

# ÉPICERIE SUCRÉE

# BOISSONS DU MATIN ET DU SOIR

# CAFÉS SOLUBLES ET CHICORÉE

*Le café est une graine extraite du fruit du caféier. Il n'y a pas un café mais des cafés, et ceux-ci ont des caractéristiques différentes selon leur espèce, leur variété, leur zone de culture...*

On en distingue deux grandes catégories :

- **L'arabica** : cultivé à haute altitude en Amérique centrale et Amérique du Sud, il a une faible teneur en caféine et possède un goût assez doux et des arômes développés ;
- **Le robusta** : il peut être cultivé à basse altitude, principalement en Afrique et en Indonésie. Comme son nom l'indique, il est plus fort que l'arabica, sa teneur en caféine est deux fois plus importante et il donnera un goût plutôt amer et plus corsé que le premier.

La quantité de caféine varie de 60 à 150 mg par tasse de 150 ml, respectivement pour 6 g d'arabica et de robusta.

Le décaféiné est un café qui conserve tout son arôme et son goût malgré l'extraction de la caféine du café vert avant torréfaction. Une tasse de décaféiné apportera 1 à 3 mg de caféine seulement.

Les cafés ont une valeur calorique négligeable de 2 kcal pour 100 ml environ. Cependant, les minéraux du café se diffusant dans l'eau, il contiendra des quantités notables de potassium (66 mg/100 ml) et de vitamine B3 (0,7 mg/100 ml), le robusta étant deux fois plus minéralisé que l'arabica. Ils sont également riches en polyphénols : 130 à 300 mg pour 100 ml.

À noter que les cafés contiennent des tannins diminuant l'absorption du fer.

Dans les rayons des magasins, on trouve des cafés en grains, moulus dits café filtre, mais aussi solubles auxquels il suffit d'ajouter de l'eau. Se sont enfin développées ces dernières années les dosettes et capsules pour réaliser un café proche de l'expresso.

Attention, dès que l'on s'éloigne du café noir, l'apport calorique s'envole de 3 kcal par tasse à 50 kcal pour le café au lait, 89 kcal pour certains cappuccino et latte macchiato.

## COMMENT LES CHOISIR ?

- Pour les **cafés en grains ou moulus**, tout est simplement affaire de goût! Les produits des supermarchés sont soit 100 % arabica, soit 100 % robusta, soit un mélange des deux.
- Pour les **cafés solubles**, privilégiez les produits lyophilisés : la lyophilisation permet de transformer le café en granulés de meilleure qualité que le café atomisé au rendu grossier et irrégulier.
- Côté **mélanges à la chicorée**, pour une boisson de meilleure qualité, optez pour un bon café filtre ou soluble auquel vous ajouterez de la chicorée.

## LES PIÈGES

Vous pouvez être tenté de choisir un café soluble « au lait », mais ces produits s'accompagnent systématiquement de conservateurs et les industriels font le choix de poudre de lait entier. Un bon café auquel vous ajoutez votre propre lait est aussi rapide en préparation !
TOUTES les recettes gourmandes instantanées : cappuccino nature, au chocolat, au caramel, café viennois... contiennent soit du sirop de glucose-fructose, soit des graisses végétales hydrogénées (ou non dans les meilleurs cas), soit les deux. Un seul conseil : les réaliser maison.
Au bureau, à la machine à café, choisissez donc un café noir ou décaféiné.

## CONSEILS DE CONSOMMATION

Même s'il est peu calorique, le café ne doit pas être consommé sans modération. La caféine joue l'effet d'un stimulant sur le corps, augmentant le rythme cardiaque. Aussi, 300 mg de caféine sont considérés comme une consommation quotidienne modérée, ce qui correspond à environ 3 tasses de café torréfié ou instantané, à adapter en fonction de votre état de santé. Pour les femmes enceintes, on préfère limiter à 1 à 2 tasses par jour maximum.
On limitera encore plus les cafés « améliorés », qui sont et doivent rester des boissons plaisir, dont l'apport calorique grimpe, dans certaines enseignes américaines, avec l'ajout de topping et autres crèmes.

### DOSETTES ET CAPSULES

**Le café en dosette ou capsule apporte la facilité d'emploi, il est parfaitement dosé, bien conservé et offre la qualité d'un véritable expresso. Cette offre ne cesse de s'agrandir, certains produits ont en plus une image de produit de luxe, véhiculée par des campagnes de publicité de prestige.**

**Le principal inconvénient est que chaque produit ne contient que 5 g de café moulu : le prix au kilo avoisine donc les 62 euros ! Sans oublier que leur utilisation entraîne une surconsommation d'emballages et de suremballages...**

**Du point de vue nutritionnel, comme pour les cafés instantanés, on préfère les produits classiques ou allongés vous apportant 2 kcal par tasse environ aux recettes type mocha, cappuccino, latte macchiato nature, caramel, qui dépassent facilement les 80 kcal pour 200 ml, autant que les sodas...**

# CAFÉS SOLUBLES ET CHICORÉES

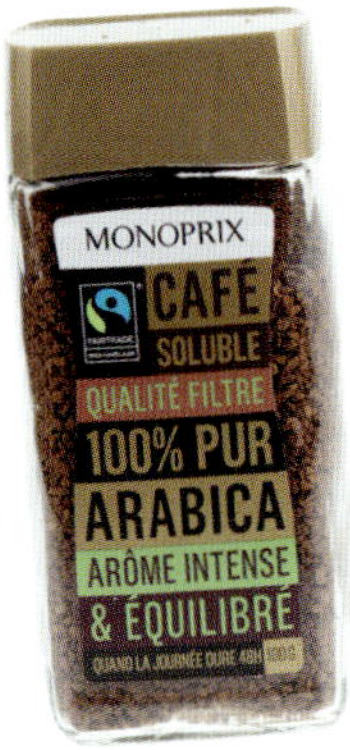


## CAFÉ SOLUBLE QUALITÉ FILTRE, MONOPRIX®

*100 % pur arabica, lyophilisé issu du commerce équitable certifié Fairtrade®/Max Havelaar®.*

*Un bon rapport qualité-prix !*

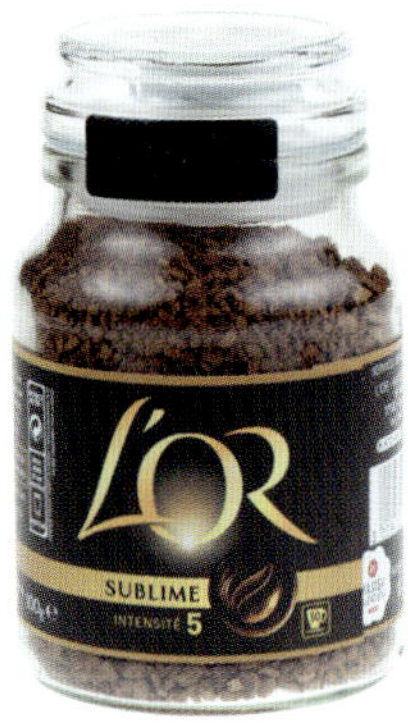


## L'OR SUBLIME, MAISON DU CAFÉ®

*100 % café soluble. On aime l'information de l'intensité sur le produit pour varier les saveurs.*

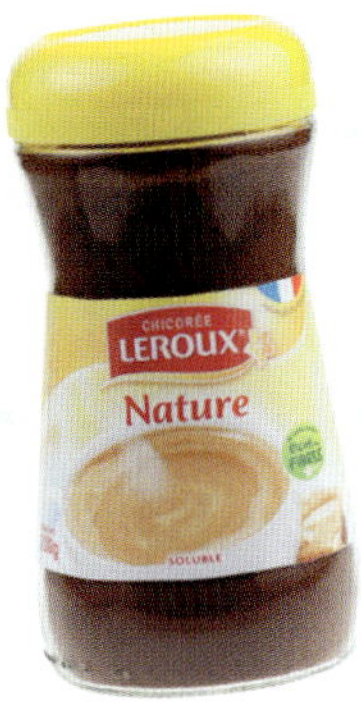


## CHICORÉE LEROUX®

*100 % chicorée torréfiée, à ajouter à votre café pour l'alléger en caféine et lui apporter une note de caramel. À préférer aux mélanges tout prêts café-chicorée, puisque vous pouvez choisir un café de qualité.*

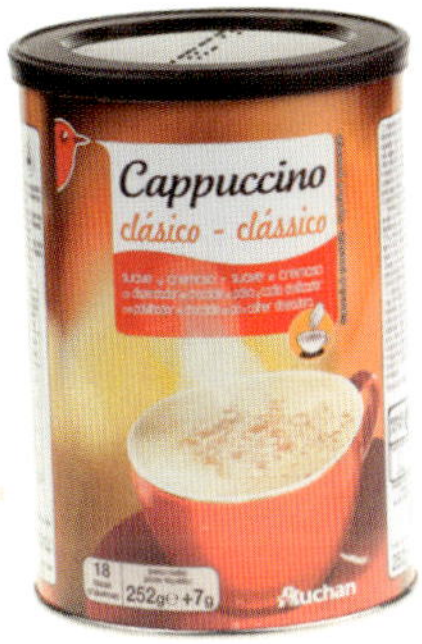


## CAPPUCCINO BOÎTE 252 G + POUDREUSE 7 G, AUCHAN®

*Un produit plus riche en sucre et en huile hydrogénée qu'en café soluble, on est trop loin d'une simple boisson caféinée!*

**Ingrédients :**

• Cappuccino : sucre, lactosérum en poudre, huile de coco hydrogénée, café soluble 15,7 %, poudre de lait écrémé, stabilisant : orthophosphate disodique, arôme : vanilline. Chocolat en poudre : sucre, cacao en poudre, arôme : vanilline. Cacao : 32 % minimum.

## CAFÉ 3 EN 1, NESCAFÉ®

*7 additifs pour une boisson GOÛT café au lait, du sucre et du sirop de glucose, c'est trop! Préférez un café soluble lyophilisé et ajoutez-y du lait à votre convenance.*

**Ingrédients :**

• Sucre, sirop de glucose, matière grasse végétale hydrogénée, café instantané 10 %, correcteurs d'acidité : E331, E340 et E452, protéines de lait, sel, émulsifiants : E471 et E472e, arômes, antiagglomérant : E551.

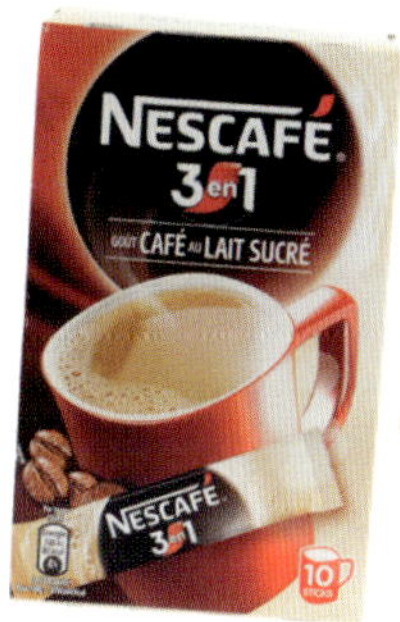


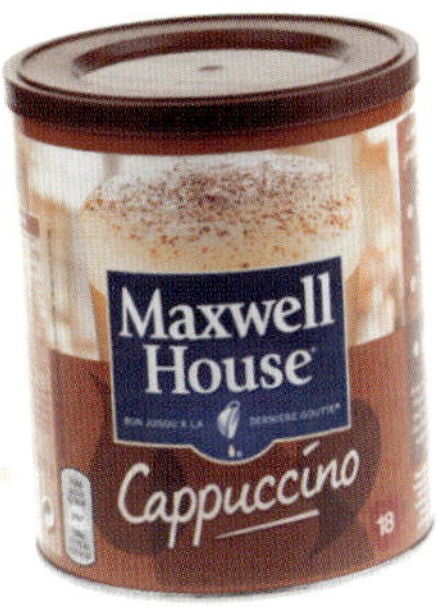


## PRÉPARATION POUR CAPPUCCINO NATURE, TOBLERONE®, MILKA® OU CARAMBAR®, MAXWELL HOUSE®

*Ces préparations instantanées pour cappuccino accumulent sucre et sirop de glucose, 4 additifs et moins de 10 % de café, à faire maison!*

**Ingrédients :**

• Sucre, sirop de glucose, huile végétale hydrogénée, café soluble 9,8 %, maltodextrine, protéines de lait, perméat de lactosérum, lait écrémé en poudre, stabilisants (E340, E1450), arôme, antiagglomérant (E551).

BOISSONS DU MATIN ET DU SOIR

# THÉS ET TISANES

*Il existe un grand nombre de thés différents : thé noir, thé vert, blanc, fumé, Oolong... qui proviennent pourtant du même arbuste, le théier, dont les feuilles sont travaillées différemment.*

Nous consommons principalement du thé noir, qui subit une oxydation complète et se conserve plus longtemps, et du thé vert qui est au contraire un thé non fermenté. Les thés contiennent :

- De la théine, en quantité variable selon les variétés, le thé noir en ayant plus que le thé vert : 50 à 90 mg pour une tasse de 200 ml. Elle est responsable de l'effet stimulant du thé ;
- De la théobromine et de la théophylline, des substances stimulantes ;
- Du fluor : 20 à 25 mg pour un sachet ;
- Des molécules antioxydantes comme les polyphénols, les flavonoïdes et les catéchines, en quantités importantes : 175 mg environ pour une tasse de 180 ml. Ces substances antioxydantes luttent contre les effets des radicaux libres ;
- Des tanins : ils se trouvent en moindres quantités dans le thé vert que dans le thé noir. Ceux-ci inhibent l'absorption des sels minéraux et plus particulièrement du fer.

Le thé rouge ou rooibos que l'on trouve de plus en plus dans les rayons, est une infusion, ce n'est pas du thé. Il s'agit des feuilles d'un petit arbuste qui pousse uniquement en Afrique du Sud. C'est après fermentation que ses feuilles prennent la teinte brun-rouge à laquelle il doit son nom. C'est une boisson non excitante sans calories, sans théine, riche en antioxydants, contenant très peu de tanins.

Les tisanes sont quant à elles préparées avec toutes sortes de plantes, seules ou en mélanges. On prépare des tisanes à base de feuilles, de fleurs, de fruits, de racines...

## COMMENT LES CHOISIR ?

Pour les thés, les feuilles les plus savoureuses sont les plus petites et les plus proches du bourgeon, on préfèrera le thé en feuilles entières et celui aux feuilles brisées proposées essentiellement en vrac, ceux-ci sont meilleurs que les brisures, utilisées pour les sachets, sachant que des poussières de thé, moins nobles que la feuille elle-même, sont souvent rajoutées dans les sachets... Si vous préférez tout de même le sachet pour plus de praticité et ne souhaitez pas pour autant sacrifier le goût, veillez à ce que son contenu ne soit pas une poudre difficilement identifiable.

Une tisane de belle qualité mêle de véritables morceaux de feuilles, de racines, de fleurs et/ou de fruits.

## LES PIÈGES

Faites bien attention à ne pas acheter que des arômes : certains thés et tisanes contiennent plus d'arômes que de constituants physiquement identifiables, c'est le cas de certaines infusions façon cupcake, tarte citron, poire-chocolat, mais aussi fruits rouges, pomme et même menthe !
Ayez un œil critique sur les mentions inscrites : « nuit paisible » propose un thé déthéiné, « digestion légère » pris après un repas peut améliorer le confort digestif, mais « ventre plat », « détox » ou « brûle graisse » ne sont pas des thés et tisanes miracles !
Enfin, certains produits ne sont pas simplement l'alliance de plusieurs plantes, mais sont de vraies boissons sucrées, on y retrouve d'ailleurs le sucre en premier ingrédient, on est bien loin de simples infusions sans calories !

## CONSEILS DE CONSOMMATION

Les tisanes et thés peuvent être consommés sans sucre à tout moment de la journée, ils seront à boire dans l'heure qui suit l'infusion, car au-delà les polyphénols disparaissent. Cependant, la théine contenue dans le thé (l'équivalent de la caféine dans le café) peut empêcher les personnes sensibles de dormir. Cependant, vous pouvez choisir un rooibos ou déthéiner votre thé : la théine étant libérée durant les premières minutes d'infusion, avant les tanins, infusez 2 à 3 minutes, jetez cette première infusion puis infusez à nouveau 7 à 8 minutes. Enfin, les tanins du thé limitent l'absorption du fer : en cas de consommation importante, il sera préférable d'en consommer à distance des repas ou de contrebalancer cet effet en consommant des aliments riches en vitamine C.

# THÉS ET TISANES

## THÉ VERT NATURE, TWININGS®

*Il s'agit d'un thé vert d'Orient nature en feuilles entières roulées. Un bon produit.*

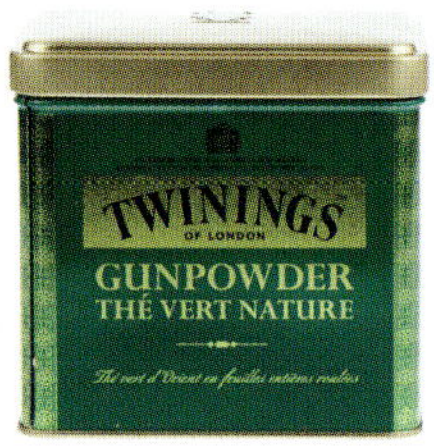


## THÉ RUSSIAN EARL GREY, LIPTON®

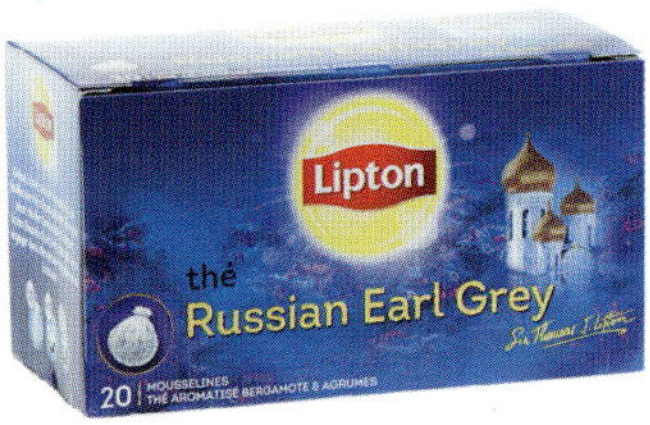


*On souligne l'effort d'un thé en feuilles avec de véritables écorces de fruits à infuser.*

**Ingrédients :**

- Thé, écorces d'agrumes (citron et orange) 6,4 %, arômes 5,2 %, pétales de fleurs 0,5 %.

## INFUSION THYM ET MENTHE, JARDIN BIO'®

*Une infusion sans aucun arôme contenant 100 % de plantes, un très bon choix !*

**Ingrédients :**

- Feuille de thym* *(Thymus vulgaris)* 50 %, feuille de menthe poivrée* *(Mentha piperita)* 50 %.

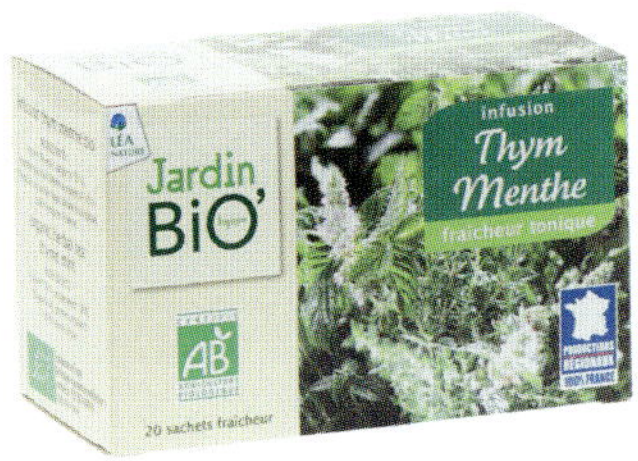

## INFUSION BRÛLEUR DE GRAISSES ARÔME ANANAS, JARDIN BIO'®

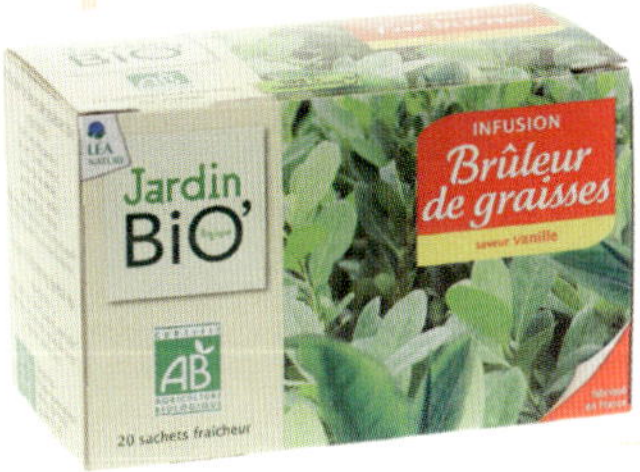


*Une infusion avec une belle composition, on regrette cependant son appellation de « brûleur de graisses ».*
*Cette infusion peut favoriser l'élimination rénale de l'eau, mais sans repas équilibré et une activité physique régulière, n'en attendez pas de miracle !*

**Ingrédients :**

• Feuille de maté* *(Ilex paraguariensis)*, feuille de thé vert* *(Camellia sinensis)*, feuille de bouleau* *(Betula pendula)*, graine de guarana* *(Paullinia cupana)*, grain de café vert* *(Coffea arabica)*, arôme naturel de vanille avec autres arômes naturels.

## INFUSELLE RICOLA®

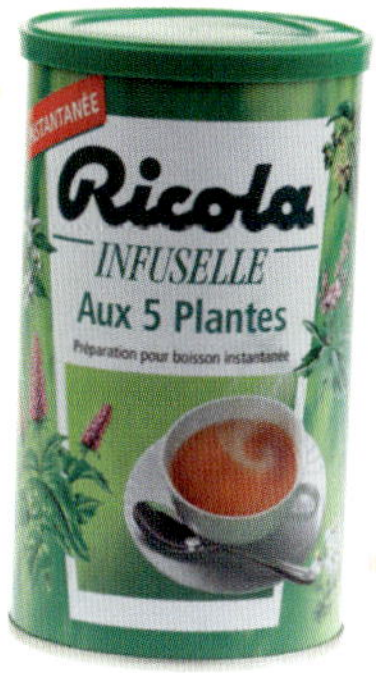


*Une infusion avec comme premier ingrédient : du sucre ! Un apport calorique de 390 kcal pour 100 g, contre 0-2 kcal par tasse de thé ou tisane classique, on préfère une infusion que l'on peut consommer sans ajout de sucre ou que l'on peut doser.*

**Ingrédients :**

• Sucre, dextrose, extraits des 5 plantes : menthe, camomille, verveine, oranger, tilleul ; sucre caramélisé, huile de menthe.

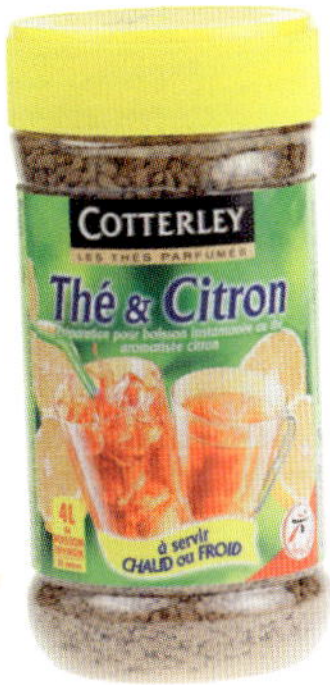


## THÉ & CITRON, PRÉPARATION POUR BOISSON INSTANTANÉE AU THÉ AROMATISÉ AU CITRON COTTERLEY®

*Moins de 3 % du produit est du thé et arôme : on le laisse en rayon !*

**Ingrédients :**

• Sucre, dextrose, acidifiant : acide citrique, extrait de blé noir 1,8 %, poudre de citron 0,2 %, arôme.

BOISSONS DU MATIN ET DU SOIR

# CACAO ET POUDRES CHOCOLATÉES

*La fabrication de la poudre de cacao est un long processus. Les fèves de cacao extraites de cabosses, fruits du cacaoyer, sont fermentées, séchées, torréfiées, décortiquées, dégermées et broyées afin d'obtenir la pâte de cacao. Ensuite une partie de la matière grasse (ou beurre de cacao) est extraite, et servira à la fabrication du chocolat en tablette.Le produit résiduel est alors concassé et pulvérisé de façon à obtenir la poudre de cacao.*

Le cacao a une forte densité énergétique, il est aussi l'un des aliments les plus riches en flavonoïdes, ce qui lui confère une grande capacité antioxydante. Il est une excellente source de phosphore, de magnésium et d'oligoéléments tels que le zinc, le manganèse et le cuivre.
Il est enfin riche en théobromine, entraînant des effets positifs sur notre humeur.

## COMMENT LES CHOISIR ?

Privilégiez les produits 100 % cacao (Van Houten®, Ivoria®, Nestlé Dessert® notamment) auquel vous ajouterez ou non du sucre suivant vos goûts (avec parcimonie), ainsi vous maîtriserez au maximum la composition de vos chocolats chauds. Si vous préférez les poudres chocolatées, déjà sucrées, orientez-vous vers les produits les plus riches en cacao (cacao en premier dans la liste des ingrédients et/ou pourcentage précisé sur la boîte) et laissez en rayon ceux contenant du sirop de glucose et/ou de l'huile végétale.

## LES PIÈGES

Certains sticks, dosettes et capsules vous proposent de faire un chocolat chaud en un tour de main, cependant ils cachent du sirop de glucose et une liste d'additifs toujours plus longue. À ce prix, préférez un cacao ou une poudre chocolatée classique !

## CONSEILS DE CONSOMMATION

Outre sa consommation sous forme de boisson, le cacao peut occasionnellement se substituer au sucre pour varier les saveurs, notamment dans les yaourts, mais être aussi utilisé dans les plats salés, puisqu'il s'agit d'une épice à part entière. La consommation de cacao doit cependant être limitée dans le cadre d'une alimentation équilibrée en raison de sa valeur énergétique élevée (environ 330 kcal pour 100 g) et de sa richesse en lipides et glucides. Il fait partie de l'alimentation plaisir, soit 2 à 3 tasses avec 2 cuillerées à café de cacao par semaine environ.

# CACAO ET POUDRES CHOCOLATÉES

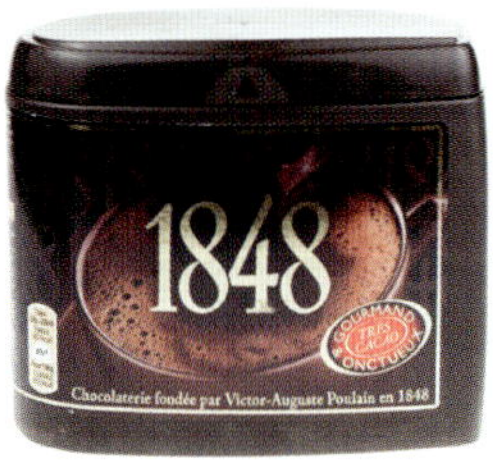


## CHOCOLAT EN POUDRE, POULAIN 1848®

*Une recette simple, forte en cacao, en quantité plus importante que le sucre ajouté, on valide !*

**Ingrédients :**

• Cacao maigre (11 % beurre de cacao) en poudre 52 %, sucre, arôme.

## CHOCOLAT FAÇON BISTROT, VAN HOUTEN®

*La marque, en plus de sa référence faite à 100 % de cacao, propose ici une recette avec près de 36 % de cacao, un nouveau produit qui se distingue dans le rayon.*

**Ingrédients :**

• Sucre, cacao fortement dégraissé en poudre 18 %, cacao en poudre 18 %, émulsifiant : lécithine de tournesol, antiagglomérant : E341, sel, arôme.

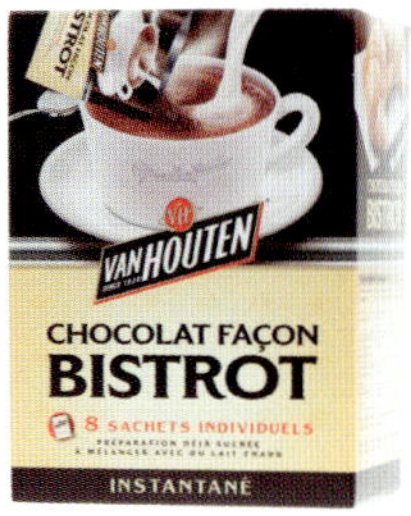


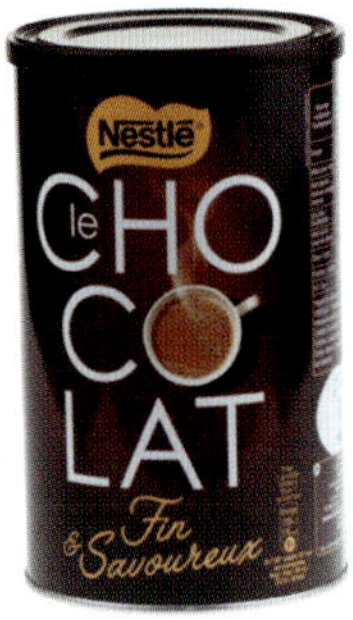


## LE CHOCOLAT FIN ET SAVOUREUX, NESTLÉ®

*Avec 32 % de cacao au minimum, il est le troisième plus riche de la gamme, un bon produit.*

**Ingrédients :**

• Chocolat en poudre 98 % (sucre, cacao), émulsifiant : lécithine de soja, arôme, cannelle.

## LES CHOCOLATS EN DOSETTES ET CAPSULES : TASSIMO DE MILKA® / TASSIMO DE SUCHARD® / CHOKOBREAK DE SENSEO® / DOLCE GUSTO NESQUIK® DE NESTLÉ®

*Un savant mélange de sucre et/ou de sirop de glucose, cacao dégraissé, graisse végétale avec plus ou moins de colorant, émulsifiant, épaississant et stabilisant : à faire maison !*

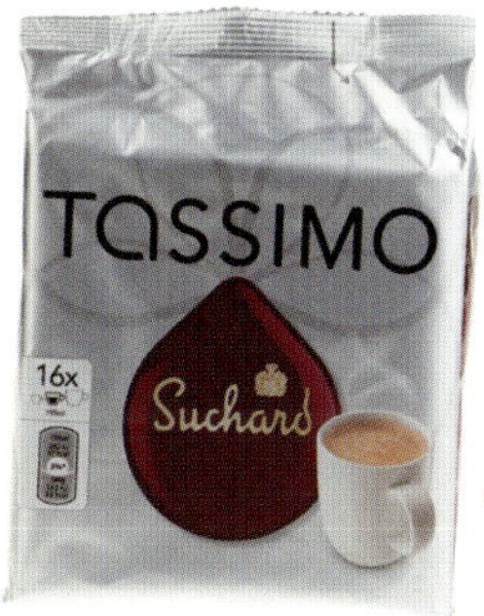


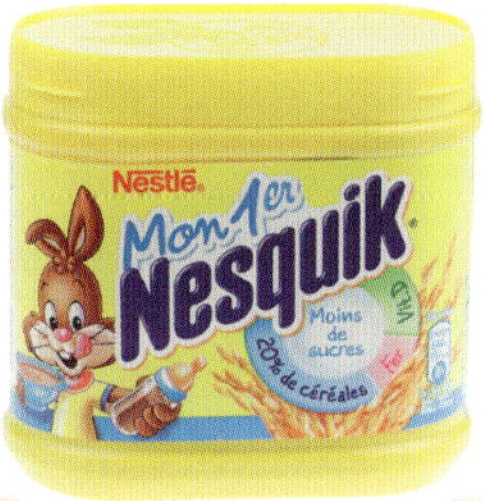


## MON PREMIER NESQUIK®, NESTLÉ®

*Une poudre chocolatée destinée aux jeunes enfants, certes enrichie en vitamines, mais beaucoup trop sucrée : sucre, amidon, céréales, etc., et trop pauvre en cacao, seulement 12 %. Préférez « Le Chocolat » de la même marque.*

**Ingrédients :**

• Sucre, amidon de maïs hydrolysé, céréales hydrolysées 20 % (riz), cacao maigre 12 %, émulsifiant, vitamines : D, E, B1, B9, B3, B5, B6, minéraux, magnésium et fer, huile de tournesol, vanilline, cannelle. Traces de lait.

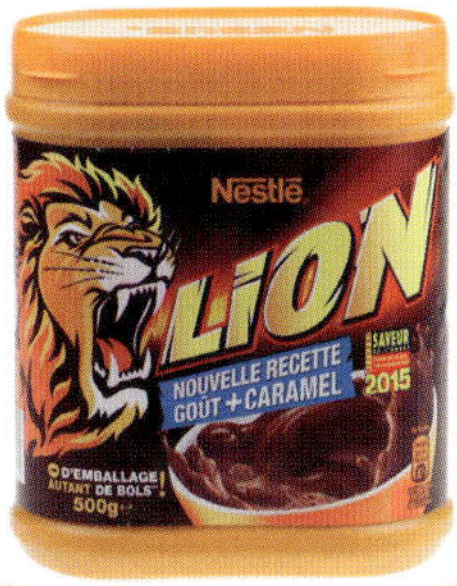


## CHOCOLAT EN POUDRE LION®, NESTLÉ®

*Encore un produit trop sucré, trop pauvre en cacao et qui propose en plus du sirop de glucose dont on peut se passer !*

**Ingrédients :**

• Sucre, cacao maigre 19 %, sirop de glucose, arôme caramel, sel, vanilline, cannelle, émulsifiant : lécithine de soja.

# CÉRÉALES

*Les céréales du petit déjeuner occupent une large place dans les rayons des supermarchés et bénéficient d'une image de produit idéal pour un petit déjeuner équilibré, que ce soit pour les plus jeunes, pour ceux qui surveillent leur ligne ou pour les sportifs.*

De nouveaux produits aux saveurs, formes ou simplement packagings différents ne cessent de voir le jour et il devient encore plus difficile de choisir une variété permettant de réaliser un petit déjeuner équilibré, riche en goût et rassasiant pour toute la matinée.

Les céréales petit déjeuner sont fabriquées soit à partir de grains de céréales bruts – souvent du blé, mais également du maïs, du riz, de l'avoine, du quinoa… –, soit à partir de la farine de ces céréales auxquelles sont ajoutés du sel, du malt, du sucre, parfois des fibres, des matières grasses ou encore des fruits secs, graines oléagineuses, du lait ou du chocolat.

Les grains d'origine sont plus ou moins transformés par des procédés mécaniques et de cuisson, ou les deux en même temps, comme dans le cas de la thermo-extrusion permettant la fabrication de céréales de toutes les formes (boules, étoiles, etc.), puis les céréales obtenues sont ensuite refroidies afin de conserver leur croustillant et seront enfin plus ou moins enrobées ou fourrées selon les recettes.

C'est ainsi que l'on obtient différentes sortes de céréales :

- Les **graines brutes nature** juste laminées, comme les flocons d'avoine. Elles composent la base des mueslis floconneux associées à des fruits secs, des graines oléagineuses, du chocolat en diverses proportions ;
- Les **mueslis croustillants**, autrement appelés « crüeslis » sont fabriqués à partir de ces flocons, amalgamés par un ajout de graisses et de sucres ;
- Les céréales soufflées ou extrudées : elles peuvent être nature ou fourrées au chocolat ou aux fruits sous forme de pâtes de fruits ou confiture ;
- Les **pétales**, traditionnellement à base de maïs, mais aussi de blé plus ou moins complet ou avec ajout de son, de riz.

Ces céréales du petit déjeuner se caractérisent par leur richesse énergétique, qui provient majoritairement des glucides apportés par la céréale de base, mais également des sucres et/ou autres produits sucrés ajoutés.

Les techniques de fabrication utilisées agissent également sur l'amidon, qui devient plus digeste et de ce fait augmente l'index glycémique des céréales. Le risque d'avoir de nouveau faim plus rapidement est plus élevé avec des céréales qu'avec du pain complet de boulangerie. La portion de sucres ajoutés est donc un point important à surveiller.

Le taux de lipides est également à prendre en compte. De plus, on oublie trop souvent qu'il s'agit de produits riches en sel. Des mesures de réduction de la teneur moyenne en sel des céréales pour le petit déjeuner ont été mises en place depuis plusieurs années par les industriels, mais ce critère reste à surveiller.

## COMMENT LES CHOISIR ?

- Le meilleur choix est souvent le plus simple : on privilégie les flocons d'avoine, les pétales nature et les mueslis traditionnels floconneux sans sucres ajoutés.
- Les mueslis floconneux sont intéressants de par leur richesse en protéines et en fibres, donc plus rassasiants, mais également en minéraux et vitamines (présence de fruits secs). Les teneurs en graisses sont correctes et celles-ci sont majoritairement insaturées.
- Limitez les formes « originales » nécessitant des méthodes de fabrication qui vont augmenter l'index glycémique : elles sont réalisées à partir de farines de céréales amalgamées en une pâte avec une quantité de sucre et/ou graisses variable et subissent ensuite une cuisson à haute température.
- Évitez les produits clairement identifiés comme riches en sucres ajoutés (caramel, miel) ou aux couleurs fantaisistes qui témoignent d'un « glaçage » au sucre.
- Limitez les fourrages, riches en sucres et en graisses.
- Si vous faites attention à votre ligne, choisissez des céréales faiblement énergétiques, c'est-à-dire inférieures à 380 kcal pour 100 g, avec un taux de lipides inférieur à 6 % et une quantité de sucres simples inférieure à 20 %. Reportez-vous au tableau des valeurs nutritionnelles sur l'emballage. Vous verrez que ces critères sont respectés essentiellement pour les pétales de céréales non sucrées, les flocons d'avoine et les mueslis floconneux.
- Pour tous, les céréales ne devraient pas dépasser 400 kcal pour 100 g, 10 à 12 % de lipides et 20 à 25 % de sucres simples.
- Regardez bien l'étiquette et la composition, ce sont les céréales elles-mêmes qui doivent arriver en première position dans la liste des ingrédients, et non le sucre ou sirop de glucose.

## LES PIÈGES

- Ne laissez pas les enfants choisir : ils seront attirés par les couleurs attrayantes, les formes amusantes et les jeux ou cadeaux sur les boîtes colorées.
- Les céréales « minceur » ou « allégées » ne sont pas toujours préférables en comparaison à un produit similaire classique.
- La dénomination « au blé complet » utilisée de façon abusive et qui ne fait pas forcément référence à un produit riche en fibres.
- Les petits paquets individuels destinés aux enfants. Ils sont disponibles pour des produits souvent très riches en sucres et la portion proposée est souvent faible pour un petit déjeuner rassasiant pour vos enfants. Le prix au kilo quant à lui… flambe !!!

# CONSEILS DE CONSOMMATION

- Pour varier vos petits déjeuners, une portion de 60 g (8 à 10 cuillerées à soupe) de céréales peut remplacer une portion de pain et beurre du matin.
- En période de régime minceur, une portion de 40 g le matin peut suffire pour une femme.
- À consommer avec 150 à 200 ml de lait (lait de vache demi-écrémé ou écrémé ou une boisson végétale : amande, avoine, soja, noisette) ou un laitage nature au lait demi-écrémé sans ajout de sucre, miel ou cacao.
- Variez votre source de féculent du petit déjeuner en prenant également du pain de boulangerie (complet, aux céréales, de seigle, au levain...).
- N'oubliez pas que de *vraies* tartines de pain beurrées avec plus ou moins de confiture, un laitage et un fruit constituent un excellent petit déjeuner et qu'il vous revient beaucoup moins cher !

## LES BARRES DE CÉRÉALES

**Elles sont toujours plus nombreuses dans les rayons et gagnent leur place dans de plus en plus de sacs et sacs à main ! Attention, cependant, « céréales » ne signifie pas « sain ». En effet, la grande majorité est surtout un mélange de céréales, de sirop de sucre et de matières grasses ! À ce titre, elles doivent rester un en-cas de secours : une portion de pain, un laitage et un fruit est le modèle à suivre au quotidien.**

**Pour une consommation occasionnelle, tournez-vous vers les barres apportant moins de 100 kcal par portion, préférez celles contenant moins de 6 g de sucres. Enfin, ne vous laissez pas tenter par les produits dits diététiques, certains sont plus gras et sucrés que les classiques, soyez plus vigilants ! Gardez un œil sur la qualité des ingrédients : une barre avec du sucre plutôt qu'un sirop de glucose-fructose et une huile non hydrogénée sera toujours à privilégier.**

**Pour les quantités : à 90 kcal la barre en moyenne, on préférera l'associer à un laitage et/ou une portion de fruit pour assurer une bonne satiété plutôt que d'en consommer plusieurs !**

# CÉRÉALES NATURE ET SUCRÉES

## CÉRÉALES 95 % BLÉ COMPLET, WEETABIX®

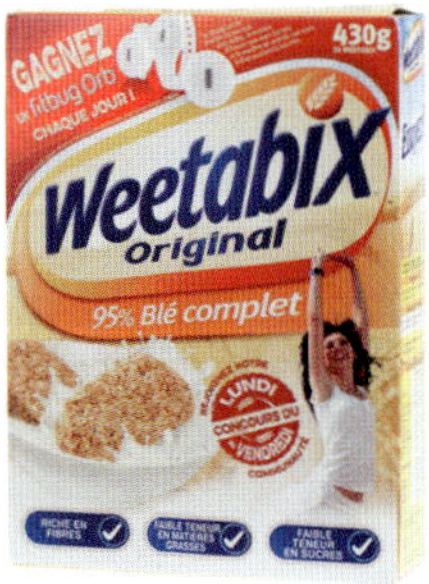


*Des ingrédients de qualité, seulement 2 % de lipides, 4 % de sucre et 10 % de fibres, le tout sans additif chimique.*

**Ingrédients :**

- Blé complet 95 %, extrait d'orge maltée, sucre, sel, PP, fer, B1, B2, B9. Contient du blé et de l'orge.

**Données nutritionnelles pour : 100 g**

- Valeur énergétique : 362 kcal
- Protéines : 11,5 g
- Glucides : 68,6 g, dont sucres : 4,4 g
- Lipides : 2 g, dont acides gras saturés : 0,6 g
- Fibres alimentaires : 10 g
- Sel : 0,9 g

## CÉRÉALES FIBRES PLUS, ALL BRAN®, KELLOGG'S

*Près de 30 % de fibres, faible apport énergétique et 14 g de protéines aux 100 g sans additif.*

**Ingrédients :**

- Son de blé 87 %, sucre, arôme de malt d'orge, sel.

**Données nutritionnelles pour : 100 g**

- Valeur énergétique : 334 kcal
- Protéines : 14 g
- Glucides : 48 g, dont sucres : 18 g
- Lipides : 3,5 g, dont acides gras saturés : 0,7 g
- Fibres alimentaires : 27 g
- Sel : 1,15 g

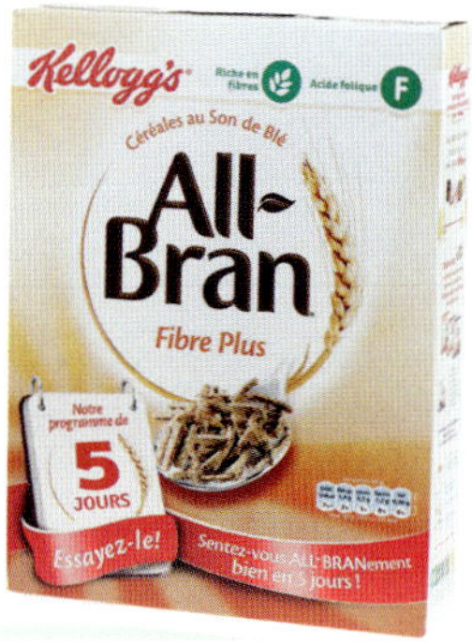


## FLOCONS D'AVOINE 100 % AVOINE, QUAKER®

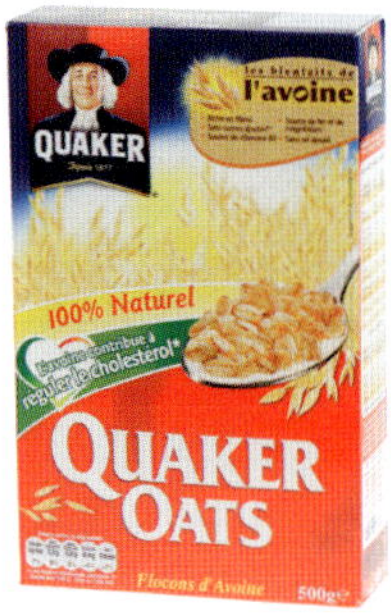


*Un seul et unique ingrédient avec une très faible quantité de sucre, seulement 1 g.*

**Ingrédients :**

- 100 % flocons d'avoine.

**Données nutritionnelles pour : 100 g**

- Valeur énergétique : 359 kcal
- Protéines : 11 g
- Glucides : 60 g, dont sucres : 1,1 g
- Lipides : 8 g, dont acides gras saturés : 1,5 g
- Fibres alimentaires : 9 g
- Sel : traces

## CORN FLAKES, KELLOGG'S®

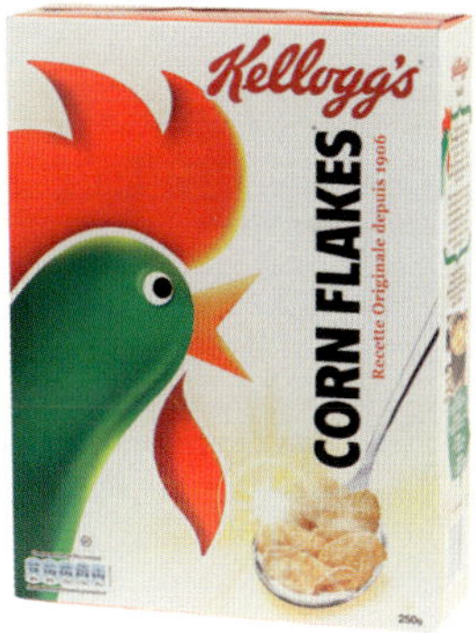


*Un grand classique qui s'avère pauvre en fibres et salé.*

**Ingrédients :**

• Maïs, sucre, arôme de malt d'orge, sel, vitamines (PP, B6, B2, B1, B9, D, B12), fer.

**Données nutritionnelles pour : 100 g**

• Valeur énergétique : 383 kcal
• Protéines : 7 g
• Glucides : 84 g, dont sucres : 8 g
• Lipides : 0,9 g, dont acides gras saturés : 0,2 g
• Fibres alimentaires : 3 g
• Sel : 1,27 g

## CÉRÉALES MIEL ET AMANDES, NESTLÉ FITNESS®

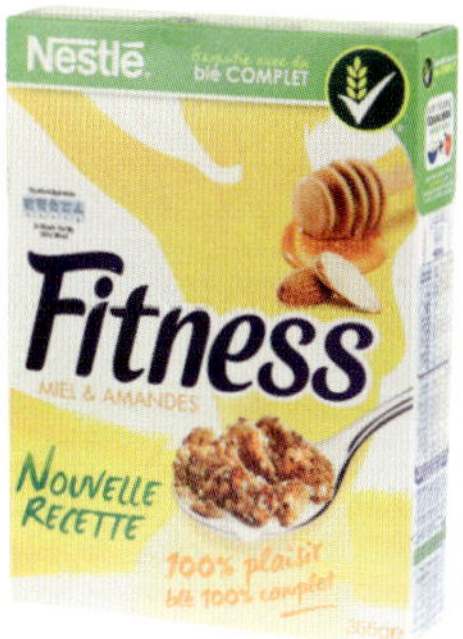


*Du sucre + du miel + du sirop de sucre inverti pour des céréales qui se veulent minceur à 25 % de sucres. C'est trop !*

**Ingrédients :**

• Céréales (blé complet, riz), sucre, amandes, miel, sirop de sucre roux inverti, extrait de malt d'orge, sel, émulsifiant, correcteur d'acidité, antioxygène.

**Données nutritionnelles pour : 100 g**

• Valeur énergétique : 391 kcal
• Protéines : 8 g
• Glucides : 76,8 g, dont sucres : 25 g
• Lipides : 4,3 g
• Sel : 0,95 g

## PÉTALES DE MAÏS SUCRÉS, MONOPRIX®

*La quantité de sucres simples est trop élevée, avec 28 g aux 100 g ! On cherche également à vendre des ajouts de vitamines non indispensables.*

**Ingrédients :**

• Maïs 76 %, sucre 29 %, extrait de malt d'orge, sel, émulsifiant : mono- et diglycérides d'acides gras, vitamines : niacine (B3), acide pantothénique (B5), B6, riboflavine (B2), thiamine (B1), acide folique (B9), biotine (B8), B12, fer.

**Données nutritionnelles pour : 100 g**

• Valeur énergétique : 385 kcal
• Protéines : 6 g
• Glucides : 86 g, dont sucres : 28 g
• Lipides : 0,5 g, dont acides gras saturés : 0,2 g
• Sel : 1,29 g

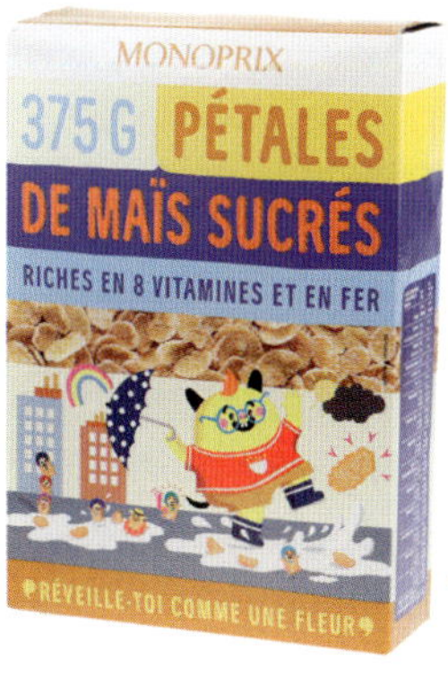

# CÉRÉALES SOUFFLÉES ET/OU EXTRUDÉES

## RICE KRISPIES®, KELLOGG'S®

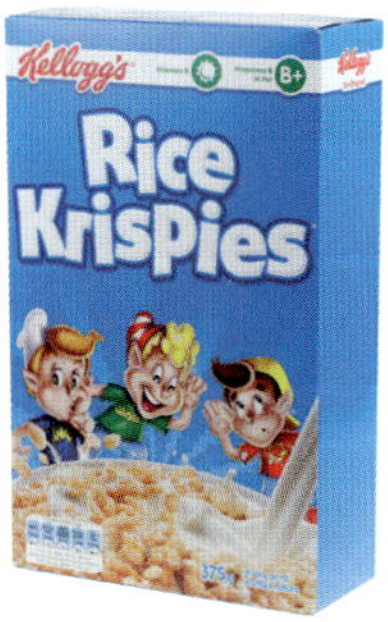


*Une liste courte d'ingrédients, pas d'additif et très peu de sucre avec seulement 8 g aux 100 g : un bon produit quand on connaît la difficulté à trouver des céréales peu sucrées.*

**Ingrédients :**

- Riz, sucre, sel, arôme de malt d'orge.

**Données nutritionnelles pour : 100 g**

- Valeur énergétique : 398 kcal
- Protéines : 7 g
- Glucides : 85 g, dont sucres : 8 g
- Lipides : 1,5 g, dont acides gras saturés : 0,3 g
- Fibres alimentaires : 1 g
- Sel : 1,15 g

## BOULES DE CÉRÉALES ENROBÉES AU MIEL, U BIO®

*Seulement quatre ingrédients, aucun additif, dommage que la quantité de sucre soit un peu élevée (25 g pour 100 g).*

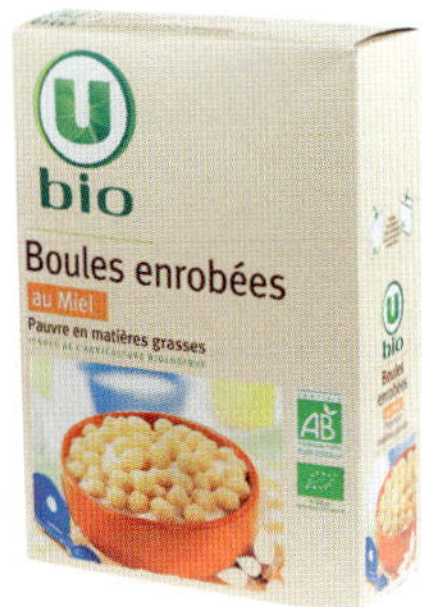


**Ingrédients :**

- Semoule de maïs 80 %, sucre, miel 4 %, sel.

**Données nutritionnelles pour : 100 g**

- Valeur énergétique : 390 kcal
- Protéines : 6,1 g
- Glucides : 88 g, dont sucres : 25 g
- Lipides : 0,6 g, dont acides gras saturés : 0,1 g
- Fibres alimentaires : 1,5 g
- Sel : 1 g

## PÉTALES DE RIZ ET BLÉ COMPLET, STYLESSE, CARREFOUR®

*Simplement des céréales et sous-produits de céréales : un très bon rapport qualité-prix !*

**Ingrédients :**

- Riz 58 %, blé complet 14 %, sucre, gluten de blé, extrait de malt d'orge, farine de blé, lait écrémé en poudre, sel, germes de blé, vitamines (niacine, vitamine E, acide pantothénique, vitamine B6, riboflavine (B2), thiamine (B1), acide folique, vitamine B12), fer.

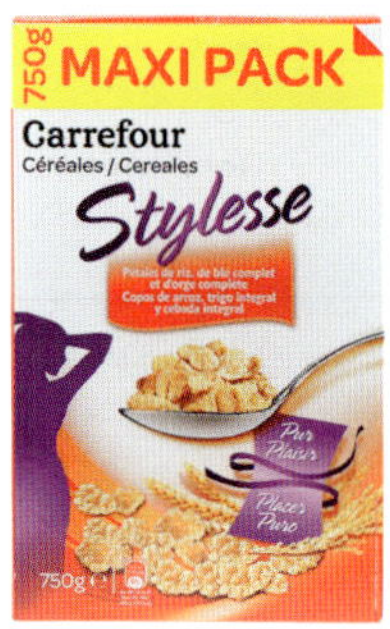


**Données nutritionnelles pour : 100 g**

- Valeur énergétique : 374 kcal
- Protéines : 12,7 g
- Glucides : 76,8 g
- Lipides : 1,2 g
- Fibres alimentaires : 2,7 g
- Sodium : 0,5 g

## FROSTIES®, KELLOGG'S®

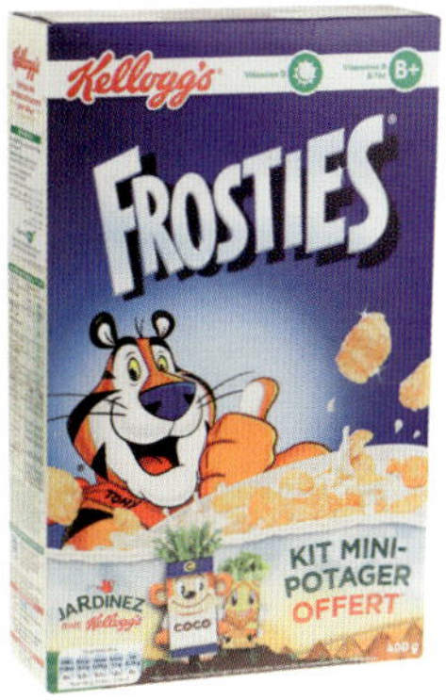


*37 g de sucre pour 100 g avec du sucre en deuxième position suivi du sirop de glucose en quatrième position...*

**Ingrédients :**

- Maïs, sucre, arôme de malt d'orge, sirop de glucose, sel, vitamines et minéraux : vitamines (PP, B6, B2, B1, B9, B12), carbonate de calcium, fer.

**Données nutritionnelles pour : 100 g**

- Valeur énergétique : 381 kcal
- Protéines : 4,5 g
- Glucides : 87 g, dont sucres : 37 g
- Lipides : 0,6 g, dont acides gras saturés : 0,1 g
- Fibres alimentaires : 2 g
- Sel : 0,89 g

## CHEERIOS® MIEL ET 4 CÉRÉALES COMPLÈTES, NESTLÉ®

*Certes, près de 75 % de céréales, mais présence de 5 additifs, de 25 g de sucre aux 100 g dont du sucre inverti, sans oublier les arômes chimiques.*

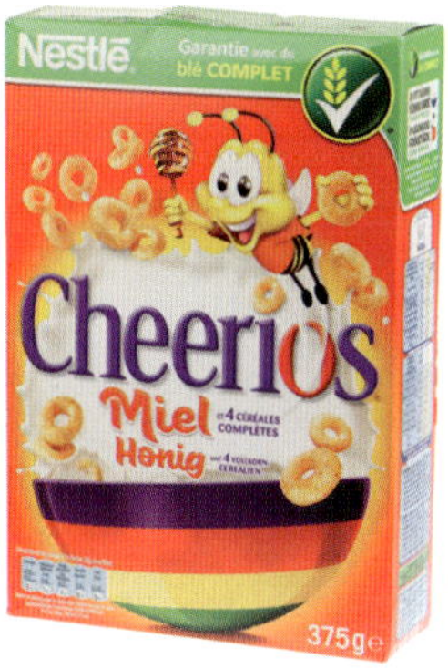


**Ingrédients :**

- Farine de céréales complètes 74,2 % (avoine 23,8 %, blé 23,8 %, orge 16,4 %, riz 6,9 %, maïs 3,3 %), sucre, amidon de blé, miel 3,9 %, sucre liquide inverti, mélasse, sel, correcteur d'acidité : phosphates de potassium, colorants : caroténoïdes et norbixine, antioxydant : extrait riche en tocophérols, arôme, vitamines : C, niacime, acide pantothénique, riboflavine (B2), B6, acide folique, D, et minéraux : carbonate de calcium, fer.

**Données nutritionnelles pour : 100 g**

- Valeur énergétique : 381 kcal
- Protéines : 8,3 g
- Glucides : 76,1 g, dont sucres : 24,5 g
- Lipides : 2,8 g, dont acides gras saturés : 0,6 g
- Fibres alimentaires : 7,1 g
- Sel : 1,07 g

## SMACKS®, KELLOGG'S®

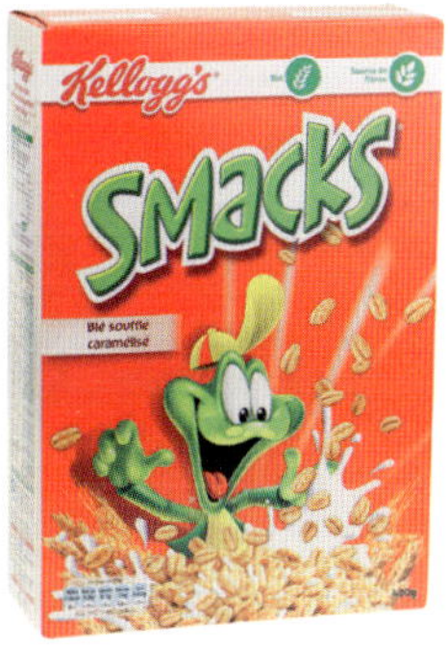


*Un record avec 43 g de sucre aux 100 g! Cela se rapproche d'une véritable confiserie de très moyenne qualité : on le laisse en rayon.*

**Ingrédients :**

- Blé, sucre, sirop de glucose, miel 1 %, huile végétale (palme).

**Données nutritionnelles pour : 100 g**

- Valeur énergétique : 387 kcal
- Protéines : 6 g
- Glucides : 84 g, dont sucres : 43 g
- Lipides : 1,5 g, dont acides gras saturés : 0,4 g
- Fibres alimentaires : 4 g
- Sel : 0,08 g

PRODUITS CONSEILLÉS

# CÉRÉALES AU CHOCOLAT

## PÉTALES DE RIZ, BLÉ COMPLET AVEC COPEAUX DE CHOCOLAT AU LAIT, KELLOGG'S®

*Des céréales au chocolat à moins de 400 kcal aux 100 g sans sirop de glucose ni huile de palme, on valide!*

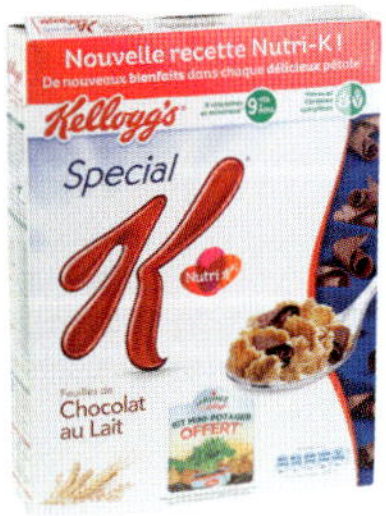


**Ingrédients :**

• Riz, chocolat au lait 17 % (sucre, poudre de lait entier, pâte de cacao, beurre de cacao, poudre de lait écrémé, émulsifiant (lécithine de soja), arôme), sucre, blé (blé complet, farine de blé), gluten de blé, germe de blé dégraissé, poudre de lait écrémé, sel, arôme de malt d'orge, vitamines (C, PP, B6, B2, B1, B9, B12), fer. Allergènes : lait, soja, blé, ingrédient issu de l'orge.

**Données nutritionnelles pour : 100 g**

• Valeur énergétique : 394 kcal
• Protéines : 13 g
• Glucides : 72 g
• Lipides : 6 g
• Fibres alimentaires : 3,5 g
• Sodium : 0,4 g

## CÉRÉALES SOUFFLÉES AU CHOCOLAT, MONOPRIX BIO !®

*Des ingrédients de qualité, absence de sirop de glucose et d'huile de palme, un seul additif, 20 g de sucre aux 100 g et un bon apport en fibres.*

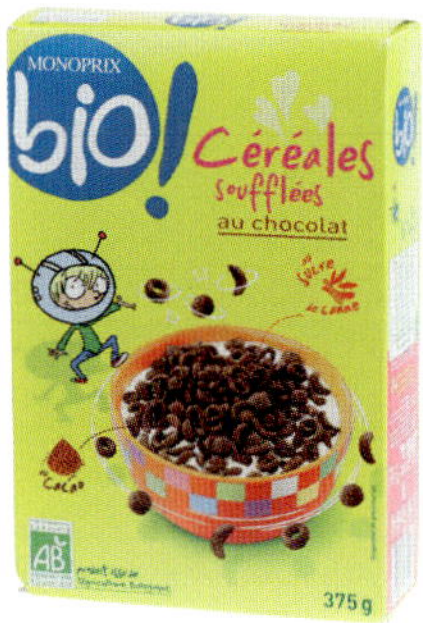


**Ingrédients :**

• Farine de blé*, chocolat* en poudre 29 % (sucre de canne*, poudre de cacao*), farine complète de blé*, avoine*, sirop de malt d'orge*, sucre de canne*, émulsifiant : carbonate de calcium, extrait de vanille*.

** ingrédient issu de l'agriculture biologique.*

**Données nutritionnelles pour : 100 g**

• Valeur énergétique : 384 kcal
• Protéines : 9,3 g
• Glucides : 74 g, dont sucres : 20 g
• Lipides : 3,4 g, dont acides gras saturés : 1,7 g
• Fibres alimentaires : 8,3 g
• Sel : 0,08 g

## CHOC'O PÉTALES, VITABIO®

*Des ingrédients de qualité, pas d'additif ni d'huile de palme, un bon produit final destiné aux enfants.*

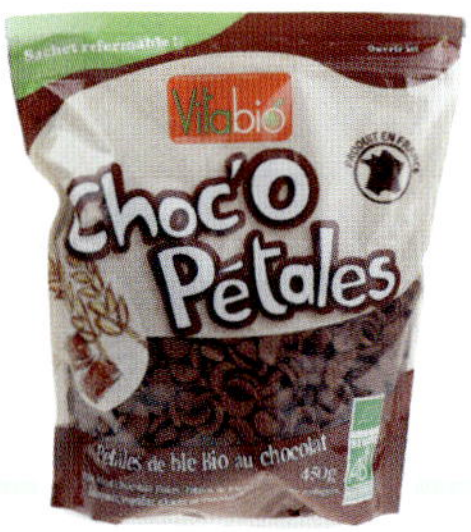


**Ingrédients :**

• Farine complète de blé*, farine de blé*, chocolat en poudre* (sucre de canne blond*, cacao* (beurre de cacao*), vanille*), sucre de canne blond*, sirop de malt d'orge*, extrait de vanille*, sel de mer.

** ingrédient issu de l'agriculture biologique.*

**Données nutritionnelles pour : 100 g**

• Valeur énergétique : 379 kcal
• Protéines : 10,9 g
• Glucides : 74,2 g, dont sucres : 24,1 g
• Lipides : 2,5 g
• Sel : 0,2 g

## PÉTALES AU CHOCOLAT BLANC, NESTLÉ FITNESS®

*Trop de sucre de mauvaise qualité (sirop de glucose) pour ces céréales qui se disent « légères » avec près de 25 g de sucre aux 100 g, 4 additifs et de l'huile de palme.*

**Ingrédients :**

• Pétales de céréales Fitness 71,5 % : céréales 62,5 % (blé complet 37,9 %, riz), sucre, sirop de sucre roux inverti, extrait de malt d'orge, sel, émulsifiants : mono- et diglycérides d'acides gras, sirop de glucose, correcteur d'acidité : phosphate de sodium, antioxydant : extrait riche en tocophérols. Pétales de céréales Fitness enrobés de chocolat blanc 28,5 % : chocolat blanc 16,8 % (sucre, beurre de cacao, lait entier en poudre, protéines laitières, émulsifiant : lécithine de soja, arôme). Pétales de céréales Fitness : céréales 10,2 % (blé complet 6,2 %, riz), sucre, sirop de sucre roux inverti, extrait de malt d'orge, sel, émulsifiant : mono- et diglycérides d'acides gras, sirop de glucose, correcteur d'acidité : phosphate de sodium, antioxydant : extrait riche en tocophérols, agents d'enrobage : gomme d'acacia, sirop de glucose, polydextrose, huile végétale et acide citrique.

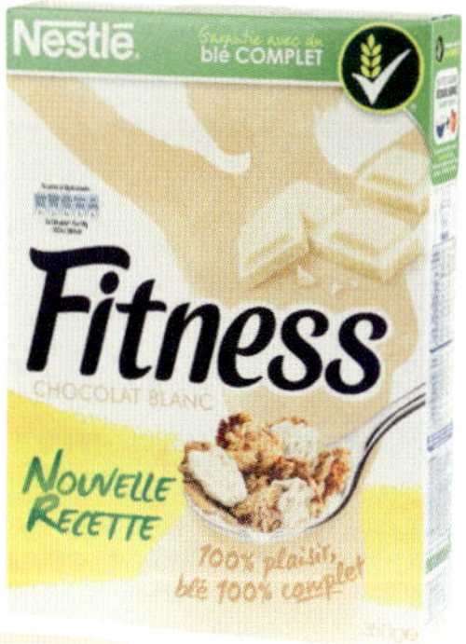


**Données nutritionnelles pour : 100 g**

• Valeur énergétique : 397 kcal
• Protéines : 7,7 g
• Glucides : 73,3 g, dont sucres : 23,7 g
• Lipides : 6,7 g, dont acides gras saturés : 3,8 g
• Fibres alimentaires : 6,3 g
• Sel : 1,016 g

## TRÉSOR CHOCOLAT AU LAIT, KELLOGG'S®

*7 additifs, de l'huile de palme et beaucoup de sucre ajouté avec 30 g aux 100 g.*

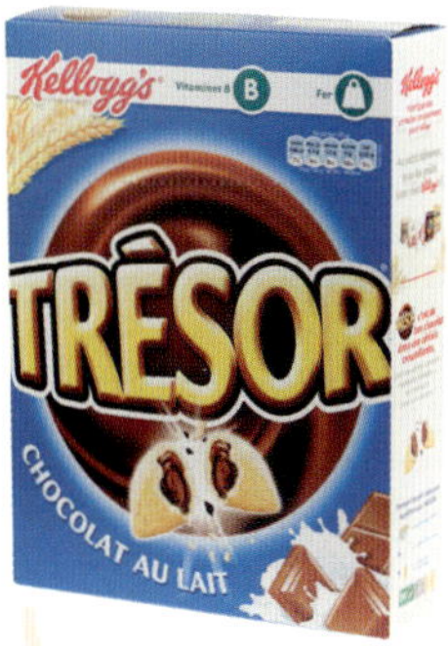


**Ingrédients :**

• Farines de céréales (blé, avoine, riz), fourrage au chocolat au lait (chocolat au lait 14 % (sucre, poudre de lait entier, pâte de cacao), sucre, huiles végétales (palme, tournesol, colza), agent de charge : carbonate de calcium, poudre de cacao dégraissé, émulsifiant : lécithine de soja, acidifiant : acide citrique, arôme, antioxydant : extrait riche en tocophérols), sucre, sel, colorants : caroténoïdes et rocou, antioxydants : palmitate d'ascorbyle et alpha-tocophérol, vitamines B3/PP, B6, B2, B1, B9, B12, fer.

**Données nutritionnelles pour : 100 g**

• Valeur énergétique : 448 kcal
• Protéines : 7,1 g
• Glucides : 69 g, dont sucres : 30 g
• Lipides : 15 g, dont acides gras saturés : 5,1 g
• Fibres alimentaires : 3 g
• Sel : 0,8 g

## CÉRÉALES LION® CARAMEL ET CHOCOLAT, NESTLÉ®

*Liste d'ingrédients trop longue avec 6 additifs, dont le caramel ammoniacal (E150c), sucre.*

**Ingrédients :**

• Céréales 60,5 % (blé complet 35,7 %, farine de blé, farine de riz), sucre, sirop de glucose, caramel 6,4 % (lait écrémé concentré sucré (lait écrémé, sucre), sucre, sirop de glucose, beurre pâtissier, gélifiant : pectine, conservateur : sorbate de potassium, sel, arôme), huile végétale, chocolat 4,1 % (sucre, cacao en poudre, pâte de cacao, cacao maigre en poudre), sel, arômes, émulsifiant : lécithine de tournesol, colorant : caramel (E150c), vitamines D, PP, B5, B6, B2, B1, B9, minéraux : carbonate de calcium, fer.

**Données nutritionnelles pour : 100 g**

• Valeur énergétique : 415 kcal
• Protéines : 16,3 g
• Glucides : 76 g, dont sucres : 28,8 g
• Lipides : 7,6 g, dont acides gras saturés : 3 g
• Fibres alimentaires : 5 g
• Sel : 0,5 g

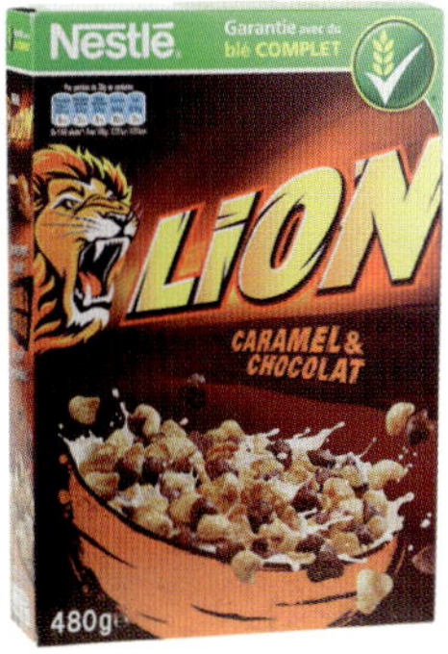

# MUESLI FLOCONNEUX OU CROUSTILLANT

## MUESLI SANS SUCRE AJOUTÉ BIO, BJORG®

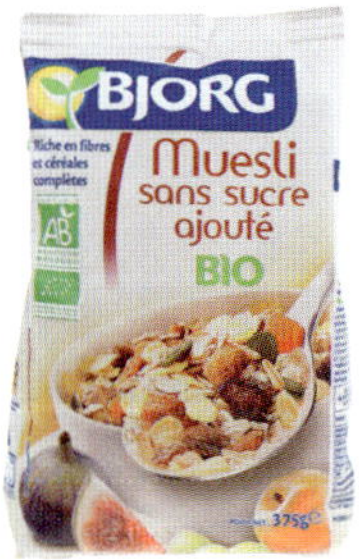


*69 % de céréales et 25 % de fruits, 6 % de graines, bon apport en oméga-3.*

**Ingrédients :**

• Céréales 69 % : flocons d'avoine complet 42 %, flocons d'épeautre complet 15 %, cornflakes (farine de maïs), pétales d'épeautre complet 3 % (farine complète d'épeautre, malt de maïs, sel de mer). Fruits 25 % : raisins 12 % (huile de tournesol), figues 9 %, abricots 4 %. Graines 6 % : graines de tournesol, graines de lin, graines de courge.

**Données nutritionnelles pour : 100 g**

- Valeur énergétique : 349 kcal
- Protéines : 11,7 g
- Glucides : 58,4 g, dont sucres : 14,7 g
- Lipides : 6,2 g, dont acides gras saturés : 1 g
- Fibres alimentaires : 9,9 g
- Sel : 0,1 g

## MUESLI BIO, JORDANS®

*65 % de céréales et 32,5 % de fruits, un record en quantité de fruits retrouvés et 3 % de graines.*

**Ingrédients :**

• Céréales complètes 65 % (flocons de blé*, flocons d'avoine*, pétales de blé grillés*), raisins de sultane 15 % (raisins de sultane*, huile de tournesol*), raisins secs 11 % (raisins secs*, huile de tournesol*), copeaux de noix de coco* 3,5 %, noisettes grillées* 3 %, graines de tournesol* 3 %.

** ingrédient issu de l'agriculture biologique.*

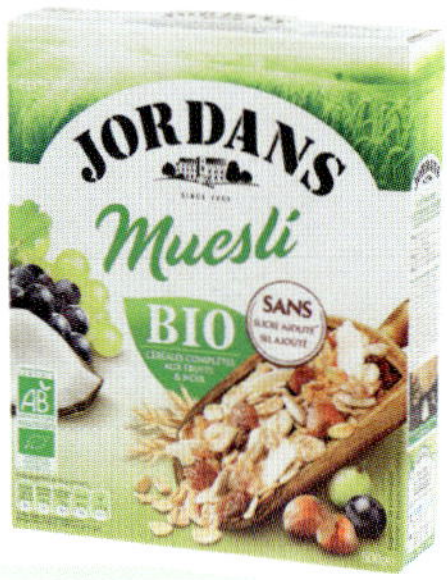


**Données nutritionnelles pour : 100 g**

- Valeur énergétique : 375 kcal
- Protéines : 9,3 g
- Glucides : 60,7 g, dont sucres : 18,9 g
- Lipides : 8,4 g, dont acides gras saturés : 2,8 g
- Fibres alimentaires : 8,5 g
- Sem : 0,03 g

## MUESLI CROUSTILLANT AUX 7 FRUITS, TERRES ET CÉRÉALES BIO®

*Des ingrédients de qualité, 26 % de fruits, aucun additif, peu de sucre pour un muesli croustillant. Petit bémol sur la présence d'huile végétale, mais à noter la faible quantité de matière grasse et une bonne source de fibres.*

**Ingrédients :**

• Flocons de céréales* (orge*, avoine*, blé*, seigle*). Fruits* 26 % : raisins* (raisins*, huile de tournesol*), bananes* (bananes*, huile végétale*, sucre de canne*, miel*), figues* (figues*, farine de riz*), abricots* (abricots*, farine de riz*) et pommes*, pétales de blé*.

** ingrédient issu de l'agriculture biologique.*

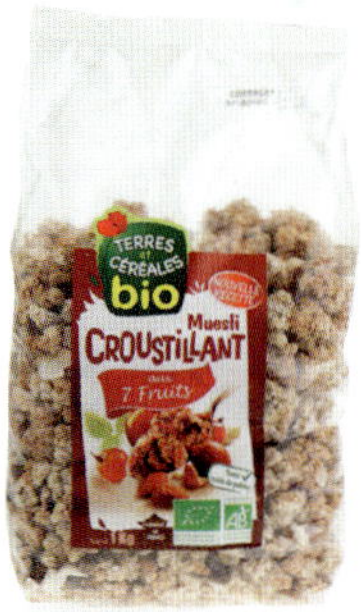


**Données nutritionnelles pour : 100 g**

- Valeur énergétique : 345 kcal
- Protéines : 8,3 g
- Glucides : 74,9 g, dont sucres : 15,1 g
- Lipides : 3,5 g, dont acides gras saturés : 1,4 g
- Fibres alimentaires : 11 g
- Sel : NI

## CRUNCHY MUESLI LION® CARAMEL ET CHOCOLAT, NESTLÉ®

*Additifs nombreux (5), trop de sucre ajouté avec 25,5 g pour 100 g et présence d'huile de palme.*

**Ingrédients :**

• Flocons d'avoine complet 38,5 %, céréales soufflées 17 % (farine de blé complet, farine de blé), sucre, sel, cacao en poudre, colorant : caroténoïdes (E160a), céréales soufflées au chocolat 13,6 % (farine de blé complet, semoule de maïs, farine de riz), sucre, poudre de cacao, huiles végétales (palme, tournesol), poudre de cacao maigre, sel, dextrose, émulsifiant : lécithine de tournesol, régulateur d'acidité : phosphate de sodium, arômes, pâte de caramel 11,1 % (lait condensé sucré (lait, sucre), sucre, sirop de glucose), poudre de lactosérum, chocolat 5 % (sucre, pâte de cacao, beurre de cacao, émulsifiant : lécithine de soja), huile de tournesol, miel, arômes, sel, poudres à lever : bicarbonate de sodium, mélasse, minéraux : carbonate de calcium.

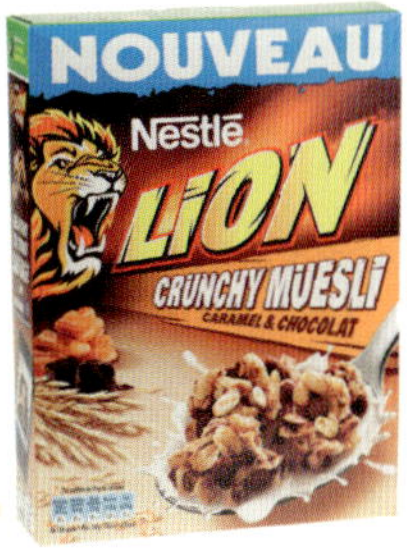


**Données nutritionnelles pour : 100 g**

- Valeur énergétique : 419 kcal
- Protéines : 10,1 g
- Glucides : 68,8 g, dont sucres : 25,5 g
- Lipides : 9,8 g, dont acides gras saturés : 2,2 g
- Fibres alimentaires : 6,3 g
- Sel : NI

## CRUESLI® CHOCOLAT CAPPUCCINO, QUAKER®

*Une longue liste d'ingrédients avec 7 additifs et du sirop de glucose, ce qui donne un produit riche en sucre (27 g pour 100 g) et en lipides (17 g pour 100 g).*

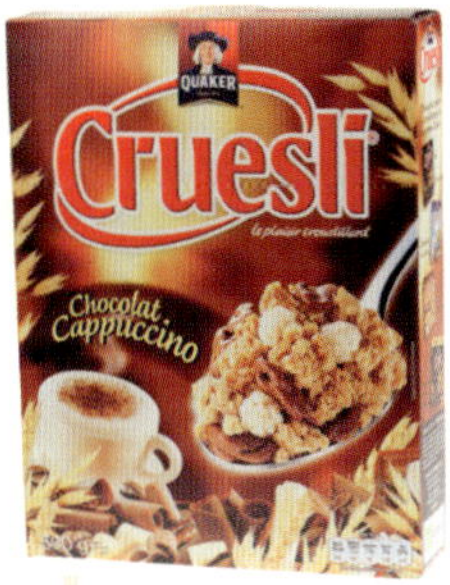


**Ingrédients :**

• Flocons d'avoine 33 %, blé, sucre, huile de tournesol, sirop de glucose, chocolat au lait 4,8 % (sucre, beurre de cacao, lait en poudre, masse de cacao, vanilline, émulsifiant : lécithine de soja, arôme), chocolat blanc 4,5 % (sucre, beurre de cacao, lait en poudre, lactosérum, sucre de lait, émulsifiant : lécithine de soja, arôme), farines de riz, blé et maïs, colorant : caramel, arôme café, antioxydant : tocophérol, sel, épaississant : gomme arabique, agent de glaçage : gomme Shellac*, amidon modifié, régulateur d'acidité : acide citrique, conservateur : acide sorbique. Le chocolat au lait contient 25 % de cacao minimum.

**Données nutritionnelles pour : 100 g**

- Valeur énergétique : 459 kcal
- Protéines : 7 g
- Glucides : 67 g, dont sucres : 27 g
- Lipides : 17 g, dont acides gras saturés : 3 g
- Fibres alimentaires : 6 g
- Sel : 0,05 g

## PÉPITES CHOCOLAT AU LAIT, KELLOGG'S EXTRA®

*Avec près de 500 kcal aux 100 g, un quart de matières grasses dont la moitié d'acides gras saturés, 28 % de sucre sans oublier la présence d'huile de palme, c'est la bombe calorique des céréales industrielles !*

**Ingrédients :**

• Flocons d'avoine, chocolat au lait 18 % (sucre, pâte de cacao, poudre de lait entier, beurre de cacao, émulsifiant : lécithine de soja), sucre roux, huile végétale, farine de blé, noix de coco séchée, sirop de sucre inverti, sel, arôme de malt d'orge, arôme.

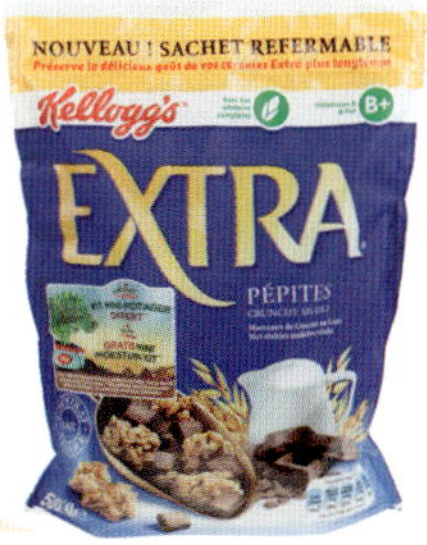


**Données nutritionnelles pour : 100 g**

- Valeur énergétique : 439 kcal
- Protéines : 7 g
- Glucides : 60 g, dont sucres : 28 g
- Lipides : 24 g, dont acides gras saturés : 12 g
- Fibres alimentaires : 4,5 g
- Sel : 0,7 g

# BISCUITS

*Le linéaire des biscuits est le plus important du rayon épicerie sucrée. Entre les paquets colorés ou rappelant les biscuiteries traditionnelles, les saveurs diverses avec inclusions de friandises, mais également les formes variées allant de simples biscuits rectangulaires ou ronds jusqu'à des tubes, des cœurs, des dinosaures... tout est bon pour nous séduire! Mais ces critères de choix sont-ils vraiment garants du goût et de la qualité ?*

La recette de base est un mélange de farine, de sucre, de beurre et d'œufs entiers ou clarifiés en quantités variables, notamment pour obtenir des biscuits secs ou plus moelleux.

À cette recette de base, il est possible d'ajouter du lait, de la levure ou d'autres ingrédients visant à varier les saveurs, comme des fruits, du chocolat, de la confiture, des épices, des fruits oléagineux...

Chacun des ingrédients de base a une fonction précise :

La farine est la base constituante du biscuit. Il s'agit le plus souvent de farine de froment (blé tendre), parfois enrichie avec du son ou en germe de blé.

- Les œufs sont un liant et apportent du « moussant » aux recettes, comme pour les boudoirs, les madeleines, les génoises, tout en permettant d'ajouter une teinte dorée lors de la cuisson.
- Le sucre donne le goût sucré que l'on aime tant et permet la caramélisation à la cuisson.
- Le beurre joue un rôle important sur le goût et augmente le moelleux.
- Le lait améliore la texture de la pâte tout en augmentant sa saveur et permet également une liaison plus rapide qui peut jouer sur la friabilité ou le fondant des gâteaux et biscuits.

Mais de nombreux ingrédients sont également ajoutés par les industriels afin d'élargir la palette des goûts et ainsi nous inciter à accroître notre consommation.

De plus, la qualité des ingrédients est souvent tirée vers le bas afin de tirer les marges, elles, vers le haut.

On trouve alors du sirop de glucose-fructose, ou sucre inverti, qui vient remplacer le sucre, de l'huile de palme qui se substitue au beurre, mais également des ajouts d'additifs en quantité.

Toutes ces modifications ne sont pas sans conséquences sur notre comportement alimentaire et notre santé et imposent d'apprendre à sélectionner habilement ces aliments plaisir.

## COMMENT LES CHOISIR ?

Du point de vue nutritionnel, la valeur énergétique des biscuits se situe entre 350 et 500 kcal pour 100 g. Il est bon de ne pas dépasser cette valeur. Préférez les biscuits qui contiennent moins de 25 % de matières grasses et dont les sucres (glucides simples) ne dépassent pas 30 g pour 100 g. On peut se baser sur cet ordre de qualité nutritionnelle : biscuit sec => biscuit sec nappé au chocolat => biscuit moelleux => biscuit fourré => biscuit moelleux fourré.

Pour la qualité : regardez la liste des ingrédients et essayez de trouver des composants nobles que vous connaissez avec la liste la plus courte possible : farine, beurre ou huile de colza ou tournesol non hydrogénée, sucre et œufs. Fuyez les longues listes d'additifs qui relèvent plus de la chimie que de la pâtisserie. Évitez les produits qui contiennent des sirops de sucre (sirop de glucose-fructose, sucre inverti...). Privilégiez les biscuits fabriqués avec du vrai beurre qui est un des principaux ingrédients de nos recettes maison ou bien avec de l'huile de colza ou tournesol non hydrogénée. Préférez les biscuits présentant la farine en premier ingrédient plutôt que les sucres.

## LES PIÈGES

Les biscuits allégés ou dits « minceur », car bien souvent on enlève des matières grasses pour rajouter du sucre, ou inversement. Au final, ils ne sont pas forcément moins caloriques que les autres et imposent toujours une limite de consommation. Par exemple, certains biscuits vendus comme produits minceur apportent près de 90 kcal par unité, alors qu'un petit-beurre classique correspond à 35 kcal, soit l'équivalent de 15 g de pain!

Les biscuits du rayon diététique. Leur recette est basée sur un enrichissement en fibres pour le transit par exemple ou en glucides et magnésium pour les sportifs, mais ces critères n'en font en rien des produits moins riches ou garants d'ingrédients de meilleure qualité. Les biscuits bio contiennent des ingrédients issus de l'agriculture biologique, mais l'huile de palme bio n'en reste pas moins à éviter. Lisez bien les étiquettes.

La taille des biscuits. Un biscuit pèse entre 8 et 20 g, plus la portion est grosse, plus vous serez tenté d'en consommer une quantité importante. Les petits biscuits sont de plus mieux adaptés aux enfants. De même, les petits sachets ou formats pocket proposent parfois 3 à 4 gâteaux, laissant à penser qu'il s'agit de la portion conseillée, mais c'est en réalité excessif.

Les biscuits « spécial petit déjeuner », qui mettent en avant une diffusion plus lente de l'énergie. C'est peut-être le cas en comparaison à d'autres biscuits, mais pas à une authentique tartine de pain beurrée.

## CONSEILS DE CONSOMMATION

Les biscuits sont un aliment plaisir non indispensables à notre équilibre alimentaire et à notre bonne santé. Ils sont destinés soit au goûter, soit au petit déjeuner, mais surtout pas aux deux repas et pas quotidiennement, même pour les enfants.

Nous recommandons une portion de 2 biscuits environ (20 à 30 g) de temps en temps, qui remplace un morceau de pain que l'on aurait beurré et confituré.

Mais n'oubliez pas qu'un morceau de pain de boulangerie avec 4 carrés de chocolat feront un bien meilleur goûter côté saveur, qualité nutritionnelle et budget!

# BISCUITS SECS

## SABLÉS DE RETZ, ST MICHEL®

*64 % de blé en premier ingrédient, un apport lipidique de 16 % raisonnable dans la gamme, d'autant qu'il est basé sur de l'huile de tournesol non hydrogénée. 1 sablé pèse moins de 7 g. C'est un bon produit!*

**Ingrédients :**

• Farine de blé 64 %, sucre, noix de coco, huile de tournesol non hydrogénée, poudres à lever : carbonate acide d'ammonium, carbonate acide de sodium, tartrate de potassium et acide tartrique, sel, lait écrémé en poudre, lécithine.

**Données nutritionnelles pour : 100 g**

- Valeur énergétique : 463 kcal
- Protéines : 7 g
- Glucides : 71 g, dont sucres : 24 g
- Lipides : 16 g, dont acides gras saturés : 8 g

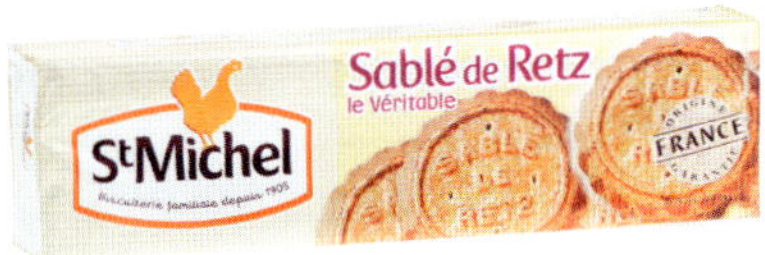


## SABLÉS LA MÈRE POULARD®

*On salue la qualité des ingrédients et la recette que l'on pourrait réaliser à la maison puisque sans aucun additif. Avec 504 kcal pour 100 g, on reste sur un produit un peu plus riche, mais de qualité remarquable.*

**Ingrédients :**

• Farine de froment, beurre, sucre, œufs, sel, arôme naturel de vanille.

**Données nutritionnelles pour : 100 g**

- Valeur énergétique : 504 kcal
- Protéines : 6,4 g
- Glucides : 69,5 g, dont sucres : 25,1 g
- Lipides : 22,8 g, dont acides gras saturés : 15,9 g
- Sel : 0,25 g

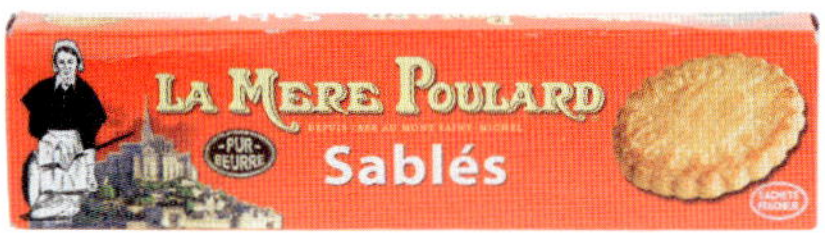


## VÉRITABLE PETIT BEURRE®, LU®

*Avec 72 % de blé, le Véritable Petit Beurre® est riche en glucides complexes et son apport lipidique reste raisonnable pour un biscuit.*

**Ingrédients :**

• Farine de blé 72 %, sucre, beurre frais 13,6 %, lait écrémé en poudre 1,3 % (équivalent lait écrémé 13 %), sel, poudres à lever : carbonate acide d'ammonium et carbonate acide de sodium, correcteur d'acidité : acide citrique, arôme.

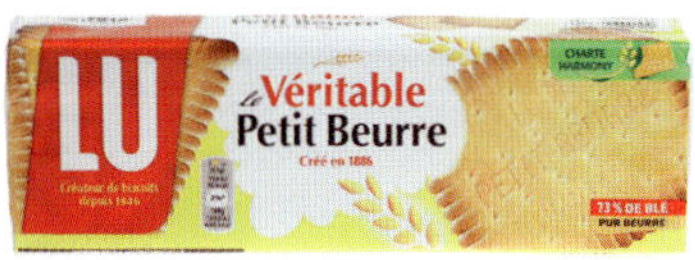


**Données nutritionnelles pour : 100 g**

- Valeur énergétique : 440 kcal
- Protéines : 7,3 g
- Glucides : 75 g
- Lipides : 12 g

## PETITS BRUN EXTRA®

*Pour une grande marque, la qualité des ingrédients laisse à désirer : présence d'huile de palme, de sirop de glucose-fructose et de 4 additifs.*

**Ingrédients :**

• Farine de blé 71,1 %, sucre, huile de palme, sirop de glucose-fructose, poudres à lever : carbonate acide d'ammonium, carbonate acide de sodium et diphosphate disodique, sel, correcteur d'acidité : acide citrique, arôme.

**Données nutritionnelles pour : 100 g**

• Valeur énergétique : 444 kcal
• Protéines : 7,6 g
• Glucides : 75 g, dont sucres : 25 g
• Lipides : 12 g, dont acides gras saturés : 6 g

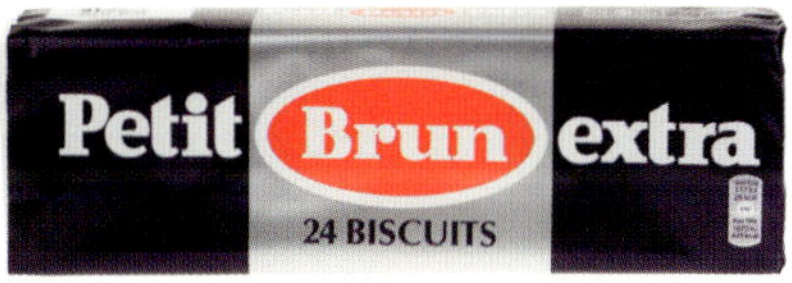


## THE ORIGINAL SPECULOOS®, LOTUS®

*Avec le cumul du sucre et du sucre candi, on atteint 38 g de glucides simples, ce qui est particulièrement riche. L'origine des matières grasses n'est pas précisée et nous laisse soupçonner la présence d'huile de palme.*

**Ingrédients :**

• Farine de blé, sucre, huile et graisse végétales, sirop de sucre candi, poudre à lever : carbonate acide de sodium, farine de soja, sel et cannelle. Contient blé, soja.

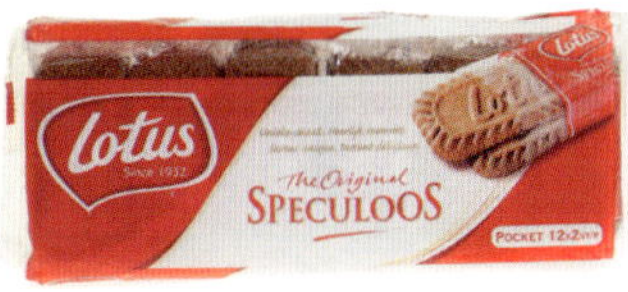


**Données nutritionnelles pour : 100 g**

• Valeur énergétique : 485 kcal
• Protéines : 4,9 g
• Glucides : 72,9 g, dont sucres : 38 g
• Lipides : 19 g

## LA PAILLE D'OR® AUX FRAISES & FRAISES DES BOIS, LU®

*83 g de glucides dont 55 g de sucre pour 100 g ! 6 additifs et le premier ingrédient est du sirop de glucose-fructose avant même la farine. Des biscuits pauvres en lipides mais néanmoins déconseillés.*

**Ingrédients :**

• Sirop de glucose-fructose, farine de blé, fruits et jus et purée de fruits concentrés 30,4 % (équivalent fruits et jus et purée de fruits 40,2 % (purée de fraises 25,2 %, purée de pommes 2,8 %, jus concentré de cassis 1,9 % (équivalent à 11,2 % de jus de cassis), purée concentrée de fraises des bois 0,5 % (équivalent à 1 % de fraises des bois)), amidon de blé, lactose et protéines de lait, acide citrique, acide malique, matière grasse végétale, jaunes d'œufs en poudre, pectines, sucre glace (sucre, amidon de maïs), citrate trisodique, arômes, lécithine de soja, carbonate acide de sodium, levure sèche.

**Données nutritionnelles pour : 100 g**

• Valeur énergétique : 364 kcal
• Protéines : 3,8 g
• Glucides : 83 g, dont sucres : 55 g
• Lipides : 1 g, dont acides gras saturés : 0,3 g

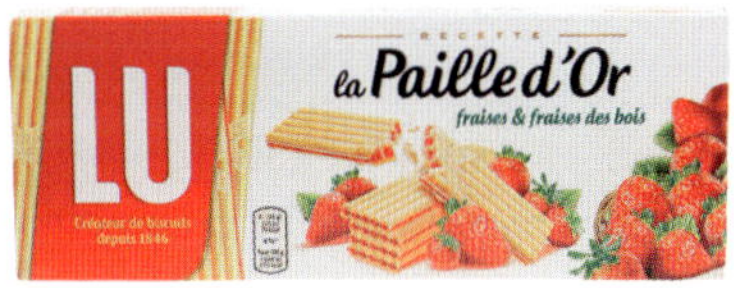

# BISCUITS AU CHOCOLAT

## PETIT LU® AUX PÉPITES DE CHOCOLAT

*Pour un biscuit chocolat, on dépasse à peine 15 % de lipides, la qualité des ingrédients est au rendez-vous et chaque biscuit pèse 8,3 g.*

**Ingrédients :**

• Farine de blé 61,8 %, sucre, beurre 14,4 %, pépites de chocolat 12 % (sucre, pâte et beurre de cacao, émulsifiant : lécithine de soja), lait écrémé en poudre, poudres à lever : carbonate acide d'ammonium, carbonate acide de sodium et diphosphate disodique, sel, gluten, cacao maigre en poudre, arôme.

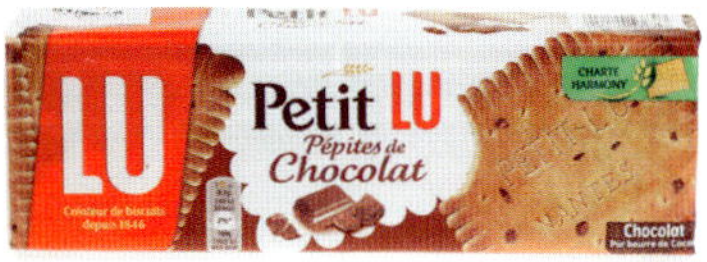


**Données nutritionnelles pour : 100 g**

• Valeur énergétique : 455 kcal
• Protéines : 8 g
• Glucides : 68 g
• Lipides : 15,5 g

## GALETTES DE RIZ NAPPÉES DE CHOCOLAT NOIR, MONOPRIX BIO !®

*Un excellent substitut aux biscuits, notamment pour les petits allergiques à l'œuf et/ou au lait. Une liste d'ingrédients courte et de qualité, aucun additif et des fibres.*

**Ingrédients :**

• Chocolat noir* 59 % (pâte de cacao*, sucre de canne roux*, beurre de cacao*), riz complet* 41 %.

** ingrédient issu de l'agriculture biologique.*

**Données nutritionnelles pour : 100 g**

• Valeur énergétique : 484 kcal
• Protéines : 6,1 g
• Glucides : 58 g, dont sucres : 24 g
• Lipides : 24 g, dont acides gras saturés : 15 g
• Sel : 0,01 g
• Fibres alimentaires : 6 g

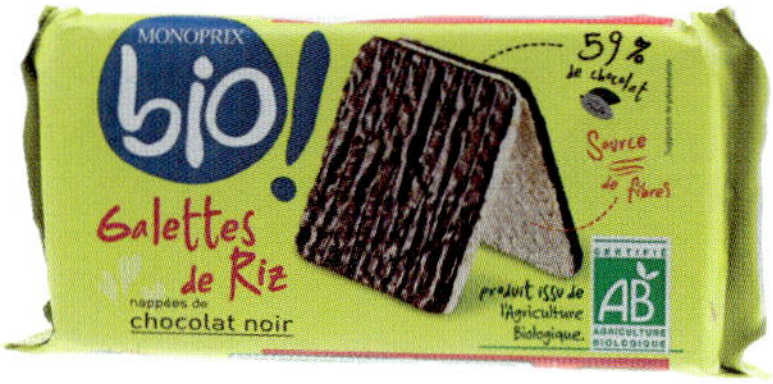


## TRONCHES DE CAKE® CROUSTILLANT, ST MICHEL®

*Pour un biscuit au chocolat, il est souvent difficile de trouver la farine en premier ingrédient. Ici, c'est le cas ! La qualité des ingrédients nous séduit, avec le choix de l'huile de tournesol afin de réduire le beurre, et donc les graisses saturées.*

**Ingrédients :**

• Farine de blé, sucre, huile de tournesol, beurre, beurre de cacao, lait entier et lait écrémé en poudre, pâte de cacao, fibres de blé, œufs entiers, poudre à lever : carbonates de sodium.

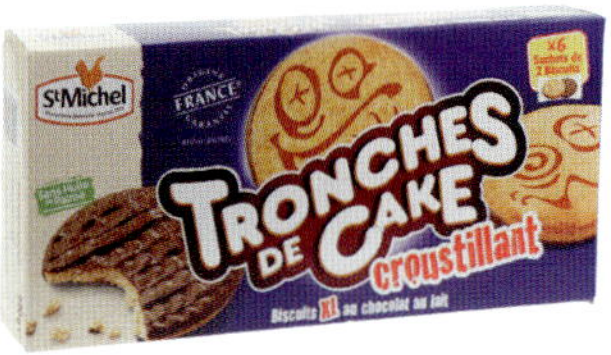


**Données nutritionnelles pour : 100 g**

• Valeur énergétique : 489 kcal
• Protéines : 6 g
• Glucides : 65 g, dont sucres : 30 g
• Lipides : 22 g, dont acides gras saturés : 9 g
• Sel : 0,6 g

## OREO®

*De l'huile de palme, du sirop de glucose-fructose, on atteint 36 % de sucre, mais si vous souhaitez faire pire, il existe sa version enrobée au chocolat pour grimper à près de 50 % de sucre ! Quantité importante d'acide gras saturés et, en plus, 4 additifs.*

**Ingrédients :**

• Farine de blé, sucre, huiles végétales (palme, palmiste), cacao maigre en poudre 4,6 %, amidon de blé, sirop de glucose-fructose, poudres à lever : carbonate acide de potassium, carbonate acide d'ammonium et carbonate acide de sodium, sel, émulsifiants : lécithine de soja et lécithine de tournesol, arôme vanille.

**Données nutritionnelles pour : 100 g**

• Valeur énergétique : 480 kcal
• Protéines : 4,5 g
• Glucides : 69 g, dont sucres : 36 g
• Lipides : 20 g, dont acides gras saturés : 9,7 g

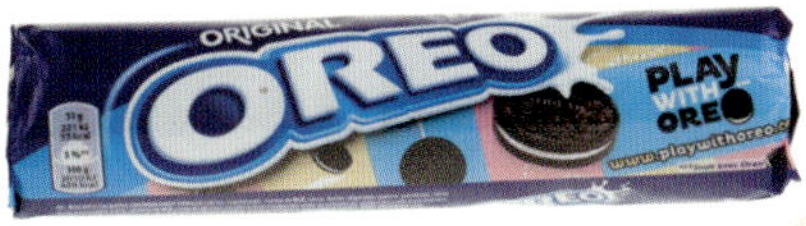


## BUTTER BISCUIT, RITTER SPORT®

*Une portion trop importante pour un en-cas et le sucre en premier ingrédient, présence de sirop de glucose-fructose, sans oublier l'huile de palme : tout est à laisser ici !*

**Ingrédients :**

• Sucre, graisse de palme, beurre de cacao, pâte de cacao 9 %, farine de blé, lactose, poudre de lait entier 6 %, lait écrémé en poudre, crème en poudre, beurre concentré, beurre 1 %, émulsifiant : lécithine (de soja), amidon de blé, sirop de glucose-fructose, sel, arôme naturel, lactosérum en poudre.

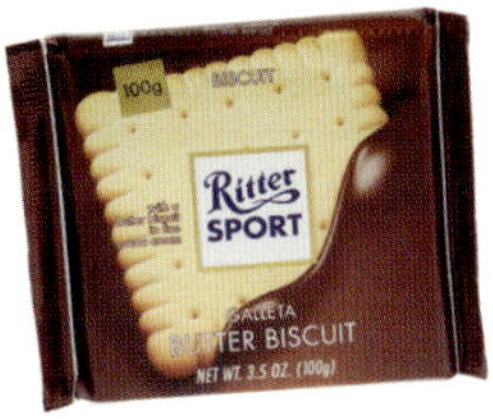


**Données nutritionnelles pour : 100 g**

• Valeur énergétique : 555 kcal
• Protéines : 0 g
• Glucides : 56 g
• Lipides : 30 g, dont acides gras saturés : 20 g

## BISCUITS NAPPÉS CHOCOLAT AU LAIT SANS SUCRES AJOUTÉS, GERBLÉ®

*Ce biscuit que l'on retrouve au rayon diététique apporte le même nombre de calories qu'un biscuit normal et contient en plus de l'huile de palme.*

**Ingrédients :**

• Farine de blé, chocolat au lait avec édulcorant 25 % (édulcorant : maltitol, beurre de cacao, poudre de lait, pâte de cacao, émulsifiant : lécithine de soja, arôme naturel de vanille), édulcorant : maltitol, graisse de palme non hydrogénée, amidon de blé, arôme naturel, sel marin, émulsifiant : sucroesters d'acides gras, poudres à lever : carbonate d'ammonium, carbonate de sodium et diphosphate, arôme naturel de vanille, jaune d'œuf en poudre.

**Données nutritionnelles pour : 100 g**

• Valeur énergétique : 467 kcal
• Protéines : 6,7 g
• Glucides : 68 g, dont sucres : 3,1 g
• Lipides : 21 g, dont acides gras saturés : 11 g

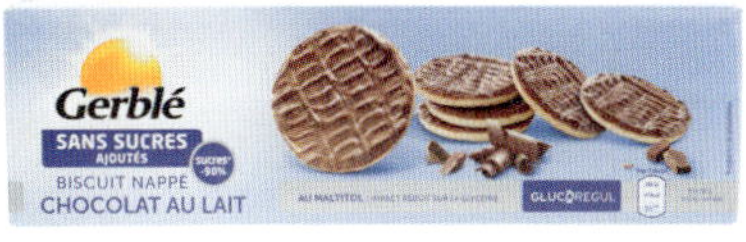

# BISCUITS AUX FRUITS

## BISCUITS AUX RAISINS SECS SIRTAKI, ST MICHEL®

*Seulement 5 ingrédients de qualité, avec 50 %, de blé, 16 % de fruits et aucun additif.*

**Ingrédients :**

- Farine de blé 50 %, beurre pâtissier 19 %, raisins secs de Corinthe 16 %, sucre, sel.

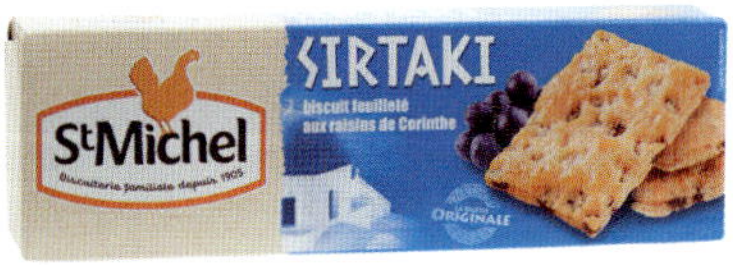


**Données nutritionnelles pour : 100 g**

- Valeur énergétique : 483 kcal
- Protéines : 6,3 g
- Glucides : 68 g, dont sucres : 27 g
- Lipides : 20 g, dont acides gras saturés : 14 g
- Fibres alimentaires : 2,8 g

## BISCUITS CÉRÉALES & FRUITS RAISINS, BJORG®

*Ingrédients de qualité, un effort à faire cependant sur le choix de l'huile de palme bien qu'elle ne soit pas hydrogénée.*

**Ingrédients :**

- Farine de blé complet 23 %, *farine de blé, *raisins secs 20 %, *raisins de Corinthe 13 %, *sucre de canne non raffiné, *huiles végétales non hydrogénées (*huile de palme, *huile de colza), *lait entier en poudre, sel, poudres à lever : carbonates acide d'ammonium et de sodium.

** ingrédient issu de l'agriculture biologique.*

**Données nutritionnelles pour : 100 g**

- Valeur énergétique : 388 kcal
- Protéines : 6,1 g
- Glucides : 71,6 g, dont sucres : 39,1 g
- Lipides : 7,2 g, dont acides gras saturés : 3,6 g

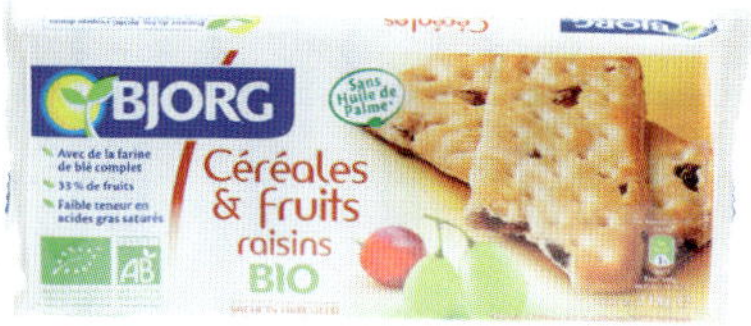


## GALETTES DE RIZ À LA FRAMBOISE, HIPP®

*Des ingrédients de qualité et un sucrage modéré à base de jus de framboises et de carottes concentrés, très peu de matières grasses, voire négligeables, et seulement 8 kcal par galette!*

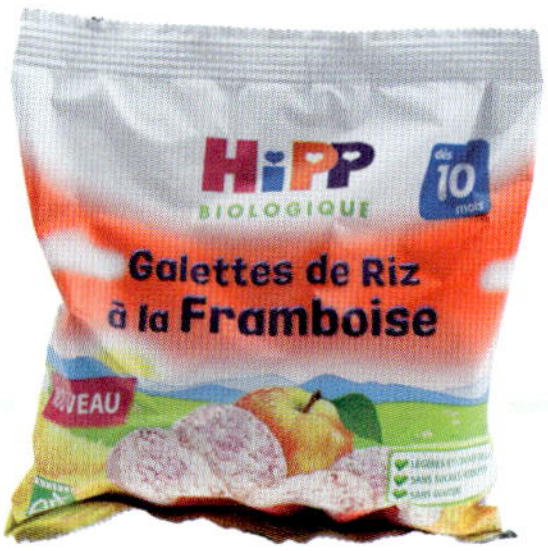


**Ingrédients :**

- Riz* 75 %, jus de pommes* concentré 15 %, riz complet* 8 %, jus de framboises* concentré 1,4 %, jus de carottes concentré.

** Ingrédients issus de l'agriculture biologique.*

**Données nutritionnelles pour : 100 g**

- Valeur énergétique : 393 kcal
- Protéines : 6 g
- Glucides : 89,8 g, dont sucres : 16,2 g
- Lipides : 0,8 g, dont acides gras saturés : 0,1 g

## LA BARQUETTE 3 CHATONS® FRAMBOISE OU FRAISE, LU®

*60 g de sucre aux 100 g et du sirop de glucose-fructose en premier ingrédient : on laisse en rayon!*

**Ingrédients :**

- Sirop de glucose-fructose, purée de fraises 27,8 %*, sucre, farine de blé, œufs 16,8 %, amidon de blé, gélifiant : pectines, correcteur d'acidité : acide citrique, arômes, levure sèche.

** Soit 49,8 % de fraises dans la garniture.*

**Données nutritionnelles pour : 100 g**

- Valeur énergétique : 350 kcal
- Protéines : 4,2 g
- Glucides : 78 g, dont sucres : 60 g
- Lipides : 1 g

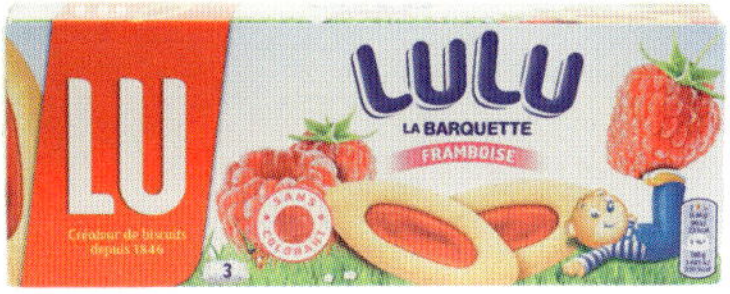


## PIM'S® À L'ORANGE (MAIS AUSSI FRAMBOISE, CERISE GRIOTTE, FRAISE...)

*Un record ici avec 10 additifs, la présence d'huile de palme, près de 50 % de sucre et une quantité importante d'acides gras saturés.*

**Ingrédients :**

- Marmelade d'oranges 41 % (sirop de glucose, sucre, pulpe d'orange 4,5 %, jus d'orange concentré 1,4 % (équivalent jus d'orange 7,8 %), pulpe d'orange concentrée 0,6 % (équivalent pulpe d'orange 2,8 %), gélifiant : pectines, acidifiant : acide citrique, correcteurs d'acidité : citrates de calcium et de sodium), arôme naturel d'orange, épaississant : gomme xanthane, chocolat 24,9 % (sucre, pâte de cacao, beurre de cacao, graisses végétales (illipé, mangue, sal, karité et palme en proportions variables), arôme, émulsifiant : lécithine de soja, lactose et protéines de lait), farine de blé, sucre, œufs, sirop de glucose-fructose, huile végétale (colza), poudres à lever : carbonate acide d'ammonium, diphosphate disodique et carbonate acide de sodium, sel, émulsifiant : lécithine de soja.

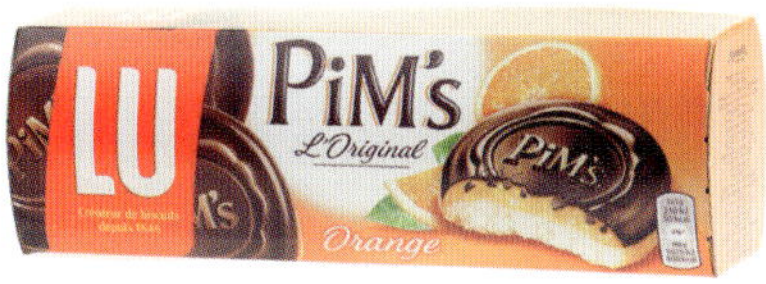


**Données nutritionnelles pour : 100 g**

- Valeur énergétique : 400 kcal
- Protéines : 3,5 g
- Glucides : 66 g, dont sucres : 49 g
- Lipides : 12,5 g, dont acides gras saturés : 6,1 g

## BISCUITS GOÛT FRAMBOISE, BN®

*Se dit « riche en céréales complètes » alors que nous en avons seulement 15 % comparé aux 30 % de farine raffinée, présence importante de sucre, plus 8 additifs et huile de palme!*

**Ingrédients :**

- Céréales, farine de froment 31 %, céréales complètes 15,1 % (farine complète de froment 15 %, farine complète de seigle, farine complète d'orge), sirop de glucose, fructose, sucre, matière grasse végétale, stabilisant : glycérol, lactose et protéines de lait, pulpe de framboise concentrée (équivalent framboise 5 %), amidon, poudres à lever : carbonates acide d'ammonium et de sodium, sel, lait entier en poudre, acidifiants : acide citrique, citrate trisodique, arômes naturels, colorant : rouge de betterave, gélifiant : pectine, épaississant : amidon modifié.

**Données nutritionnelles pour : 100 g**

- Valeur énergétique : 406 kcal
- Protéines : 5,4 g
- Glucides : 75,9 g, dont sucres : 37,6 g
- Lipides : 8,4 g, dont acides gras saturés : 4 g

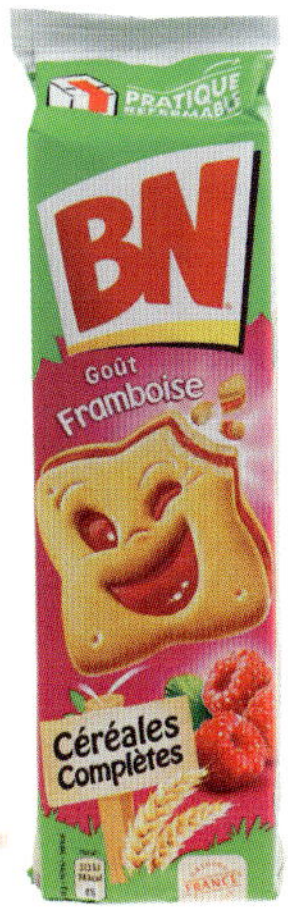

# GÂTEAUX ET BISCUITS MOELLEUX

## QUATRE-QUARTS, KER CADÉLAC®

*On retrouve bien la recette du quatre-quarts, avec un quart d'œufs, un quart de farine, un quart de sucre, un quart de beurre. La qualité est au rendez-vous et les additifs peu nombreux.*

**Ingrédients :**

• Œufs entiers, farine de blé, sucre, beurre pâtissier, poudres à lever : diphosphate disodique et carbonate acide de sodium, sel, dextrose, correcteur d'acidité, acide citrique, colorant : bêta-carotène, arômes.

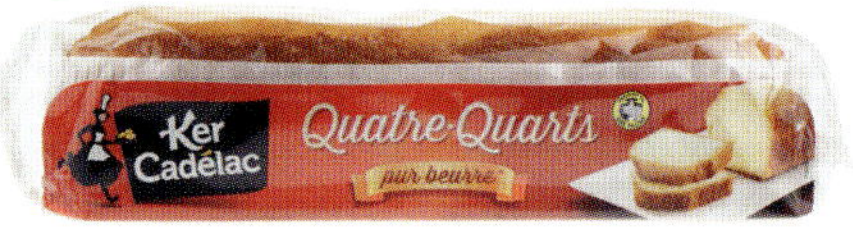


**Données nutritionnelles pour : 100 g**

• Valeur énergétique : 423 kcal
• Protéines : 6 g
• Glucides : 47 g, dont sucres : 30 g

## PAIN D'ÉPICES PUR MIEL, ALBERT MÉNÈS®

*Un produit à la recette simple dans lequel on ne retrouve pas de sirop de sucre inverti comme dans tant d'autres pains d'épices. Il s'agit d'un produit plus sucré de par sa recette, mais on souligne le faible apport en lipides, moins de 1 %.*

**Ingrédients :**

• Miel 57 %, farine de seigle, eau, poudres à lever : carbonate acide de sodium et diphosphate disodique, épices.

**Données nutritionnelles pour : 100 g**

• Valeur énergétique : 328 kcal
• Protéines : 0 g
• Glucides : 76 g
• Lipides : 0,8 g, dont acides gras saturés : 0,2 g

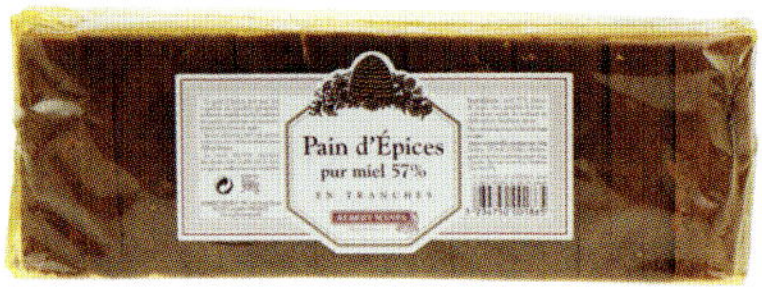


## LA MADELEINE BIO DE BJORG®

*On retrouve les ingrédients des madeleines maison avec même un petit plus grâce à l'utilisation de farine semi-complète pour un supplément en fibres. On relève également l'absence de sel ajouté et un taux ainsi modéré de 0.25 g de sel pour 100 g. On apprécierait une petite réduction du taux de matières grasses, bien qu'il s'agisse d'huile de colza non hydrogénée, source d'acides gras polyinsaturés.*

**Ingrédients :**

• Farine de blé semi-complète*, huile végétale non hydrogénée de colza*, sucre de canne non raffiné*, œufs frais* 21%, sirop de riz*, poudres à lever : phosphates de calcium et carbonates de sodium, arômes naturels de vanille et d'amande amère..

**Données nutritionnelles pour : 100 g**

• Valeur énergétique : 483 kcal
• Protéines : 5.8 g
• Lipides : 27.2 g dont acides gras saturés : 2.3 g
• Glucides : 52.8 g dont sucres 29.4
• Fibres : 2 g
• Sel : 0.25 g

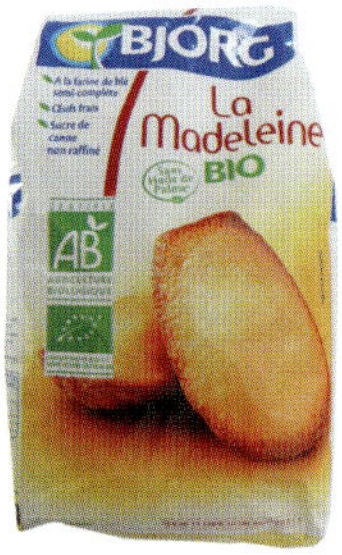

## NAPOLITAIN® SIGNATURE CHOCOLAT, LU®

*Un gâteau dont l'apport calorique est presque aussi important que le chocolat pur et dont un quart du produit est de la matière grasse. Pour couronner le tout, une composition désastreuse qui n'oublie rien : huile de palme, sirop de glucose-fructose, additifs en tout genre (émulsifiants, colorants, stabilisants...). Un produit à oublier !!*

**Ingrédients :**

• Sucre, œufs, huile de palme, sirop de glucose-fructose, farine de blé 12 %, chocolat noir 10,8 % [pâte de cacao, sucre, émulsifiant (lécithine de soja), arôme vanille], margarine [huiles végétales (palme, colza), eau, émulsifiant : E471, acidifiant (acide citrique), correcteur d'acidité (citrate de sodium), colorant (bêta-carotène)], stabilisant (glycérol), sucre glace, cacao maigre en poudre, graisses végétales (palme, karité), lactosérum en poudre (de lait), arômes, émulsifiants (lécithine de soja, E472B, E471, E475, E476), sirop de glucose, poudre à lever (diphosphate disodique, carbonate acide de sodium), sel, amidon transformé, lait écrémé en poudre, conservateur (sorbate de potassium), gélifiant (gomme xanthane), colorants (E151, E171, E172), correcteur d'acidité (acide citrique).

**Données nutritionnelles pour : 100 g**

• Valeur énergétique : 460 kcal
• Protéines : 4,3 g
• Glucides : 53 g, dont sucres : 38 g
• Lipides : 25 g, dont acides gras saturés : 12 g
• Fibres alimentaires : 2,3 g
• Sel : 0,48 g

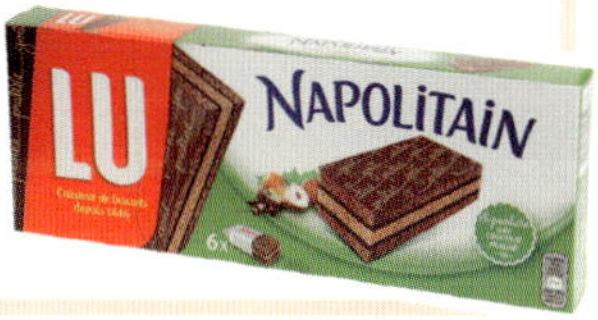


## CAKE AUX FRUITS VANDAME®, LU®

*Une liste impressionnante de 13 additifs, de l'huile de palme en version également partiellement hydrogénée et du sirop de glucose-fructose, bref, à fuir !*

**Ingrédients :**

• Fruits 36 % : cerises confites 15,2 % (cerises, sirop de glucose-fructose, sucre, conservateurs : E202 et E220, correcteur d'acidité : acide citrique, colorant : E127), raisins secs 13,2 %, écorces d'oranges confites 3,8 % (écorces d'orange, sirop de glucose-fructose, sucre, acidifiant : acide citrique, conservateur : E220), cubes de pastèque confits 3,8 % (cubes de pastèque, sirop de glucose-fructose, sucre, conservateurs : E202 et E220), correcteur d'acidité : acide citrique, colorants : E150a, E120 et E133, farine de blé, sucre, œufs, margarine (matière grasse végétale non hydrogénée et partiellement hydrogénée, émulsifiant : E471, acidifiant : acide lactique, conservateur : E202, colorant : bêta-carotène, arôme), matière grasse végétale, stabilisant : glycérol, sirop de glucose, amidon transformé, rhum, lactose et protéines de lait, émulsifiant : E471, poudres à lever : diphosphate disodique et carbonate acide de sodium, arôme, sel.

**Données nutritionnelles pour : 100 g**

• Valeur énergétique : 390 kcal
• Protéines : 4 g
• Glucides : 63 g, dont sucres : 39 g
• Lipides : 13 g, dont acides gras saturés : 5,7 g

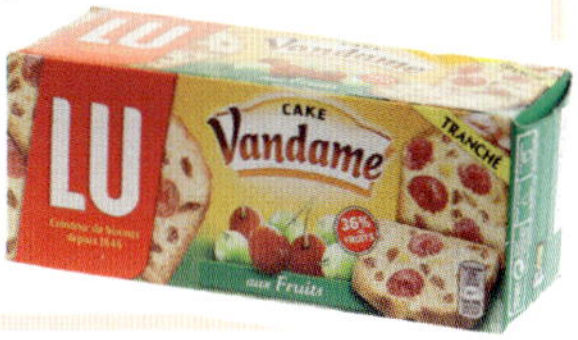


## CRÊPES FOURRÉES AU CHOCOLAT, WHAOU ! ®

*La qualité des ingrédients semble à première vue satisfaisante pour la crêpe, mais le fourrage, lui, à base de sucre, huile et 10 % de chocolat seulement ne l'est pas ! On atteint 23 % de lipides et 464 kcal pour 100 g, ce qui est élevé.*

**Ingrédients :**

• Crêpe 62,5 % : lait frais entier 55 %, farine de blé, sucre, œufs extra-frais 16 %, beurre pâtissier, huile de tournesol, sel.
• Fourrage 37,5 % : sucre, huile de tournesol, chocolat 13,5 % (cacao maigre en poudre, pâte de cacao, sucre, émulsifiant : lécithine de soja, arôme), lactose, poudre de lait écrémé, pâte de noisettes.

**Données nutritionnelles pour : 100 g**

• Valeur énergétique : 464 kcal
• Protéines : 6,7 g
• Glucides : 57 g, dont sucres : 37 g
• Lipides : 23 g, dont acides gras saturés : 6,5 g
• Sel : 0,79 g

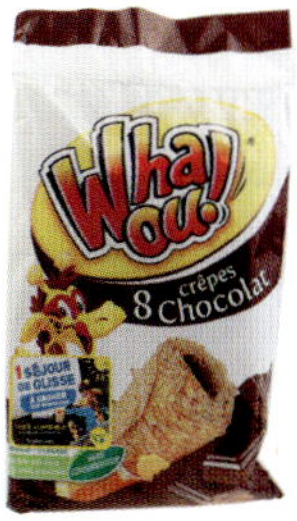

# BISCUITS « SPÉCIAL PETIT DÉJEUNER »

## COCOTTES PETIT DÉJ' 4 CÉRÉALES, ST MICHEL®

*75 % de céréales et des produits de qualité, absence d'huile de palme et un taux de lipides de 13,5 % raisonnable.*

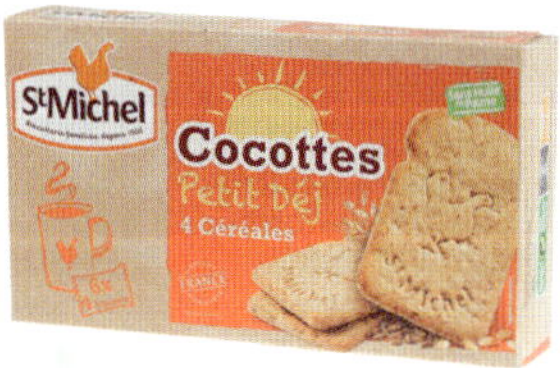


**Ingrédients :**

- Céréales 75 % (farine de blé, flocons de blé maltés, son de blé 62 %), semoule de maïs 5 %, flocons d'avoine 5 %, farine de seigle 3 %, sucre, huile de tournesol, beurre, œufs fermiers de Loué, poudres à lever : carbonates de sodium et d'ammonium et acide citrique, fibres de chicorée, arôme, sel marin gris de Guérande, poudre de lait écrémé.

**Données nutritionnelles pour : 100 g**

- Valeur énergétique : 459 kcal
- Protéines : 8 g
- Glucides : 73 g, dont sucres : 20 g
- Lipides : 13,5 g, dont acides gras saturés : 4 g
- Fibres alimentaires : 5 g

## BISCUITS PETIT DÉJEUNER CÉRÉALES ET FRUITS ROUGES, LECLERC BIO VILLAGE®

*Des ingrédients de qualité, plus de 53 % de céréales et un peu plus de 15 % de lipides. Un petit peu moins de sucre ajouté serait appréciable.*

**Ingrédients :**

- Céréales 53 % (farine de blé, farine de seigle, flocons d'avoine, farine complète de sarrasin, farine complète d'épeautre, farine d'orge), sucre, beurre, pépites aux fruits rouges 7 % (purée et jus de pommes concentrés, purée de fruits rouges concentrés, pépites de cranberries séchées 4,6 %, miel, lait en poudre écrémé), arôme naturel, poudres à lever, sel, œufs en poudre.

**Données nutritionnelles pour : 100 g**

- Valeur énergétique : 457 kcal
- Protéines : 6,3 g
- Glucides : 71,1 g, dont sucres : 31,3 g
- Lipides : 15,5 g
- Sel : 0,530 g

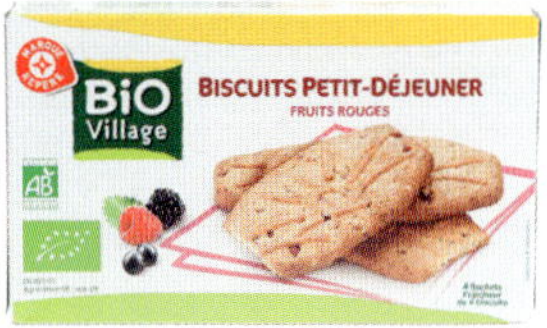


## SAVANE PETIT DÉJ', BROSSARD®

*Une composition qui fait la part belle aux céréales, un choix d'huile correct avec l'huile de colza. Des additifs peu nombreux en comparaison avec les produits concurrents et moins de 25 % de lipides, on se laisse tenter.*

**Ingrédients :**

- Céréales 23,3 % [farine de blé 12,9 %, céréales complètes 8,3 % (farine complète de blé 5,1 %, farine complète de seigle 2 %, farine complète de mais 0,5 %, farine complète d'orge 0,5 %), farine de riz 2 %, farine de blé malté], œufs frais, sucre, huile de colza, pépites de chocolat 8,8 % (sucre, pâte de cacao, beurre de cacao, cacao maigre en poudre, émulsifiant : lécithine de tournesol), stabilisant : glycérol, amidon de blé, eau, poudres à lever : diphosphates, carbonates de sodium, émulsifiant : mono- et diglycérides d'acides gras, sel. Contient : gluten, œuf. Peut contenir : arachide, fruits à coque, lait, soja.

**Données nutritionnelles pour : 100 g**

- Valeur énergétique : 434 kcal
- Protéines : 6,4 g
- Glucides : 49 g
- Lipides : 23 g

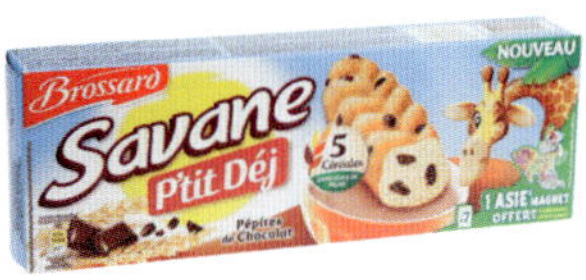

## BISCUITS PETIT DÉJEUNER CHOCOLAT, KELLOGG'S NUTRI-GRAIN®

*Seulement 28 % de céréales, près d'un quart de sucre, une liste d'additifs qui n'en finit pas, 7 au total, présence d'huile de palme.*

**Ingrédients :**

• Céréales complètes 28 % (farine de blé complet 15 %, pétales de blé complet 8 %, farine de seigle complet 2,5 %, farine d'orge complète 2,5 %), farine de blé, sucre, pépites de chocolat 12 % (sucre, pâte de cacao, beurre de cacao, émulsifiant : lécithine de soja, arôme), huile végétale, agent de charge : polydextrose, cacao maigre en poudre, pétales au chocolat au lait 3 % (sucre, poudre de lait entier, pâte de cacao, beurre de cacao), arômes (contient du lait), amidon de maïs, carbonate de calcium, sel, poudres à lever : E503, E500, E341 et E450, poudre de lait écrémé, émulsifiants : lécithine de soja et E472e, vitamines : PP, B6, B2, B1, B9 et B12, fer.

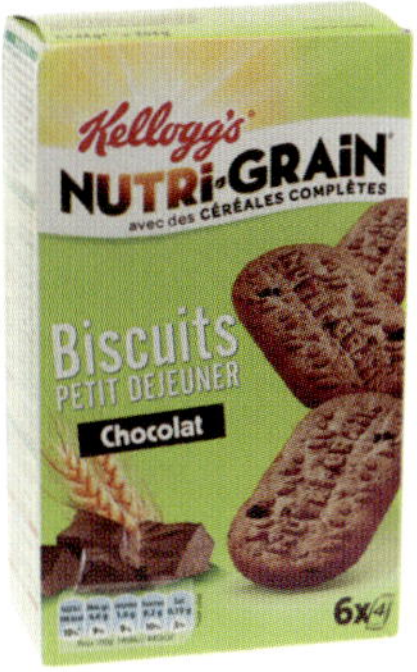


**Données nutritionnelles pour : 100 g**

• Valeur énergétique : 447 kcal
• Protéines : 8 g
• Glucides : 63 g, dont sucres : 24 g
• Lipides : 16 g, dont acides gras saturés : 4 g
• Fibres alimentaires : 9 g

## P'TIT DÉJ CÉRÉALES ET PÉPITES DE CHOCOLAT, BN®

*Seulement 33 % de céréales et la même proportion de sucre rajouté ! Présence d'huile de palme soupçonnée sous le terme seul de « graisse végétale », présence d'arôme chimique.*

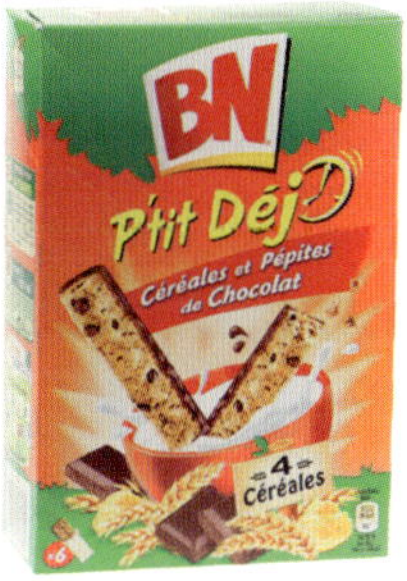


**Ingrédients :**

• Farine de blé 33 %, sucre, chocolat au lait 16 % (sucre, beurre de cacao, pâte de cacao, lait en poudre, lactose, beurre pâtissier, émulsifiant : lécithine de soja, arôme), graisse végétale, billettes de céréales (8 %, riz 6 %, sucre, gluten de blé, avoine, sirop de malt, sel), pépites de chocolat 6 % (sucre, pâte de cacao, beurre de cacao, dextrose, lécithine de soja), flocons d'avoine 5 %, corn-flakes 4 % (maïs 3 %, sucre, sel, extrait de malt), œufs entiers en poudre, sel, poudres à lever : carbonates acides de sodium et d'ammonium, magnésium, vitamines B3, E et B1, fer, poudre de lait entier, arôme.

**Données nutritionnelles pour : 100 g**

• Valeur énergétique : 471 kcal
• Protéines : 6,4 g
• Glucides : 66,5 g, dont sucres : 30,6 g
• Lipides : 19,2 g, dont acides gras saturés : 9,5 g
• Fibres alimentaires : 2,2 g

## LE TARTINÉ À LA FRAISE, BELVITA PETIT DÉJEUNER®, LU®

*Une liste interminable d'additifs (12) qui vont nous faire fuir ce produit, huile de palme et seulement 8 % de fraises.*

**Ingrédients :**

• Céréales 58,8 % [farine de blé 32,7 %, céréales complètes 26,1 % (farine complète de blé 10,7 %, flocons d'avoine 7,2 %, sarrasin complet concassé 3,2 %, farine complète d'orge 3 %, farine complète d'épeautre 1 %, farine complète de seigle 1 %)], sucre, sirop de fructose-glucose, huiles végétales (colza, palme), purée de fraises 8,7 %, humectant : glycérol, sirop de glucose, amidon de blé, poudres à lever : carbonate acide de sodium, diphosphate disodique, et carbonate acide d'ammonium, correcteurs d'acidité : citrate de sodium, acide malique, acide citrique et citrates de calcium, jus de griottes, minéraux : carbonate de magnésium, fer élémentaire, émulsifiants : lécithine de soja (E472e), sel, arômes, gélifiant : pectines, vitamines E, B1 (thiamine).

**Données nutritionnelles pour : 100 g**

• Valeur énergétique : 421 kcal
• Protéines : 6,6 g
• Glucides : 73 g, dont sucres : 23 g
• Lipides : 12 g, dont acides gras saturés : 1,65 g
• Fibres alimentaires : 4,1 g

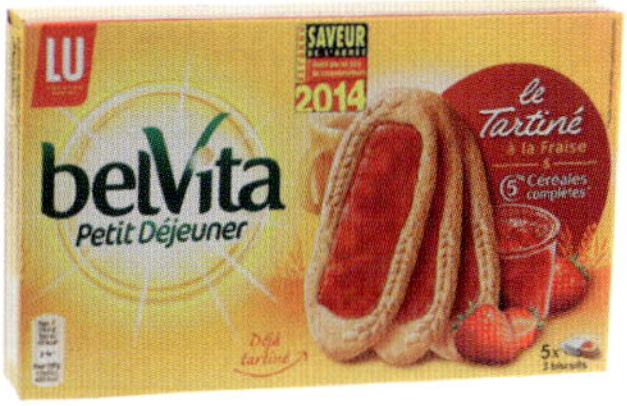

# CONFITURES ET TARTINABLES

*La « confiture » est le mélange de pulpe et/ou de purée d'une ou de plusieurs espèces de fruits, d'eau et de sucre, porté à la consistance gélifiée. La confiture d'agrumes peut toutefois être obtenue à partir du fruit entier, coupé en lamelles et/ou en tranches.*

La quantité de pulpe et/ou de purée utilisée pour la fabrication de 100 g de produit fini n'est pas inférieure à 35 g en général. On parlera de confiture « extra » pour les produits à base de 45 g de pulpe ou purée non concentrée pour 100 g.

La « gelée » est le mélange, suffisamment gélifié, de sucre et du jus et/ou d'extrait aqueux d'une ou de plusieurs espèces de fruits. On parlera de gelée « extra » quand la quantité de jus de fruits et/ou d'extrait aqueux utilisé pour la fabrication de 100 g de produit fini n'est pas inférieure à celle fixée pour la fabrication de la « confiture extra ».

La « marmelade » est le mélange, porté à la consistance gélifiée appropriée, d'eau, de sucre et d'un ou de plusieurs des produits suivants obtenus à partir d'agrumes : pulpe, purée, jus ou écorces. La quantité d'agrumes utilisés pour la fabrication de 100 g de produit fini n'est pas inférieure à 20 g. (Définitions extraites de la DGCCRF.)

Plusieurs additifs sont autorisés dans l'élaboration de ces produits, tels les gélifiants (pectines), acidifiants (acides lactique, citrique, malique, tartrique) ou antioxygènes (acide ascorbique).

D'un point de vue nutritionnel, tous ces produits sont riches en sucres entre 60 % et 70 %, de par l'ajout de sucre et la teneur en sucre des fruits utilisés. Leur apport énergétique est de 265 kcal en moyenne, soit trois à quatre fois plus que les fruits frais. Leur teneur en fibres est plus faible, avec seulement 1 %, et les vitamines et minéraux des fruits sont réduits par la cuisson, la vitamine C notamment est détruite.

## COMMENT LES CHOISIR ?

- On préfère les produits sous la dénomination « confiture » car ils sont plus riches en fruits, et on choisit ceux ayant un pourcentage de fruits d'au moins 50 %.
- On fuit les confitures contenant du sirop de glucose-fructose ou sirop de glucose : on privilégie celles qui se rapprochent d'une recette maison : fruits, sucre, gélifiant et eau.
- On peut limiter le sucre en s'orientant vers les produits autour de 40 % pour un produit que l'on consommera quotidiennement.

## LES PIÈGES

- Entre deux recettes de même marque, on remarque assez régulièrement que la version classique contient du sirop de glucose-fructose, alors que la même allégée n'en contient pas : on paye plus cher pour qu'un ingrédient inutile soit retiré...
- Les confitures sans sucres ou sans sucres ajoutées ne sont pas exemptes de sucre, les fruits contenant déjà des sucres naturellement présents. De plus, les industriels remplacent le plus souvent dans ces produits le sucre par un autre édulcorant, comme le maltitol ou le fructose, ce qui a peu d'intérêt au vu des quantités consommées.

## CONSEILS DE CONSOMMATION

Il s'agit d'un produit sucré, il est donc à ce titre préférable de se limiter à une portion de 20 à 40 g, soit 1 à 2 cuillerées à soupe bombée par jour : le matin sur vos tartines ou pour sucrer vos laitages, en alternance avec le miel et autres tartinables.
**Conservation :** à température ambiante dans un endroit sec, à l'abri de la lumière. Après ouverture, se conserve 21 jours au réfrigérateur.

### AUTRES TARTINABLES

**Au rayon des confitures, on trouve une autre gamme moins étendue, rassemblant les crèmes de marrons, crèmes de fruits confits, *lemond curd*, confitures de lait et caramel beurre salé notamment. Ces produits sont aussi sucrés que les confitures classiques mais contiennent aussi des graisses, soit par l'ajout de matières grasses, soit de par la teneur en lipides du produit de base. Pour bien les choisir, faites attention aux produits mettant en avant une identité régionale : ce ne sont pas forcément les meilleurs produits ! Soyez plus critique !**

**On recommande toujours l'utilisation de vrai sucre et non des sirops de sucre, et on fuit les produits avec des graisses de mauvaise qualité (palme, coprah, coco).**

**Comptez 1 cuillerée à soupe, occasionnellement, sur vos tartines, en alternance avec les autres tartinables**

# CONFITURES

## CONFITURE À LA FRAMBOISE FRUITS À TARTINER®, ANDROS®

*Une recette simple avec 50 % de fruits et moins de sucre sans utilisation d'édulcorants.*

**Ingrédients :**

• Framboises 50 %, sucre, gélifiant : pectine de fruits, jus de citron concentré.

**Données nutritionnelles pour : 100 g**

• Valeur énergétique : 197 kcal
• Protéines : 0,7 g
• Glucides : 46,3 g
• Lipides : 3,7 g

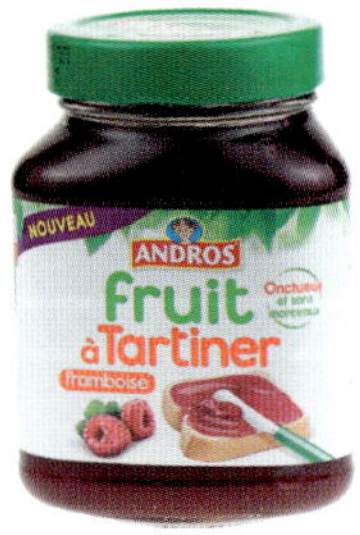


## CONFIPOTE® À LA FRAISE, MATERNE®

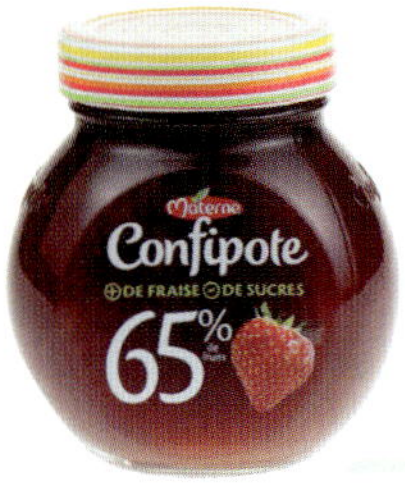


*De même que le produit précédent : plus de fruits : 65 %, et moins de sucre, 42 % au lieu de 60 % en moyenne pour la gamme.*

**Ingrédients :**

• Fraises, sucre, eau, jus de cerises, gélifiant : pectine de fruits (dont dextrose de blé), correcteur d'acidité : citrate de calcium, acidifiant : acide citrique si les fraises n'en contenaient pas suffisamment.

**Données nutritionnelles pour : 100 g**

• Valeur énergétique : 172 kcal
• Protéines : 0,5 g
• Glucides : 42 g
• Lipides : 0,2 g

## CONFITURE ORANGE AMÈRE, JARDIN BIO'®

*Ce produit se distingue : l'orange étant souvent proposée en marmelade avec moins de fruits (30 % contre 50 % ici) et plus de sucre (jusqu'à 67 %), on souligne cet effort!*

**Ingrédients :**

• Orange amère avec écorces en lamelles 50 %, sucre de canne, eau, gélifiant : pectine de fruits, jus de citron concentré, acidifiant.

**Données nutritionnelles pour : 100 g**

• Valeur énergétique : 179 kcal
• Protéines : 0,4 g
• Glucides : 42,8 g, dont sucres : 40,8 g
• Lipides : 0,3 g

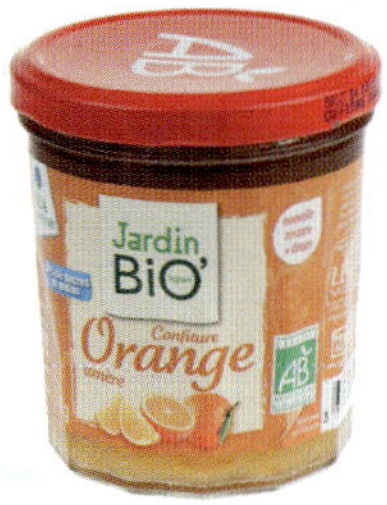

## CONFITURE EXTRA ABRICOTS, ANDROS®

*Le sirop de glucose n'apporte rien de plus, préférez un produit avec une liste d'ingrédients proche, ou mieux, identique à une recette maison. On la laisse en rayon.*

**Ingrédients :**

• Abricots, sirop de glucose, sucre, gélifiant : pectine de fruits, acidifiant : acide citrique.

**Données nutritionnelles pour : 100 g**

• Valeur énergétique : 240,1 kcal
• Protéines : 0,4 g
• Glucides : 59 g
• Lipides : 0,1 g

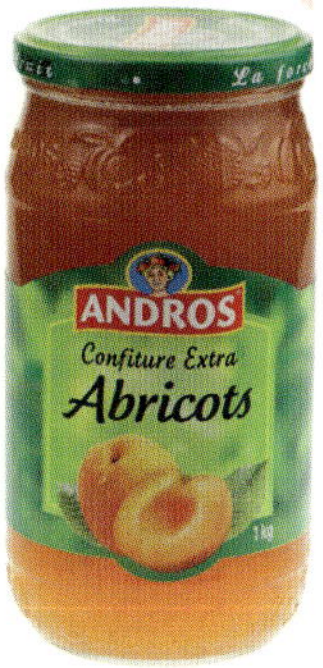


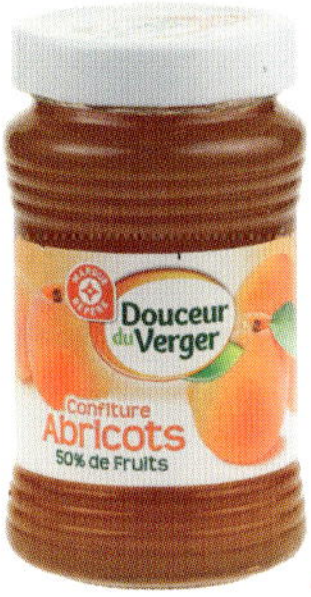


## GAMME DOUCEUR DU VERGER® (PAR EXEMPLE ABRICOT), LECLERC MARQUE REPÈRE®

*Préférez la version allégée qui ne contient pas de sirop de glucose-fructose et qui n'est remplacé par aucun substitut !*

**Ingrédients :**

• Abricots, sucre, sirop de glucose-fructose, gélifiant : pectines, acidifiant : acide citrique. 50 % de fruits, 60 g/100 g de sucre.

**Données nutritionnelles pour : 100 g**

• Valeur énergétique : 251 kcal
• Protéines : 0,3 g
• Glucides : 61 g
• Lipides : 0,2 g

## MARMELADE D'ORANGES AMÈRES, BONNE MAMAN®

*Seulement 28 g d'oranges amères pour 100 g et près de 60 g de sucre pour 100 g, on préférera une confiture d'agrumes avec 50 % de fruits au moins.*

**Ingrédients :**

• Sucre, oranges amères, sucre roux de canne et éventuellement gélifiant : pectine de fruits, acidifiant : acide citrique si les oranges amères n'en contenaient pas suffisamment.

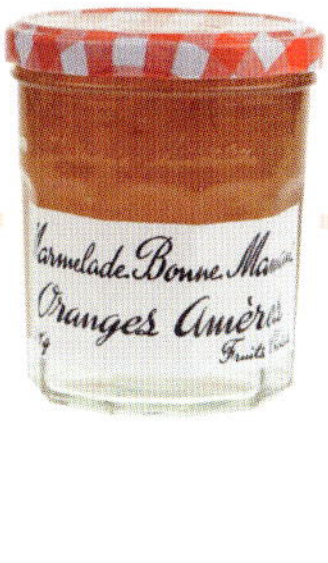

# MIELS

*Le miel est la substance sucrée naturelle produite par les abeilles de l'espèce Apis mellifera à partir du nectar des fleurs ou de certaines sécrétions provenant de parties vivantes de plantes ou se trouvant sur elles, qu'elles butinent, transforment, combinent avec des matières spécifiques propres, emmagasinent et laissent mûrir dans les rayons de la ruche.*

*Par définition, le miel est donc un produit entièrement naturel qui ne peut contenir ni additif, ni colorant, ni conservateur, ni arôme artificiel.*

La variété des miels est très grande, on les distingue cependant selon leur origine florale : miel d'acacia, de lavande, de bruyère, de sapin, ou miel polyfloral, dit miel de fleurs ou toutes fleurs ; mais aussi selon leur origine géographique : miel de montagne, de Provence ou autres régions. L'origine du miel a une influence sur sa couleur, son arôme : plus un miel est foncé, plus sa saveur est prononcée.
Le miel est un aliment à forte densité énergétique, apportant près de 320 calories pour 100 g, sous forme de glucides essentiellement : 78 % à 80 %, représentés par du fructose (38 %), du glucose (31 %), ainsi que du maltose, du saccharose et divers autres polysaccharides. Ces glucides sont très facilement assimilables par l'organisme.
Le pourcentage des deux principaux sucres varie selon l'origine du miel et influe sur sa fluidité : un miel contenant plus de fructose, comme le miel d'acacia, sera plus fluide et mettra plus de temps à cristalliser qu'un miel plus riche en glucose, comme le miel de bruyère.
Enfin, le miel contient très peu de vitamines et minéraux, même si l'on peut noter que les miels foncés sont globalement plus riches en matières minérales que les miels clairs.

## COMMENT LES CHOISIR ?

Les miels, produits naturels, sont épargnés par les industriels et on retrouve en rayon essentiellement des pots 100 % miel, aucun classement n'est donc réalisé pour ces produits.
Le choix se fera selon vos goûts : miel de fleurs, de montagne, de forêt… et selon leur texture.
À noter que les miels « toutes fleurs » ne peuvent pas avoir d'appellation florale précise, ce qui ne les empêche pas d'être d'excellente qualité.
On peut cependant signaler que, pour un produit de meilleure qualité, il vaut mieux éviter ceux faits avec un mélange de différents miels, et que si l'on peut privilégier les miels produits en France, c'est encore mieux pour le bilan carbone !

## LES PIÈGES

Certains produits mettent en avant un mélange de miel et de gelée royale. Celle-ci est sécrétée dans la ruche par les abeilles afin de nourrir les reines exclusivement. La gelée royale étant très utilisée en cure, les industriels surfent sur cet engouement pour proposer des produits qui n'en contiennent malheureusement que 4 %-5 % en moyenne, d'où un produit plus cher. Ce critère ne doit donc pas être décisif dans votre choix d'achat.

## CONSEILS DE CONSOMMATION

Il s'agit d'un produit sucré, il est donc à ce titre préférable de se limiter à une portion de 20 à 40 g, soit 1 à 2 cuillerées à soupe par jour : le matin sur vos tartines ou pour sucrer vos boissons et/ou laitages, en alternance avec les confitures et autres tartinables.

## CONSERVATION

Placés dans un endroit sec, à l'abri de la lumière, les miels solides, hermétiquement fermés, peuvent se conserver pendant 2 ans environ. Les miels liquides cristallisent avec le temps, aussi est-il préférable de les consommer dans les 6 mois pour profiter de leurs qualités organoleptiques.

# PÂTES À TARTINER

*Les pâtes à tartiner sucrées regroupent les beurres de cacahuètes, les pâtes de cacao avec plus ou moins de noisettes et les pâtes de spéculoos.*

Elles sont classiquement composées d'huile (de palme, de tournesol, colza, cacahuètes ou coco), de sucre, de pâte de cacao ou beurre de cacahuètes ou spéculoos, avec plus ou moins de lait ou poudre de lait écrémé et additifs, comme la lécithine de soja ou tournesol, et des arômes (vanille notamment). Ce sont des produits à forte densité calorique, avec une moyenne de 540 kcal aux 100 g, essentiellement des glucides (50 %-56 %) et des lipides (30 %-39 %).
Le rayon pâte à tartiner s'étoffe toujours un peu plus : même s'il semble difficile de détrôner le leader Ferrero®, les concurrents ne cessent d'innover en proposant des produits sans huile de palme, avec plus de noisettes ou au rayon frais.

## COMMENT LES CHOISIR ?

- Pour les versions noisettes/chocolat, on préfère les compositions au plus haut pourcentage de noisettes (plus de 10 %) et/ou de pâte de cacao.
- Pour toutes, on privilégie les matières grasses de meilleure qualité : huile de tournesol ou de colza, plutôt que les huiles de palme, coprah ou coco.
- Le vrai sucre est toujours préférable aux sirops de sucre.

## LES PIÈGES

- Ne vous laissez pas attirer par la belle photo du verre de lait et des noisettes sur l'emballage, TOUTES les pâtes à tartiner ne sont finalement qu'un mélange de sucre et de graisses.
- De même, le label bio n'est pas gage de qualité quant à la matière grasse utilisée : bio ne veut pas dire sans huile de palme.
- Certains produits mettent en avant une composition sans huile de palme mais utilisent de l'huile de coco : celle-ci n'est pas vraiment préférable.

# CONSEILS DE CONSOMMATION

Les pâtes à tartiner, comme les autres tartinables, sont des produits plaisir et ne sont pas à consommer en excès. À raison d'une à deux fois par semaine, elles sont à mettre en parallèle de la consommation de sucre mais aussi de graisses : 1 cuillerée à soupe rase de pâte à tartiner (15 g) sera équivalente à 10 g de matière grasse OU 20 g de sucre.

## PÂTES À TARTINER AU RAYON FRAIS

**Elles se développent au rayon frais en mettant en avant la mention « sans huile de palme ». On retrouve d'un côté les spécialités laitières : Philadelphia Milka®, Elle&Vire Tartine au chocolat et Bridelice® pâte à tartiner chocolat-noisette, qui sont en effet deux fois moins caloriques que les pâtes à tartiner noisettes classiques (300-341 kcal aux 100 g). De l'autre côté, Président® nous propose son beurre « éclats de chocolat » et St Hubert® ses versions « Pépites » et « Pépites très chocolat », apportant respectivement 601 kcal et 412 kcal aux 100 g. Le produit Président® est donc plus calorique que les pâtes à tartiner que l'on retrouve au rayon épicerie !**

**Comme elles doivent rester des produits plaisir et que nous notons qu'elles sont riches en acides gras saturés, elles ne sont finalement pas préférables aux pâtes à tartiner faites avec des huiles végétales de bonne qualité (colza, tournesol).**

# PÂTES À TARTINER

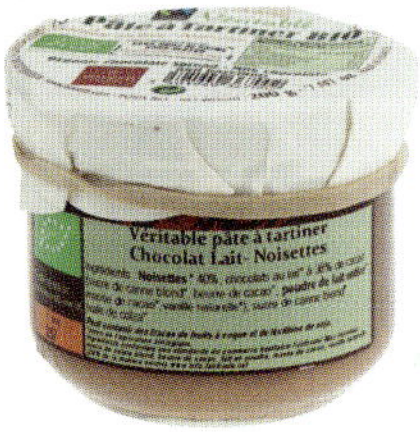


## VÉRITABLE PÂTE À TARTINER, BOVETTI®

*Une recette simple, avec 40 % de noisettes, un chocolat à forte teneur en pâte de cacao et une huile de colza de bonne qualité : un bon produit !*

**Ingrédients :**

• Noisettes 40 %, chocolat noir à 73 % minimum de cacao 22 % (masse de cacao 68 %, sucre 26 %, beurre de cacao 6 %, vanille naturelle), sucre, huile de colza.

## PÂTE À TARTINER BIO, NOCCIOLATA®

*Un pourcentage de noisettes plus important que les autres de la gamme (16 %), de l'huile de tournesol de meilleure qualité.*

**Ingrédients :**

• Sucre de canne*, pâte de noisettes 16 %*, huile de tournesol*, lait écrémé en poudre*, cacao 6,5 %*, beurre de cacao*, lécithine de tournesol, extrait de vanille*.

** Ingrédient issu de l'agriculture biologique.*

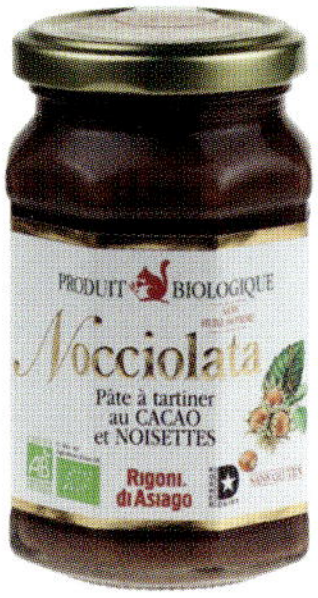


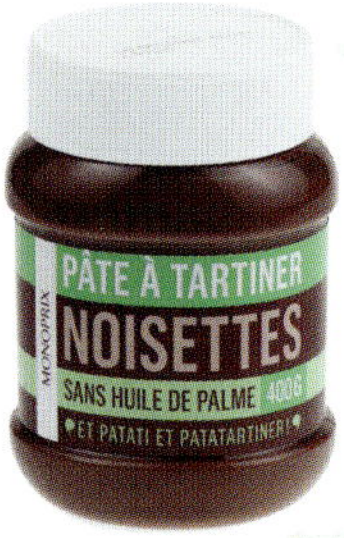


## PÂTE À TARTINER NOISETTES SANS HUILE DE PALME, MONOPRIX®

*Un très bon rapport qualité-prix pour cette pâte à tartiner de marque de distributeur avec 13 % de noisettes et des huiles de tournesol et de colza.*

**Ingrédients :**

• Sucre, huiles végétales (colza, tournesol), noisettes 13 %, cacao maigre en poudre, poudre de lait écrémé 6 %, lactosérum, lactose, émulsifiant : lécithine de tournesol, arôme.

## PÂTE À TARTINER NOISETTES, ALTER ECO® ET PÂTE À TARTINER, AUCHAN BIO®

*Ces deux produits issus de l'agriculture biologique ont encore un effort à faire quant à la matière grasse végétale utilisée. Bio ne veut pas dire sans huile de palme ou encore moins calorique, tous deux sont plus riches que le Nutella® (571 kcal contre 530 kcal).*

**Ingrédients :**

• Pâte à tartiner noisettes, Alter Eco® : sucre de canne, huiles végétales (tournesol, palme), noisettes 13 %, cacao maigre, poudre de lait écrémé, émulsifiant : lécithine de tournesol, extrait de vanille.
• Pâte à tartiner, Auchan Bio® : sucre de canne, huiles végétales de tournesol et de palme, noisettes 13 %, cacao maigre, lait écrémé en poudre, émulsifiant : lécithine de soja, vanille en poudre.

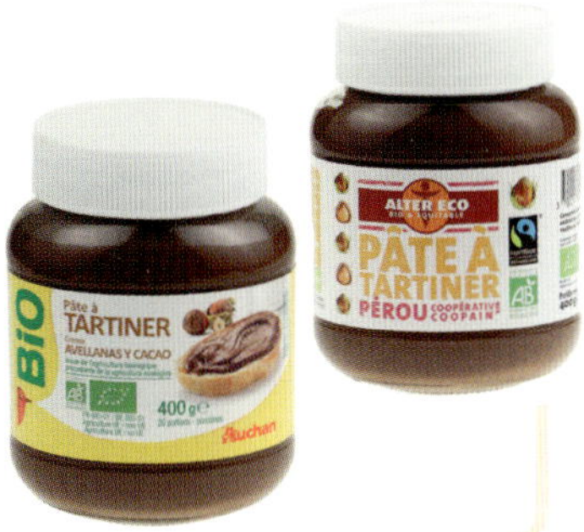


## BEURRE DE CACAHUÈTES SUPER CHUNK, SKIPPY®

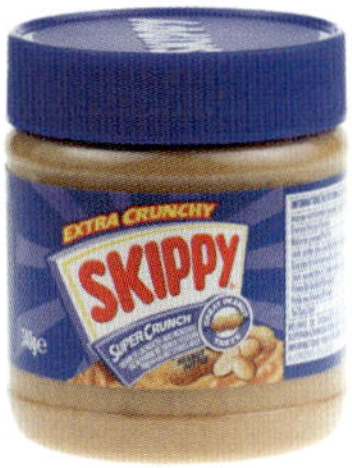


*Bien que moins gras que la célèbre pâte à tartiner, ce beurre de cacahuètes avec de l'huile de palme partiellement hydrogénée, et donc contenant des acides gras trans (facteur augmentant le risque de maladies métaboliques), ne lui est pas préférable.*

**Ingrédients :**

• Cacahuètes grillées 90 %, sucre, huile de palme partiellement hydrogénée, sel, huile de cacahuètes.

## PÂTE À TARTINER AVEC DES PÉPITES CROUSTILLANTES D'OVOMALTINE, OVOMALTINE®

*Une recette compliquée où se multiplient les sucres (extrait de malt d'orge, sucre, fructose et encore du sucre), on aurait préféré aussi que l'huile de colza soit la seule huile utilisée.*

**Ingrédients :**

• Ovomaltine 33 % (extrait de malt d'orge 51 %, lait écrémé concentré, lactosérum concentré (lait), cacao maigre 13 %, sucre, fructose, carbonate de magnésium, phosphate de calcium, huile de colza, vitamines (C, niacine : PP, E, acide pantothénique : B5, riboflavine : B2, B6, thiamine : B1, A, acide folique : B9, biotine : B8, B12), sel, arôme : vanilline), sucre, huiles végétales (colza et palme), noisettes, phosphate de calcium, cacao maigre 0,4 %, émulsifiant : lécithine de tournesol, arôme : vanilline. Peut contenir : noix de cajou, amande et soja.

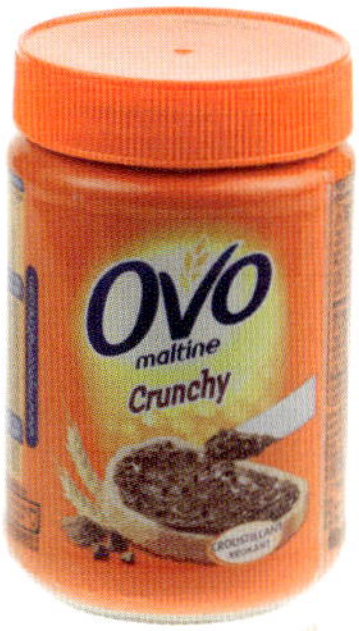

# TABLETTES, BARRES CHOCOLATÉES, BONBONS, ROCHERS, BOUCHÉES

*Le chocolat est le mélange plus ou moins gras et sucré de pâte de cacao dégraissée ou non, de beurre de cacao, de cacao amer et de sucre. Selon le type de chocolat que l'on veut obtenir, on peut ajouter à cette préparation des ingrédients supplémentaires, comme de la poudre de lait, des arômes, des fruits, des noisettes...*

On distingue le chocolat noir (amer et mi-sucré) qui contient de 35 à 99 % de pâte de cacao ; le chocolat au lait qui renferme de la poudre de lait, des arômes et notamment de la vanille mélangée à du beurre de cacao ; et enfin le chocolat blanc exclusivement fabriqué à partir de beurre de cacao, auquel est généralement ajouté du lait, du sucre et de la vanille.
D'un point de vue nutritionnel, le chocolat a une haute valeur énergétique, de 525 kcal pour 100 g en moyenne. Il se distingue des autres produits sucrés de par sa teneur en protéines plus élevée, mais il est également très riche en lipides : cette proportion est plus importante dans le chocolat noir, le chocolat au lait étant plus sucré. Attention, cependant, des matières grasses d'origine végétale, beaucoup moins chères pour les industriels que le beurre de cacao, sont autorisées, comme l'huile de palme ou le beurre de karité, même si elles ne doivent pas dépasser 5 % du produit.
Par ailleurs, le chocolat noir est celui qui renferme le plus de polyphénols (antioxydants), suivi par le chocolat au lait, puis loin derrière le chocolat blanc, qui n'en contient aucun. Celui-ci étant dépourvu de cacao, il ne bénéficie pas de ses qualités nutritionnelles. Le chocolat noir demeure une source intéressante de phosphore, de magnésium et d'oligoéléments (cuivre, manganèse et zinc).
Les autres formes commercialisées que sont les barres chocolatées, les rochers, les bouchées et autres confiseries sont des produits qui prennent toujours plus de place dans nos rayons. On en trouve une très grande variété : biscuits ou nougats, mélanges de céréales enrobés de chocolat, elles ont une forte densité calorique mais une faible densité nutritionnelle.

## COMMENT LES CHOISIR ?

- Pour les tablettes de chocolat, on s'attarde sur la qualité des ingrédients :
- Le premier élément de la liste (pour le chocolat noir) doit être tout simplement : la pâte de cacao ;
- On opte, pour toutes les variétés, pour un chocolat « pur beurre de cacao » sans autre matière grasse ;
- On privilégie l'utilisation de vrai sucre (saccharose) et non de fructose, et encore moins de sirop de glucose-fructose ;

- On choisit les recettes les plus simples : les appellations « gourmand », « fourré », « création » ou « praliné » induisent presque systématiquement des ingrédients de mauvaise qualité et des listes d'additifs interminables.

Pour les barres, rochers et bouchées chocolatés, on se fiera plus aux portions proposées, la qualité de ces produits étant moindre par rapport aux tablettes ; au-delà de 20-25 g par portion, on passe son chemin.

## LES PIÈGES

- Certains produits mettent en évidence une quantité de sucre inférieure aux autres de la gamme, cependant, pour compenser ces faibles teneurs en sucre, ils sont enrichis en matières grasses laitières ou végétales et donc plus gras : l'apport calorique reste donc le même.
- Les barres au chocolat de marques diététiques ne sont pas forcément un meilleur choix : avec 128 kcal par barre en moyenne, elles sont tout autant à limiter que les barres de marque nationales et de distributeurs classiques.

## CONSEILS DE CONSOMMATION

Les chocolats et friandises chocolatées ne sont pas à interdire, une alimentation équilibrée pouvant inclure jusqu'à 10 % de l'apport énergétique total sous forme de sucres chaque jour. Aussi, pour le plaisir, une fois par semaine, vous pouvez consommer une barre, quelques bonbons ou un rocher bien choisi. Le chocolat noir est une exception qui s'avère plus bénéfique pour la santé que ces confiseries, aussi peut-on se le permettre chaque jour, en comptant deux carrés de chocolat noir (à 70 % minimum de cacao), soit environ 20 g.

# TABLETTES

## CHOCOLAT NOIR ABSOLU BIO ÉQUITABLE, ALTER ECO®

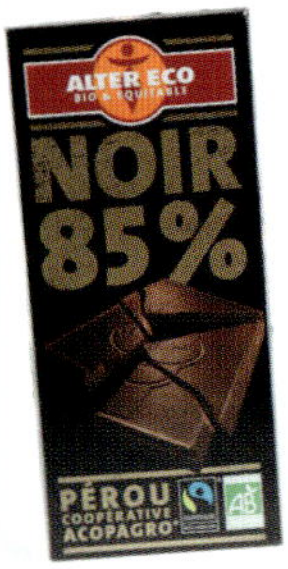


*Cette tablette présente un chocolat à 85 % de cacao, pur beurre de cacao, avec seulement trois ingrédients, aucun additif. On apprécie de connaître la provenance de tous les ingrédients et le label pour un commerce plus responsable, c'est un bon produit.*

**Ingrédients :**
- Pâte de cacao (Pérou), beurre de cacao (République dominicaine), sucre de canne complet (Paraguay).

**Données nutritionnelles pour : 100 g**
- Valeur énergétique : 588 kcal
- Protéines : 8 g
- Glucides : 21 g
- Lipides : 53 g

## EXCELLENCE NOIR PUISSANT 85 % DE CACAO, LINDT®

*C'est un chocolat 100 % pur beurre de cacao avec 85 % de cacao pour un goût prononcé. Ainsi, il sera facile de combler une petite envie sucrée avec simplement 2 carrés. On apprécie la liste dont les ingrédients sont identifiables par tous !*

**Ingrédients :**
- Pâte de cacao, poudre de cacao, beurre de cacao, cassonade, vanille Bourbon naturelle en gousse.

**Données nutritionnelles pour : 100 g**
- Valeur énergétique : 530 kcal
- Protéines : 11 g
- Glucides : 19 g
- Lipides : 46 g

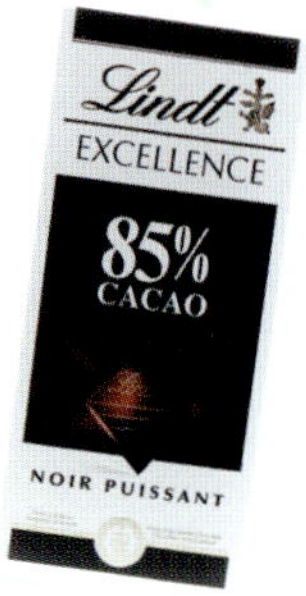


## GRAND CHOCOLAT NOIR RAISINS AMANDES NOISETTES, NESTLÉ®

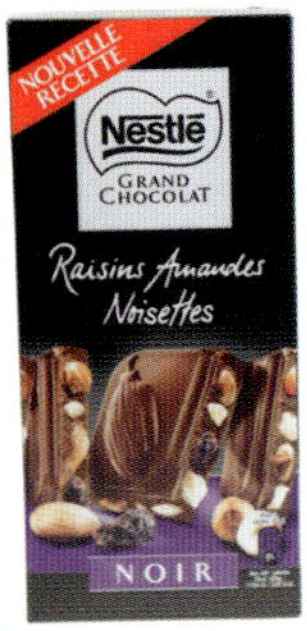


*Avec 54 % de cacao, c'est l'un des seuls chocolats fourrés, ici avec des raisins, noisettes et amandes, dont le premier ingrédient est de la pâte de cacao et non du sucre, un bon produit.*

*À noter qu'il sera plus riche en sucre et moins gras que les autres chocolats noirs, pour un apport calorique identique.*

**Ingrédients :**
- Pâte de cacao (Afrique de l'Ouest, Équateur), sucre, noisettes torréfiées 8 %, amandes torréfiées 8 %, raisins 8 %, beurre pâtissier (lait), émulsifiant : lécithine de tournesol, arôme naturel de vanille de Madagascar.

**Données nutritionnelles pour : 100 g**
- Valeur énergétique : 541 kcal
- Protéines : 8 g
- Glucides : 40,6 g
- Lipides : 35,9 g

## CHOCOLAT LAIT AVEC BISCUITS OREO®, MILKA®

*Cette tablette est plus riche que les autres de la gamme et présente en premier et deuxième ingrédients du sucre et des graisses végétales. Rappelons qu'un chocolat est à la base fabriqué avec de la pâte et du beurre de cacao ! L'ajout d'éclats de biscuits Oreo® n'apporte que des ingrédients de mauvaise qualité, tels que le sirop de glucose-fructose.*

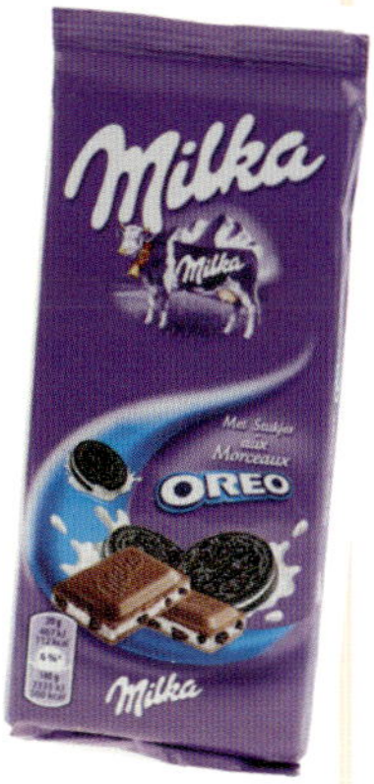


**Ingrédients :**

• Sucre, graisses végétales, beurre de cacao, lactosérum en poudre, poudre de lait écrémé, farine de blé, pâte de cacao, beurre concentré, poudre de lait riche en matières grasses 2 %, cacao maigre en poudre 1 %, huile végétale, pâte de noisettes, émulsifiants : lécithine de soja, lécithine de tournesol, sirop de glucose-fructose, amidon de blé, poudre à lever (carbonate acide d'ammonium, carbonate acide de potassium, carbonate acide de sodium), sel, arôme.

**Données nutritionnelles pour : 100 g**

- Valeur énergétique : 560 kcal
- Protéines : 5,6 g
- Glucides : 54,5 g
- Lipides : 35 g

## LIGNE GOURMANDE NOIR 70 % DE CACAO, POULAIN®

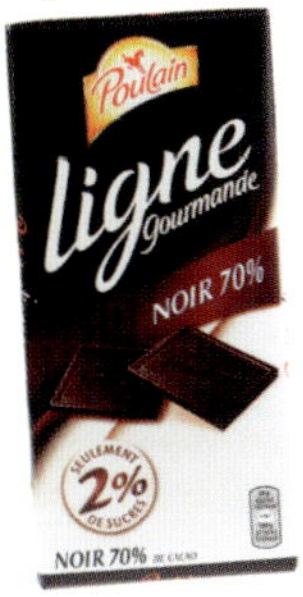


*Un chocolat noir à 70 % de cacao. Seulement 2 % de sucres, mais on compte près de 44 % de lipides, dont 27,7 % d'acides gras saturés. L'édulcorant utilisé est du maltitol, donc un sucre-alcool qui apporte tout de même des calories et peut causer des ballonnements quand il est consommé en excès. Bien que moins sucré, il est donc plus gras que les autres chocolats noirs à 70 % de cacao et tout aussi calorique. Pas de réel intérêt.*

**Données nutritionnelles pour : 100 g**

- Valeur énergétique : 530 kcal
- Protéines : 6,7 g
- Glucides : 33 g
- Lipides : 44 g, dont acides gras saturés : 27,7 g

## MAXI PLAISIR LAIT PRALINÉ NOISETTES, LINDT®

*Avec 555 kcal les 100 g, son praliné, sa composition beaucoup plus riche en sucres, ses grands carrés, on se rapproche des barres chocolatées. De plus, on regrette l'utilisation de graisses végétales hydrogénées. Préférez un chocolat Lindt® noir ou au lait.*

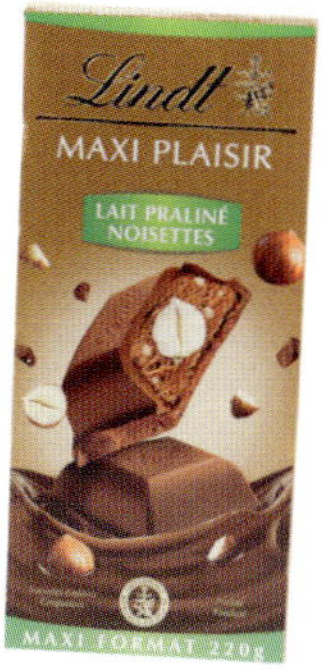


**Ingrédients :**

• Sucre, praliné 26 % (sucre, noisettes, amandes, noix de cajou), poudre de lait entier, pâte de cacao, beurre de cacao, graisses végétales hydrogénées, lactosérum en poudre, émulsifiant : lécithine de soja, cacao fortement dégraissé, poudre de lait écrémé, arômes, lactose, beurre concentré.

**Données nutritionnelles pour : 100 g**

- Valeur énergétique : 555 kcal
- Protéines : 6,7 g
- Glucides : 57,5 g
- Lipides : 31 g

# BARRES CHOCOLATÉES

## TOBLERONE®

*On apprécie sa liste d'ingrédients courte comparé à la gamme, de plus, tous sont identifiables par le consommateur et seulement 2 additifs sont présents. On regrette seulement la taille d'une portion : 20-25 g serait amplement suffisant.*

**Ingrédients :**

• Sucre, poudre de lait entier, beurre de cacao, pâte de cacao, miel 3 %, beurre concentré, amandes 1,6 %, émulsifiant : lécithine de soja, blanc d'œuf, arôme : vanilline.

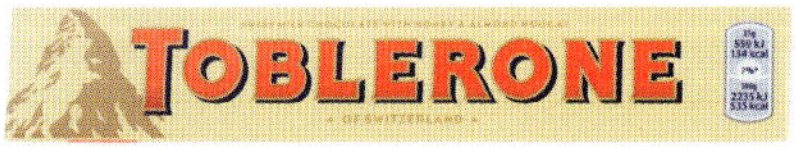


**Données nutritionnelles pour : 100 g**

• Valeur énergétique : 513 kcal
• Protéines : 6 g
• Glucides : 50,5 g
• Lipides : 30 g

## CHOCOLAT KINDER®

*On note que le chocolat utilisé est un chocolat pur beurre de cacao, même si de la graisse végétale est ajoutée en complément en fin de liste. Une barre de 12,5 g apporte « seulement » 71 kcal, ce format permet de se faire plaisir raisonnablement.*

**Ingrédients :**

• Chocolat supérieur au lait 40 % (sucre, lait en poudre, beurre de cacao, pâte de cacao), émulsifiants : lécithines (soja), vanilline, sucre, lait écrémé en poudre, graisse végétale, beurre concentré.

**Données nutritionnelles pour : 100 g**

• Valeur énergétique : 564 kcal
• Protéines : 8,7 g
• Glucides : 53,5 g
• Lipides : 34,8 g

## KIT KAT®

*Il est difficile de trouver une barre à moins de 100 kcal avec une recette sans ingrédient de mauvaise qualité. Aussi, Kit Kat®, qui apporte 87 kcal par portion (barre de 16,7 g), est un produit de grande marque qui se distingue. On regrette toujours l'utilisation d'huile de palme, qui est heureusement ici non hydrogénée.*

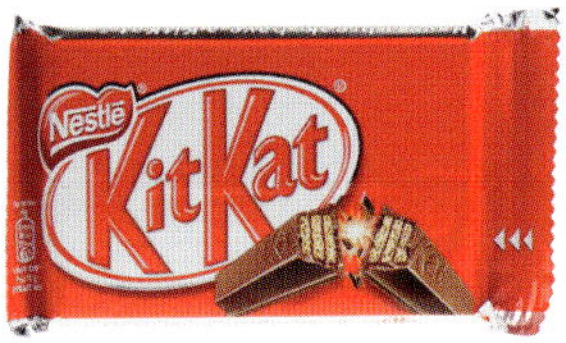


**Ingrédients :**

• Sucre, farine de blé, beurre de cacao, lait écrémé en poudre, pâte de cacao, huile de palme, beurre pâtissier, petit-lait filtré en poudre, cacao maigre, émulsifiant : lécithine de tournesol, arôme, arôme naturel de vanille, sel, poudre à lever : carbonates de sodium.

**Données nutritionnelles pour : 100 g**

• Valeur énergétique : 520 kcal
• Protéines : 6,8 g
• Glucides : 60 g
• Lipides : 27,7 g

## LION®, NESTLÉ®

*Plus de la moitié du produit n'est fait que de sucre : sucre, sirop de glucose-fructose, lactose, amidon de blé, sucre caramélisé, etc. S'ajoutent à cela des matières grasses et de l'huile végétale dont la provenance n'est pas précisée. Avec 207 kcal par barre, on préfère laisser ce produit en rayon.*

**Ingrédients :**

• Sucre, sirop de glucose-fructose, lait concentré sucré (lait, sucre), matières grasses végétales, lait écrémé en poudre, beurre de cacao, lactose, céréales croustillantes 5 % (farine de blé, sucre, amidon de blé, huile végétale, poudre à lever : carbonates de sodium, sel, sucre caramélisé), pâte de cacao, petit-lait en poudre, beurre pâtissier, farine de blé, émulsifiant : lécithine de tournesol, arôme naturel de vanille, stabilisant : carraghénanes, sel, poudre à lever : carbonates de sodium.

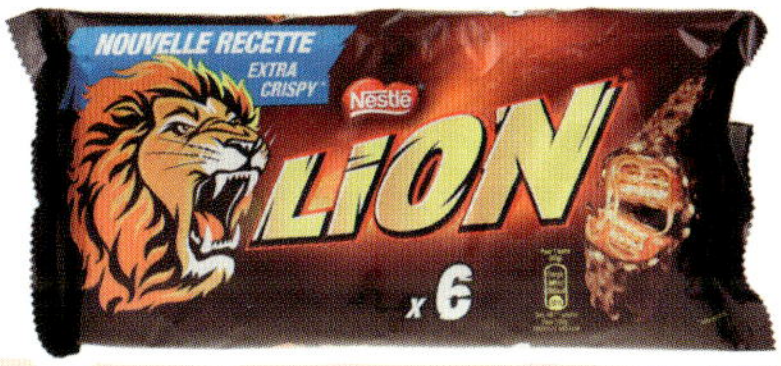


**Données nutritionnelles pour : 100 g**

• Valeur énergétique : 493 kcal
• Protéines : 5,5 g
• Glucides : 65,5 g
• Lipides : 22,9 g

## SNICKERS®

*Comme les précédentes, ces barres sont de véritables bombes caloriques : une seule apporte près de 242 kcal pour 50 g, essentiellement des lipides et des glucides qui ne vous rassasieront pas et entretiennent votre attirance pour les produits combinant gras et sucre.*

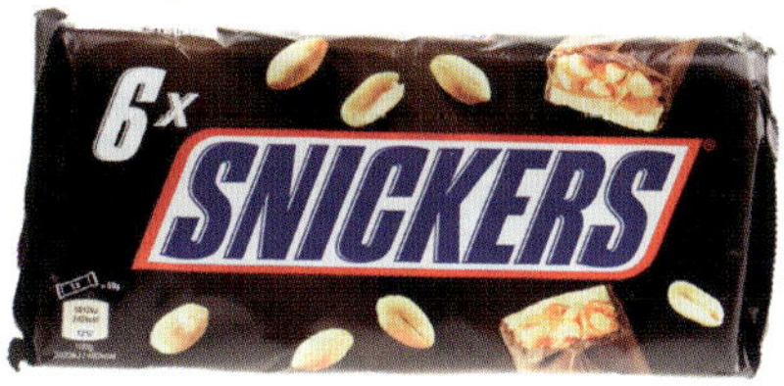


**Ingrédients :**

• Sucre, sirop de glucose, cacahuètes, lait écrémé en poudre, beurre de cacao, pâte de cacao, lactose, huile de tournesol, beurre concentré, petit-lait en poudre, matière grasse de palme, sel, émulsifiant : lécithine de soja, blanc d'œuf en poudre, huile de noix de coco, protéine de lait hydrolysée, extrait naturel de vanille.

**Données nutritionnelles pour : 100 g**

• Valeur énergétique : 484 kcal
• Protéines : 8,7 g
• Glucides : 60,2 g
• Lipides : 22,9 g

## BARRES SAVEUR CHOCOLAT NOIR & BLANC, MA PAUSE GERLINÉA®

*Il s'agit d'un produit du rayon diététique qui met en avant sa haute teneur en protéines en précisant que celles-ci contribuent au maintien de la masse musculaire. OUI ! Mais cette barre apporte tout de même 127 kcal, dont près de la moitié sont des sucres, dommage.*

**Ingrédients :**

• Chocolat noir 30 % (pâte de cacao, sucre, beurre de cacao, matière grasse du lait, émulsifiant : lécithine de soja, arôme naturel de vanille), produit du lait (lait écrémé en poudre, protéines de lait), sirop de sucre inverti, sirop de glucose, blanc d'œuf en poudre, sucre, stabilisant : sorbitol, graisse de palme non hydrogénée, maltodextrine, gluten de blé, gélatine de blé, arôme, sel, vitamines B1, B6, B9, PP et E (lactose), huiles végétales de colza et de soja.

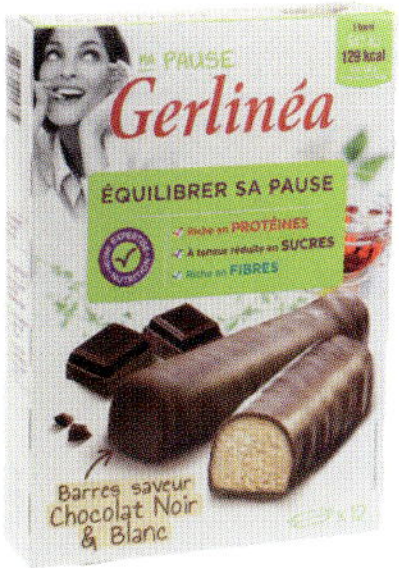


**Données nutritionnelles pour : 100 g**

• Valeur énergétique : 411 kcal
• Protéines : 22,5 g
• Glucides : 48,1 g
• Lipides : 13,6 g

# ROCHERS, BOUCHÉES, BONBONS

## MIGNONNETTES ÉCLAT NOIR, GRAND CHOCOLAT NESTLÉ®

*Son format est idéal pour combler une envie de sucre sans se sentir obligé de finir une tablette. De plus, on note que ne sont utilisés ici que des ingrédients nobles, même si l'on pourrait se passer de la lécithine de soja qui n'est pas nécessaire à la fabrication de tablettes et mini-tablettes de chocolat. C'est un bon produit.*

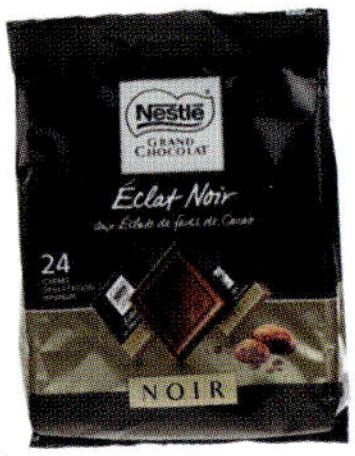


**Ingrédients :**

• Pâte de cacao (Afrique de l'Ouest, Équateur), sucre, éclats de fèves de cacao caramélisés 12 % (fèves de cacao d'Afrique de l'Ouest, sucre), beurre de cacao, beurre pâtissier (lait), émulsifiant : lécithine de soja, arôme naturel de vanille de Madagascar.

**Données nutritionnelles pour : 100 g**

• Valeur énergétique : 556 kcal
• Protéines : 7,5 g
• Glucides : 39,6 g
• Lipides : 38,6 g

## AFTER EIGHT®

*Malgré la présence de sirop de glucose, on note seulement 2 additifs et il s'agit d'un produit très fort en goût (chocolat et menthe). Avec un petit format apportant seulement 35 kcal par carré, il est tout à fait possible de s'accorder 2 carrés occasionnellement.*

**Ingrédients :**

• Sucre, pâte de cacao, sirop de glucose, beurre de cacao, matière grasse de lait anhydre, émulsifiant : lécithine de soja, huile essentielle de menthe, arôme naturel de vanille, acidifiant : acide citrique, enzyme : invertase. Traces de lait.

**Données nutritionnelles pour : 100 g**

• Valeur énergétique : 556 kcal
• Protéines : 2 g
• Glucides : 73,6 g
• Lipides : 12,9 g

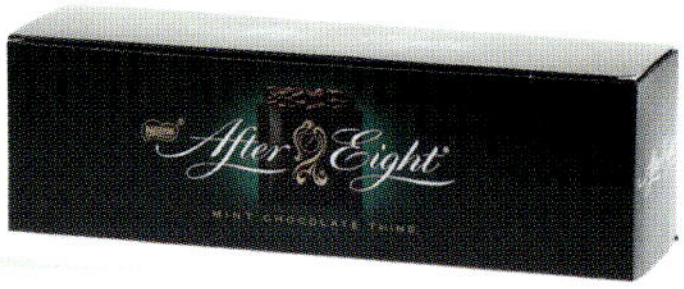


## SMARTIES®

*Au rayon des bonbons chocolatés, on privilégie encore un emballage qui permet de nous limiter à une portion raisonnable. Les petites boîtes de Smarties® (12,5 g), avec une liste d'ingrédients faisant partie des plus simples de la gamme, se distinguent. Attention : toujours à consommer avec modération !*

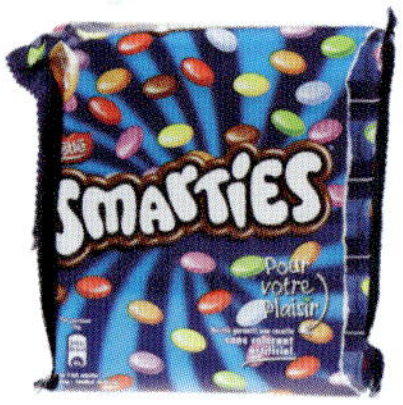


**Ingrédients :**

• Sucre, pâte de cacao, petit-lait en poudre, farine de blé, beurre pâtissier, beurre de cacao, lait écrémé en poudre, amidon, émulsifiant : lécithine de soja, concentrés de fruits et de plantes (carthame, radis, carotte noire, citron, hibiscus, chou rouge), concentré de spiruline, agents d'enrobage : cire de carnauba, cire d'abeilles, sirop de sucre inverti.

**Données nutritionnelles pour : 100 g**

• Valeur énergétique : 456 kcal
• Protéines : 4,2 g
• Glucides : 71 g
• Lipides : 17,2 g

## ROCHERS SUCHARD®

*Ces célèbres rochers vendus par portion de 35 g, soit 196 kcal, ne sont pas de simples confiseries et ne permettent pas de se faire un plaisir léger. Aussi, les graisses végétales de moins bonne qualité sont présentes en plus grande quantité que le beurre de cacao dans leur composition. On préfère occasionnellement une version mini ou une mignonnette au chocolat.*

**Ingrédients :**

- Sucre, praliné 24 % (pâte de noisettes, sucre), pâte de cacao, graisses végétales, beurre de cacao, poudre de lait écrémé, éclats de noisettes 3,6 %, lactosérum en poudre, beurre concentré, émulsifiants : lécithine de soja, E476, arômes, poudre de lait riche en matière grasse.

**Données nutritionnelles pour : 100 g**

- Valeur énergétique : 560 kcal
- Protéines : 5,6 g
- Glucides : 52 g
- Lipides : 36,5 g

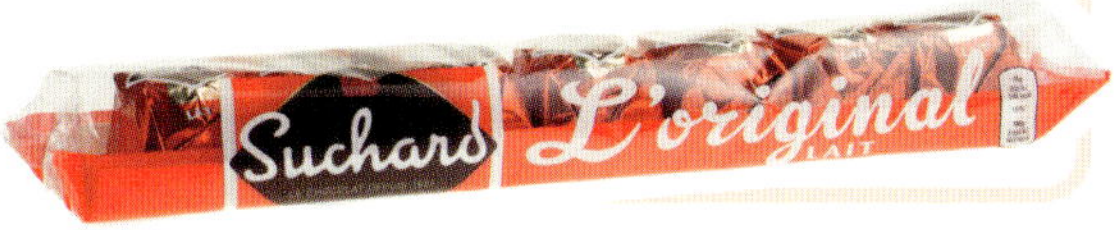


## CHOCO JELLY®, MILKA®

*Ce produit, vendu au rayon des barres chocolatées, est l'association d'un chocolat au lait et de bonbons pétillants. Cette idée et sa composition enrichie en différents sucres, dont le sirop de glucose et le sirop de sucre inverti, sont originales, mais on préfère les laisser en rayon.*

**Ingrédients :**

- Sucre, beurre de cacao, poudre de lait écrémé, pâte de cacao, lactosérum en poudre (de lait), beurre concentré, sirop de glucose, sirop de sucre inverti, lactose (de lait), dextrine de blé, pâte de noisettes, émulsifiant : lécithine de soja, cacao maigre en poudre, dextrose, lait entier en poudre, agents d'enrobage : gomme arabique, cire d'abeilles blanche et jaune, Shellac®, cire de carnauba, colorants : anthocyanes, bêta-carotène, dioxyde de titane, rouge de betterave, riboflavine, oxydes et hydroxydes de fer, arômes, acidifiant : acide citrique, dioxyde de carbone.

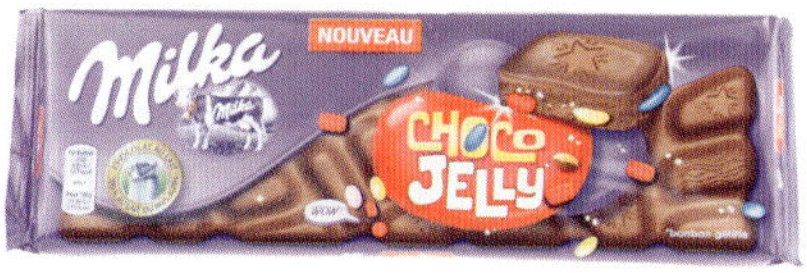


**Données nutritionnelles pour : 100 g**

- Valeur énergétique : 510 kcal
- Protéines : 5,6 g
- Glucides : 63 g
- Lipides : 25,5 g

## MILKA CRISPELLO®

*Le format individuel de ce produit est effectivement pratique, cependant, vous consommerez en une seule bouchée près de 56 kcal. Il s'agit d'une fine gaufrette recouverte de chocolat mais surtout enrichie en sucre, graisses et additifs... il y a mieux!*

**Ingrédients :**

- Sucre, graisses végétales, farine de blé, beurre de cacao, lait écrémé en poudre, lait entier en poudre, lactosérum en poudre, pâte de cacao, beurre concentré, maltodextrine, cacao maigre en poudre 2 %, émulsifiants : lécithine de soja, E476 et lécithine de tournesol, pâte de noisettes, crème en poudre, fécule de pomme de terre, huile végétale, poudres à lever : carbonate acide de sodium et carbonate acide d'ammonium, sel, arômes, colorant : bêta-carotène, gousse de vanille désaromatisée.

**Données nutritionnelles pour : 100 g**

- Valeur énergétique : 560 kcal
- Protéines : 7,9 g
- Glucides : 50,9 g
- Lipides : 35,5 g

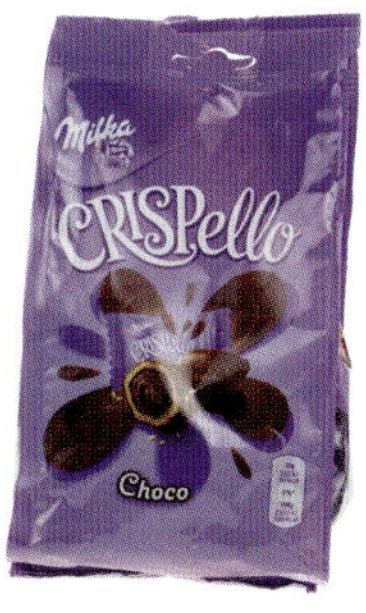

# BONBONS ET FRIANDISES

*On regroupe sous le terme bonbon un large éventail de produits mous ou durs qui peuvent être également fourrés, feuilletés, à la liqueur, au caramel, mais aussi des réglisses, des guimauves, des gélifiés, des nougats, des dragées...*

Il s'agit de produits élaborés à base de sucre comme ingrédient majoritaire, auquel s'ajoutent des arômes et des colorants synthétiques ou naturels, des acidifiants comme l'acide citrique... destinés à les rendre attrayants pour exciter notre gourmandise.
Selon les cas, on peut également y ajouter du miel, du lait, du chocolat, des matières grasses, quelques fruits, quelques céréales... mais également des agents de texture qui peuvent être des pectines de fruits, des amidons de céréales, de l'albumine de blanc d'œuf, de la gélatine animale ou encore de la gomme arabique ou de la gomme xanthane.
Sous le terme bonbon, qui est vaste, les valeurs nutritionnelles peuvent varier largement. Les bonbons gélifiés sont souvent les moins caloriques (environ 330 kcal pour 100 g) puisque l'on a incorporé au sucre de la gélatine contenant des protéines non utilisables par l'organisme.
L'apport énergétique se fait exclusivement sous forme de glucides, même si certaines friandises apporteront des graisses, telles les spécialités au chocolat vu précédemment.

## COMMENT LES CHOISIR ?

On préfère ceux qui présentent le « vrai » sucre comme ingrédient majoritaire et non pas du sirop de glucose-fructose. Ce dernier bénéficie d'un pouvoir sucrant plus fort que le saccharose, ainsi, pour un goût sucré équivalent, on utilise une quantité inférieure... une aubaine pour les industriels ! Mais, en excès, il entraîne une élévation des triglycérides dans le sang, favorise la prise de poids et la résistance à l'insuline.
Une liste d'ingrédients longue, où vous n'identifiez pas tous les composants et/ou avec un ajout d'additifs important et/ou avec des graisses hydrogénées, doit vous faire choisir un autre produit de meilleure qualité.

## LES PIÈGES

Les bonbons et chewing-gums sans sucre (soit sans saccharose) contiennent des polyols. Ces sucres-alcool ont l'avantage d'être moins cariogènes et sont un petit peu moins caloriques que le saccharose, mais ils ont un pouvoir sucrant inférieur. On a ainsi tendance à en consommer plus pour compenser, et en toute bonne conscience puisque le terme « sans sucre » est souvent traduit par « sans calories », alors que ce n'est pas le cas. De plus, en excès ils sont responsables de troubles intestinaux.

## CONSEILS DE CONSOMMATION

Les bonbons sont des aliments « plaisir » dont la consommation doit être limitée en fréquence et en quantités. Les produits sucrés ne devraient pas constituer plus de 10 % de l'apport énergétique total quotidien. Il en sera de même pour les bonbons et chewing-gums sans sucre : une consommation quotidienne et excessive des édulcorants et des nombreux additifs que contiennent les friandises édulcorées peut avoir des impacts sur l'organisme... ils ne sont donc pas non plus à consommer sans limite !

# BONBONS ET FRIANDISES

## PASTILLES ORIGINALES MENTHOL EUCALYPTUS, FISHERMAN'S FRIEND®

*Le vrai sucre est l'élément majoritaire de ces pastilles et elles présentent une liste d'ingrédients courte. Rafraîchissantes et fortement mentholées, elles sont un bon choix.*

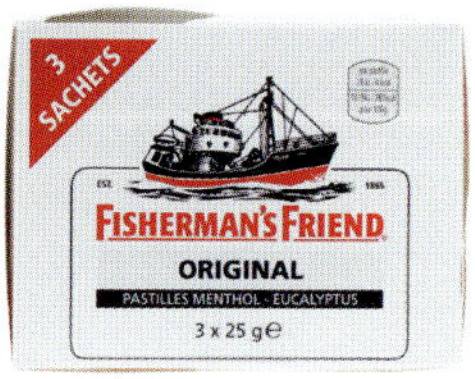


**Ingrédients :**

- Sucre, arômes : extrait de réglisse, menthol, huile d'eucalyptus, teinture de capsicum, dextrine, épaississant : gomme adragante.

**Données nutritionnelles pour : 100 g**

- Valeur énergétique : 381 kcal
- Protéines : 0,3 g
- Glucides : 94,69 g
- Lipides : 0,02 g

## FRUIT STICKS POMME, NATURE ADDICTS®

*Ces sticks sont composés de jus, purées et pectines de fruits sans colorants ni conservateurs et 20 g apportent seulement 60 kcal. Ils sont un choix très intéressant pour un plaisir sucré. Notons cependant que, contrairement à ce qui peut être indiqué sur l'emballage, ils ne sont pas équivalents à un fruit : ils contiennent moins de fibres, vitamines et minéraux.*

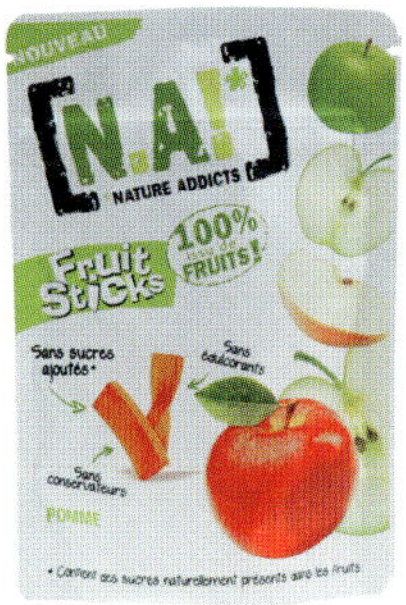


**Ingrédients :**

- Jus de pommes concentré 45 %, gélifiant : pectine de fruits, arôme naturel de pomme, fibres de fruits.

**Données nutritionnelles pour : 100 g**

- Valeur énergétique : 306 kcal
- Protéines : 1 g
- Glucides : 72,8 g
- Lipides : 0 g

## POT DE BARBE À PAPA FIZZY®

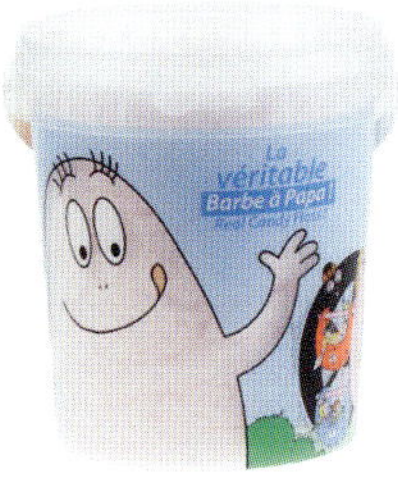


*Bien que la matière première soit le sucre, la barbe à papa est constituée de filaments très aérés, ce qui permet de donner l'illusion d'en consommer un grand volume pour une petite portion. Celle-ci a une recette très simple, un plaisir à partager !*

**Ingrédients :**

- Sucre, arôme de vanille, acidifiant : acide citrique, colorant : carmins.

**Données nutritionnelles pour : 100 g**

- Valeur énergétique : 398 kcal
- Protéines : 0,3 g
- Glucides : 98,8 g
- Lipides : < 0,5 g

## BONBONS DRAGÉIFIÉS À LA MENTHE, MENTOS®

*La présence d'arôme naturel de menthe ne suffit pas à faire oublier l'utilisation d'huile végétale hydrogénée et jusqu'à 5 additifs : gélifiants, émulsifiants et agents d'enrobage.*

**Ingrédients :**

• Sucre, sirop de glucose, huile végétale hydrogénée, fécule, gélifiants : E414, E418, arômes naturels de menthe, émulsifiants : sucroesters d'acides gras, agents d'enrobage : cire de carnauba, cire d'abeilles.

**Données nutritionnelles pour : 100 g**

• Valeur énergétique : 390 kcal
• Protéines : 0 g
• Glucides : 93 g
• Lipides : 2 g

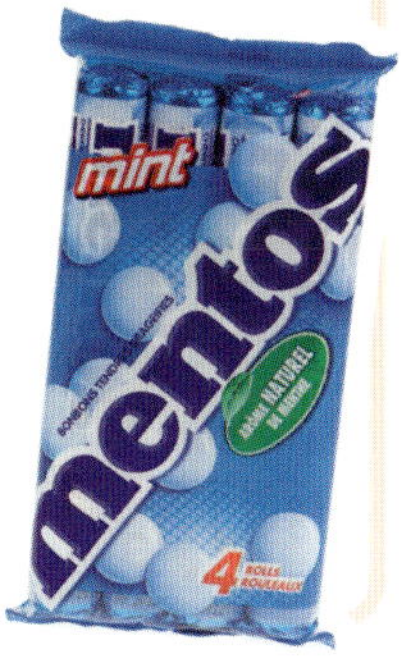


## BONBONS AUX FRUITS, SKITTLES®

*Ce produit aurait pu se distinguer des autres bonbons de la gamme de par l'utilisation de jus de fruits et pas seulement d'arômes. Cependant, sa liste d'additifs trop longue, la présence de graisse de palme et d'amidon modifié nous amènent à le laisser en rayon.*

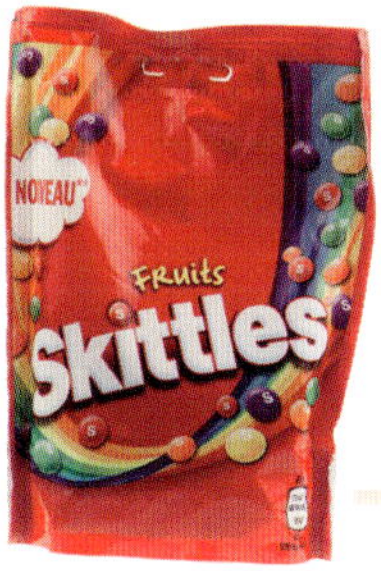


**Ingrédients :**

• Sucre, sirop de glucose, graisse de palme, acidifiants : acide citrique, acide malique, dextrine, maltodextrine, arômes, amidon modifié, correcteur d'acidité, citrate trisodique, colorants : E120, E100, E171, E132, E 160e, E133, agent d'enrobage : cire de carnauba, émulsifiants : esters polyglycériques d'acides gras.

**Données nutritionnelles pour : 100 g**

• Valeur énergétique : 404 kcal
• Protéines : 0 g
• Glucides : 90,8 g
• Lipides : 4,2 g

## CHAMALLOWS HARIBO®

*Les célèbres guimauves ne sont qu'un concentré de sucres divers : sirop de glucose, sucre, maltodextrine, amidon et d'additifs (5), il y a assurément mieux en rayon.*

**Ingrédients :**

• Sirop de glucose, sucre, eau, gélatine, humectant : sirop de sorbitol, maltodextrine, amidon, acidifiant : acide citrique, arôme, colorant : carmins.

**Données nutritionnelles pour : 100 g**

• Valeur énergétique : 330 kcal
• Protéines : 3 g
• Glucides : 80 g
• Lipides : 0 g

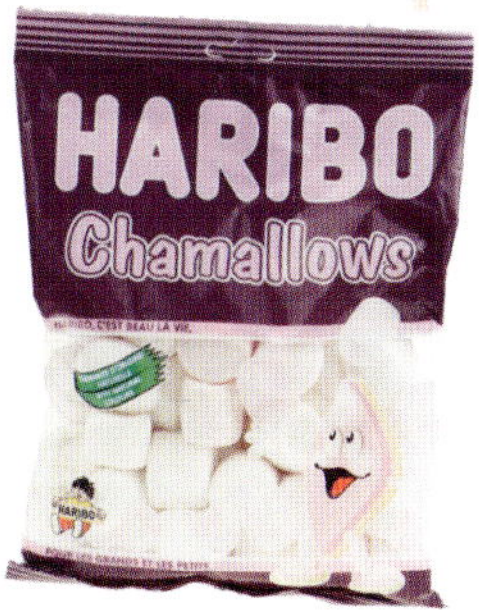

# SUCRES

*Les sucres sont obtenus à partir de la canne à sucre et des betteraves sucrières dont on extrait un jus sucré, qui sera ensuite filtré et enfin concentré avant sa cristallisation. Le sucre de betterave après cette étape est naturellement blanc, le sucre de canne, lui, aura une coloration brune. Le sucre blanc de betterave n'est donc pas raffiné, seul le sucre blanc de canne le sera.*

On distingue toujours plus de choix dans nos rayons :

- **Le sucre semoule ou sucre en poudre** : il est présent dans toutes les cuisines, il s'agit simplement du sucre cristallisé tamisé ;
- **Le sucre en cubes ou morceaux :** concassé brut ou moulé en morceaux n° 3 (7 g) ou n° 4 (5 g), on l'utilise essentiellement dans les boissons chaudes ;
- **La cassonade :** comme son nom l'indique, elle est issue de la canne à sucre, c'est un sucre cristallisé roux à la couleur ambrée avec une note de rhum ;
- **La vergeoise :** à ne pas confondre avec la précédente, elle doit sa coloration et son parfum caramélisé à des cuissons successives de sucre de betterave ;
- **Le sucre glace :** sucre cristallisé finement broyé, auquel est ajouté de l'amidon jouant un rôle d'antiagglomérant. On l'utilise pour les meringues et la décoration des pâtisseries ;
- **Le sucre pour les confitures :** il s'agit simplement de sucre semoule auquel sont ajoutés de la pectine et de l'acide citrique, afin de faciliter la prise des gelées et confitures ;
- **Le sucre vanillé ou vanilliné :** ce sont des sucres en poudre additionnés d'au moins 10 % d'extrait de vanille naturelle pour le premier et de vanille de synthèse pour le second.
- Il existe également d'autres sucres, moins répandus et plus exotiques :
- **Le sucre complet ou intégral** ;
- **Le demerara :** jus de canne concentré puis déshydraté. Solide, il est ensuite râpé (d'où son nom) ou broyé en petits granulés couleur mastic ;
- **Le muscovado :** il provient de l'île Maurice. Denses, humides, odorants, ses cristaux brun sombre révèlent des notes épicées et torréfiées, des arômes de réglisse, de café, de caramel, de vieux rhum, parfois une pointe de fumé. Le muscovado doit sa couleur ambrée à la présence de mélasse, le résidu non cristallisable du sirop de canne.
- **Le rapadura** (nom d'origine guyanaise) : plus parfumé que la cassonade.

Ce sont des sucres bruts ou roux plus ou moins raffinés ou recouverts de mélasse. D'un point de vue nutritionnel, tous ces sucres contiennent de 390 à 400 kcal aux 100 g, apportées exclusivement par le saccharose. Il s'agit donc de produits à forte densité énergétique qui, même s'ils ne cessent d'être pointés du doigt dans les campagnes nutritionnelles, sont indispensables au bon fonctionnement de notre organisme, consommés en juste quantité.

## COMMENT LES CHOISIR ?

- On préfère un produit contenant 100 % de saccharose, on évite toujours l'ajout de sirop de sucre inverti, glucose ou glucose-fructose. À noter aussi que, à l'exception du sucre glace, un ajout d'amidon n'est pas nécessaire dans ces produits.
- On fuit ceux qui font apparaître des matières grasses végétales : on est d'ailleurs en droit de se demander que font des matières grasses dans du sucre ?

## LES PIÈGES

- Sucre roux et sucre blanc ont les mêmes qualités nutritives : ils sont tous les deux composés de saccharose, de minéraux, de matières organiques et de traces d'eau. Même si, effectivement, le roux contient plus de minéraux que le blanc, les quantités sont tellement infimes que cela n'est pas significatif au regard de vos besoins journaliers en ces micronutriments.
- La gamme des sucres dit « complets », tout du moins non raffinés, que l'on trouve dans le commerce, magasin bio, etc., présente, contrairement à ce qu'ils laissent penser, peu de différence nutritionnelle avec le saccharose, votre choix se fera en fonction de vos goûts !

## CONSEILS DE CONSOMMATION

Comme nous l'expliquions précédemment, le sucre est un fournisseur d'énergie essentielle au fonctionnement de notre organisme, notamment pour nos muscles et notre cerveau.
Aussi, ce n'est pas le produit lui-même qu'il faut mettre en cause dans la constante augmentation des maladies métaboliques, mais l'excès de sa consommation. Le sucre ne devrait pas dépasser 10 % de l'apport énergétique total d'une journée, soit 50 g de sucre environ.
Dans cette portion, il ne faut pas oublier de soustraire les sucres cachés de notre alimentation : les laitages sucrés, les confitures et autre tartinables, les sodas, etc.

# SUCRES

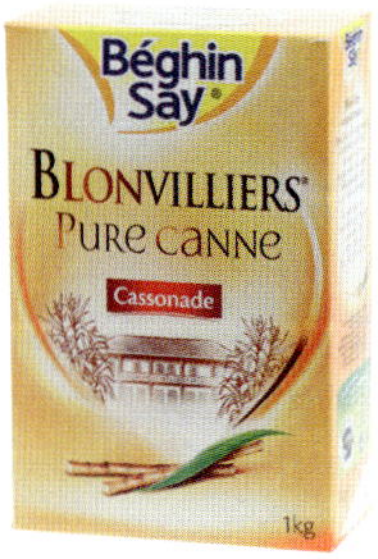


## SUCRE PURE CANNE, BÉGHIN SAY®, BLONVILLIERS®

*Un sucre de canne en poudre, brut, non raffiné, certifié AB, avec un bon goût caramélisé.*

**Ingrédients :**
• Sucre roux de canne.

## SUCRE SPÉCIAL CONFITURE BIO CONFIDÉLICE®, DADDY®

*Une composition « comme à la maison », on valide !*

**Ingrédients :**
• Sucre de canne issu de l'agriculture biologique, acide citrique et pectine de fruit.

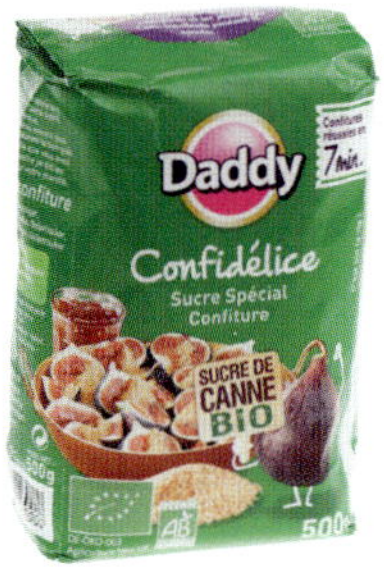


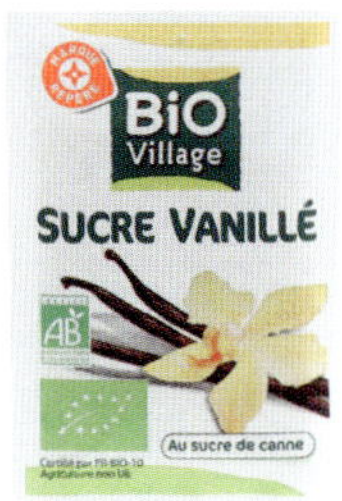


## SUCRE VANILLÉ, LECLERC MARQUE REPÈRE®, BIO VILLAGE®

*On préfère, de bien meilleure qualité, le sucre vanillé avec un extrait NATUREL de vanille comme ce produit. On apprécie en plus ici particulièrement la présence de gousse de vanille en complément.*

**Ingrédients :**
• Sucre de canne 96,9 %, extrait naturel de vanille, gousse de vanille broyée 1,1 %.

## SPÉCIALITÉ SUCRIÈRE SAVEUR VERGEOISE, BLONDE NATURE, BÉGHIN SAY®

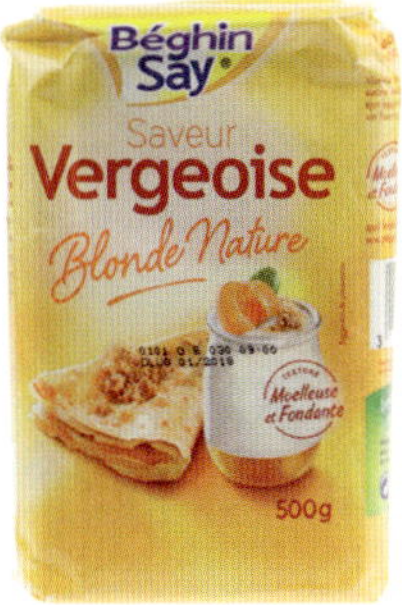


*Non, vous n'achetez pas que du sucre en choisissant ce produit, préférez-lui AU QUOTIDIEN une cassonade.*

**Ingrédients :**

• Sucre, sirop de sucre inverti, antiagglomérant : glycérol (origine végétale), caramel.

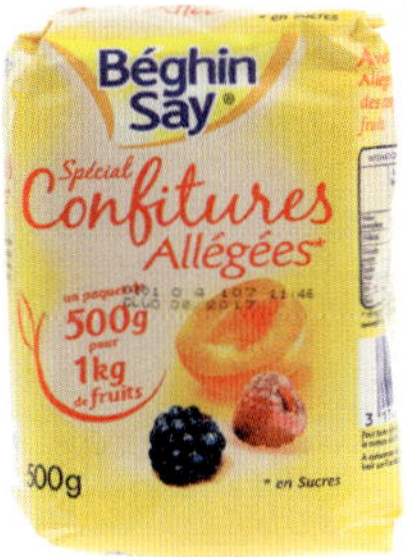


## SUCRE GÉLIFIANT SPÉCIAL CONFITURES ALLÉGÉES, BÉGHIN SAY®

*Il est tout à fait possible de réaliser maison des confitures plus légères en diminuant simplement la quantité de sucre de moitié, en ajoutant un petit peu plus de pectines et en choisissant des fruits à pleine maturité. Ce produit, contenant en plus de la matière grasse végétale hydrogénée, reste dans le rayon.*

**Ingrédients :**

• Sucre, gélifiant : pectine de fruits, triglycérides à chaîne moyenne, matière grasse végétale hydrogénée, conservateur : acide ascorbique, acidifiant : acide citrique.

## SUCRE VANILLÉ, ALSA®

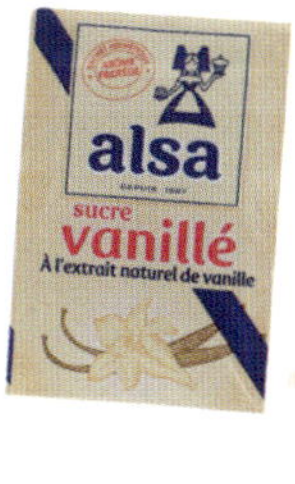


*On sait que pour avoir l'appellation de « sucre vanillé », celui-ci doit contenir au moins 10 % d'extrait naturel de vanille. Même si on a tendance à préférer les produits à base d'arômes naturels, on est en droit de se demander pourquoi on retrouve ici de l'amidon ajouté ? Et pourquoi cet additif est encore plus présent que l'arôme (plus de 10 % du produit) ?*

**Ingrédients :**

• Sucre, amidon, extrait naturel de vanille, traces de blé.

# SUBSTITUTS DU SUCRE

*À côté du « sucre » sans « s » qui désigne le saccharose, extrait de la canne à sucre ou de la betterave vu précédemment, une gamme ne cesse de s'agrandir, nous les appellerons les sucres alternatifs.*

En effet, le sucre est au centre de nouvelles recommandations, indiquant de baisser la consommation du sucre à 10 %, voire 5 % de l'apport énergétique total journalier, afin de réduire l'obésité, mais aussi les maladies métaboliques comme le diabète.
Ce sucre ainsi désigné concerne tous les sucres ajoutés : le saccharose, bien entendu, mais aussi le miel, les confitures, le chocolat, les confiseries, etc.
Ainsi, dans ce rayon, on trouve des sucres alternatifs qui surfent sur la vague des régimes « zéro sucres » en vous proposant de baisser votreconsommation de « sucre » tout en gardant le plaisir du goût sucré. On y distingue des édulcorants naturels et d'autres de synthèse.

## LES ÉDULCORANTS NATURELS

- **Le sucre de coco :** il s'agit d'un sucre produit à partir de la sève des bourgeons de fleurs du cocotier. Après une très fine incision, les fleurs de noix de coco laissent s'écouler leur nectar qui, après cuisson, permet d'obtenir le sucre de coco. Celui-ci est composé jusqu'à 80 % de fructose. Il a un index glycémique plus bas que le saccharose (25 contre 65), cette mesure évaluant la capacité d'un glucide donné à élever la glycémie après le repas par rapport à un standard de référence qui est le glucose pur.
- **Le fructose :** c'est un sucre simple que l'on retrouve essentiellement dans les fruits, le miel notamment. Il apporte autant de calories que le saccharose (sucre), soit 400 kcal aux 100 g, cependant il possède un pouvoir sucrant supérieur : pour le même goût sucré, on utilisera moins de fructose. Le fructose possède un index glycémique plus faible que le sucre (saccharose) de 20.
- **Le sucre de bouleau ou xylitol :** c'est un édulcorant naturel de la famille des polyols (sucre-alcool). Il est extrait de l'écorce de bouleau, il possède le même pouvoir sucrant et la même saveur que le saccharose, en revanche, il est légèrement moins énergétique que ce dernier avec 2,4 kcal par gramme contre 4 kcal.
- **Le sirop d'érable :** il est l'un des ingrédients phares de la cuisine québécoise. On l'obtient par évaporation, à partir de l'eau d'érable à sucre recueillie par coulée au printemps. Il est moins riche en sucre du fait de sa nature de sirop (61,5 % de saccharose, 1,5 % de glucose, 1,5 % de fructose) et contient près de 34 % d'eau, il est donc moins riche en calories que le sucre pur.
- **Le sirop d'agave :** c'est le nouveau sirop tendance pour remplacer le sucre blanc. Il est issu de l'extraction de la sève du cœur de cactus, le plus utilisé étant

l'agave bleue. Celle-ci est ensuite concentrée afin d'obtenir un sirop riche en fructose (76 %). Il est 22 à 25 % moins calorique que le sucre.

- **La stévia :** il s'agit d'une plante originaire d'Amérique du Sud dont on extrait une molécule responsable de son goût sucré : le rébaudioside A. Son pouvoir sucrant est supérieur de plus de 200 fois celui du saccharose tout en n'apportant aucune calorie. À noter que la stévia supporte les cuissons jusqu'à 200 °C.

## LES ÉDULCORANTS DE SYNTHÈSE

L'aspartame, le sucralose, la saccharine, le cyclamate, l'acésulfame de potassium (ou acésulfame-K) sont des édulcorants dits intenses, de synthèse. Les industriels les utilisent pour remplacer le sucre, notamment lors de la fabrication de produits « allégés », « light » ou « zéro ». Ayant tous un fort pouvoir sucrant, une petite quantité suffit pour donner un goût assez sucré sans apport de calories (ou infime, notamment pour l'aspartame).
Comme l'on dispose toujours peu d'informations sur l'impact positif ou négatif de leur usage, il a été défini une dose journalière acceptable (DJA) afin d'éviter toute toxicité à long terme. Ces DJA sont telles qu'il faudrait consommer plusieurs litres de soda light par exemple pour les atteindre.
À noter qu'il semble qu'au rayon édulcorants, souffrant de sa mauvaise presse, l'aspartame soit peu à peu remplacé par la saccharine et l'acésulfame-K ou le sucralose seul. Canderel® met en avant son sucralose et Pepsi® supprime l'aspartame de son soda au cola notamment.

## COMMENT LES CHOISIR ?

Si le but est de réduire votre consommation de sucre, il apparaît que ce n'est pas LA solution de vous tourner vers le fructose, les sirops d'agave et d'érable, les sucres de coco et de bouleau : ils font eux aussi partie des sucres ajoutés à limiter au quotidien. Aussi, il faut vous demander si vous préférez consommer du « vrai » sucre en juste quantité ou le remplacer par ceux-ci, toujours en juste quantité, selon vos goûts essentiellement !

- **Le fructose :** il est vendu sous forme de poudre blanche 100 % fructose.
- **Les sucres de coco et de bouleau :** choisir des produits 100 % naturels, respectivement : sucre de sève de coco et 100 % xylitol extrait d'écorces de bouleau.
- **Le sirop d'érable :** faites bien attention à choisir, comme pour les précédents, un produit 100 % sirop d'érable, les mentions « saveur d'érable » ou « arôme d'érable » ne constituent pas une garantie que le produit contient effectivement du sirop d'érable.
- **Le sirop d'agave :** bio ou non, brun ou blond, c'est selon votre goût !
- **La stévia :** il est important d'attirer votre attention sur le développement de la production mondiale de stévia, notamment dans les industries chinoises qui la cultivent et étudient sa production génétique, à ce titre une stévia bio a un intérêt certain. On préférera aussi un produit naturel (poudre verte ou blanche, concentré de rébaudioside A) : les nouveaux produits sur le marché vous proposent des argents de charge, additifs et un très faible pourcentage

de rébaudioside A (à peine 1,35 % d'extrait de stévia), la feuille verte sur l'emballage n'a plus rien de naturel.

- **Les édulcorants de synthèse :** nous les retrouvons en rayon sous forme de poudre, liquide ou pastilles, choisissez leur présentation suivant votre utilisation.

## LES PIÈGES

- Édulcorant ne veut pas dire sans aucune calorie : les produits mi-sucre mi-stévia ou édulcorants de synthèse apportent en moyenne 6 kcal par morceau.
- Le fructose est aussi calorique que le sucre et il n'est pas si naturel puisqu'il est obtenu par un processus de raffinement artificiel. À noter que, naturellement, on le retrouve dans les fruits accompagnés d'eau, de fibres, vitamines et minéraux et qu'ici, il est proposé concentré à 100 %. Aussi, en excès, il est stocké sous forme de graisses, augmentant le taux de triglycérides, facteur de risque des maladies cardio-vasculaires. Il n'est pas à conseiller aux diabétiques.
- Même remarque pour le sirop d'agave, qui est un concentré à 76 % de fructose, et le sucre de coco.
- Le sucre de bouleau, ou xylitol, est un polyol. En excès, il peut provoquer des désordres intestinaux.
- Enfin, les édulcorants comme la stévia et ceux de synthèse, même s'ils permettent réellement de diminuer la quantité de sucre consommé, entretiennent notre goût pour le sucre, il serait plus pertinent de se déshabituer du goût sucré.

## CONSEILS DE CONSOMMATION

Nous l'avons vu, ce qui pose problème dans notre alimentation aujourd'hui, ce n'est pas le « sucre » en soi, mais la quantité que nous consommons et tous les sucres cachés dans les produits industriels. Fructose, sucre de coco, sucre de bouleau et les sirops sont à limiter ; la totalité des sucres ne doit pas dépasser 10 % de l'apport énergétique total journalier (50 g environ).
Pour les édulcorants qui n'apportent aucune calorie, il faut aussi modérer sa consommation : on les soupçonne de provoquer une envie accrue de sucre, notre organisme cherchant à obtenir les glucides promis par leur goût sucré.

# MATIÈRES GRASSES

# BEURRES, CRÈMES, HUILES, ET AUTRES MATIÈRES GRASSES

*Les matières grasses sont importantes pour votre santé, et contrairement à ce que disent les différents messages véhiculés, les supprimer totalement serait une erreur. Le plus important est de savoir les sélectionner. Beurre, huile, margarine ou crème n'ont pas les mêmes apports caloriques, mais surtout pas la même composition nutritionnelle.*

## LES HUILES

Une huile se définit comme un corps gras ayant la propriété d'être liquide à température ambiante. Mise à part l'huile de foie de morue d'origine animale, il s'agit principalement de produits végétaux extraits de fruits (olive, palme), de graines oléagineuses (tournesol, noix, noisette, colza, lin) ou de germes de céréales (germe de blé, de maïs).
Les huiles végétales, quelles qu'elles soient, contiennent 100 % de lipides et apportent ainsi 90 kcal pour 10 g. Leur intérêt, non négligeable (hors huile de foie de morue), est qu'elles sont dépourvues de cholestérol, ce dernier étant uniquement d'origine animale. Les proportions en acides gras saturés, monoinsaturés et polyinsaturés varient selon les huiles, et c'est en fonction de cette proportion que l'on sélectionne une huile plutôt qu'une autre et que l'on en définit l'usage. Plus une huile est riche en acides gras saturés et monoinsaturés, plus son point de fumée (température à laquelle l'huile commence à fumer) sera élevé et plus celle-ci sera résistante à la chaleur. Toutefois, ces mêmes acides gras saturés consommés en excès ont des effets délétères sur le système cardio-vasculaire. On privilégie les huiles aux points de fumée les plus élevés pour la cuisson (voir tableau plus bas), mais dans tous les cas on évite de surchauffer et donc de faire fumer l'huile dans la poêle. Les huiles utilisées en friture impliquent une surveillance particulière, car les triglycérides se dégradent au long des cycles d'utilisation. Un filtrage après chaque usage et un changement toutes les cinq utilisations sont conseillés.

## POINT DE FUMÉE DES HUILES

| | |
|---|---|
| Huile d'olive | 242°C |
| Huiles d'arachide, de tournesol oléique, de sésame, de soja | 232°C |
| Huile de pépins de raisin | 216°C |
| Huiles de colza, de noix | 204°C |

En assaisonnement, on privilégiera les huiles les plus riches en acides gras polyinsaturés.

## VIERGES OU RAFFINÉES

**On distingue les huiles vierges et les huiles raffinées. Les premières dites vierges ou brutes sont extraites de la graine ou du fruit par pressage mécanique, suivi d'une clarification et d'une filtration.**

**Alors que certains leur prêtent des propriétés nutritionnelles supérieures, il faut savoir que la différence se joue surtout sur le goût et que par ailleurs les pesticides, les mycotoxines et les impuretés éventuellement présentes n'ont alors pas pu être éliminés par les procédés technologiques de raffinage.**

**Les huiles raffinées ont un point de fumage plus élevé que la même huile non raffinée.**

# LE BEURRE ET LA CRÈME

Le beurre et la crème sont des matières grasses animales, d'origine laitière, qui apportent respectivement 82 % et 30 % de matières grasses. Les acides gras saturés et monoinsaturés prédominent dans ces produits et il faut également relever un apport en cholestérol important.
Les versions allégées présentent un gain calorique si l'on prend soin de ne pas augmenter les quantités... mais les saveurs restent incomparables. Et n'oublions pas que pour garder une texture proche du beurre, ces produits compensent la diminution des matières grasses par des additifs nombreux, et notamment des ajouts d'amidons et autres formes de sucres.
On voit également apparaître des versions de beurre aux céréales, au chocolat... qui ont tendance à perdre le consommateur et ne présentent aucun intérêt particulier.
Pour les crèmes, seules les versions entières épaisses conservent une recette basique. Dans les versions fluides fraîches ou UHT, qu'elles soient liquides ou semi-liquides, allégées ou non, les ajouts d'amidons et autres épaississants sont quasi systématiques.

# LA CHANTILLY

La crème Chantilly est une crème laitière fouettée sucrée et parfumée, le plus souvent, à la vanille.
Elle contient dans sa version classique autour de 30 % de matières grasses et 300 kcal pour 100 g.
La crème Chantilly allégée à 20 % de MG permet un petit gain calorique puisque l'on passe à 230 kcal pour 100 g.
Ce produit à air incorporé étant léger, une portion pèse environ 20 g, donc le gain calorique rapporté la quantité consommée est d'environ 15 kcal et se révèle vraiment négligeable.
Les additifs et stabilisants étant nombreux dans ce type de produits, une chantilly maison reste à privilégier au vu du caractère occasionnel de la consommation.

# LA MARGARINE

La margarine contient 80 % de matières grasses.
Son principe de fabrication repose sur l'émulsion d'eau dans de l'huile. La phase lipidique est constituée de matières grasses végétales, en l'état ou le plus souvent hydrogénées, afin d'assurer une stabilité. La phase aqueuse est constituée d'eau et/ou de lait. Des additifs et auxiliaires technologiques vont également être ajoutés. Il s'agit d'émulsifiants, de colorants, de vitamines, d'arômes, de conservateurs, de régulateurs de pH et éventuellement de sel.
Dans beaucoup de margarines, des huiles végétales hydrogénées sont utilisées pour assurer la stabilité. On sait désormais que ce processus d'hydrogénation contribue à la formation d'acides gras trans, qui ont des effets néfastes sur le système cardio-vasculaire.
En réaction, de plus en plus de produits sont désormais conçus sans hydrogénation, et il est alors spécifié « non hydrogénée » dans la liste des ingrédients. Les margarines sont alors souvent constituées de matières grasses issues d'huile de palme permettant leur solidification sans hydrogénation.
Les margarines enrichies en stérols végétaux ont prouvé des effets bénéfiques sur le taux de cholestérol sanguin. Pensez à rester objectif sur la qualité et l'état des huiles utilisées dans leur fabrication et n'oubliez pas qu'elles ne sont pas destinées à l'usage des enfants, adolescents, femmes enceintes ou encore toute personne ne présentant pas d'excès de cholestérol.

### LA MARGARINE EST-ELLE PRÉFÉRABLE AU BEURRE ?

**NON, pas toujours selon la margarine choisie. Si certaines margarines ont une composition très équilibrée en acides gras et sont même sources d'acides gras essentiels, de vitamines A (tout comme le beurre) mais également D et E... d'autres, à la composition laissant à désirer, atteignent des niveaux d'acides gras saturés comparables au beurre, contiennent des acides gras trans dont on connaît la nocivité au niveau cardio-vasculaire et peuvent même contenir des graisses animales, donc du cholestérol. Surveillez votre choix.**

# LES VINAIGRETTES PRÊTES À L'EMPLOI

Ce produit prêt à l'emploi ne présente aucun intérêt nutritionnel. Son seul avantage est de vous faire gagner le temps de préparation d'une sauce salade...
Même pour les versions allégées affichant des apports caloriques intéressants, la qualité des huiles utilisées et/ou la liste d'additifs sans fin les rendent peu recommandables.
Certains produits non émulsionnés à base simplement d'huile et de vinaigre sont apparus sur le marché. Leur qualité est intéressante, mais le rapport qualité-prix reste en faveur d'une recette maison.

# LES NOUVEAUX SUBSTITUTS DE MATIÈRES GRASSES D'ORIGINE VÉGÉTALE

Crème de soja, d'avoine, de riz, d'amandes... sont des substituts à la crème qui tentent de se rapprocher de la texture de la crème fraîche laitière.

Les recettes se fondent le plus souvent sur un ajout d'huile qui s'avère généralement de bonne qualité (colza, tournesol), ce qui permet un apport en acides gras intéressant et zéro cholestérol.

Les apports caloriques ne se valent pas du tout d'un produit à l'autre, allant de 71 kcal pour 100 ml et 6 % de lipides pour la crème d'avoine à 190 kcal pour 100 ml et 18 % de lipides pour la crème de soja.

Il est important de surveiller les additifs, et surtout les ajouts de sucres !

La crème de coco est à mettre à part, car elle est préparée avec un produit déjà oléagineux (la noix de coco), et donc par nature riche en graisses saturées.

Les purées d'amandes ou de noisettes à tartiner sont intéressantes à la place du beurre, de par leur composition en acides gras majoritairement insaturés et l'absence de cholestérol.

# COMMENT LES CHOISIR ?

- Il est intéressant de privilégier les huiles riches en acides gras oméga-3 et oméga-6 qui sont des acides gras essentiels que le corps ne sait pas synthétiser.
- La richesse en vitamine E antioxydante d'une huile est un autre point important. Les huiles de germe de blé, huiles combinées et huile de tournesol sont les meilleures sources.
- Certaines huiles combinées sont également supplémentées en vitamine D, ce qui est intéressant quand on sait que cette vitamine est essentiellement synthétisée par une exposition suffisante au soleil.
- Les acides gras monoinsaturés agissent en faisant diminuer le taux de LDL cholestérol et modérément augmenter le taux de cholestérol HDL. C'est sur ce point, couplé à sa teneur en polyphénols qui renforcent cette action, que l'huile d'olive a forgé sa réputation, mais il lui manque pourtant des acides gras essentiels de la série oméga-3 et de la vitamine E. Le tout huile d'olive n'est donc pas l'option idéale !
- Le beurre ou la crème en version classique sont parfaits, nul besoin d'opter pour un produit allégé, un dosage quantitatif suffit !
- Les margarines sont un substitut du beurre intéressant, notamment si vous devez surveiller vos apports en cholestérol. La liste des ingrédients reste à surveiller de près en évitant en priorité les graisses hydrogénées et l'huile de palme. Privilégiez un rapport oméga-6/oméga-3 inférieur ou égal à 5. Certaines margarines excluent l'utilisation de produits d'origine laitière, ceci représente une belle évolution pour les personnes allergiques aux protéines de lait de vache ou intolérantes au lactose.
- Préférez les vinaigrettes à la liste des ingrédients la plus simple et à base d'une huile riche en oméga-3 puisque ce produit est destiné à l'assaisonnement.
- Les substituts végétaux sont intéressants dans le cadre d'un régime hypocholestérolémiant ou simplement pour varier votre alimentation et découvrir de nouvelles saveurs !

## LES PIÈGES

- Les margarines à base de graisses hydrogénées et/ou d'huile de palme.
- Les huiles et graisses spéciales fritures qui peuvent contenir de l'oléine de palme et des graisses hydrogénées, donc une quantité excessive d'acides gras saturés et/ou trans.
- Les beurres et les crèmes allégés si l'on en utilise plus en quantité.
- Les vinaigrettes et sauces toutes prêtes avec ajouts de sucres et nombreux additifs.

## CONSEILS DE CONSOMMATION

- Pour les huiles, l'idéal reste de varier sa consommation en ayant plusieurs bouteilles ou en choisissant bien son huile combinée.
- En assaisonnement, on privilégiera les huiles les plus riches en acides gras polyinsaturés de la famille des oméga-3, comme l'huile de colza, de soja, de noix, de noisettes, de lin, de sésame… ou oméga-6, comme l'huile de tournesol ou les huiles combinées.
- En cuisson, les huiles de tournesol, d'olive et les huiles combinées sont parfaites mais il faut toujours éviter qu'elles fument à la cuisson.
- La friture demeure, même à base d'une huile adaptée, un mode de cuisson à limiter à deux fois par semaine.
- 2 cuillerées à soupe par jour est une bonne quantité à alterner selon votre choix avec une margarine adaptée à la cuisson.
- Pour le beurre, optez pour une version classique sans dépasser 10 à 20 g par jour. Il est préférable d'éviter les produits demi-sel afin de limiter un excès de sodium dans votre alimentation.
- La cuisson au beurre n'est pas réellement nocive, mais doit rester occasionnelle.
- La crème est à mettre en parallèle avec la consommation de beurre. Pensez à varier selon votre taux de cholestérol avec des substituts végétaux.

# BEURRES

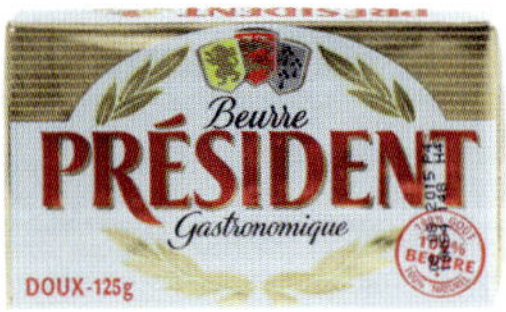


## LE BEURRE CLASSIQUE DOUX SANS AUCUN AUTRE AJOUT, TOUTES MARQUES

*Dans sa recette de base, le beurre classique, de grande marque ou de marque distributeur, est naturellement riche en vitamine A et donc parfait.*

## MINI-BEURRES DOUX 82 % DE MG, ELLE & VIRE®

*Ces portions individuelles pèsent chacune 12,5 g, ce qui est parfaitement adapté aux conseils de consommation. Ce beurre classique tout simple est naturellement riche en vitamine A.*

**Données nutritionnelles pour : 100 g**

- Valeur énergétique : 744 kcal
- Protéines : 0,7 g
- Glucides : 0,8 g
- Lipides : 82 g

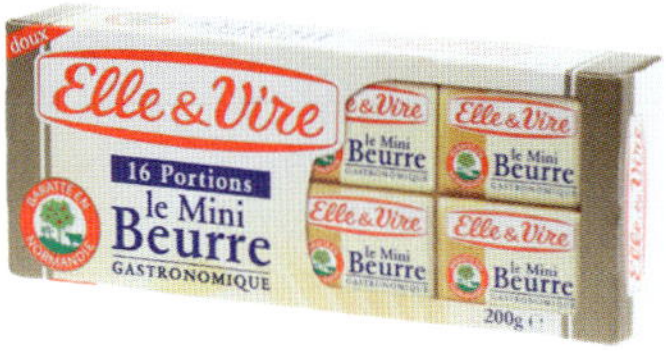


## BEURRE TENDRE DOUX 82 % DE MG, AUCHAN®

*Un beurre tendre et donc facile à tartiner en fine couche. Il est rendu souple par des procédés technologiques, mais sans aucun additif!*

**Ingrédients :**

- Beurre pasteurisé (contient du lait).

**Données nutritionnelles pour : 100 g**

- Valeur énergétique : 740 kcal
- Protéines : 0,7 g
- Glucides : 0,5 g
- Lipides : 82 g

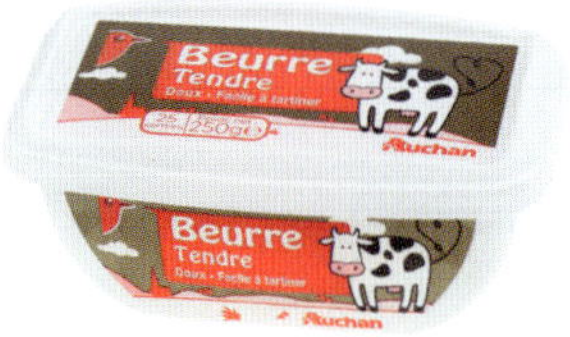

## LE FLEURIER®

*À mi-chemin entre la margarine et le beurre, cette matière grasse contient des huiles sans qu'il ne soit précisé leur version hydrogénée ou non et beaucoup d'additifs. La composition en acides gras n'est pas particulièrement intéressante.*

**Ingrédients :**

- Huiles végétales 40 % (colza, coprah, palme), eau, beurre 15,5 %, lait écrémé réhydraté, émulsifiants : mono- et diglycérides d'acide gras et lécithine de soja, sel, arômes (lait), conservateur : sorbate de potassium, correcteur d'acidité : acide lactique, colorant : bêta-carotène.

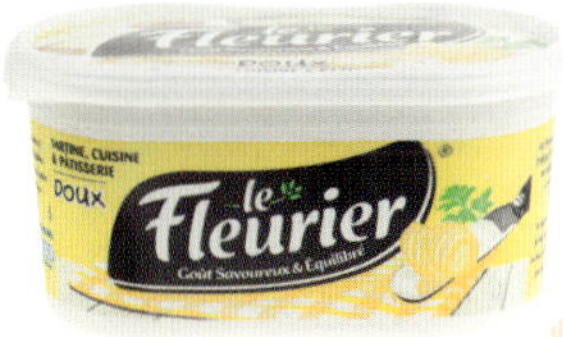


**Données nutritionnelles pour : 100 g**

- Valeur énergétique : 479 kcal
- Protéines : 0 g
- Glucides : 0,6 g
- Lipides : 53 g, dont acides gras saturés : 26 g , monoinsaturés : 20 g, polyinsaturés : 7,3 g

## BEURRE AUX ÉCLATS DE CHOCOLAT À TARTINER, PRÉSIDENT®

*Il s'agit d'une matière grasse allégée à 59 % de MG avec inclusion de pépites de chocolat. La qualité des ingrédients reste plutôt satisfaisante, mais on arrive tout de même à 601 kcal pour 100 g, soit plus que la célèbre pâte à tartiner !*

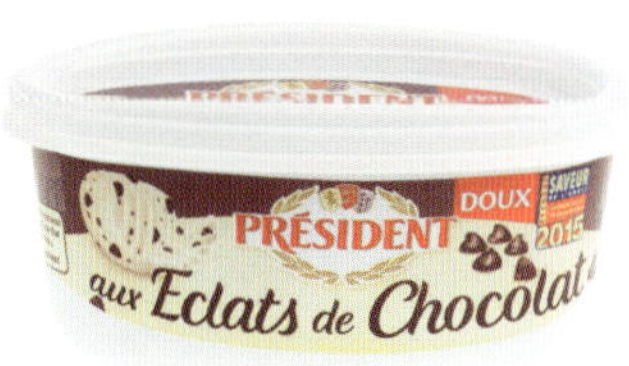


**Ingrédients :**

- Matière grasse laitière à tartiner (beurre, crème légère, ferments lactiques), éclats de chocolat 25 % (cacao 50 %, sucre, beurre de cacao, émulsifiant : lécithine de tournesol).

**Données nutritionnelles pour : 100 g**

- Valeur énergétique : 601 kcal
- Protéines : 2,4 g
- Glucides : 15 g
- Lipides : 59 g

## BEURRE DOUX TENDRE LÉGER 20 % DE MG, ELLE & VIRE®

*On perd totalement le beurre classique dans sa recette de base. On achète, en premiers ingrédients, de l'eau, une grosse quantité d'additifs, dont même un amidon et des maltodextrines, donc des sucres, pour atteindre 7,8 % de glucides et même un ajout de sel… on va trop loin dans l'allégement en matières grasses et on y perd en qualité !*

**Ingrédients :**

- Eau, matières grasses laitières, amidon modifié, maltodextrines, lactose (lait), arôme naturel de lait, émulsifiants : E471 et E476, sel marin 0,5 %, lactate de calcium, protéines de lait, conservateur : E202, sorbate de potassium, colorant : E160a, bêta-carotène, vitamines A, D, E.

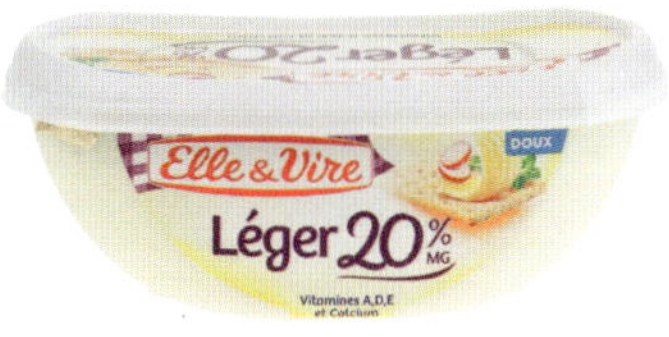


**Données nutritionnelles pour : 100 g**

- Valeur énergétique : 212 kcal
- Protéines : 0,2 g
- Glucides : 7,8 g
- Lipides : 20 g
- Sel : 0,5 g

PRODUITS CONSEILLÉS

# MARGARINES ET AUTRES MATIÈRES GRASSES

## MARGARINE LÉGER & SANS LACTOSE, FRUIT D'OR®

*On relève l'utilisation d'huiles non hydrogénées et l'enrichissement en vitamines A et D.*

*La richesse en acides gras polyinsaturés est intéressante et c'est également une des seules margarines qui ne contiennent aucune trace de lait ou d'arachide et conviennent donc dans le cadre d'allergie à ces produits.*

**Ingrédients :**

• Huiles végétales non hydrogénées 50 % (tournesol, colza, palme, lin), eau, émulsifiants : lécithine de tournesol et mono-, diglycérides d'acides gras, sel 0,3 %, amidon modifié, conservateur : sorbate de potassium, correcteur d'acidité : acide citrique, arômes, colorant : bêta-carotène, vitamines A et D.

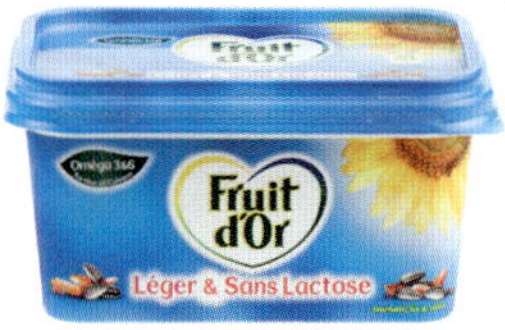


**Données nutritionnelles pour : 100 g**

- Valeur énergétique : 451 kcal
- Protéines : 0,1 g
- Glucides : 0,3 g
- Lipides : 50 g, dont acides gras saturés : 11,2 g, polyinsaturés : 26,7 g (dont oméga-6 : 23,1 g et oméga-3 : 3,5 g), trans : < 1 g
- Sel : 0,3 g

## MARGARINE OMÉGA 3 & 6, FRUIT D'OR®

*On apprécie l'utilisation d'huiles non hydrogénées et l'étiquetage concernant les acides gras trans à < 1 %. L'équilibre oméga-6/oméga-3 et l'enrichissement en vitamines A, D et E sont intéressants.*

**Ingrédients :**

• Huiles végétales non hydrogénées 60 %, eau, sel 0,4 %, émulsifiants : lécithine de tournesol et mono-, diglycérides d'acides gras, poudre de babeurre (lait), conservateur : sorbate de potassium, correcteur d'acidité : acide citrique, arômes, colorant : bêta-carotène, vitamines A et D.

**Données nutritionnelles pour : 100 g**

- Valeur énergétique : 540 kcal
- Protéines : 0,5 g
- Glucides : 0,5 g
- Lipides : 60 g, dont acides gras saturés : 15 g, polyinsaturés : 30 g (dont oméga-6 : 22 g et oméga-3 : 7 g), trans : 3 < 1 %
- Sel : 0,4 g

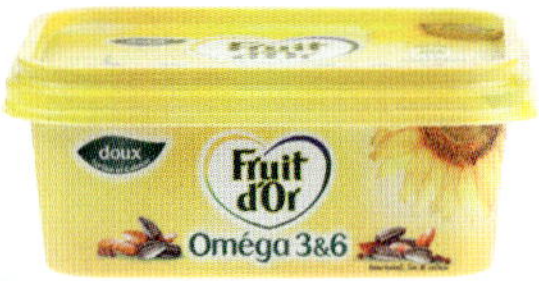


## MARGARINE AU TOURNESOL 60 % DE MG, AUCHAN®

*Une composition intéressante pour une marque distributeur avec l'utilisation d'huiles non hydrogénées. L'équilibre oméga-6/oméga-3 est intéressant.*

**Ingrédients :**

• Huiles et graisses végétales non hydrogénées (tournesol 31 %, colza, palme, coprah), eau, lait écrémé reconstitué, émulsifiants : esters citriques des mono- et diglycérides d'acides gras, sel 0,4 %, conservateur : sorbate de potassium, arôme, acidifiant : acide citrique, vitamine E, colorant : bêta-carotène.

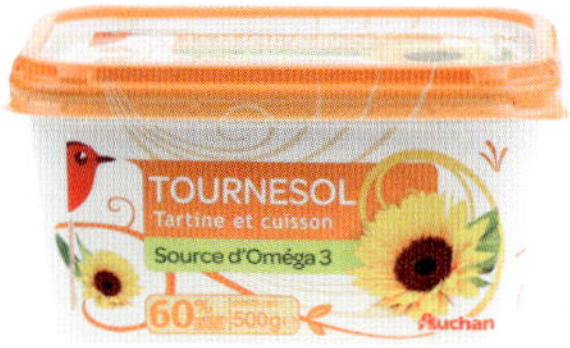


**Données nutritionnelles pour : 100 g**

- Valeur énergétique : 542 kcal
- Protéines : 0,2 g
- Glucides : 0,2 g
- Lipides : 60 g, dont acides gras saturés : 14 g, monoinsaturés : 22 g, polyinsaturés : 24 g, oméga-3 : 1,65 g
- Sel : 0,4 g

## VÉGÉTALINE®

*Matière grasse à frire 100 % végétale. Cette matière grasse totalement hydrogénée est riche en acides gras saturés et certainement trans. Elle est déconseillée !*

**Ingrédients :**
- Huile de noix de coco hydrogénée.

**Données nutritionnelles pour : 100 g**
- Valeur énergétique : 900 kcal
- 100 % graisses saturées

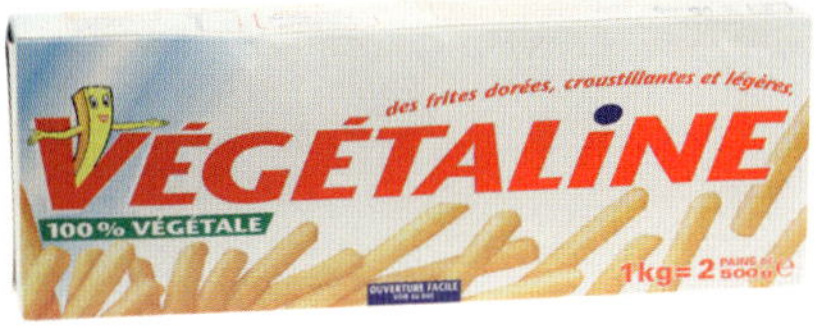


## GRAISSE À FRIRE VÉGÉTALE NADYA, LECLERC®

*Cette graisse végétale est certes stable à la cuisson à forte température car totalement hydrogénée, ce qui la rend solide à température ambiante. Mais on atteint un score sans appel de 100 % d'acides gras saturés, c'est loin d'être un choix idéal !*

**Ingrédients :**
- Huile de noix de coco totalement hydrogénée.

**Données nutritionnelles pour : 100 ml**
- Valeur énergétique : 900 kcal
- Lipides : 100 g, dont acides gras saturés : 100 g

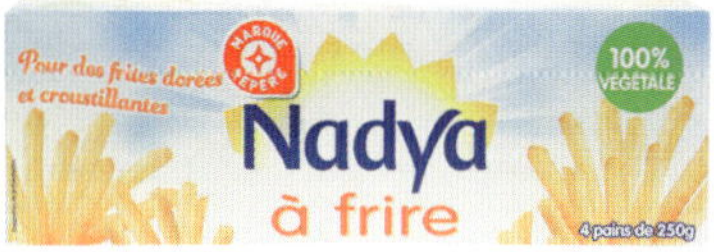


## MARGARINE ASTRA®

*Une preuve qu'il est parfois préférable de choisir un beurre classique qu'une margarine. La présence d'huiles hydrogénées et même de graisses animales en fait un produit source d'acides gras saturés, trans et même de cholestérol. À éviter !*

**Ingrédients :**
- Huiles végétales en l'état et hydrogénées, huiles et graisses animales en l'état et hydrogénées, eau, sel 0,7 %, lactosérum en poudre, émulsifiants : lécithine, mono- et diglycérides, correcteurs d'acidité : acide lactique et acide citrique, colorant : bêta-carotène ou provitamine A.

**Données nutritionnelles pour : 100 g**
- Valeur énergétique : 630 kcal
- Protéines : 0,1 g
- Glucides : 0,3 g
- Lipides : 70 g
- Sel : 0,7 g

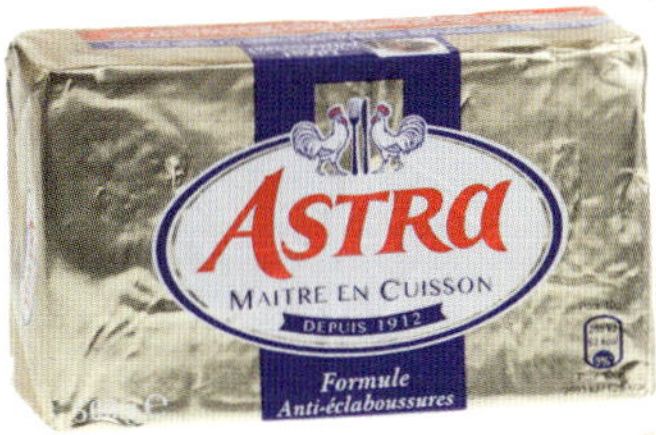

# CRÈMES

## CRÈME FRAÎCHE ÉPAISSE EN POT, YOPLAIT®

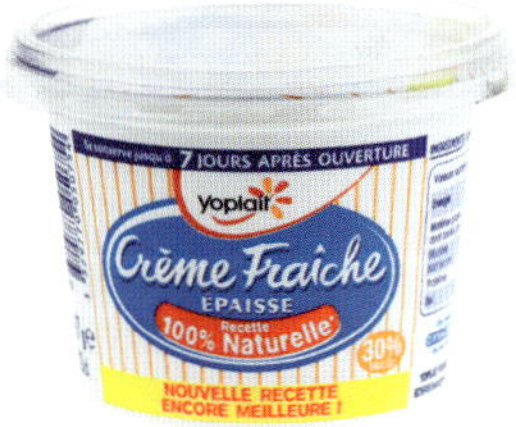


*Ou autre crème de marque distributeur en pot à 30 % de MG sans aucun additif!*

*Une recette classique sans aucun additif. La version de base de la crème apporte moins de 300 kcal pour 100 g, ce qui reste raisonnable dans la quantité d'1 cuillerée à soupe.*

**Ingrédients :**

- Crème, ferments lactiques.

**Données nutritionnelles pour : 100 g**

- Valeur énergétique : 295 kcal
- Protéines : 2,2 g
- Glucides : 2,9 g
- Lipides : 30,2 g

## CRÈME LÉGÈRE DE NORMANDIE SEMI-ÉPAISSE 18 % DE MG, ELLE & VIRE®

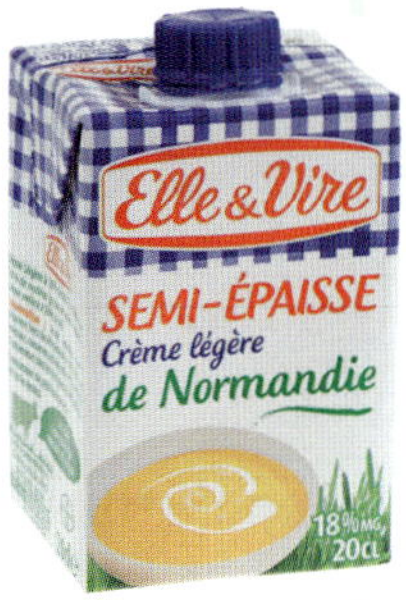


*Une crème allégée qui permet un gain calorique intéressant, avec seulement des pectines en stabilisant et aucun amidon modifié. Cette crème se démarque ainsi des autres dans la gamme des 15-18 % de MG.*

**Ingrédients :**

- Crème légère de Normandie, stabilisant : pectines.

**Données nutritionnelles pour : 100 g**

- Valeur énergétique : 188 kcal
- Protéines : 2,7 g
- Glucides : 3,8 g
- Lipides : 18 g

## CRÈME FLUIDE LÉGÈRE UHT, BRIQUETTES, BIO VILLAGE®

*Si l'on veut opter pour un produit allégé, cette crème limite les additifs qui ne représentent que 2 % du produit. La liste des ingrédients est simple, très lisible et le conditionnement en briquettes UHT de 200 ml très pratique!*

**Ingrédients :**

- Crème 50 %, lait écrémé 48 %, amidon de maïs, stabilisant : pectines.

**Données nutritionnelles pour : 100 g**

- Valeur énergétique : 170 kcal
- Protéines : 2,6 g
- Glucides : 6,1 g
- Lipides : 15 g
- Sel : 0,1 g

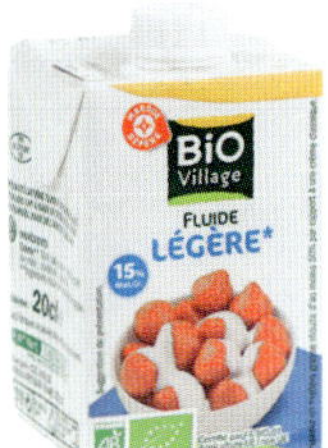

## CRÈME UHT SEMI-ÉPAISSE LÉGÈRE 4 % DE MG, ELLE & VIRE®

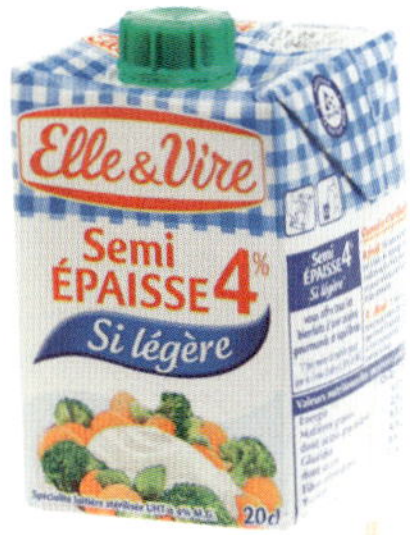


*On se retrouve avec plus de glucides que de lipides pour un produit assimilé à une matière grasse. On va trop loin dans l'allègement !*

**Ingrédients :**
- Lait écrémé, crème légère 33 %, amidon transformé, stabilisants, émulsifiants.

**Données nutritionnelles pour : 100 g**
- Valeur énergétique : 65 kcal
- Protéines : 3,1 g
- Glucides : 6,5 g
- Lipides : 3 g

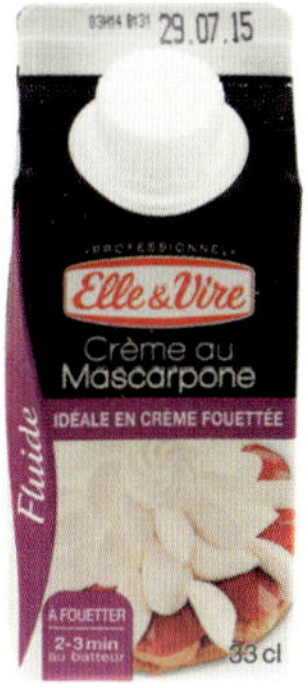


## CRÈME FLUIDE AU MASCARPONE, ELLE & VIRE®

*Vantée pour la réalisation de chantilly, cette crème est surtout plus grasse qu'une crème entière avec 36,5 % de MG.*

**Ingrédients :**
- Crème 70 % (crème, stabilisant : carraghénanes), mascarpone 30 % (crème et lait pasteurisés, lait en poudre, sucre, correcteur d'acidité : acide lactique).

**Données nutritionnelles pour : 100 g**
- Valeur énergétique : 353 kcal
- Protéines : 2,3 g
- Glucides : 3,9 g
- Lipides : 36,5 g

## CRÈME SEMI-ÉPAISSE ENTIÈRE DÉLISSE® UHT 30 % DE MG, LECLERC®

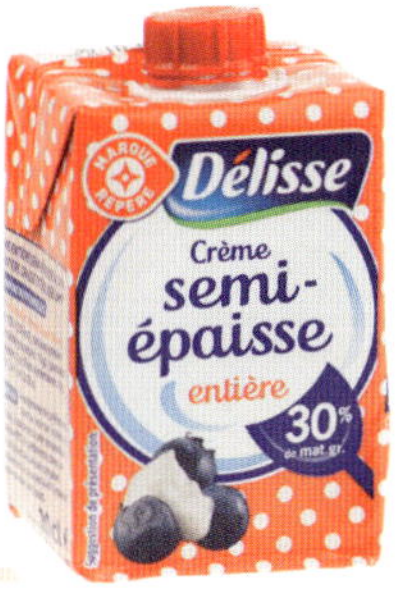


*Autant d'additifs pour une crème entière... inutile !*

**Ingrédients :**
- Crème de lait, amidon modifié de maïs, stabilisants : E460, E466 et carraghénanes, gomme xanthane, émulsifiant : E472b.

**Données nutritionnelles pour : 100 g**
- Valeur énergétique : 292 kcal
- Protéines : 2,4 g
- Glucides : 3 g
- Lipides : 30 g, dont acides gras saturés : 19 g

# HUILES

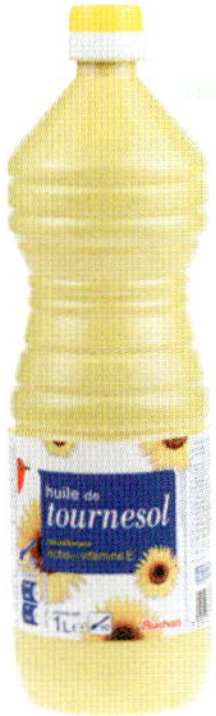


## HUILE DE TOURNESOL, AUCHAN®

*Économique, riche en acides gras polyinsaturés et source de vitamine E, c'est un produit intéressant !*

**Ingrédients :**

• Huile de tournesol raffinée.

**Données nutritionnelles pour : 100 ml**

• Valeur énergétique : 900 kcal
• Protéines : 0 g
• Glucides : 0 g
• Lipides : 100 g, dont acides gras saturés : 11 g, monoinsaturés : 28 g, polyinsaturés : 60 g
• Vitamine E : 50 mg

## L'HUILE DE COLZA, SUPER U®

*100 % huile de colza, un produit économique, 1,68 euro le litre, et une source d'oméga-3 intéressante.*

**Données nutritionnelles pour : 100 ml**

• Valeur énergétique : 900 kcal
• Protéines : 0 g
• Glucides : 0 g
• Lipides : 100 g, dont acides gras saturés : 8 g, oméga-3 : 9 g

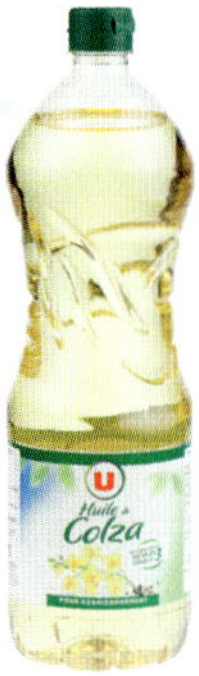


## ISIO 4®, LESIEUR® OU HUILE 4 GRAINES, SUPER U® ET MONOPRIX® ; 4 HUILES, AUCHAN®

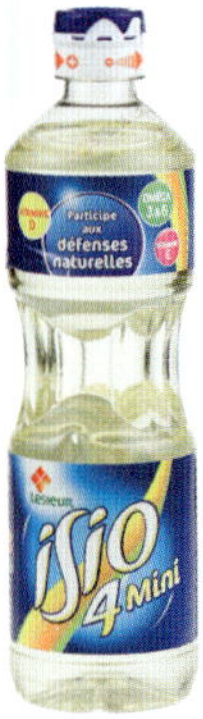


*L'idée ici est de combiner quatre huiles aux propriétés différentes et complémentaires pour un excellent équilibre. On obtient ainsi une huile utilisable aussi bien pour l'assaisonnement, la cuisson et la friture, source de vitamines E et D et source d'oméga 3 et 6, avec un rapport oméga-6/oméga-3 idéal égal à 5.*

**Ingrédients :**

• Huile de colza, oléisol (huile de tournesol à haute teneur en acide oléique), huile de tournesol, huile de pépins de raisin, huile essentielle de coriandre, vitamine D.
• Isio 4® olive voit sa composition très proche, c'est plus une histoire de goût !

**Données nutritionnelles pour : 100 ml**

• Valeur énergétique : 900 kcal
• Protéines : 0 g
• Glucides : 0 g
• Lipides : 100 g, dont acides gras saturés : 8 g, monoinsaturés : 62 g, polyinsaturés : 30 g, oméga-6 : 2,4 g, oméga-3 : 0,6 g
• Vitamine E : 6 mg, vitamine D : 2,5 mg

## DUO HUILE & BEURRE, LESIEUR®

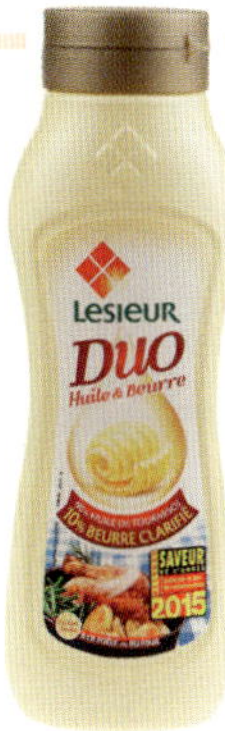


*Un produit dont le rapport qualité-prix ne nous séduit pas... Comme pour les vinaigrettes prêtes à l'emploi, on y gagne à faire le mélange soi-même en cas de besoin !*

**Ingrédients :**

• Huile de tournesol 90 % (huile de tournesol, oléisol : huile de tournesol à haute teneur en acide oléique), beurre concentré 10 %, antioxydants : extraits riches en tocophérols, arômes.

**Données nutritionnelles pour : 100 ml**

• Valeur énergétique : 900 kcal
• Protéines : 0 g
• Glucides : 0 g
• Lipides : 100 g, dont acides gras saturés : 15 g
• Vitamine E : 54 mg

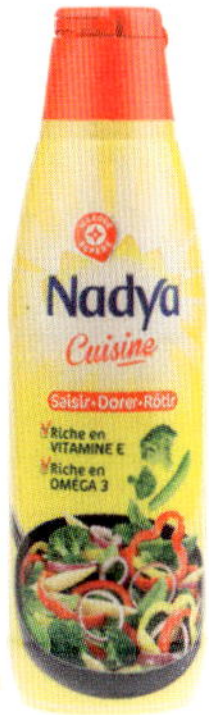


## LIQUIDE VÉGÉTAL POUR CUISSON NADYA®, LECLERC MARQUE REPÈRE®

*Des graisses hydrogénées, un ajout de sel et de nombreux additifs. Un produit à oublier !*

**Ingrédients :**

• Huiles végétales 81 % (colza, colza totalement hydrogénée), eau, sel 1 %, émulsifiants : E471, lécithines, E472c, conservateur : E202, acidifiant : acide citrique, arôme, colorant : caroténoïdes.

**Données nutritionnelles pour : 100 ml**

• Valeur énergétique : 666 kcal
• Lipides : 74 g, dont acides gras monoinsaturés : 45 g
• Vitamine E : 17 mg
• Sel : 1 g

## HUILE D'ARACHIDE RUSTICA, LECLERC®

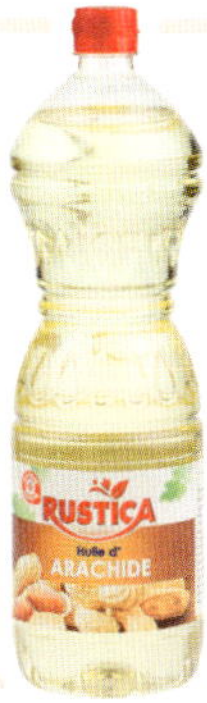


*Sans être à éviter totalement, ce n'est pas l'huile idéale au quotidien puisqu'elle est un petit peu plus riche en acides gras saturés et monoinsaturés qui ne manquent pas dans notre alimentation !*

**Ingrédients :**

• Huile d'arachide.

**Données nutritionnelles pour : 100 ml**

• Valeur énergétique : 824 kcal
• Protéines : 0 g
• Glucides : 0 g
• Lipides : 91,6 g, dont acides gras saturés : 15,6 g, monoinsaturés : 53,1 g, polyinsaturés : 22,9 g

PRODUITS CONSEILLÉS

# VINAIGRETTES ET SAUCES CRUDITÉS

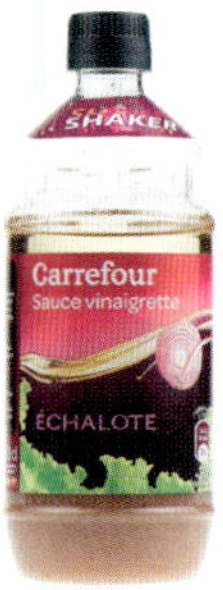


## SAUCE VINAIGRETTE À L'ÉCHALOTE, CARREFOUR®

*L'une des seules vinaigrettes dont la composition se rapproche d'une recette maison, mais sans être à base d'huile d'olive. L'huile de tournesol étant une meilleure source d'acides gras polyinsaturés et de vitamine E!*

**Ingrédients :**

• Huile de tournesol 50 %, eau, vinaigre de vin rouge, échalote 7,6 %, moutarde de Dijon (graines de moutarde, vinaigre d'alcool, eau, sel), sel, arôme naturel d'échalote.

**Données nutritionnelles pour : 100 ml**

• Protéines : 0,43 g
• Glucides : 0,47 g, dont sucres : 0,4 g
• Lipides : 51 g
• Sel : 1,1 g

## SAUCE VINAIGRETTE À L'HUILE D'OLIVE ET AUX TOMATES SÉCHÉES MMM !®, AUCHAN®

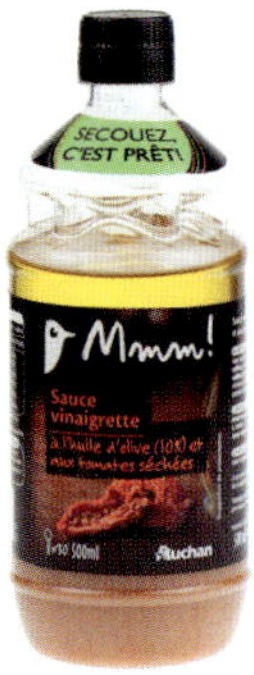


*Le mélange d'huiles de colza et d'olive est parfait, la liste des ingrédients courte et satisfaisante. Son seul défaut serait l'apport en sel, mais raisonnable vu la dose consommée.*

**Ingrédients :**

• Huile de colza 40 %, eau, vinaigre de vin rouge*, huile d'olive 10 %, ail, moutarde de Dijon (graines de moutarde, vinaigre, eau, sel), tomates séchées 2,5 % (tomates, sel), concentré de tomate, sel, poivrons verts.

**Données nutritionnelles pour : 100 ml**

• Valeur énergétique : 426 kcal
• Protéines : 1 g
• Glucides : 4,4 g
• Lipides : 44,8 g, dont acides gras saturés : 5,3 g
• Sel : 3,56 g

## VINAIGRE BALSAMIQUE TOMATES SÉCHÉES, PUGET®

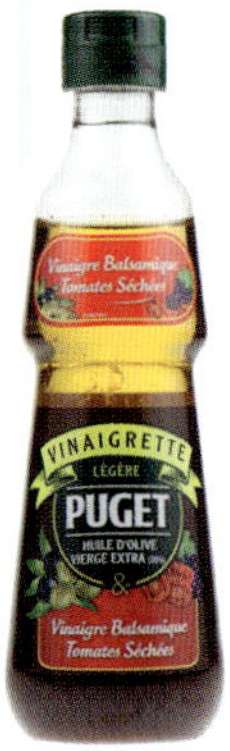


*Une recette qui tient ses promesses, sans additif et 30 % de MG, c'est un bon produit! Mais toutes les recettes de vinaigrette de la même marque ne sont pas si satisfaisantes.*

**Ingrédients :**

• Huile d'olive vierge extra 20 %, eau, vinaigres de vin blanc et rouge, purée de tomates mi-réduites, vinaigre balsamique 12,6 % (vinaigre de vin, moût de raisin concentré, colorant : E150d, conservateur : disulfite de potassium), huile de colza, ail, sel, poivron, tomates séchées 1 %. Peut contenir des traces de céleri.

**Données nutritionnelles pour : 100 ml**

• Valeur énergétique : 313 kcal
• Protéines : 0,5 g
• Glucides : 4,9 g, dont sucres : 1,5 g
• Lipides : 32 g, dont acides gras saturés : 3,5 g
• Sel : 2,3 g

## VINAIGRETTE ALLÉGÉE EN MATIÈRES GRASSES, PREMIER PRIX AUCHAN®

*La qualité de l'huile utilisée est satisfaisante, mais la liste des ingrédients bien trop longue pour une simple vinaigrette. On nous vend de l'eau en premier ingrédient !*

**Ingrédients :**

• Eau, huile de colza 25 %, vinaigres de vin blanc et d'alcool, moutarde de Dijon (eau, graines de moutarde, vinaigre d'alcool, sel, conservateur, acide citrique), sel, sucre, amidon modifié de pomme de terre, jus de citron concentré, épaississant : gomme xanthane, colorant : bêta-carotène, poivre, arôme.

**Données nutritionnelles pour : 100 ml**

• Valeur énergétique : 240 kcal
• Protéines : 0,2 g
• Lipides : 26 g
• Glucides : 1,1 g
• Sel : NI

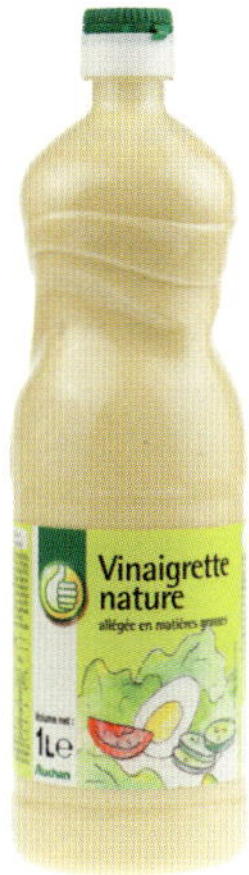


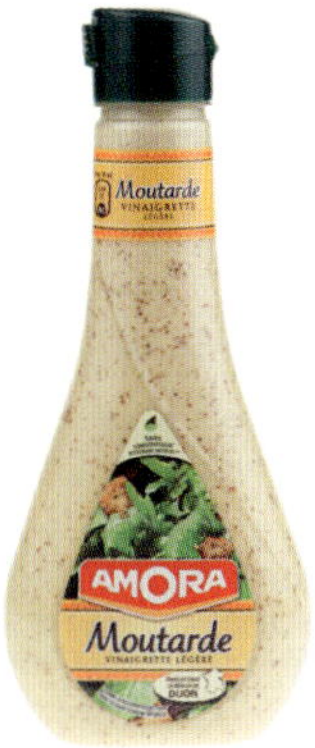


## VINAIGRETTE À LA MOUTARDE DE DIJON ET VINAIGRE DE VIN, AMORA®

*Une recette bien compliquée et une marque qui vante un produit réduit en matières grasses à 65 % par rapport à la vinaigrette classique... Or, 1 portion de 30 ml, ce sont 8 g de lipides, soit un peu moins de 2 cuillerées à café d'huile... où est la réduction de 65 % ?*

**Ingrédients :**

• Eau, huile de colza 25 %, vinaigres de vin rouge et blanc, sucre, sel, amidon modifié, sons de moutarde et moutarde 0,7 %, arômes, épaississants : gomme xanthane, protéines de lait, jus de citron concentré, extraits concentrés de pomme et d'hibiscus, colorant : lutéine (extrait de tagète).

**Données nutritionnelles pour : 100 ml**

• Valeur énergétique : 250 kcal
• Protéines : < 0,5 g
• Glucides : 3 g
• Lipides : 26 g, dont acides gras saturés : 3 g
• Sel : 1,7 g

## SAUCE CRUDITÉS NATURE, BÉNÉDICTA®

*La nature des huiles n'est même pas précisée et la liste d'ingrédients contenant même du jaune d'œuf nous éloigne d'une sauce de qualité pour le quotidien !*

*La version légère à 14 % de MG n'est guère mieux.*

**Ingrédients :**

• Eau, huile végétale, lait fermenté, vinaigre de vin blanc, moutarde de Dijon (eau, graines de moutarde, vinaigre d'alcool, sel), vinaigre d'alcool, sucre, sel, jaunes d'œufs, amidon transformé, gomme xanthane, pectine.

**Données nutritionnelles pour : 100 ml**

• Valeur énergétique : 286 kcal
• Protéines : 0,9 g
• Glucides : 4,4 g
• Lipides : 29,4 g
• Sel : NI

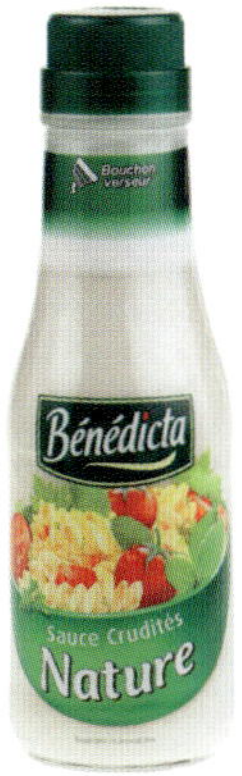

# ÉPICERIE SALÉE

# PÂTES

Les Français consomment en moyenne 7 kg de pâtes chaque année.

Les pâtes classiques, quelle que soit leur forme, sont fabriquées à partir de blé dur raffiné, d'eau, de sel et parfois d'œufs.

Les pâtes sèches sont fabriquées par extrusion. La pâte, réalisée à partir de semoule de blé dur, passe à travers différentes buses lui donnant des formes particulières. Les pâtes sont ensuite séchées.

La forme des pâtes (coquillette, farfalle, spaghetti...) n'a pas d'impact direct sur les valeurs nutritionnelles. Toutefois, plus le calibre est petit et moins le produit nécessite de mastication, pourtant importante en termes de satiété.

D'un point de vue nutritionnel, il s'agit d'un aliment glucidique de la famille des féculents qui apporte près de 30 g de glucides pour 100 g de pâtes cuites, environ 5 g de protéines, et un peu plus pour les pâtes aux œufs. 100 g de pâtes cuites apportent environ 150 kcal.

Il est intéressant de consommer des pâtes enrichies en fibres (complètes ou intégrales). La présence des fibres rend l'assimilation des glucides plus lente, ce qui favorise la satiété. Elles apportent également une quantité non négligeable de protéines végétales (13 %) et sont légèrement plus riches en lipides (2,5 %) issus du germe de blé, donc essentiellement des acides gras polyinsaturés de bonne qualité.

Les pâtes ont de nombreux atouts : ce sont des aliments économiques, qui se conservent facilement car déshydratés et qui sont faciles et rapides à cuire.

## COMMENT LES CHOISIR ?

- Les pâtes complètes sont intéressantes pour leur apport en fibres. Elles favorisent ainsi la satiété. Pensez à alterner entre pâtes classiques et complètes selon vos goûts et votre tolérance.
- Évitez les pâtes à cuisson rapide type 3 minutes qui ont un index glycémique plus élevé et rassasieront moins durablement. D'autant que, vu le temps de cuisson habituel déjà rapide des pâtes, ce type de produit n'est pas intéressant.
- Pour les pâtes fraîches, préférez les nature accompagnées d'une sauce maison.
- Pour les pâtes fraîches farcies, la qualité de la farce est un point à surveiller : on préférera des termes désignant des morceaux de viande de qualité, du vrai fromage et non des « préparations à base de viande », des mélanges de fromage, des graisses de mauvaise qualité ou encore des flocons de pommes de terre en premier ingrédient de la farce. Fuyez également les longues listes d'ingrédients.

## LES PIÈGES

- Évitez les Doypack® pour les pâtes, le prix de vente est multiplié par 10 à 15 par les industriels en comparaison aux produits secs.
- Les pâtes dites « aux légumes » ne remplacent en aucun cas une portion de légumes. La présence des légumes y est en effet anecdotique, souvent aux alentours de 5 % de légumes qui jouent davantage un rôle de colorant. Mieux vaut ajouter aux pâtes nature un coulis de tomates 100 %.

## CONSEILS DE CONSOMMATION

Les féculents sont une source de glucides et donc d'énergie importante de notre alimentation qui ne doit jamais être supprimée. L'important est de raisonner les quantités et la fréquence de consommation qui doit laisser une belle place aux légumes dans les repas. Les assaisonnements sont également à surveiller :

- Une portion de 150 à 200 g de pâtes cuites (50 à 70 g sec) une fois par jour en alternance avec d'autres féculents. À moduler selon l'âge, l'activité physique et l'appétit.
- L'ajout de matières grasses dans l'eau de cuisson est inutile. Il est également conseillé de saler modérément l'eau.
- Préférez une cuisson *al dente* qui permettra une élévation moins brutale de la glycémie.
- Si vous ajoutez une sauce, préférez les sauces tomate nature sans sucre ni graisses ajoutés ou une petite quantité de ketchup aux sauces industrielles du commerce parfois riches en graisses. Soyez vigilant sur la composition (voir le chapitre des sauces dans la partie épicerie salée).
- Si vous ajoutez une portion de fromage râpé, limitez-vous à 20 g en ne prenant plus d'autre fromage dans la journée.
- Pour le plaisir, il est possible de mettre dans vos pâtes une petite quantité de beurre ou margarine (1 noisette) ou de crème fraîche (1 cuillerée à soupe).

Les pâtes sont des produits bruts secs. Il n'y a pas ou peu d'ingrédients supplémentaires ou additifs dans leur composition. Il n'est donc pas nécessaire de présenter une sélection qui relève plus du goût de chacun.

### LE SAVIEZ-VOUS ?

**50 g de pâtes crues = 150 g de pâtes cuites car elles gonflent lors de la cuisson à l'eau et prennent environ trois fois leur volume.**
**Les pâtes fraîches sont réalisées à partir d'un mélange de semoule de blé dur et d'eau avec plus ou moins d'œufs. Contrairement aux pâtes sèches, cette pâte est simplement passée au laminoir pour leur donner ensuite leur forme (lasagnes, tagliatelles...) et ne subit pas de séchage. Le produit fini contient ainsi davantage d'eau, ce qui en fait une denrée périssable. Leur conservation est de ce fait limitée et elles sont vendues au rayon frais.**
**En moyenne, 100 g de pâtes fraîches aux œufs apportent 275 kcal, avec près de 50 g de glucides, 10 g de protéines, 4 g de lipides et 3 g de fibres.**
**Contrairement aux pâtes sèches qui voient leur poids tripler à la cuisson, les pâtes fraîches, elles, doublent leur poids.**
**Au rayon des pâtes fraîches, on trouve de plus en plus de pâtes farcies, ce qui augmente réellement l'apport calorique (voir le chapitre des plats préparés).**

# BLÉ ET RIZ

## LE BLÉ ET SES DÉRIVÉS

- **Le blé** vendu dans le commerce est un produit précuit. Il est comparable aux pâtes en termes d'apports nutritionnels, avec un petit peu plus de fibres.
- **La semoule de blé** provient de grains de blé moulus plus ou moins finement. La cuisson par absorption d'eau est particulièrement rapide. Les apports nutritionnels sont comparables aux pâtes sèches sans œufs. La semoule fine se prête également parfaitement à la réalisation de desserts : semoule au lait, gâteau de semoule... On utilisera alors environ 15 à 20 g de semoule pour 150 ml de lait demi-écrémé de préférence et en surveillant les ajouts de sucre.
- **Le boulgour** est un sous-produit du blé dur débarrassé du son qui l'enveloppe, précuit à la vapeur, séché et enfin concassé. Il est comparable aux pâtes en termes d'apports nutritionnels, avec un petit peu plus de fibres.

## RIZ

Cultivé depuis l'Antiquité, le riz est aujourd'hui la céréale la plus répandue dans le monde. En France, la consommation est de 4,5 kg par an et par habitant. Il en existe une très grande variété, entre 7 000 et 10 000. On peut les regrouper en trois catégories suivant leur forme : le riz long grain, le riz à grain moyen et le riz à grain court ou riz rond.

- **Le riz blanc** apporte une grande quantité de glucides complexes, essentiellement sous forme d'amidon (78 g pour 100 g de riz sec). Les grains d'amidon sont de très petite taille et seront donc très facilement digérés. Il contient par ailleurs peu de protéines (6,5 %) et ces protéines sont dépourvues de gluten. Il est donc tout indiqué en cas d'intolérance au gluten ou maladie cœliaque. Le riz blanc subit un blanchiment qui supprime la couche externe du grain de riz, éliminant 80 % des fibres, il est donc préconisé pour certaines infections intestinales. Ce traitement élimine également l'acide phytique et améliore l'absorption de ses minéraux : potassium (98 mg pour 100 g), magnésium (35 mg pour 100 g) et phosphore (100 mg pour 100 g).
- **Le riz complet ou riz brun** est intéressant sur le plan nutritionnel pour sa richesse en fibres.
- **Le riz rouge de Camargue** est un riz complet teinté de façon naturelle.
- **Le riz étuvé** subit un traitement thermique qui permet de faire migrer les vitamines et minéraux du germe et des enveloppes vers l'intérieur du grain de riz, et ainsi d'améliorer ses valeurs nutritionnelles.
- **Les riz parfumés** sont aujourd'hui la plus grande part de marché de ce rayon : il s'agit de riz long blanc ou étuvé : basmati, thaï, riz du Vietnam ou Surinam ; ils se caractérisent par leurs grains plus fins et plus longs et sont surtout plus aromatiques.
- Enfin, on trouve en rayon du **riz sauvage** seul ou en mélange avec du riz blanc. Il se présente sous forme de grains noirs et allongés qui ressemblent à des grains de riz, mais issus en réalité d'une plante graminée aquatique ou terrestre. Il ne s'agit pas

réellement de riz. Sa valeur nutritive est intéressante car il est riche en protéines, et particulièrement en lysine, un acide aminé limité dans les autres céréales.

## COMMENT LES CHOISIR ?

- Le riz complet est intéressant pour un complément en fibres. Pour les intestins fragiles, préférez le riz blanc.
- Au-delà de ce critère, le choix du riz se fera surtout en fonction de vos goûts. Basmati, du Surinam, thaï... présentent chacun des parfums différents.

## LES PIÈGES

- Évitez les Doypack® pour le riz, où le prix de vente est multiplié par 10 à 15 par les industriels en comparaison aux produits secs.
- Les sachets cuisson, non indispensables, font également flamber le prix au kilo.
- Les riz à poêler ne sont pas un bon choix : même si leur préparation est ultra rapide et qu'ils sont de ce fait ultra tentants, le prix, encore une fois, grimpe et vous ne maîtrisez plus ce que vous consommez : ajout systématique d'huile, d'arôme et plus ou moins de... sucre !

## CONSEILS DE CONSOMMATION

Tout comme les pâtes, le riz se classe parmi les féculents et représente une source d'énergie importante dans le cadre d'une alimentation équilibrée.

- Il est conseillé de consommer une portion de 150 à 200 g de riz cuit (50 à 70 g sec) une fois par jour en alternance avec d'autres féculents. À moduler selon l'âge, l'activité physique et l'appétit.
- Favorisez les cuissons par absorption totale (un volume de riz pour deux volumes d'eau) qui évitent les pertes en nutriments (fuite dans l'eau de cuisson) tout en limitant les ajouts de graisses (riz pilaf).
- En cas de cuisson à la créole, modérez l'ajout de sel.
- Surveillez les ajouts de sauce du commerce (voir le chapitre des sauces dans la partie épicerie salée).
- Pour le plaisir, il est possible d'ajouter dans votre riz une petite quantité de beurre ou margarine (1 noisette) ou de crème fraîche (1 cuillerée à soupe).
- Le risotto est une préparation particulière réalisée avec un riz rond et par totale absorption d'un bouillon aromatique et/ou de crème et/ou de vin blanc. C'est surtout la nature du produit utilisé pour hydrater le riz (crème, vin) et les ajouts après cuisson (parmesan, lardons...) qui feront varier les apports nutritionnels du plat.
- Le riz rond se prête également parfaitement à la réalisation de desserts : riz au lait, gâteau de riz... On utilisera alors environ 15 à 20 g de riz pour 150 ml de lait demi-écrémé de préférence et en surveillant les ajouts de sucre.

Le riz est un produit brut sec. Il n'y a pas ou peu d'ingrédients supplémentaires ou additifs dans sa composition. Il n'est donc pas nécessaire de présenter une sélection qui relève plus du goût de chacun.

# PURÉES EN FLOCONS

La purée en flocons est réalisée à partir de pommes de terre qui sont cuites, écrasées et déshydratées, permettant ainsi une longue conservation. Avant séchage, du lait, du sel, des stabilisants, des épices et/ou des antioxydants peuvent être ajoutés.
Les purées en flocons industrielles contiennent essentiellement les glucides naturellement présents dans la pomme de terre.
Les apports nutritionnels, une fois reconstitués avec de l'eau et/ou du lait, sont assez proches d'une purée classique, mise à part la vitamine C qui a subi une perte importante. La cuisson et la déshydratation augmentent également l'hydrolyse de l'amidon, rendant sa digestion et donc l'assimilation de glucides plus rapide.
Une fois reconstituées, les versions nature ne présentent pratiquement pas de lipides, contrairement aux dénominations spéciales telles que « Gourmande », « À l'ancienne », qui présentent des ajouts de fromage, crème, beurre ou huile...

## COMMENT LES CHOISIR ?

- Optez pour une purée de pommes de terre en flocons nature, c'est-à-dire qui ne soit pas déjà à base de lait entier, de crème ou de fromage.
- La composition ne doit présenter qu'un unique ingrédient : la pomme de terre.
- Le sel est également un critère important à surveiller. Il est ajouté quasi systématiquement, mais les proportions peuvent varier. Un dosage inférieur à 1 g pour 100 g reste un maximum à retenir.

## LES PIÈGES

- Les dénominations comme « Saveurs à l'ancienne », « Saveurs d'autrefois » ou « Gourmande » traduisent l'ajout de matières grasses et souvent d'additifs...
- Les purées de légumes déshydratées, qui restent essentiellement à base de pommes de terre et ne remplacent pas une portion de légumes.

## CONSEILS DE CONSOMMATION

- Comptez une portion de 200 g de purée reconstituée pour votre féculent du repas.
- Le sachet de flocons de pommes de terre est à reconstituer avec une quantité d'eau et de lait demi-écrémé en se rapportant aux indications portées sur l'emballage.

- Il est possible, pour une touche de gourmandise, d'ajouter une noisette de beurre ou une petite cuillerée de crème dans votre purée.
- N'hésitez pas à mettre des herbes et épices, comme la noix muscade qui se marie parfaitement avec la purée.
- Évitez toutefois de ressaler un produit qui l'a déjà été industriellement.
- N'oubliez pas que la réalisation d'une purée maison restera toujours garante d'un meilleur goût, d'une texture plus ferme et rassasiante. Les produits en flocons demeurent un dépannage intéressant ou quand il est plus compliqué de cuisiner, comme en camping l'été.

# PURÉES

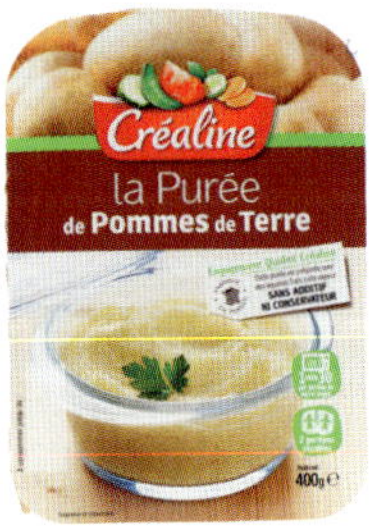


## LA PURÉE DE POMMES DE TERRE, CRÉALINE®

*Une purée fraîche sans additif ni conservateur, on aime!*

**Ingrédients :**

• Pommes de terre (61 % minimum), lait demi-écrémé, beurre, sel.

## PURÉE BIO, CARREFOUR®

*Un seul et unique ingrédient : des pommes de terre, c'est parfait!*

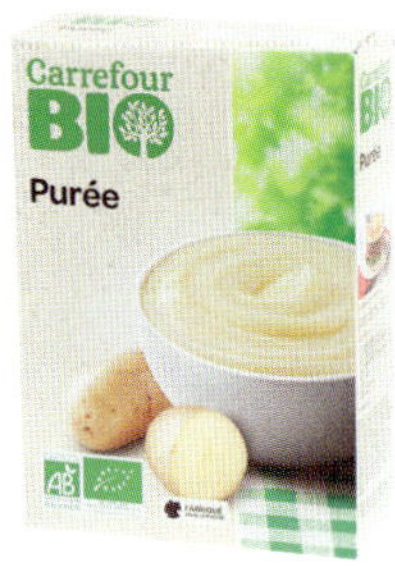


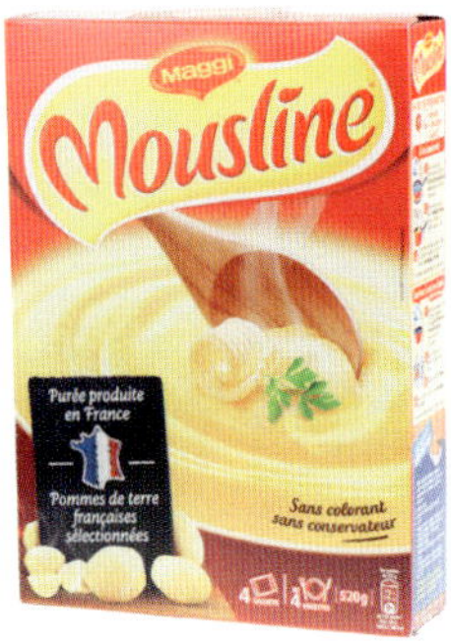


## MOUSLINE® NATURE, MAGGI®

*99 % de pommes de terre et seulement 0,05 g de sel aux 100 g, on regrette cependant l'utilisation d'additifs (émulsifiant, stabilisant) dont on peut se passer.*

**Ingrédients :**

• Pomme de terre 99 %, émulsifiant : monostéarate de glycérol (issu du colza), antioxydant : extraits de romarin, stabilisant : diphosphate de sodium, arômes, épice.

## MOUSLINE® SAVEUR À L'ANCIENNE, EMMENTAL, MAGGI®

*Elle bat un record avec 8,5 g de lipides aux 100 g et une quantité de sel trop importante.*

**Ingrédients :**

• Pomme de terre 77 %, fromages 12,9 %, (emmental français est central 11,9 %, comté 1 %), sel, arômes, fécule de pomme de terre, crème laitière, émulsifiant : monostéarate de glycérol, beurre de cuisine, lait écrémé, épice, antioxydant : acide ascorbique, extraits de poivre et de muscade.

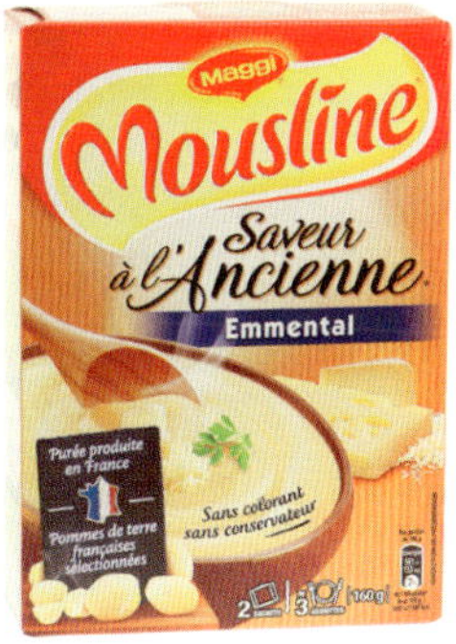


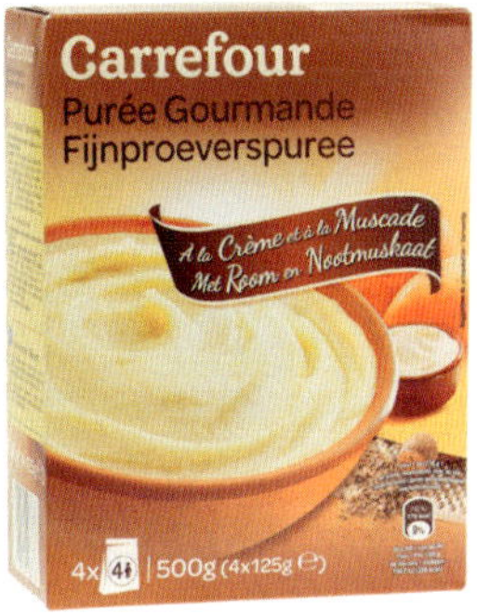


## PURÉE GOURMANDE, CARREFOUR®

*88 % de pommes de terre mais 6 additifs et une quantité trop élevée de sel (2,3 g pour 100 g).*

**Ingrédients :**

• Pommes de terre déshydratées 88 %, crème en poudre 4,5 %, sel, fécule de pomme de terre, lactose, arômes (contient lait), émulsifiant : mono- et diglycérides d'acides gras, noix de muscade 0,1 %, stabilisant : diphosphate disodique, colorant : curcumine, antioxydants : acide ascorbique et extrait de romarin, acidifiant : acide citrique.

## MOUSLINE® SAVEUR À L'ANCIENNE, FAÇON PRESSE-PURÉE, MAGGI®

*Pour un produit qui semble proche d'une purée maison d'après la photo, on retrouve seulement 84 % de pommes de terre et un ajout d'huile végétale non identifiée en plus de la crème.*

**Ingrédients :**

• Pomme de terre 84 %, lait écrémé, huile végétale, sel, lactose, crème laitière, protéines de lait, émulsifiant : monostéarate de glycérol, arômes, stabilisant : diphosphate de sodium, antioxygènes.

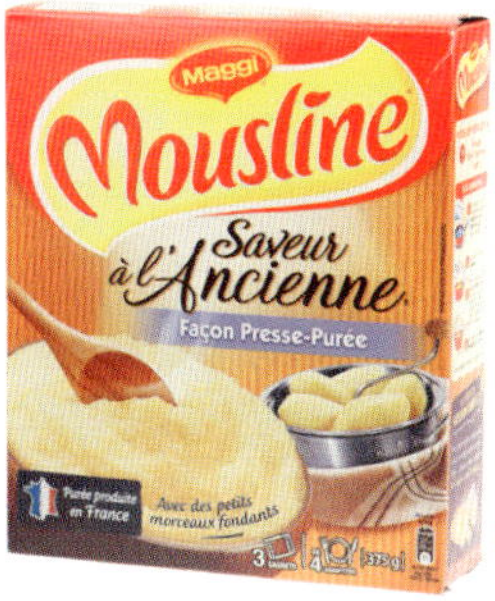

# QUINOA ET LÉGUMINEUSES

## QUINOA

Le quinoa est une petite graine complète que l'on assimile à une céréale. Il est issu en réalité d'une plante de la famille des Chénopodiacées, tout comme la blette, la betterave et l'épinard. En rayon, on trouve du quinoa blond (le plus courant), rouge ou sauvage, cette différence de couleur n'ayant aucun impact sur la qualité nutritionnelle du produit.
Le quinoa présente une teneur en glucides proche de celle des autres céréales, mais son apport en protéines est particulièrement intéressant, 15 % à 18 %, et surtout une composition en acides aminés supérieure à la majorité des autres céréales. En effet, les protéines de quinoa apportent tous les acides aminés essentiels (AAE) qui font en partie défaut aux autres céréales.
Ces caractéristiques nutritionnelles le rendent intéressant pour les végétariens. Une portion de 70 g de quinoa cru (200 g cuit) pourra alors remplacer la portion de viande d'un repas en termes de protéines, mais occasionnellement, car la viande contient du fer en quantité qui est mieux absorbé que celui contenu dans le quinoa.
Le quinoa est également riche en fibres (plus de 10 % en moyenne), garantissant un confort digestif et une grande sensation de satiété.
Il s'agit d'un féculent dont la consommation est à alterner avec les autres féculents à raison d'une portion de 150 à 200 g cuit (50 à 70 g sec) une fois par jour. À moduler selon l'âge, l'activité physique et l'appétit.
L'autre intérêt du quinoa est qu'il ne contient pas de gluten. Les personnes intolérantes (maladie cœliaque) pourront donc tout à fait en consommer en remplacement du blé, des pâtes et de la semoule notamment.

## LÉGUMINEUSES

Les légumes secs, également appelés légumineuses, comprennent les haricots rouges, les haricots blancs, les flageolets, les pois cassés, les fèves sèches, les pois chiches, les lentilles grises, vertes ou corail...
De par leur richesse en glucides complexes, ils sont à classer parmi les féculents.
Ces produits, pourtant riches en protéines végétales, en magnésium, en fer et en vitamines du groupe B, sont trop peu consommés. Ils sont cependant réellement intéressants d'un point de vue nutritionnel.

## FAVORISER LEUR DIGESTION

La mauvaise réputation de ces produits est due aux difficultés digestives qu'ils peuvent entraîner. Ils contiennent en effet des substances indigestes qui vont fermenter dans le colon, entraînant gaz et ballonnements. Mais ces substances sont en réalité détruites par un trempage avant préparation.
De plus, en éliminant la peau – en préparant une purée au moulin à légumes par exemple, un potage filtré, ou en ayant recours à une cuisson prolongée –, leurs fibres sont éliminées en partie ou bien attendries, et donc plus digestes.
L'ajout d'une pincée de bicarbonate de sodium lors de la cuisson favorise également leur digestion.
Autre astuce : la plupart des épices ont une action favorable sur les sécrétions digestives, particulièrement sur la sécrétion de salive, et stimulent les fonctions intestinales. Toutefois, n'oubliez pas qu'en fonction de la tolérance de chacun, il est possible que certains intestins fragiles supportent assez mal les plats très épicés ! Testez d'abord cette association sur de petites quantités et n'oubliez pas que le mieux, pour améliorer la digestion des légumes secs, reste le trempage et de commencer par introduire des petites quantités afin de s'habituer progressivement.

## CONSEILS DE CONSOMMATION

Il s'agit d'un féculent dont la consommation est à alterner avec les autres féculents à raison d'une portion de 150 à 200 g cuit (50 à 70 g sec) une fois par jour. À moduler selon l'âge, l'activité physique et l'appétit.
Dans le cadre d'une alimentation végétarienne, l'association d'un féculent céréalier avec un légume sec est très importante. En effet, ces protéines végétales étant incomplètes, donc de qualité insuffisante, il s'agit de faire une complémentation protéinée en les associant entre elles. Cette association, à raison de deux tiers de féculents céréaliers et d'un tiers de légumes secs, permet d'assurer un apport en protéines de bonne qualité. Quelques exemples d'association : riz et lentilles ; semoule de blé et pois chiches ; riz et haricots rouges…
Il existe à ce titre des mélanges de céréales et légumes secs dans le commerce :

- Méli-Mélo de Tipiak®, sans aucun additif ajouté. C'est une préparation à base de blé dur, flocons d'orge et d'avoine, lentilles, pois verts et carottes déshydratés, apportant 13,8 g de protéines pour 100 g et 3,4 g de lipides.
- Mélange riz, pois, lentilles de Grain de Frais®, qui contient 60 % de riz complet, 20 % de pois cassés, 20 % de lentilles corail sans aucun autre ajout, soit une complémentation protidique au top ! Aux 100 g, il offre 10 g de fibres et 15 g de protéines.

# FÉCULENTS EXPRESS OU DOYPACK®

*Un féculent express ou Doypack® est une céréale ou légumineuse déjà cuite et souvent assaisonnée, se présentant sous forme de sachet plastique souple. Ils offrent une excellente conservation grâce au traitement thermique subi.*

*On peut distinguer 3 types de féculents express : ceux à base de céréales (pâtes, riz ou blé), ceux à base de légumineuses et les mélanges céréales et légumineuses.*

## COMMENT LES CHOISIR ?

- Les Doypack® peuvent s'avérer intéressants en dépannage et offrent un réel gain de temps pour les légumineuses qui sont plus longues à cuire, mais en ce qui concerne le blé, les pâtes et le riz, rien de mieux que de les cuire soi-même pour 5 minutes de plus !
- Pour un plat végétarien, privilégiez les mélanges de céréales et légumineuses, se rapprochant de la complémentation idéale de deux tiers de féculents céréaliers et d'un tiers de légumes secs.
- Encore une fois, optez pour les listes d'ingrédients les plus courtes. On évitera également les ajouts excessifs de lipides (> 5 %) et les ajouts de sucres.

## LES PIÈGES

- Les préparations à base de pâtes ou riz, dont le prix a été multiplié par 15 en comparaison au produit brut non cuit.
- Les recettes plus complexes qui cachent des ajouts de lipides parfois excessifs.

## CONSEILS DE CONSOMMATION

- Il s'agit de produits de dépannage. Une portion normale de féculents se situe entre 150 et de 200 g. Adaptez bien la portion car le poids proposé est souvent supérieur.
- Les Doypack® de féculents céréaliers et légumes secs (300 g) peuvent remplacer un plat de féculents et viande de temps en temps. Associez-leur idéalement une portion de légumes. On évitera les ajouts de graisses et autres sauces. À réchauffer 2 minutes au micro-ondes ou au bain-marie.

# FÉCULENTS EXPRESS OU DOYPACK®

## CUISINÉ LENTILLES RIZ & SOJA, BIO EXPRESS, CÉRÉAL BIO®

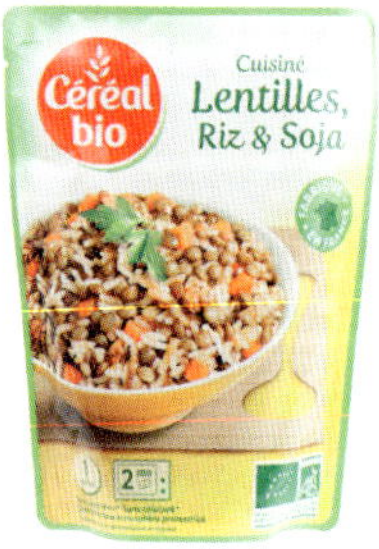


*Un mélange équilibré en protéines végétales pour un repas végétarien qui nous apportera 15 g de protéines par portion. Petit bémol seulement sur les carottes, qui sont en premier ingrédient sans aucune indication dans le titre ni dénomination du produit...*

**Ingrédients :**

• Carottes, eau, lentilles vertes 14 %, riz basmati complet 12 %, oignons, huile d'olive, farine de soja 6 %, sauce soja (eau, graines de soja, blé, ferment *Aspergillus oryzae*), sel marin.

**Données nutritionnelles pour : 100 g**

• Valeur énergétique : 160 kcal
• Protéines : 7,1 g
• Glucides : 16,9 g, dont sucres : 2,2 g
• Lipides : 6,3 g, dont acides gras saturés : 1 g
• Fibres alimentaires : 3,3 g
• Sel : 2,225 g

## POIS CASSÉS À LA PAYSANNE BIO, JARDIN BIO'®

*La portion de 300 g nous apporte 12 g de protéines et 10,5 g de fibres, le tout avec peu de matière grasse ajoutée, des ingrédients de qualité et zéro additif.*

**Ingrédients :**

• Eau, pois cassés 24 %, carottes en morceaux 6,5 %, pommes de terre en morceaux 4 %, sel marin, oignons en morceaux, purée d'ail, huile de tournesol, persil, poivre noir.

**Données nutritionnelles pour : 100 g**

• Valeur énergétique : 74 kcal
• Protéines : 4 g
• Glucides : 9,6 g, dont sucres : 1 g
• Lipides : 1,2 g, dont acides gras saturés : 0,4 g
• Fibres alimentaires : 3,5 g
• Sel : 1,016 g

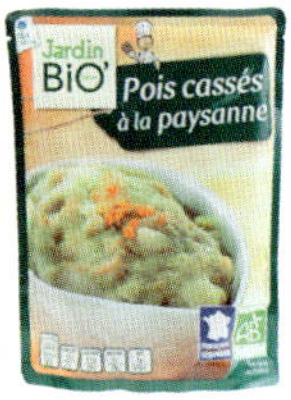


## LE BLÉ NATURE À L'HUILE D'OLIVE, EBLY®

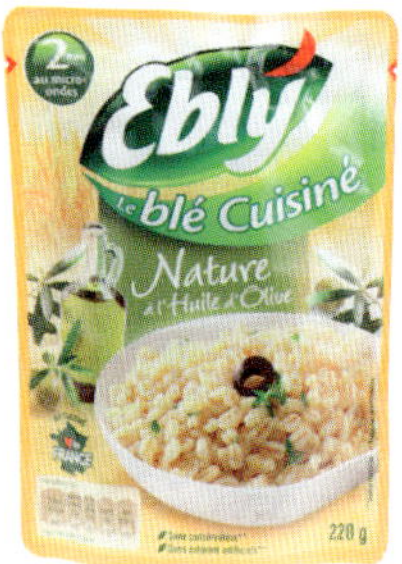


*Juste du blé, de l'huile d'olive et une petite portion de sel. Même si cuire du blé reste rapide, c'est un produit de dépannage de qualité.*

**Ingrédients :**

• Blé 97 %, huile d'olive 2 %, sel.

**Données nutritionnelles pour : 100 g**

• Valeur énergétique : 155 kcal
• Protéines : 4,7 g
• Glucides : 27,9 g
• Lipides : 2,7 g
• Sel : NI

## COQUILLETTES NATURE AVEC UNE NOIX DE BEURRE, PANZANI®

*4 additifs avec présence d'émulsifiants, d'un épaississant et d'un colorant... Mieux vaut prendre 5 minutes pour cuire soi-même ses coquillettes, surtout quand on voit la différence incroyable de prix entre le produit brut et le Doypack®...*

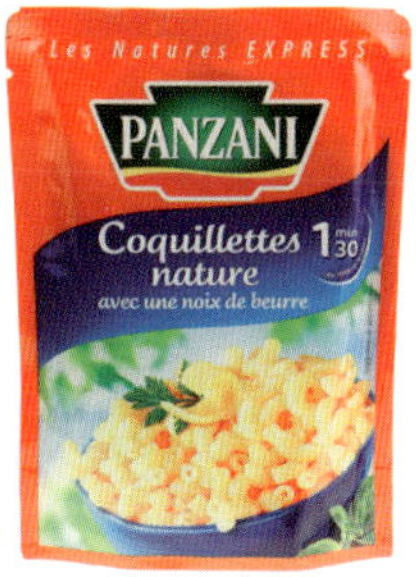


**Ingrédients :**

• Pâtes précuites 93 % (eau, semoule de blé dur, blanc d'œuf), eau, huile de tournesol, sel, beurre (lait 0,5 %), émulsifiants : E471 et E472e, épaississant : E412, colorant : lutéine, arôme naturel de poivre.

**Données nutritionnelles pour : 100 g**

• Valeur énergétique : 296 kcal
• Protéines : 9 g
• Glucides : 54 g, dont sucres : 0,6 g
• Lipides : 3,6 g, dont acides gras saturés : 1 g
• Fibres alimentaires : 4,4 g
• Sel : NI

## RIZ PAËLLA, UNCLE BEN'S®

*Avec seulement 4 % de poulet et 6 % de chorizo, ne comptez pas y trouver des morceaux...*

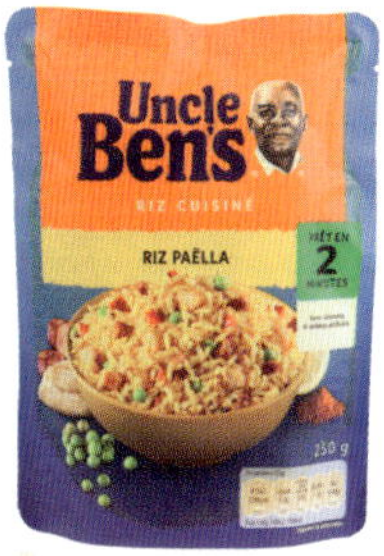


**Ingrédients :**

• Riz long grain précuit à la vapeur, 70 %, chorizo 6 % (porc, eau, fécules de pomme de terre, herbes, épices, sel, protéine de lait, colorant : extrait de paprika, ail, conservateur : nitrite de sodium) (contenant du lait), poivrons rouges, jus de citron, poulet assaisonné 4 % (blanc de poulet 85 %, eau, fécules de pomme de terre, sel), huile d'olive, petits pois 3 %, sauce poisson (extrait de poisson, sel, sucre), oignons en poudre, arômes naturels, ail, épices, extrait de levure, sel, extrait d'épices, safran.

**Données nutritionnelles pour : 100 g**

• Valeur énergétique : 167 kcal
• Protéines : 4,9 g
• Glucides : 26,6 g, dont sucres : 0,9 g
• Lipides : 4,2 g, dont acides gras saturés : 0,7 g
• Sel : 0,94 g

## RIZ À LA CANTONAISE EXPRESS, CARREFOUR®

*8 additifs avec de trop nombreux stabilisants, dont de la gélatine animale.*

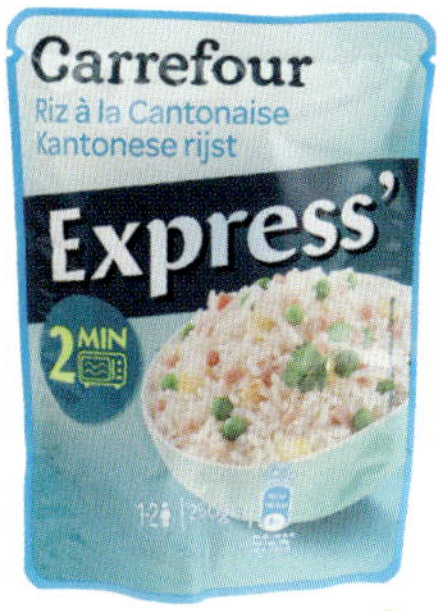


**Ingrédients :**

• Riz long étuvé précuit 80 %, dés de jambon 5,6 % (jambon de porc 4,8 %, eau, sel, stabilisants : triphosphates, diphosphates, carraghénanes, gélatine, arômes, dextrose, conservateurs : ascorbate de sodium et nitrite de sodium), œufs brouillés 5,6 % (œuf 2,1 %, blanc d'œuf 2,1 %, lait écrémé reconstitué, amidon de maïs modifié, lactose et protéines de lait, sel, acidifiant : acide citrique, épaississant : gomme xanthane), petits pois 4,4 %, huile de tournesol, oignons et oignons en poudre, sel, arômes naturels, épices.

**Données nutritionnelles pour : 100 g**

• Valeur énergétique : 135 kcal
• Protéines : 5,1 g
• Glucides : 22 g, dont sucres : 1,6 g
• Lipides : 2,4 g, dont acides gras saturés : 0,3 g
• Sel : 0,84 g

# SOUPES

*La soupe est un élément incontournable de nos repas d'hiver qui gagne peu à peu nos tables toute l'année avec la gamme grandissante de soupes froides ou gaspachos.*

Si elle est préparée maison, vous pouvez facilement en contrôler la composition, mais il devient plus difficile de consommer un bon produit quand on se tourne vers les produits du supermarché !
Du point de vue nutritionnel, la recette de base consiste à cuire des légumes à petits bouillons dans de l'eau avec des herbes, des épices et des aromates au choix.
Pendant cette cuisson, les éléments hydrosolubles des légumes vont se diffuser dans le bouillon de cuisson et on y retrouvera une grande quantité de composés aromatiques, mais également de minéraux, comme le calcium, le magnésium, le potassium, le fer, et de vitamines, comme la vitamine C et les vitamines du groupe B. Autre avantage, les fibres des légumes ainsi cuites et mixées sont rendues plus digestes et mieux tolérées par les intestins fragiles.
La soupe présente donc de nombreux atouts : elle participe à la couverture des apports en eau, en fibres, en vitamines et en minéraux. Peu calorique, elle est également un bon moyen de se rassasier dès le début du repas.
Dans les différents rayons du supermarché, on trouve des soupes :

- **En briques ou bouteilles**, ce sont celles qui sont les plus consommées. Soit longue conservation stérilisées UHT, soit au rayon frais et juste pasteurisées. Ces méthodes entraînent une perte vitaminique mais qui est souvent compensée par un enrichissement.
- **Déshydratées instantanées :** tous les aliments sont alors déshydratés par des procédés industriels et le contenu vitaminique est fortement abaissé. Pour permettre leur stabilité, les matières grasses utilisées sont souvent de l'huile de palme ou des graisses animales. Ces produits peuvent pourtant être peu gras et s'avèrent très pratiques à emporter.
- **Surgelées :** vous trouverez des soupes de légumes sans matières grasses ni féculents, voire, pour ceux qui le souhaitent, sans sel ajouté et qui sont portionnables. Ces produits sont très pratiques et se rapprochent le plus du fait maison.
- **Froides ou gaspachos :** ce sont des soupes glacées à base de légumes crus mixés, consommées aux beaux jours. Ces produits sont intéressants car leurs teneurs en vitamines sont plus importantes que les soupes chaudes de par l'utilisation de légumes crus.

## BOUILLON

**Les bouillons aux vermicelles, thaïs ou à la chinoise ont une place importante dans l'épicerie des supermarchés. Ils sont à classer à part, puisqu'ils ne sont finalement qu'un bouillon aromatique très salé, auquel sont ajoutés des petites pâtes ou des vermicelles de blé ou de riz et contiennent un très faible pourcentage de légumes. Il est difficile de trouver en rayon un produit qui ne présenterait ni sirop de glucose, ni huile de palme, ni exhausteur de goût… Ces bouillons vermicelles ne sont pas à intégrer chaque jour à votre alimentation et il reste préférable de les réaliser maison !**

## COMMENT LES CHOISIR ?

- Privilégiez d'abord les soupes les plus riches en légumes (légumes en première position dans la liste des ingrédients).
- Surveillez en parallèle la qualité des ingrédients. Plus la liste est courte, plus on limite les additifs et plus on se rapproche du fait maison. Évitez également les ajouts d'huile de palme ou de sirop de glucose-fructose.
- Les industriels utilisent différents épaississants : les gommes (xanthane) seront à privilégier par rapport aux amidons modifiés, amidons transformés de maïs, etc.
- Pour un produit raisonnable, vérifiez enfin les valeurs nutritionnelles et préférez celles qui apportent, pour 100 ml de soupe : moins de 1,5 g de lipides, 7 g de glucides maximum et moins de 45 kcal.

## LES PIÈGES

- Faites bien attention à l'appellation « riche en légumes » ou au pourcentage de légumes qui intègre souvent les pommes de terre.
- La soupe a généralement une faible valeur calorique. Payer plus cher pour des versions allégées ne présente que peu d'intérêt.
- Enfin, dans le même rayon, vous sont présentés des accompagnements tels que les croûtons : ceux-ci ne vous apportent que graisses et sucres en supplément ; ceux aux fromages n'en contiennent même pas, ou alors en poudre… Préférez ajouter quelques morceaux de pain de boulangerie que vous pouvez frotter à l'ail si cela vous plaît et du vrai fromage si la recette de votre soupe n'en contient pas !

## CONSEILS DE CONSOMMATION

- Pour préserver les fibres et vitamines des soupes, on prendra soin de les faire réchauffer à feu doux, sans jamais les faire bouillir.
- Pour les soupes déshydratées, préparez tout le sachet d'un coup : le remplissage des sachets se faisant ingrédient par ingrédient, par couches successives, n'en utiliser qu'une partie ne sera pas adapté.
- Ne resalez pas une soupe industrielle.
- Un bol ou une grande assiette de soupe (250-300 ml) peut remplacer une portion de légumes chaque jour.
- Même si certaines soupes contiennent un peu de viande ou de poisson, elles ne sont jamais suffisamment riches en protéines pour vous abstenir d'un complément. Pour un repas équilibré, il est important de compléter avec une portion de viande, poisson ou œufs, puis un laitage, un fruit de préférence cru et une portion de pain ou de féculents, sauf si la soupe contient déjà un féculent (vermicelles, par exemple).
- Attention aux choix des aliments : le repas constitué d'un potage (industriel), de fromage et de pain n'est pas idéal au quotidien car il ne combine que des aliments riches en sel !
- Enfin, il vous faudra rester vigilant quant à la fréquence de consommation des recettes gourmandes et identifiées comme grasses : crèmes de..., avec ajout de fromage, de lardons... Une consommation limitée à deux à trois fois par semaine semble raisonnable dans le cadre d'une alimentation équilibrée et variée.

### LES SOUPES DE POISSON

**Il s'agit à la base d'un mélange de poissons, de crustacés et de légumes. Aussi, comme pour les soupes de légumes, choisissez les recettes qui se rapprochent le plus du fait maison. Les produits qui ne font apparaître que des fumets de poissons reconstitués et/ou des extraits de crustacés sont à laisser en rayon. On regarde ensuite le pourcentage de poisson, en privilégiant ceux en contenant au moins 35 %. Les recettes régionales ou de conserveries locales sont ici pour une fois un gage de qualité ! Enfin, même s'il est possible de s'en passer, faites attention au choix de la rouille que vous ajouterez pour parfaire le goût : l'huile de colza ou de tournesol est préférable à l'huile de palme et 1 cuillerée à café suffit.**

**Pour un repas équilibré, comptez 250-300 ml de soupe de poisson avec une pincée d'emmental râpé, quelques croûtons maison, une belle portion de crudités, un fruit et une à deux tranches de pain.**

# SOUPES DE LÉGUMES

## VELOUTÉ DE SAISON ASPERGES-COURGETTES (RAYON FRAIS), CRÉALINE®

*Un produit qui se rapproche d'une recette maison, on regrette cependant les pommes de terre incluses dans la part de légumes.*

**Ingrédients :**

- Légumes 57 % (courgettes 25 %, pommes de terre, asperges 10 %), eau, crème fraîche, sel, amidon de riz. Peut contenir des traces de céleri et blé.

**Données nutritionnelles pour : 100 g**

- Valeur énergétique : 36 kcal
- Protéines : 1,1 g
- Glucides : 4,9 g
- Lipides : 1,1 g
- Sel : 0,69 g

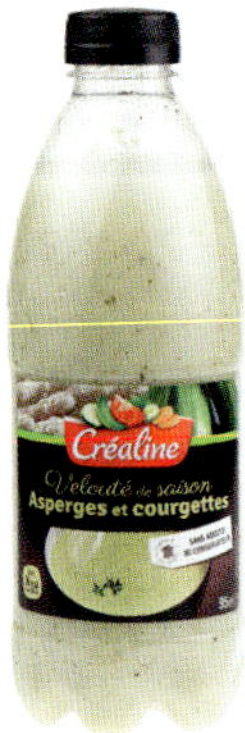


## SOUPE CONCENTRÉE, TOMATES À LA PROVENÇALE, SOUPISSIME INSTANT® (SACHET, RAYON ÉPICERIE), KNORR®

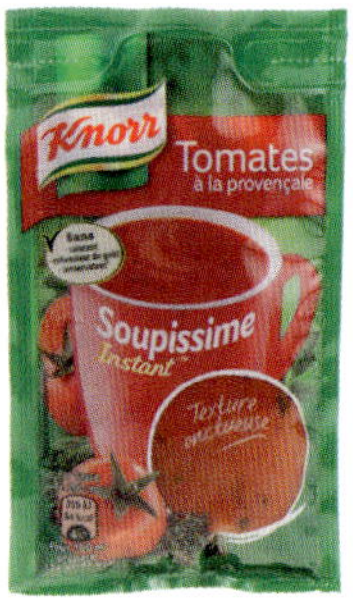


*Sans colorant, sans exhausteur de goût, avec 42 kcal aux 100 ml et surtout 0,53 g de sel, un bon produit.*

**Ingrédients :**

- Purée de tomates 54 %, eau, huile de colza, sucre, sel, lait en poudre écrémé, jus de citron concentré, extrait de levure, épice et aromates : 0,5 % (persil 0,2 %, poivre, ail, ciboulette 0,05 %, thym 0,05 %), fibre de tomate, oignon, jus de légumes concentrés (céleri, carotte, poireau, oignon), arôme. Tomate issue de l'agriculture durable.

**Données nutritionnelles pour : 100 g**

- Valeur énergétique : 41 kcal
- Protéines : 0,9 g
- Glucides : 4,9 g
- Lipides : 2,3 g
- Sel : 0,53 g

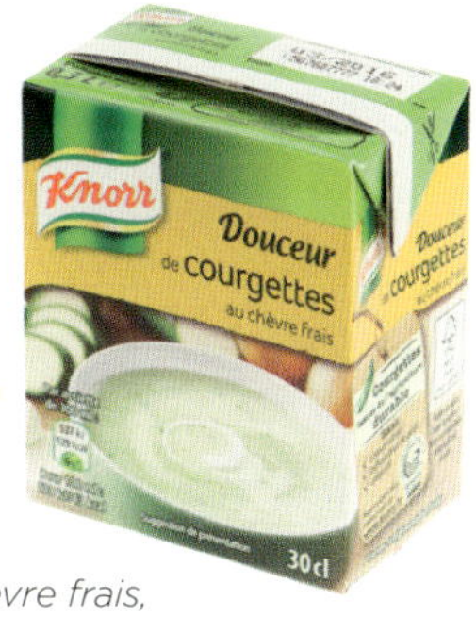


## DOUCEUR DE COURGETTES AU CHÈVRE FRAIS, KNORR®

*Seulement un tout petit peu plus de 25 % de légumes et 0,2 % de chèvre frais, présence de matière grasse végétale, on laisse en rayon.*

**Ingrédients :**

- Eau, légumes 35 % (courgette 25 %, oignon, pomme de terre, épinard), crème fraîche 5 %, amidon modifié, sucre, sel, huile d'olive vierge extra 0,4 %, arômes (dont blé), fromage fondu (fromage de chèvre, lactosérum, sel), fromage de chèvre frais : 0,2 %, extrait de levure, fécule de pomme de terre, poivre, matière grasse végétale. Traces : céleri, œuf.

## SOUPE À LA BOLOGNAISE (BRIQUE, RAYON ÉPICERIE), LIEBIG®

*Un produit à l'appellation originale : préférez des pâtes à la bolognaise et une soupe de bons légumes.*

**Ingrédients :**

- Eau, légumes : 43 % (purée de tomates à base de concentré 20 %, oignon 8 %, carotte, céleri-rave), préparation à base viande de porc et de bœuf 2,4 % (viande cuite de porc et de bœuf 2,2 %, chapelure (farine de blé, sel, levure, extrait de malt d'orge), sel, épices), vermicelle 1,3 % (farine de blé, blanc d'œuf), amidon transformé, sel, huile végétale, arômes, exhausteur de goût : glutamate de sodium, extraits naturels d'épices et aromates (dont poivre, laurier, thym).

**Données nutritionnelles pour : 100 g**

- Valeur énergétique : 31 kcal
- Protéines : 1,2 g
- Glucides : 4,2 g
- Lipides : 1 g
- Sel : 0,8 g

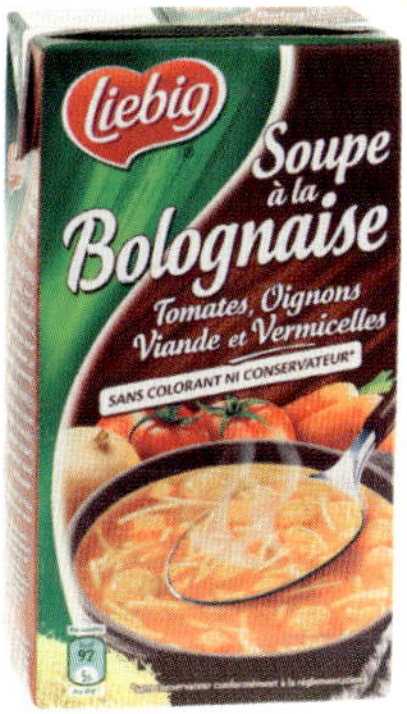

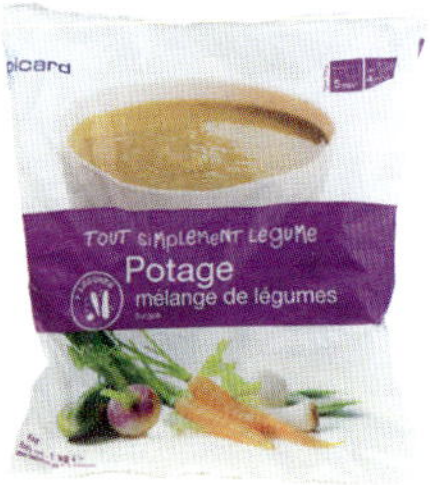


## POTAGE MÉLANGE DE LÉGUMES, PICARD®

*Un produit portionable à assaisonner à son goût (pauvre en sel : 0,03 g/100 g) : il a tout bon !*

**Ingrédients :**

• Légumes en proportions variables 56 % (poireau, courgette, carotte, navet, céleri en branche, haricot mange-tout, oignon), eau, farine de riz.

**Données nutritionnelles pour : 100 g**

• Valeur énergétique : 15 kcal
• Protéines : 0,6 g
• Glucides : 2,7 g
• Lipides : 0,2 g
• Sel : 0,03 g

## GAZPACHO À LA TOMATE, ALVALLE®

*Une recette simple où tous les aliments sont identifiables et une teneur en sel très correcte de 0,7 g pour 100 ml.*

**Ingrédients :**

• Tomate, poivron, concombre, oignon, huile d'olive vierge extra, eau, vinaigre de vin, sel, ail et jus de citron. Teneur en légumes : 93 %.

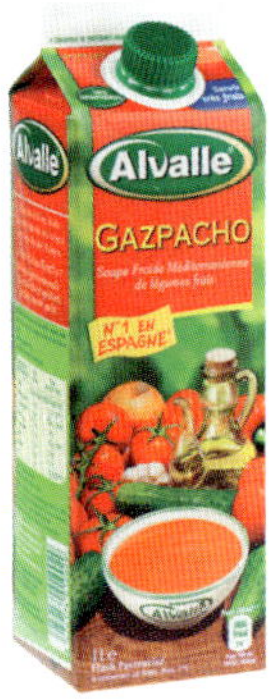


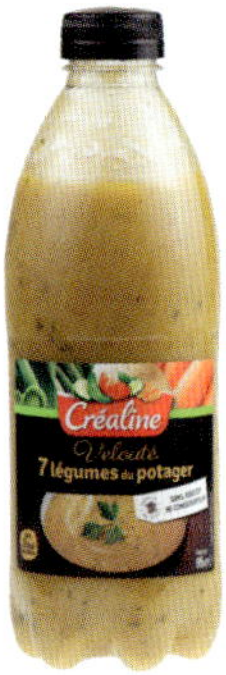


## VELOUTÉ 7 LÉGUMES DU POTAGER, CRÉALINE®

*Une recette simple comme on pourrait la préparer à la maison. L'apport en sel de 0,66 g/100 ml reste raisonnable et on apprécie l'absence d'amidon ajouté. On aurait simplement préféré que les pommes de terre ne soient pas incluses dans le pourcentage de légumes.*

**Ingrédients :**

• Légumes 52 % (carottes, pommes de terre, haricots verts, oignons, céleris branches, brocolis, poireaux), eau, sel, crème fraîche, persil.

**Données nutritionnelles pour : 100 g**

• Valeur énergétique : 25 kcal
• Protéines : 0,7 g
• Lipides : 0,5 g
• Sel : 0,66 g

## SOUPE INSTANTANÉE, MOULINÉ 7 LÉGUMES VERTS (SACHETS), ROYCO®

*Il s'agit surtout d'un mouliné de pommes de terre avec seulement 12,9 % de légumes, sans compter l'huile de palme, le sirop de glucose...*

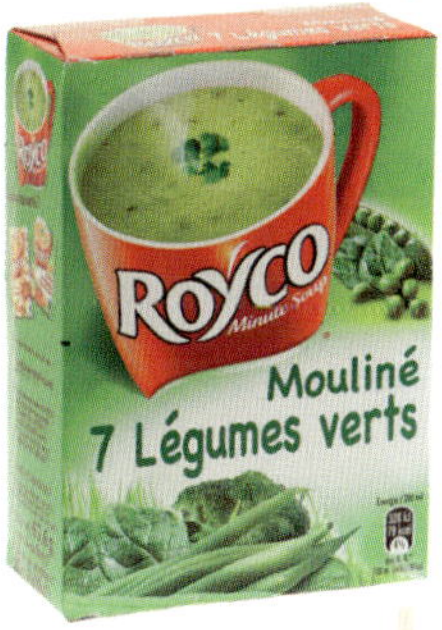


**Ingrédients :**

• Légumes 51 % dont légumes verts 12,9 % (pomme de terre, poireau, épinard, oignon, petits pois, chou, brocoli, haricot vert, cresson), huile de palme, amidon modifié de pomme de terre, sel, arômes (contient lait, orge, céleri), sirop de glucose, beurre en poudre, protéines de lait, cerfeuil, lait écrémé, persil, amidon de maïs, émulsifiant : E471, acidifiant : acide citrique, antioxydant : E320, farine de blé. Peut contenir des traces de soja.

**Données nutritionnelles pour : 100 g**

• Valeur énergétique : 37 kcal
• Protéines : 0,7 g
• Glucides : 4,5 g
• Lipides : 1,8 g
• Sel : 0,68 g

## GAZPACHO, CRÉALINE®

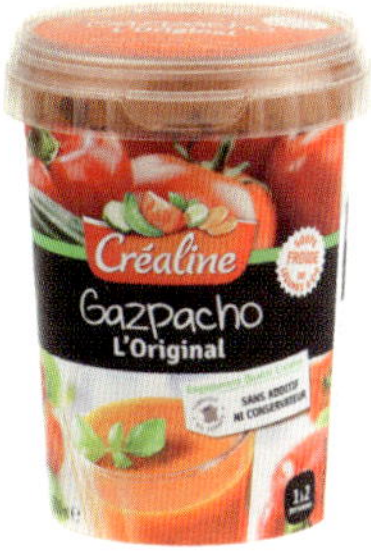


*Quantité de sel de 1,1 g pour 100 ml, soit suivant leur conseil 5,5 g par portion de 500 ml : c'est beaucoup trop !*

**Ingrédients :**

• Légumes 83 % (tomates, concombres, poivrons rouges, oignons), eau, huile d'olive, vinaigre de vin rouge, sel, amidon de riz, ail. Fabriqué dans un atelier qui utilise céleri, lait, blé, œuf.

• Jus de tomates 76 %, purée de poivrons 8 %, purée de concombre 8 %, purée d'oignons 2,7 %, huile d'olive vierge extra 3 %, vinaigre de vin, sel, ail, jus de citron.

**Données nutritionnelles pour : 100 g**

• Valeur énergétique : 36 kcal
• Protéines : 0,7 g
• Glucides : 2,8 g
• Lipides : 2,2 g
• Sel : 1,1 g

## VELOUTÉ GLACÉ DE CONCOMBRE À LA MENTHE, PICARD®

*Pour une soupe froide, il faut aussi être vigilant quant à la quantité de matières grasses : ici, ce velouté glacé en apporte 10 g pour 100 ml, c'est trop !*

**Ingrédients :**

• Concombre 68 %, crème liquide 9 % [crème (lait), stabilisant : carraghénanes], huile d'olive vierge extra 8,8 %, brunoise de concombre 8 %, échalote, eau, sel, menthe douce 0,48 %, ail, préparation à base de citron (jus concentré de citron et d'orange, pulpe de citron, correcteur d'acidité : acide citrique, extrait naturel de citron), poivre.

**Données nutritionnelles pour : 100 g**

• Valeur énergétique : 108 kcal
• Protéines : 0,7 g
• Glucides : 3,9 g
• Lipides : 10 g
• Sel : 0,61 g

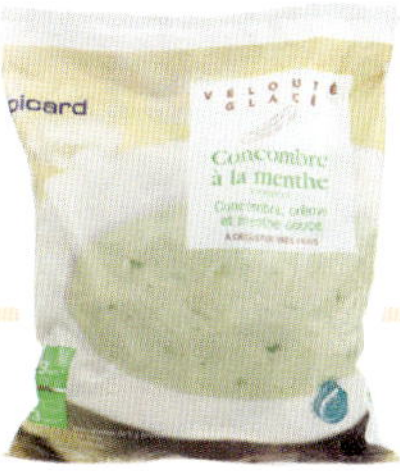

# BOUILLONS CUBES - PAPILLOTES

*Les bouillons cubes, fond de veau et autres aides culinaires sont des bouillons et autres jus de cuisson qui ont été réduits puis lyophilisés.*

*De légumes, de poule, de bœuf, sous forme de cubes, de sachets, secs ou surgelés, il en existe de toutes sortes. Leurs compositions sont souvent riches en additifs, en sel et en matières grasses.*

## COMMENT LES CHOISIR ?

On privilégie la liste d'ingrédients la plus courte et la plus simple possible. On fuit l'huile de palme et les sirops de glucose-fructose.

## LES PIÈGES

La présence d'huile de palme, les listes à rallonge d'additifs, les produits bio.

## CONSEILS DE CONSOMMATION

On essaie de ne pas les utiliser systématiquement pour cuisiner et on respecte bien les indications de reconstitution du produit. On ne sale pas sa préparation si on utilise ce type de bouillon.

# BOUILLONS CUBES - PAPILLOTES

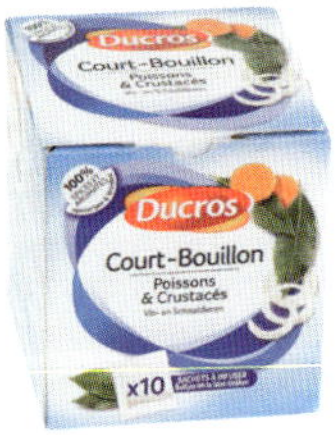


## COURT-BOUILLON POISSONS & CRUSTACÉS, DUCROS®

*Un court-bouillon maison simplement déshydraté et une teneur en lipides raisonnable, ça fait plaisir. On adhère !*

**Ingrédients :**

• Carotte déshydratée 31,6 %, sarriette, oignon déshydraté 10,5 %, ail déshydraté, graines de coriandre, poivre noir, piment de la Jamaïque, basilic, laurier 5,3 %, fenouil.

**Données nutritionnelles : NI**

## FOND DE VOLAILLE, PICARD®

*Une recette comme on en trouve dans les livres de cuisine, avec seulement 0,7 % de matières grasses et moins de 2 % de sel. Pensez aux aides culinaires surgelées !*

**Ingrédients :**

• Fond de poulet 79,8 % (eau, viande et os de poulet), eau, oignon, carotte, jus concentré de carotte (carotte, antioxydant : extrait de romarin), poireau, jus concentré de légumes (poireau, oignon, antioxydant : extrait de romarin), céleri, sel, graisse de poulet 0,2 % (grais de poulet, antioxydant : extrait de romarin), persil, extrait de poivre, plantes aromatiques.

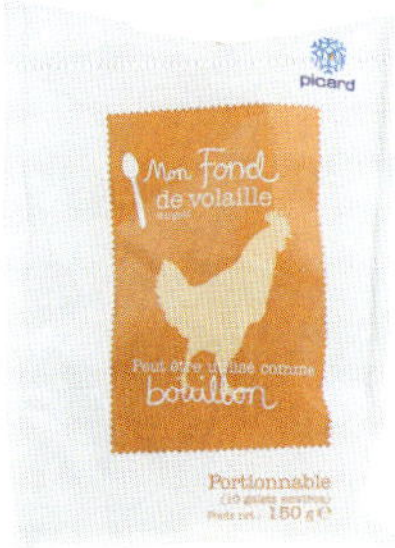


**Données nutritionnelles pour : 100 g**

• Valeur énergétique : 88 kcal
• Protéines : 18,2 g
• Glucides : 2 g, dont sucres : 2 g
• Lipides : 0,7 g, dont acides gras saturés : 0,2 g
• Fibres alimentaires : 0,4 g
• Sel : 1,85 g

## BOUILLON DE LÉGUMES BIO, KNORR®

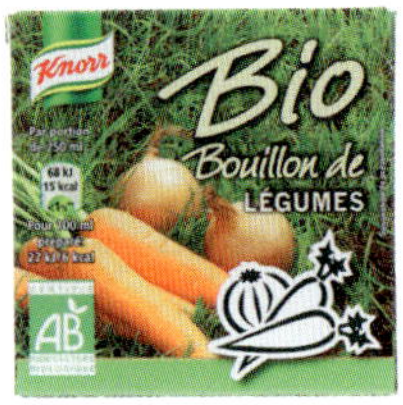


*Certes, on y trouve du sucre et de la matière grasse végétale, mais ce bouillon est bien le plus correct que nous ayons déniché dans cette gamme, ce qui mérite d'être souligné.*

**Ingrédients :**

• Sel, extrait de levure, matière grasse végétale, fécule, sucre*, légumes* : 5 % (oignons*, carotte*), épices et aromates* (livèche*, persil*, graines de céleri*, ail*, curcuma*, noix de muscade*), farine de blé*.

** Ingrédients issus de l'agriculture biologique.*

**Données nutritionnelles pour : 100 g**

• Valeur énergétique : 280 kcal
• Protéines : 12 g
• Glucides : 26 g
• Lipides : 14 g

## KUB OR®, MAGGI®

*Un des best-sellers de ce rayon, et pourtant, sa composition est loin d'être au rendez-vous. Du sirop de glucose et des additifs dont on ne connaît même pas l'existence, on va peut-être devoir redécouvrir le goût du riz nature !*

**Ingrédients :**

- Sel, sirop de glucose, huiles végétales, exhausteurs de goût : glutamate, guanylate et inosinate de sodium, arômes (blé, soja), sucre, oignon, acidifiant : acide citrique, ail, sucre caramélisé, graines de coriandre, extraits de poivre, de girofle et de céleri. Peut contenir des traces de lait, œuf, moutarde, sésame.

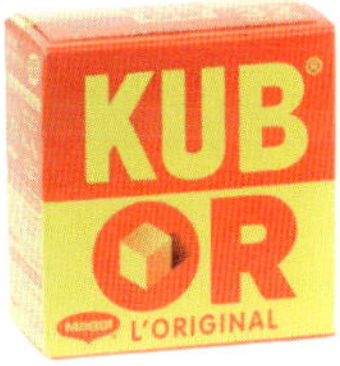


**Données nutritionnelles pour : 100 g**

- Valeur énergétique : 185 kcal
- Glucides : 21,3 g
- Lipides : 7,8 g

## BOUILLON FAIT TOUT 100 % VÉGÉTAL, KNORR®

*Ici, on est attiré par la mention « 100 % végétal », mais quelle déception à la lecture de ces ingrédients tous plus synthétiques les uns que les autres. On note également que le produit peut contenir du lait et de l'œuf, ce qui surprend pour un produit 100 % végétal...*

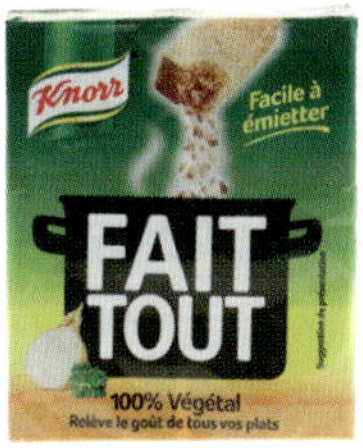


**Ingrédients :**

- Sel, exhausteurs de goût : glutamate, inosinate et guanylate de sodium, graisse de palme, amidon, maltodextrine, oignon 5,5 %, sucre, épices et aromates (ail, graines de céleri, poivre, laurier, livèche), extrait de levure, acidifiant : acide citrique, jus de légumes concentré (céleri, carotte, poireau, oignon), caramel, bolet. Peut contenir : blé, lait, œuf.

**Données nutritionnelles pour : 100 g**

- Valeur énergétique : 260 kcal
- Protéines : 9 g
- Glucides : 23 g
- Lipides : 14 g

## PAPILLOTES SPÉCIAL POÊLE POUR SAUMON, ANETH ET JUS DE CITRON, MAGGI®

*Très pratique, ce type de papillotes fait un carton... à tort ! De l'huile de palme et plus de 33 % de matières grasses, on s'abstient.*

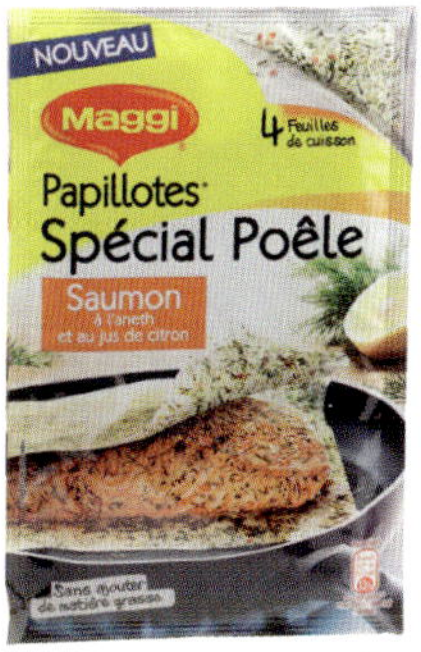


**Ingrédients :**

- Sel, huile de palme, plantes aromatiques : ail, aneth 4,4 %, persil, huile de tournesol, légumes : oignon, tomates, arôme blé, acidifiant : acide citrique, sucre, fibre de pois, jus de citron concentré 0,7 %, poivre, curcuma, antioxydant : extraits de romarin.

**Données nutritionnelles pour : 100 g**

- Valeur énergétique : 309 kcal
- Glucides : 61,4 g
- Lipides : 33,7 g, dont acides gras saturés : 13,7 g
- Fibres alimentaires : 5,8 g

# CONSERVES

*La mise en conserve, ou* appertisation *(du nom de son inventeur Nicolas Appert), est une méthode de préservation des aliments qui consiste à les mettre dans des récipients rendus étanches à l'air puis chauffés pour détruire les micro-organismes pathogènes. En raison des risques d'intoxication alimentaire, une des meilleures façons de mettre en conserve la plupart des aliments reste de les soumettre à une température élevée (généralement de 110 °C à 120 °C) pendant le temps nécessaire à la destruction ou l'inactivation des micro-organismes. Les aliments mis en conserve ainsi soumis à de hautes températures sont les légumes, la viande, les fruits de mer, la volaille et les produits laitiers. Les seuls aliments qui peuvent être mis en conserve sans subir de traitement thermique élevé sont ceux qui sont naturellement acides, comme les fruits, ou d'autres auxquels de l'acide est alors ajouté.*

*Les qualités organoleptiques des aliments sont altérées lors de l'appertisation. Ceci est dû aux conséquences du traitement thermique qui dénature certaines molécules.*

*Les conserves appertisées se font dans n'importe quel contenant pourvu que celui-ci soit parfaitement étanche et qu'il puisse subir le traitement thermique adéquat à la destruction ou l'inhibition totale des micro-organismes, toxines ou enzymes dont la multiplication altérerait l'aliment conservé.*

# FRUITS AU SIROP

*Il s'agit de fruits pelés, dénoyautés et éventuellement coupés, baignant dans un jus sucré que l'on pourra conserver grâce à ce système d'appertisation.*

*Les variétés les plus connues sont les demi-poires, les oreillons de pêches ou d'abricots, l'ananas en tranches ou en dés et les « salades de fruits », mais il n'est plus rare aujourd'hui de découvrir dans ce rayon un bien plus large choix de fruits allant de la griotte à la mangue en passant par la fraise.*

## COMMENT LES CHOISIR ?

On essaie de les choisir les plus naturels possible, sans colorant, conservateur, correcteur d'acidité, etc., et si possible, étant donné qu'il s'agit de fruits et qu'ils contiennent donc déjà des glucides, sans ajout de sucre !

## LES PIÈGES

Avec un produit simple et une gamme peu élargie, les pièges sont peu nombreux. On retiendra de se méfier de la fameuse appellation « au sirop léger », qui bien souvent cache malgré tout un ajout de sucre, voire pire : de sirop de glucose-fructose !

## CONSEILS DE CONSOMMATION

Le Programme national nutrition santé (PNNS) recommande de consommer 5 fruits ou légumes par jour. Une portion de fruits au sirop peut tout à fait s'intégrer à cette proposition. Les fruits au sirop ont l'avantage de se conserver longtemps, qu'ils soient en bocaux ou en conserves et se stockent facilement. Ils sont également peu chers et peuvent tout à fait remplacer les fruits frais s'ils sont égouttés et consommés sans le sirop.

À la place d'un fruit frais, vous pouvez consommer 2 oreillons de pêche, 2 demi-poires, 6 litchis, 4 demi-abricots, 4 demi-prunes, 100 g de macédoine de fruits, 100 g de fruits rouges ou 80 g de griottes.

# FRUITS AU SIROP

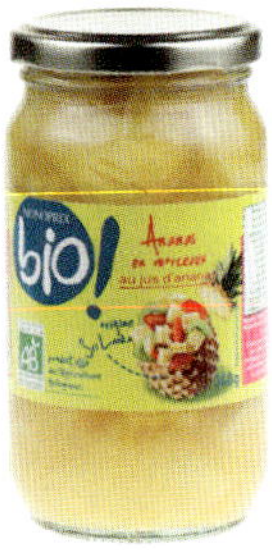


## ANANAS EN TRANCHE AU JUS D'ANANAS (OU MANGUE), MONOPRIX BIO !®

*Rien à redire avec ce produit parfait, un fruit bio dans son jus sans ajout de sucre ni d'additif. Idéal pour consommer des fruits exotiques peu chers toute l'année.*

## ANANAS EN MORCEAUX AU JUS, DEL MONTE®

*Aussi simple que le précédent dans sa composition, seule différence : il n'est pas bio.*

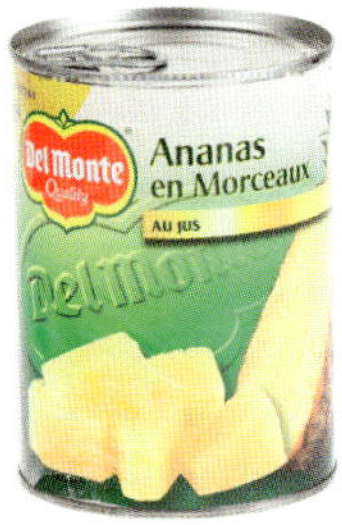


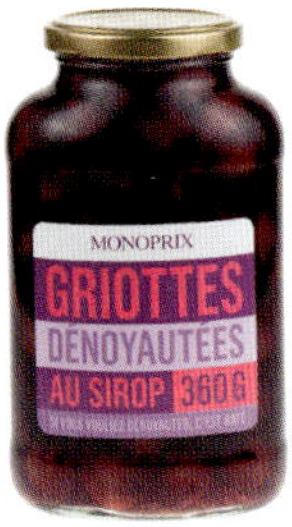


## GRIOTTES DÉNOYAUTÉES AU SIROP, MONOPRIX®

*Une composition très simple : le fruit, de l'eau et du sucre, aucun additif, pas même de colorant, ce qui est rare avec les cerises.*

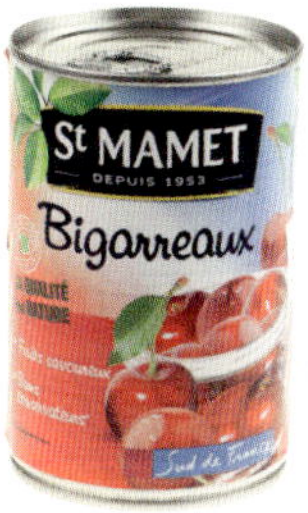


## CERISES BIGARREAUX, SAINT-MAMET®

*De la même façon, on retrouve ici le sirop de glucose-fructose que l'on cherche à fuir et le colorant E127 alors que l'on sait qu'il n'est pas indispensable.*

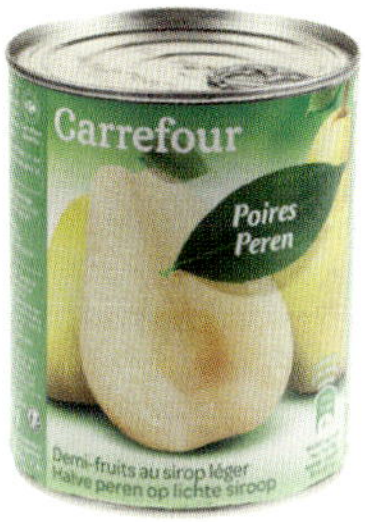


## POIRES DEMI-FRUITS AU SIROP LÉGER, CARREFOUR®

*On est vite tenté de choisir ces poires au « sirop léger », pensant qu'elles sont meilleures pour la santé. Belle erreur ! Il ne s'agit pas d'un jus de poires mais d'un sirop industriel réalisé avec du sirop de glucose-fructose et un acidifiant. À éviter !!*

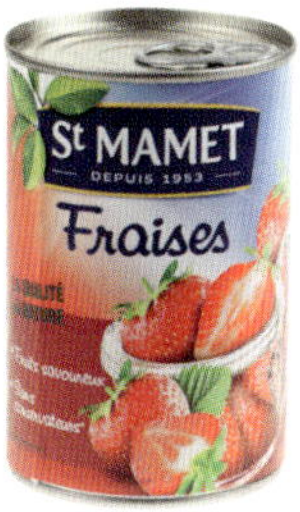


## FRAISES, SAINT-MAMET®

*Avec ce produit, on s'éloigne du simple fruit conservé dans un jus sucré avec une adjonction de colorant et d'affermissant.*

# COMPOTES

*Il s'agit de fruits seuls ou mélangés, cuits et mixés avec ou sans adjonction de sucre. On les trouve en bocaux de 500 g ou 1 kg, en pots individuels de 90 à 100 g ou en petites gourdes à emporter, le rayon conserves des compotes est particulièrement développé. À cela s'ajoutent les compotes du rayon frais que nous traiterons également ici pour une meilleure cohérence dans la comparaison des produits.*

## COMMENT LES CHOISIR ?

La priorité reste de choisir de VRAIES compotes et non des pseudo-desserts à base de fruits... On choisit des compotes « sans sucres ajoutés », ou à défaut « allégées en sucres ». Le parfum importe peu, il s'agit là d'une affaire de goût. Attention cependant aux pomme-banane et pomme-châtaigne bien plus sucrées. On fuit le sirop de glucose-fructose et on évite au maximum les additifs.

## LES PIÈGES

Les compotes qui n'en sont pas et les compotes sucrées avec du sirop de glucose-fructose.

## CONSEILS DE CONSOMMATION

Le PNNS recommande de consommer 5 fruits ou légumes par jour. 100 g de compote peuvent tout à fait s'intégrer dans ce programme. Attention cependant à ne pas consommer uniquement des fruits sous cette forme, car ici le fruit est cuit dans un jus et la vitamine C est peu, voire plus du tout présente.
Par ailleurs, il peut être utile de rappeler, notamment pour les enfants en bas âge, que les compotes pomme-banane et pomme-coing sont intéressantes en cas de diarrhée et que, a contrario, les compotes pomme-pruneaux sont à favoriser en cas de transit paresseux.

Enfin, avec plus de 10 résidus de pesticides sur les pommes (sans compter ceux sur les autres fruits...), la consommation de compotes bio présente un réel attrait ! Il apparaît également évident qu'une compote maison sans sucres ajoutés sera de meilleure qualité organoleptique et nutritionnelle, et plus économique.

# COMPOTES DE POMMES NATURE

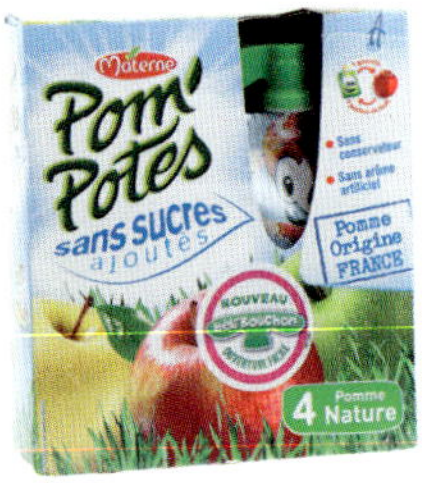


## LES POM'POTES® SANS SUCRES AJOUTÉS, MATERNE®

*On apprécie ces compotes au naturel avec juste le fruit et des arômes naturels. Aucun sucre ajouté et aucun additif.*

## POMME DESSERT FRUITIER SANS SUCRES AJOUTÉS, CHARLES & ALICE®

*De la même façon, juste des pommes à 99,9 % et du jus de citron pour l'acidité. On note également une adjonction de vitamine C, intéressante car cette vitamine, déjà peu présente dans la pomme crue, est détruite à la cuisson.*

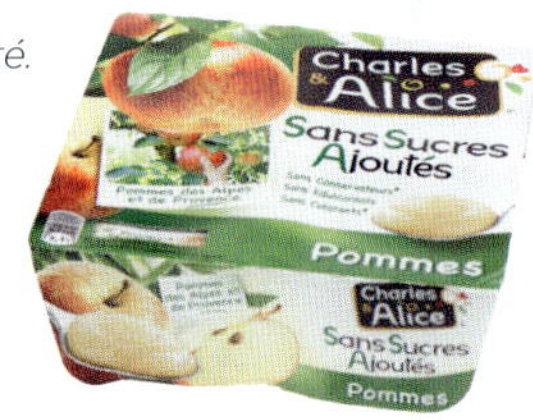


## PURÉE DE FRUITS POMME, BLÉDINA®

*C'est au rayon bébé qu'il faut se rendre pour trouver des compotes simples sans additifs, ici 99,9 % de pomme et de la vitamine C. Cette compote a tout bon ! Attention, toutefois, les pots font 130 g.*

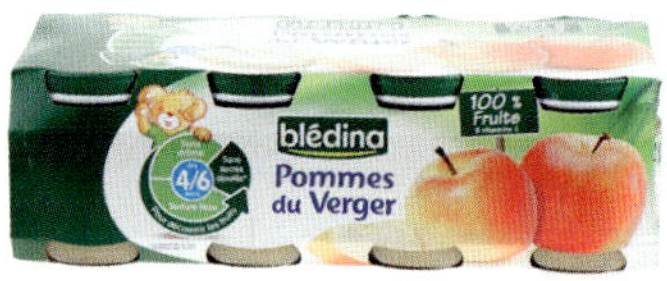

## DESSERT DE POMMES, CARREFOUR®

*Cette compote n'est pas catastrophique mais tout de même moins bien par rapport au reste du rayon. On trouve ici du sucre, un correcteur d'acidité et un antioxydant.*

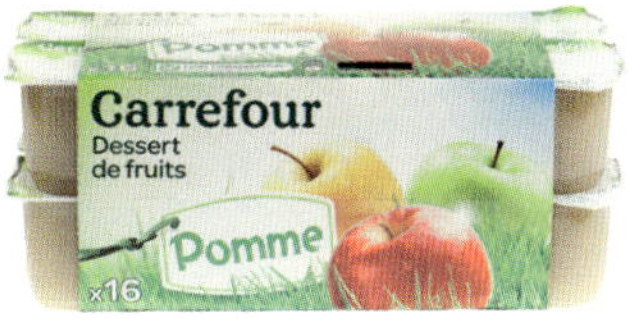


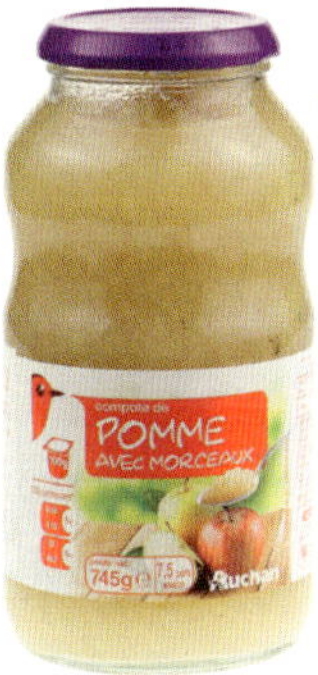


## COMPOTE DE POMMES AVEC MORCEAUX, AUCHAN®

*Alors que la recette de la compote est très simple, la liste des ingrédients est ici un peu longue... Elle commence pourtant très bien avec des pommes épluchées et étrognées, on s'attend ainsi à une compote de qualité, cependant, les pommes ne sont présentes qu'à 85 % et, dans les 15 % restants, on trouve n'importe quoi, du sucre, du sirop de glucose-fructose, un antioxygène et un correcteur d'acidité... Ça se passe de commentaire.*

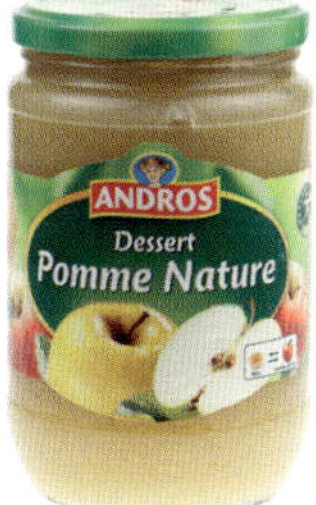


## DESSERT POMME NATURE, ANDROS®

*Comme pour la compote Auchan®, peu de fruit (88 %), sucre, sirop de glucose-fructose et un antioxydant.*

# COMPOTES DE POMMES ET FRUITS

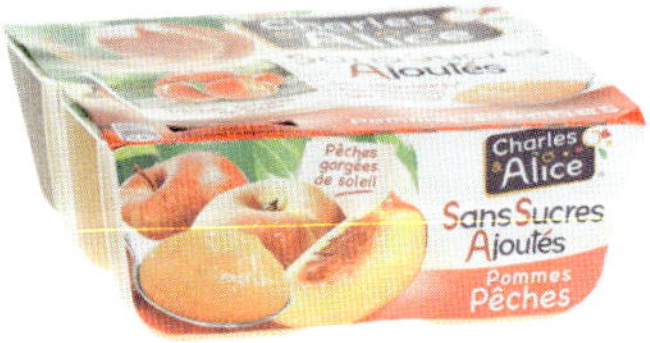


## COMPOTE DE PÊCHES SANS SUCRES AJOUTÉS, CHARLES & ALICE®

*Tout bon pour cette compote double goût avec 99,9 % de fruit et de la vitamine C. Sans édulcorant, sans conservateur ni colorant.*

## PURÉE DE FRUITS POMME PRUNEAU, MOTS D'ENFANTS, LECLERC MARQUE REPÈRE®

*De la même façon, 99 % de fruits et de la vitamine C. Rien à dire!*

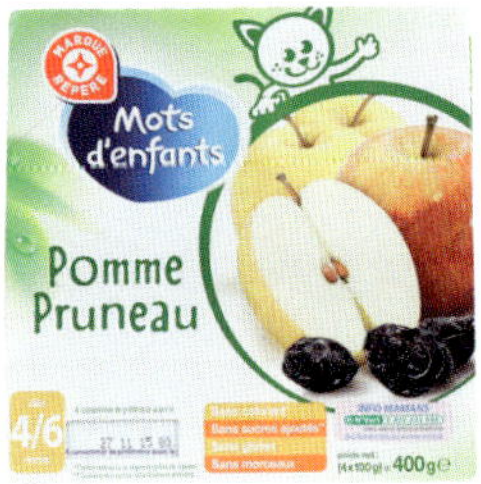


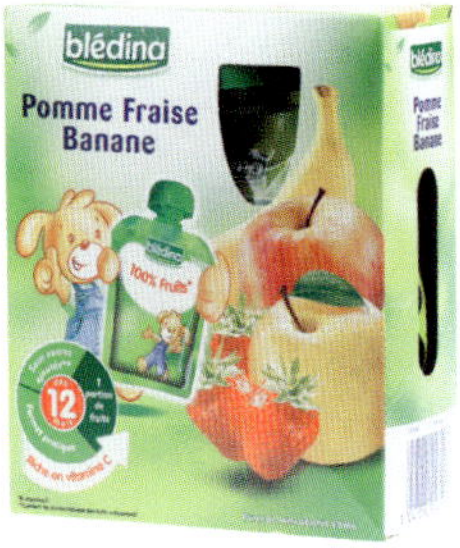


## COMPOTE POMME FRAISE BANANE SANS SUCRES AJOUTÉS, BLÉDINA®

*Comme pour les compotes de pommes seules, on retrouve au rayon bébé des compotes avec seulement du fruit et une pointe de vitamine C. Le pot de 130 g est intéressant.*

## COMPOTE POMME-FRAMBOISE SANS SUCRES AJOUTÉS, TAILLEFINE®

*Attention à ces compotes qui se veulent sans sucres ajoutés, ce qui est plutôt une bonne idée, mais auxquelles on a ajouté des édulcorants pour augmenter le goût sucré.*

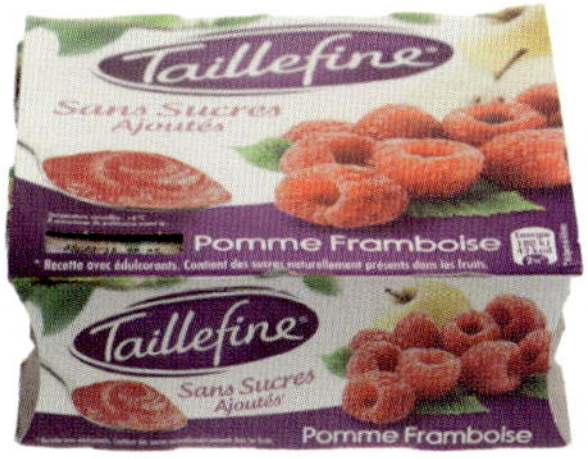


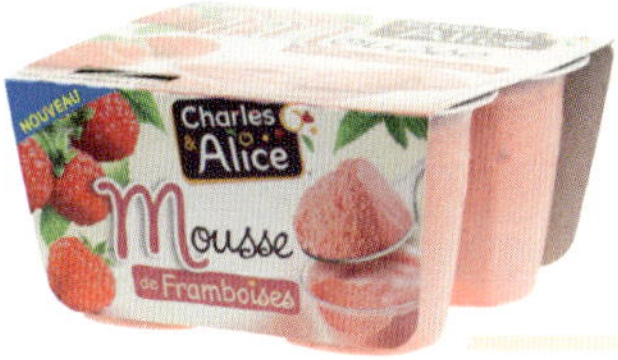


## MOUSSE DE FRAMBOISES (D'ABRICOTS, DE POMMES, DE CITRONS, DE POIRES), CHARLES & ALICE®

*On ne pensait pas pouvoir être déçus par cette marque et pourtant, ici, on retrouve seulement 69 % de fruits, de la crème pour un apport en graisse, de la gélatine de bœuf et plus de 3 additifs... Un désastre !!*

## LIÉGEOIS POMME-ABRICOT COULIS DE FRAMBOISES, ANDROS®

*Dommage de ne pas s'en tenir à la recette de base de la compote. On obtient ici un dessert à moins de 80 % de fruits, de la crème et une liste d'additifs au complet avec gélifiant, antioxydant et correcteur d'acidité... On est loin du dessert initial.*

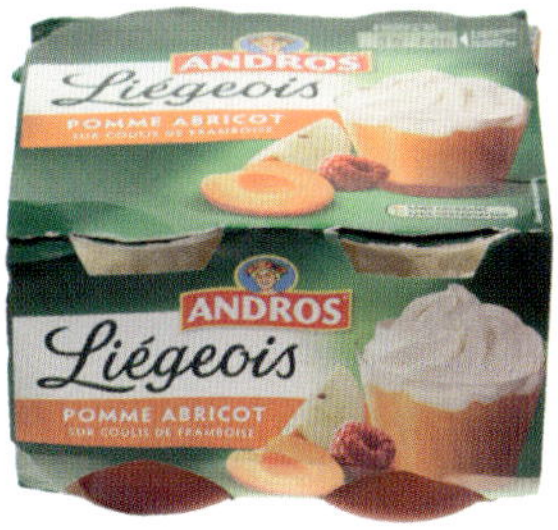

# LÉGUMES EN CONSERVE

*Il s'agit de légumes seuls ou mélangés, au naturel ou cuisinés, stockés en bocaux ou en conserves. Ce rayon est très diversifié et permet d'équilibrer et de varier son alimentation en consommant régulièrement des légumes à bas prix.*

*Attention, toutefois, car ces légumes sont relativement salés du fait de leur jus de conservation et pauvres en vitamines en raison de leur cuisson à très haute température.*

## COMMENT LES CHOISIR ?

En priorité « au naturel ». Les seuls défauts que l'on relève demeurent la teneur en sel et la présence de plusieurs acides a priori présents pour des raisons techniques de conservation.
On réserve les légumes cuisinés « en cas de besoin » et on privilégie ceux apportant moins de 5 % de MG.

## LES PIÈGES

Ils sont peu nombreux : la présence d'additifs sous forme d'acides en tout genre et pour les légumes cuisinés, la teneur en lipides, parfois bien supérieure à 5 %.

## CONSEILS DE CONSOMMATION

Le PNNS recommande de consommer 5 fruits ou légumes par jour. Une portion de légumes en conserve peut tout à fait s'intégrer à cette proposition.
Comme de nombreux produits en conserve, les légumes appertisés sont riches en sel, veillez à bien les rincer à l'eau claire avant préparation ou consommation.

## COULIS DE TOMATES, PULPE DE TOMATES, TOMATES PELÉES, ETC.

Pour le coulis de tomates, on note des compositions très correctes et homogènes pour toutes les marques, à savoir de la purée de tomates plus ou moins réduite (7 à 11 %) avec un ajout de sel. Il serait ainsi intéressant de les démarquer en fonction de leur teneur en sel, malheureusement cette valeur n'est que trop rarement précisée sur les emballages. On retient cependant le Tomacouli® de chez Panzani® avec 100 % de tomates et aucun sel ajouté.

Pour les tomates pelées et la pulpe de tomates, ça se complique. On retrouve malheureusement du sel, mais également des acidifiants ou un correcteur d'acidité et des affermissants. Une préférence pour les tomates entières pelées Le Cabanon® avec 100 % de tomates et une pointe d'acide citrique et pour la pulpe de tomates de Provence de Bio Carrefour® avec 99 % de tomates romaines et du sel marin non raffiné de Guérande.

# LÉGUMES NATURE

*Les légumes nature sont à peu près équivalents, on a choisi de mettre en avant les conserves sans acidifiant ni antioxydant. Dommage de ne pas avoir sur les emballages la teneur en sel de chaque produit.*

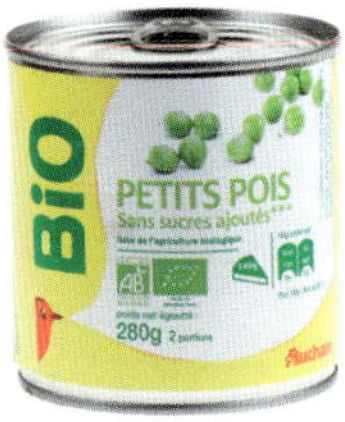


## PETITS POIS EXTRA-FINS BIO, MIEUX VIVRE BIO AUCHAN®

*Un produit sans surprise pour une conserve, le légume, de l'eau et du sel. Avec un petit plus : il s'agit de légumes bio.*

## HARICOTS VERTS BIO, D'AUCY®

*Un produit également sans surprise pour une conserve, le légume, de l'eau et du sel de mer. Avec un petit plus : il s'agit de légumes bio.*

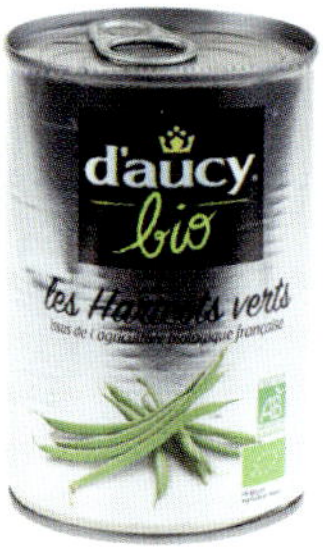


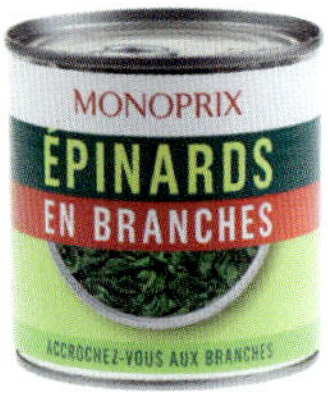


## ÉPINARDS EN BRANCHES, MONOPRIX®

*Un produit sans surprise pour une conserve, le légume, de l'eau et du sel.*

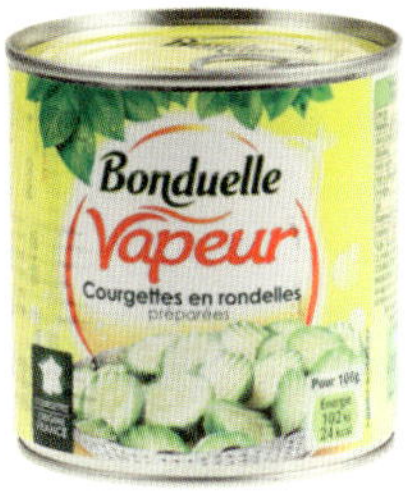


## COURGETTES EN RONDELLES PRÉPARÉES VAPEUR, BONDUELLE®

*Un assaisonnement léger mais trois acides en prime, probablement non indispensables...*

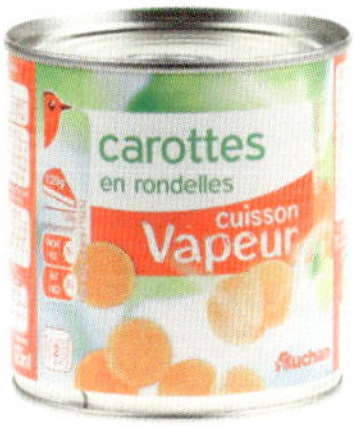


## CAROTTES EN RONDELLES CUISSON VAPEUR, AUCHAN®

*Des légumes en conserve, mais pas que... Alors que les carottes sont connues pour être légèrement sucrées, on retrouve ici un ajout de sucre et deux additifs.*

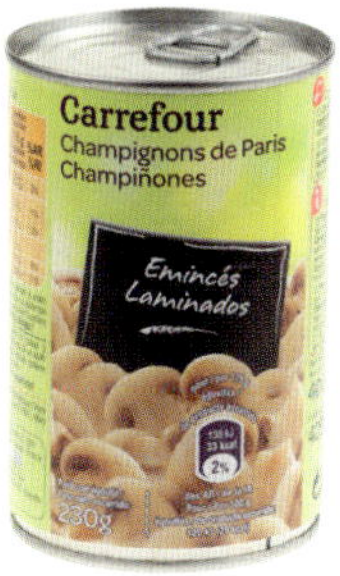


## CHAMPIGNONS DE PARIS ÉMINCÉS, CARREFOUR®

*Une composition pas catastrophique mais on relève la présence d'un antioxydant et d'un acidifiant quand d'autres conserves n'en présentent pas.*

# LÉGUMES CUISINÉS

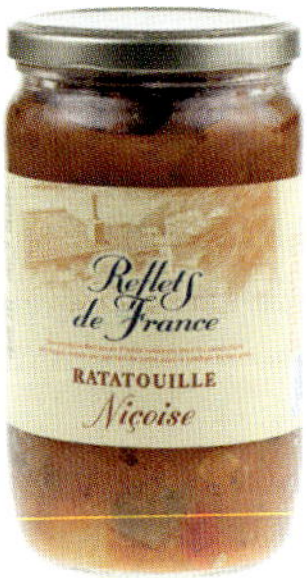


## RATATOUILLE NIÇOISE, REFLETS DE FRANCE®

*Une liste d'ingrédients triés sur le volet sans additifs, avec 28 % de courgettes en tête de liste et non pas de la tomate, ce qui mérite d'être relevé. Le choix des huiles est également très bon, avec des huiles d'olive, de colza et de tournesol, et deux fois plus d'huile d'olive. Le tout pour moins de 4 % de MG, parfait !*

## LA PROVENÇALE À POÊLER, BONDUELLE®

*Une poêlée en conserve, plutôt novateur avec 2 % de MG, 92 % de légumes et de l'huile d'olive. À adopter !*

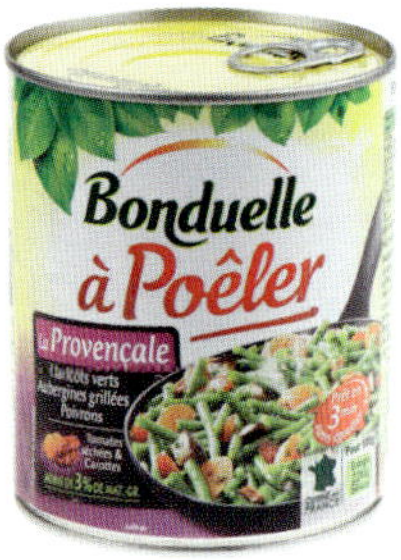


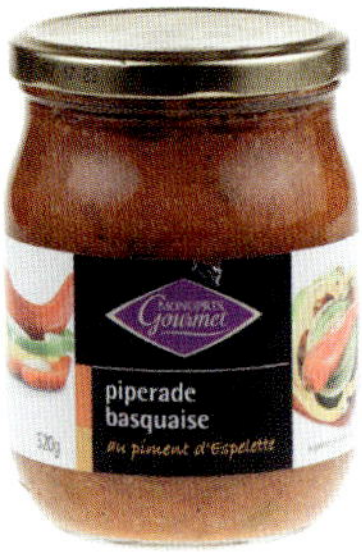


## PIPERADE BASQUAISE AU PIMENT D'ESPELETTE, MONOPRIX GOURMET®

*Une recette proche de la recette d'origine, sans additifs, avec des légumes et de la graisse de canard tout en restant raisonnable sur les lipides avec 5 % de MG.*

## RISTE D'AUBERGINE TOMATES ET POIVRONS, MONOPRIX GOURMET®

*Pas d'additifs et des huiles d'olive et de tournesol, mais cette préparation affiche tout de même 11 % de MG, ce qui est conséquent alors qu'il s'agit uniquement d'un plat à base de légumes.*

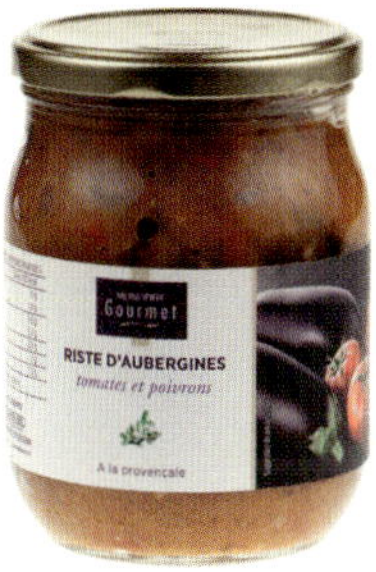


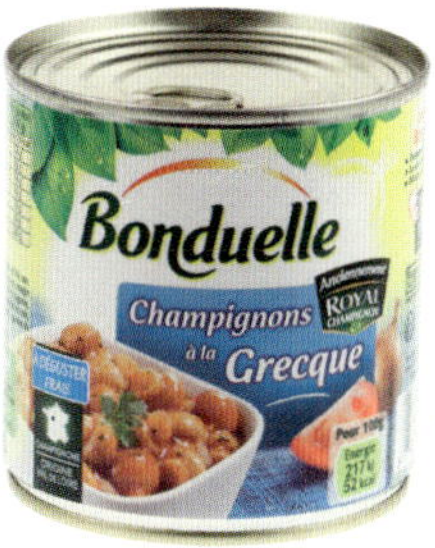


## CHAMPIGNONS À LA GRECQUE, BONDUELLE®

*Alors que le choix des huiles reste correct (colza et tournesol), on est vite déçu par l'ajout de sucre, la présence d'amidon modifié, d'arôme et d'épaississant.*

## TAJINE DE LÉGUMES GRILLÉS CORIANDRE ET RAISINS SECS, CASSEGRAIN®

*Des ingrédients corrects et sans additifs certes, mais une préparation avec ajout de sucre et des valeurs nutritionnelles records avec 9 % de sucres simples et 10,7 % de lipides !*

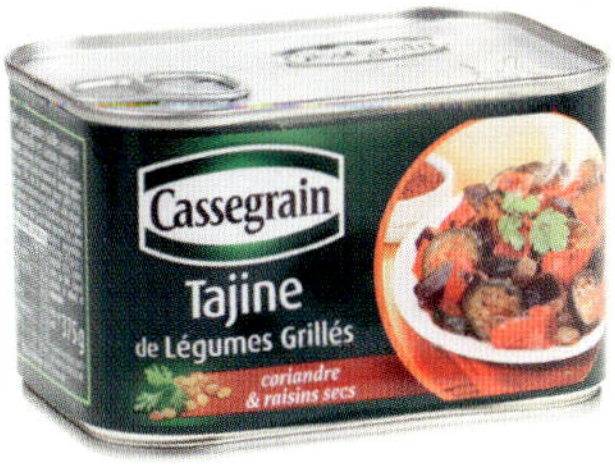

# FÉCULENTS EN CONSERVE

*Il s'agit de légumineuses, de maïs, de châtaignes ou de pommes de terre, seuls ou mélangés, au naturel ou cuisinés, stockés en bocaux ou en conserves. Ce rayon est très diversifié et permet d'équilibrer et de varier son alimentation avec une préparation rapide. En effet, les légumes secs qui présentent un temps de trempage et une cuisson longue sont ici déjà cuits et demandent simplement à être réchauffés.*

## COMMENT LES CHOISIR ?

En priorité « au naturel ». Les seuls défauts que l'on relève demeurent la teneur en sel et la présence de plusieurs acides, a priori présents pour des raisons techniques de conservation.
On réserve les produits cuisinés « en cas de besoin » et on privilégie ceux apportant moins de 5 % de MG.

## LES PIÈGES

Ils sont peu nombreux : la teneur en sel, voire en sucre pour le maïs et pour les produits cuisinés, la teneur en lipides, parfois bien supérieure à 5 %.

## CONSEILS DE CONSOMMATION

Le PNNS recommande de consommer des féculents à chaque repas. Une portion de féculents en conserve peut tout à fait s'intégrer à cette proposition.
Comme de nombreux produits en conserve, les féculents appertisés sont riches en sel, veillez à bien les rincer à l'eau claire avant préparation ou consommation.

# FÉCULENTS NATURE

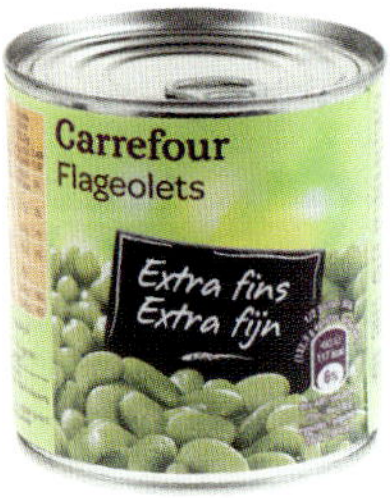


## FLAGEOLETS EXTRA-FINS, CARREFOUR®

*Le produit pur : des flageolets avec du sel pour la conservation et c'est tout. Rien à redire.*

## MAÏS DOUX SANS OGM ET SANS SEL AJOUTÉ, GÉANT VERT®

*Le produit rien que le produit. Ici, le maïs est non seulement conservé sans sel ajouté – ce qui est particulièrement rare au rayon conserves –, mais il est aussi précisé qu'il s'agit bien de maïs sans OGM, ce qui n'est malheureusement pas le cas de beaucoup de boîtes de maïs…*

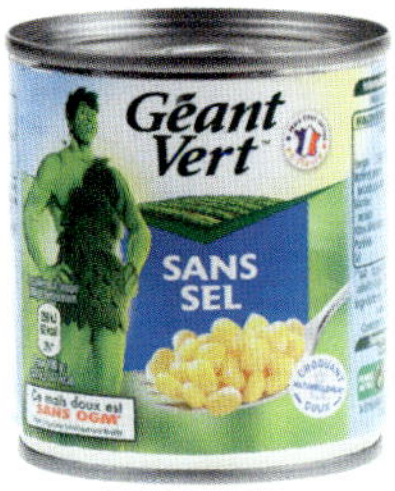


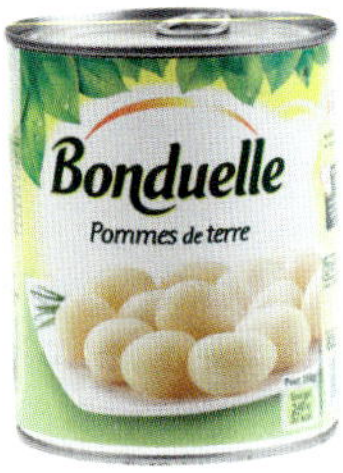


## POMMES DE TERRE, BONDUELLE®

*Le produit pur : des pommes de terre avec du sel pour la conservation et c'est tout. Rien à redire.*

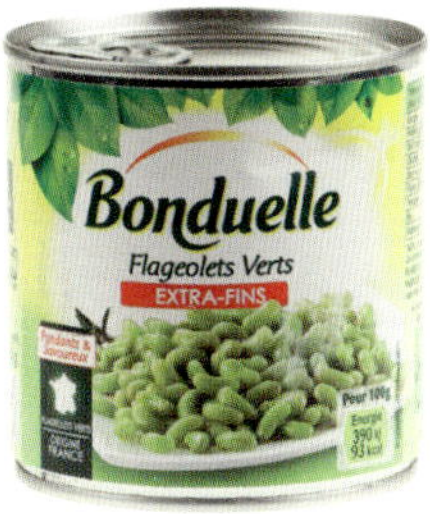


## FLAGEOLETS VERTS EXTRA-FINS, BONDUELLE®

*Ici, on a voulu rehausser les flageolets avec un bouillon, malheureusement on y « gagne » des arômes et un exhausteur de goût absolument pas indispensables.*

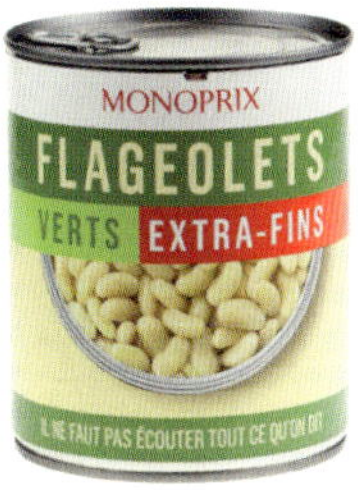


## FLAGEOLETS VERTS EXTRA-FINS, MONOPRIX®

*Des flageolets et du sel pour la conservation, très bien, on a vu ça ailleurs, alors pourquoi rajouter ici inutilement un affermissant ?*

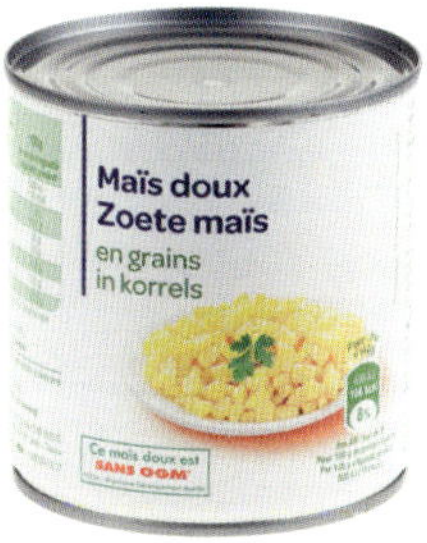


## MAÏS DOUX EN GRAINS, CARREFOUR®

*Ce maïs-là a tout faux, on ne sait pas s'il contient ou non des OGM et on lui a ajouté non seulement du sel comme pour la plupart des conserves, mais également du sucre !*

# FÉCULENTS CUISINÉS

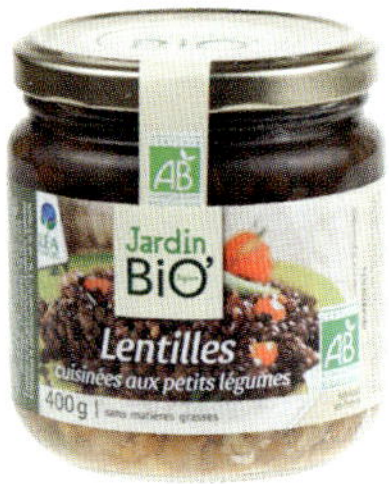


## LENTILLES CUISINÉES AUX PETITS LÉGUMES, JARDIN BIO'®

*Voici des lentilles cuisinées très intéressantes, on y retrouve 12 % de légumes, aucune matière grasse ajoutée et aucun additif !*

## HARICOTS ROUGES FAÇON CHILI, BONDUELLE®

*On découvre ici un chili végétarien sans matière grasse ni additifs, dommage pour l'ajout de sucre, mais celui-ci arrive en dernier ingrédient.*

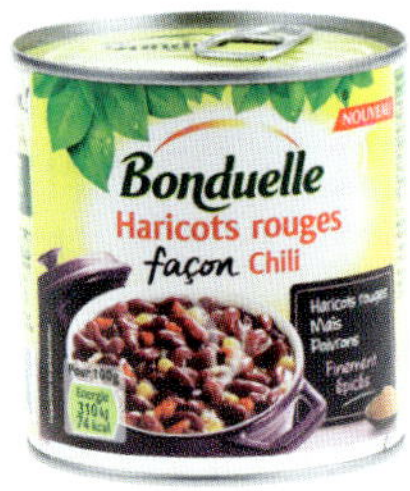


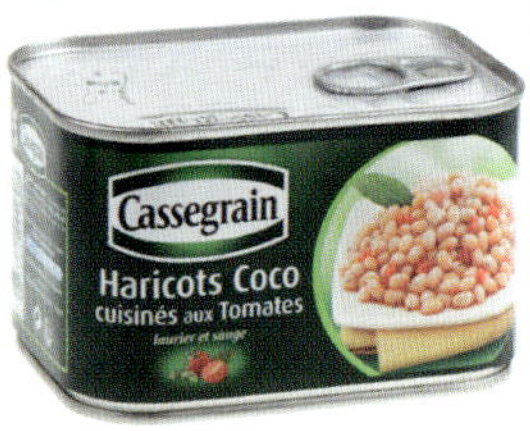


## HARICOTS COCO CUISINÉS AUX TOMATES, LAURIER ET SAUGE, CASSEGRAIN®

*Des haricots blancs et des tomates parfumés aux herbes, sans matière grasse ni additifs. On relève un léger ajout de sucre en fin de liste d'ingrédients. 0,6 % de MG.*

## FLAGEOLETS CUISINÉS - LENTILLES CUISINÉES AUX OIGNONS ET CAROTTES, CASSEGRAIN®

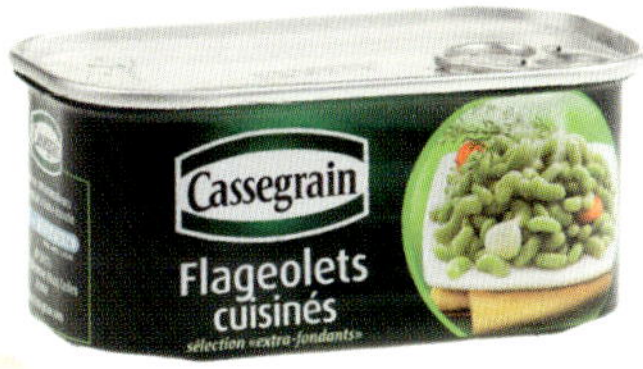


*Bien que le tableau de valeurs nutritionnelles n'affiche que 0,3 % de MG, les exhausteurs de goût, la graisse de poule, le gluten et le soja sont ajoutés ici sans raisons valables et c'est bien dommage.*

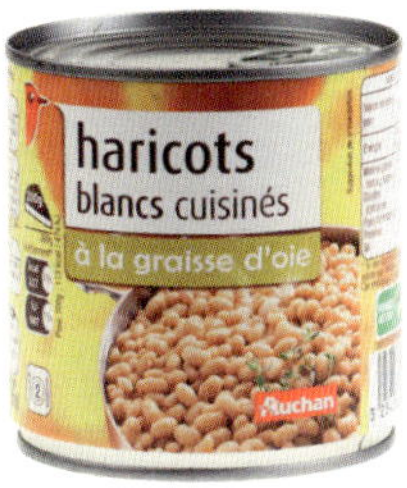


## HARICOTS BLANCS CUISINÉS À LA GRAISSE D'OIE, AUCHAN®

*Un choix de préparation à base de graisses animales saturées et contenant du cholestérol et de l'amidon modifié, voilà des haricots à laisser dans le rayon, préférez des haricots nature à assaisonner vous-même d'un coulis de tomates nature.*

## LENTILLES CUISINÉES À L'AUVERGNATE, RAYNAL ET ROQUELAURE®

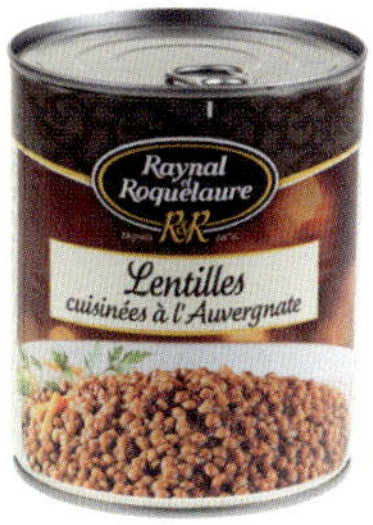


*Une préparation qui atteint 3,5 % de MG, et une nouvelle fois des graisses animales et un ajout de sucre. On s'en passera.*

# POISSONS EN CONSERVE

*Il s'agit de poissons gras, principalement thons, sardines et maquereaux, mais également saumon ou hareng cuits, mis en boîte au naturel, avec de l'huile ou un assaisonnement.*

*Ces produits présentent un double intérêt : ils se conservent longtemps et permettent, à peu de frais, de consommer des protéines animales avec de bonnes graisses, notamment des oméga-3.*

## COMMENT LES CHOISIR ?

Nature! Pour être sûr de ne pas faire de faux pas. Les poissons à l'huile sont certes beaucoup plus gras, cependant les huiles utilisées sont de bonne qualité et ces conserves présentent une composition simple de poisson, huile et sel. On évite les poissons à la tomate, en marinade et moutardés qui sont plus gras et contiennent des additifs (épaississants, sulfites...), voire des graisses saturées.

## LES PIÈGES

- Les assaisonnements « tomate » parce qu'on serait tenté de se dire qu'il s'agit d'un légume et que c'est nutritionnellement correct. Seulement, il peut y avoir des rajouts d'huile végétale et d'additifs.
- Les marinades, qui ne donnent pas du goût uniquement grâce aux herbes mais sont très grasses, jusqu'à doubler la quantité de lipides de la portion!

## CONSEILS DE CONSOMMATION

Le Programme national nutrition santé (PNNS) recommande de consommer du poisson au moins deux fois par semaine, dont au moins une fois du poisson gras. Les conserves de poisson, à condition de bien les choisir, peuvent donc tout à fait être adaptées à ces recommandations.

# POISSONS EN CONSERVE

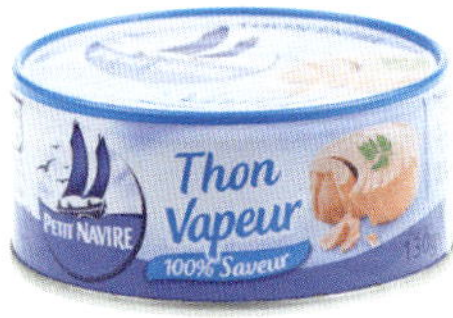


## THON VAPEUR NATURE, PETIT NAVIRE®

*Juste du thon et du sel pour la conservation. Le petit plus ici : une cuisson à la vapeur qui préserve tous les nutriments.*

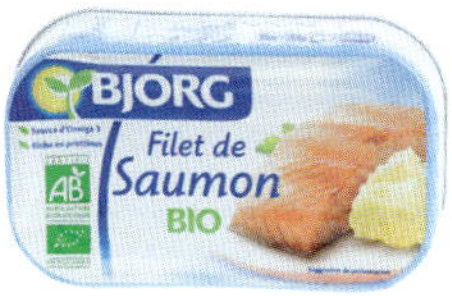


## FILET DE SAUMON BIO, BJORG®

*Juste du saumon et du sel pour la conservation. Le petit plus ici : le côté biologique du produit.*

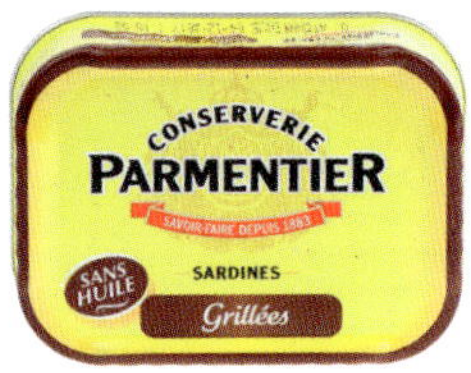


## SARDINES GRILLÉES, CONSERVERIE PARMENTIER®

*Un produit également intéressant car préparé sans ajout de matière grasse. Les sardines ne sont pas conservées dans un jus mais ont simplement été grillées et salées au préalable.*

## ÉMIETTÉ DE THON LE MARINÉ BASILIC, PETIT NAVIRE®

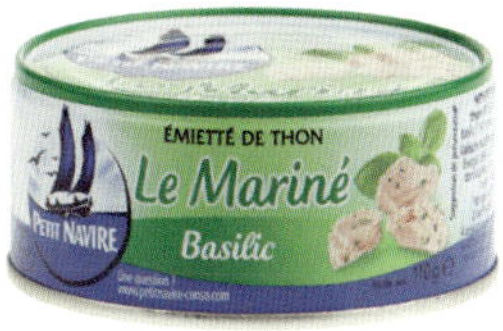


*Ce produit piège le consommateur car il est rangé dans la catégorie « thon nature » alors qu'il est mariné avec 12 % d'huile ! On retrouve également un épaississant dans sa composition.*

## SARDINES LÉGUMES PROVENÇAUX EN CONFIT, CONSERVERIE PARMENTIER®

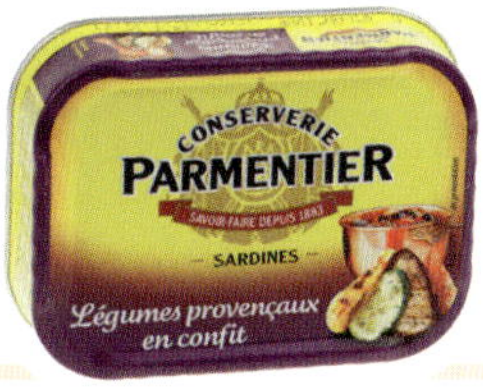


*Près de 15 % de MG alors que les mêmes sardines juste grillées affichaient 10,5 % de MG. Les légumes utilisés sont des légumes déshydratés et on trouve de l'amidon transformé et un épaississant dans la liste des ingrédients.*

## MIETTES DE THON À LA TOMATE, SAUPIQUET®

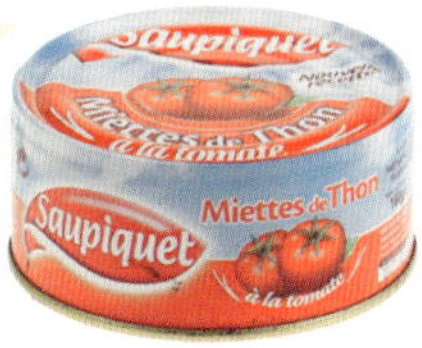


*L'huile végétale utilisée ici n'est pas précisée. On y trouve un ajout de sucre parfaitement inutile, de l'amidon transformé et un épaississant.*

## FILETS DE MAQUEREAUX AUX DEUX MOUTARDES, MONOPRIX®

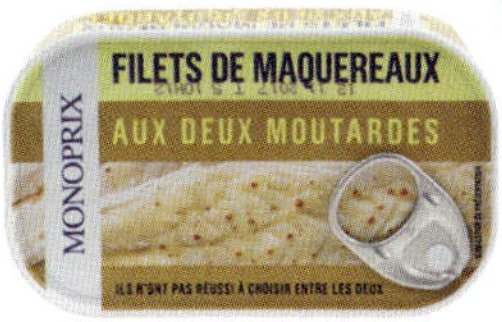


*Trop d'additifs pour un produit qui se veut simple. Acidifiant, conservateur, épaississant, tout y est, même un ajout de sucre !*

# ASSAISONNEMENTS

# MOUTARDES

*La moutarde est un condiment préparé à partir de graines de moutarde broyées dans du vinaigre.*

*Ce terme vient de l'ancien français* moustarde, *issu du mot moût, lui-même issu du latin* mustum *et* arde *qui donne aussi le verbe arder (« brûler ») ou ardant.*

Il existe aujourd'hui plusieurs textures, saveurs et couleurs de moutardes. De la moutarde à l'ancienne à la moutarde à l'estragon ou au champagne en passant par la moutarde au miel, il y en a pour tous les goûts.
À noter également que la moutarde représente la quatrième allergie infantile!

## COMMENT LES CHOISIR ?

La plus simple possible, en version « à l'ancienne » ou non. Mais, surtout, on n'oublie pas que la recette de base, c'est du vinaigre, des graines de moutarde, de l'eau et du sel! Dans l'idéal, on la choisit sans additifs, et ça, croyez-moi, c'est bien plus difficile qu'il n'y paraît!

## LES PIÈGES

Les moutardes avec un packaging élégant qui renvoient une image de gastronomie et d'authenticité et qui, au final, regorgent d'additifs et sont riches en huile.

## CONSEILS DE CONSOMMATION

Si elles ne contiennent ni huile ni sucre, vous pouvez en consommer quotidiennement. Attention toutefois à leur acidité en cas de soucis gastriques et à leur teneur en sel. Les moutardes sucrées, les chutneys et les moutardes aux goûts variés, riches en huile, sont à consommer occasionnellement lors de repas festifs, à raison de 3 cuillerées à soupe au maximum par repas.

# MOUTARDES

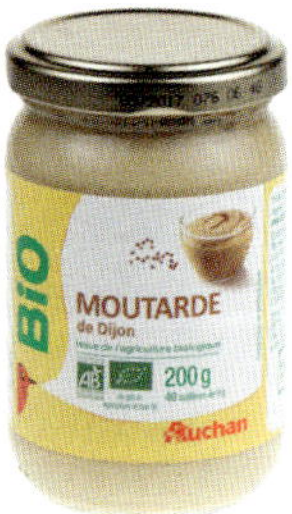


## MOUTARDE DE DIJON, MIEUX VIVRE BIO AUCHAN®

*Une recette des plus simples avec l'eau en troisième ingrédient. Rien à redire.*

**Ingrédients :**

- Vinaigre d'alcool, graines de moutarde, eau, sel marin.

**Données nutritionnelles pour : 100 g**

- Valeur énergétique : 141 kcal
- Protéines : 4,7 g
- Glucides : 9,2 g
- Lipides : 9,25 g
- Sel : NI

## MOUTARDE À L'ANCIENNE AU VINAIGRE DE CIDRE, MONOPRIX BIO !®

*De la même façon mais dans une version à l'ancienne, une recette des plus simples avec l'eau en troisième ingrédient. Rien à redire.*

**Ingrédients :**

- Vinaigre de cidre* 51 %, graines et téguments de moutarde* 28 %, eau, sel marin non raffiné.

** Ingrédient issu de l'agriculture biologique.*

**Données nutritionnelles pour : 100 g**

- Valeur énergétique : 161 kcal
- Glucides : 2,4 g
- Lipides : 13 g, dont acides gras saturés : 0,9 g
- Fibres alimentaires : 3,4 g
- Sel : NI

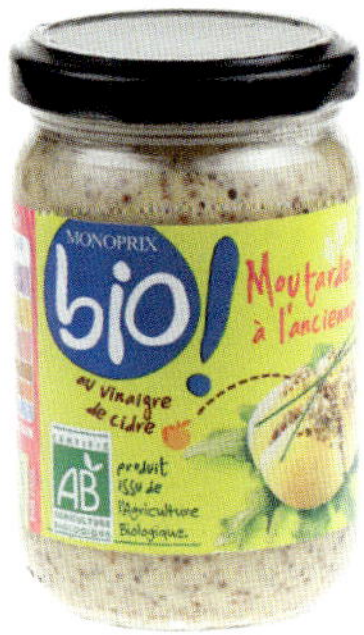


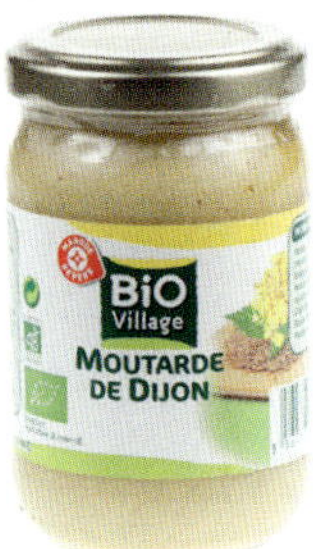


## MOUTARDE DE DIJON BIO, LECLERC MARQUE REPÈRE®, BIO VILLAGE®

*Des ingrédients très simples et aucun additif. Seul bémol, l'eau est l'ingrédient majoritaire, la moutarde aura probablement moins de goût.*

**Ingrédients :**

- Eau, graines de moutarde, vinaigre d'alcool, sel.

**Données nutritionnelles pour : 100 g**

- Valeur énergétique : 180 kcal
- Protéines : 7,5 g
- Glucides : 6,5 g, dont sucres : 1,7 g
- Lipides : 12,5 g, dont acides gras saturés : 0,9 g
- Sel : 6,25 g

## MOUTARDE AIGRE-DOUCE, KHÜNE®

*Le « miel destiné à l'industrie » n'est malheureusement que du sirop de glucose aromatisé au miel et on ajoute à ce bien médiocre ingrédient des conservateurs, un colorant et des arômes… Il ne reste pas grand-chose de bon ici, on laisse en rayon!*

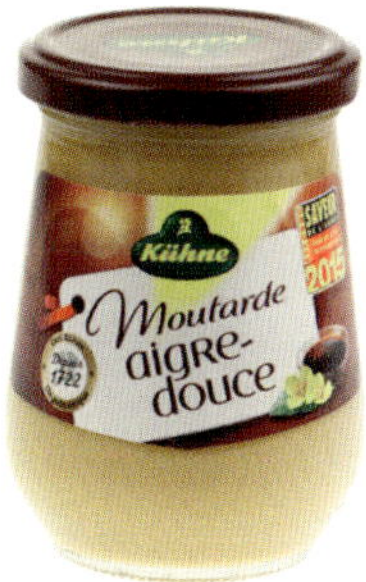


**Ingrédients :**

• Eau, vinaigre d'alcool, graines de moutarde, sucre, miel destiné à l'industrie, sel, épices, acidifiant : acide citrique, colorant : E150c (caramel), antioxydant : disulfite de potassium, arômes.

**Données nutritionnelles pour : 100 g**

• Valeur énergétique : 154 kcal
• Protéines : 5,1 g
• Glucides : 28 g
• Lipides : 2,4 g
• Sel : NI

## MOUTARDE FINS GOURMETS®, MAILLE®

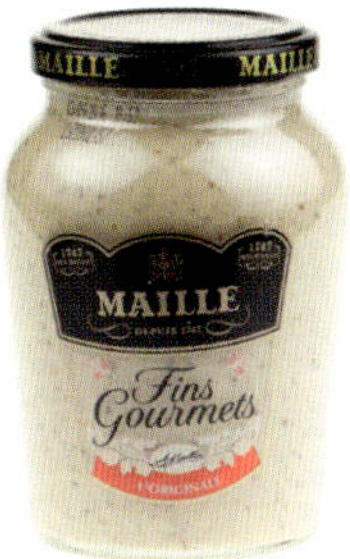


*Le premier ingrédient est ici de l'huile de tournesol, aussi le produit final s'apparente-t-il plus à une mayonnaise qu'à de la moutarde. On ajoute à ça un quatuor catastrophique d'amidon modifié, d'acidifiant, d'épaississant et de conservateur, et cette moutarde n'a plus rien de « fins gourmets ». Ne vous laissez pas berner.*

**Ingrédients :**

• Huile de tournesol, eau, graines de moutarde, vinaigre, sel, vin blanc, amidon modifié, acidifiant : acide citrique, épices, épaississant : gomme xanthane, conservateur : E224.

**Données nutritionnelles pour : 100 g**

• Valeur énergétique : 310 kcal
• Protéines : 5 g
• Glucides : 7 g
• Lipides : 24 g
• Sel : NI

## MOUTARDE DOUCE, AMORA®

*De l'huile, du dextrose et des conservateurs, on est loin de la recette originale! Bilan : ici aussi, on est déçus.*

**Ingrédients :**

• Eau, graines de moutarde, vinaigre d'alcool, huile de tournesol, sel, dextrose, stabilisant : gomme xanthane, acidifiant : acide citrique, arôme, conservateur : E224. Sulfites.

**Données nutritionnelles pour : 100 g**

• Valeur énergétique : 230 kcal
• Protéines : 5 g
• Glucides : 7 g
• Lipides : 20 g
• Sel : NI

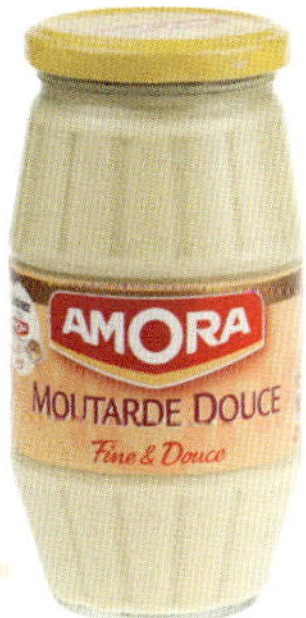

# KETCHUPS

*Le ketchup est un condiment populaire, habituellement élaboré à partir de la tomate cultivée (Lycopersicum esculentum), de vinaigre et de sucre en majorité, puis on retrouve le plus souvent du sel, du piment, de l'oignon, du céleri et des épices.*

*Très apprécié des enfants, ce condiment est souvent critiqué à tort et associé à la malbouffe alors qu'il s'agit d'un aliment pauvre en graisses et réalisé (le plus souvent) à base d'aliments sains et simples comme la tomate et le sucre.*

## COMMENT LE CHOISIR ?

Nature ou épicé selon vos goûts mais avec un maximum de tomates, un minimum d'additifs et, si possible, moins de 20 % de sucre.

## LES PIÈGES

L'appellation ketchup léger ou allégé et les ketchups pour enfants, qui sous prétexte d'être moins riches en sucre sont un ramassis d'additifs.

## CONSEILS DE CONSOMMATION

On n'oublie pas qu'il s'agit d'un condiment et non d'une sauce à proprement parler. Aussi, on le consomme avec parcimonie, comme la moutarde, à raison d'1 cuillerée à soupe par plat au maximum.

# KETCHUPS

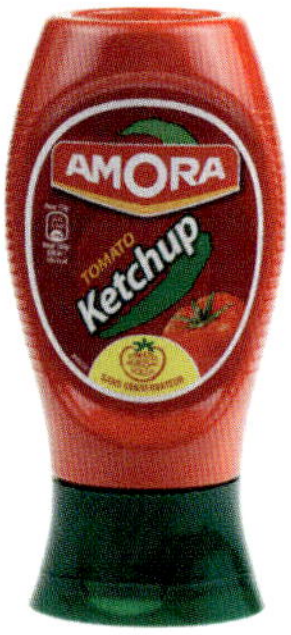


## KETCHUP NATURE, AMORA®

*Des vraies tomates en quantité et des aliments simples. Dommage qu'il y ait presque 25 % de sucre, notons cependant qu'il ne s'agit pas d'une version allégée.*

**Ingrédients :**

• Tomates (170 g de tomates pour 100 g de ketchup), sucre, vinaigre d'alcool, sel, fibres de citron, arôme naturel d'échalote avec autres arômes naturels, épices, extrait d'oignon.

**Données nutritionnelles pour : 100 g**

• Valeur énergétique : 110 kcal
• Protéines : 2 g
• Glucides : 23 g
• Lipides : 0,1 g

## KETCHUP, JARDIN BIO'®

*70 % de tomates, du vrai sucre et rien que des aliments simples. On est séduits. Seul bémol : il s'agit de tomates concentrées et d'oignons et poivrons en poudre, dommage, surtout pour un produit bio.*

**Ingrédients :**

• Purée de tomates* à base de concentré 70 %, sucre de canne* brut, vinaigre d'alcool, sel, épices*, oignons* en poudre, poivrons* en poudre.

** Ingrédients issus de l'agriculture biologique.*

**Données nutritionnelles pour : 100 g**

• Valeur énergétique : 93 kcal
• Protéines : 1,1 g
• Glucides : 20,7 g
• Lipides : 0,1 g

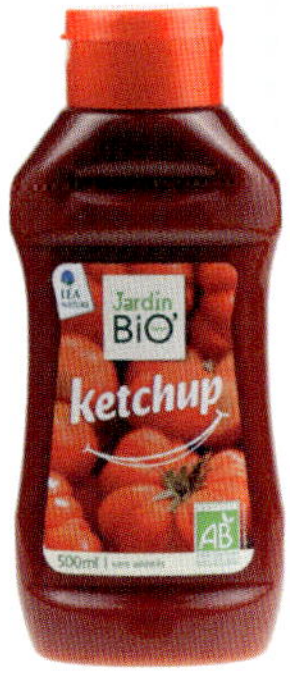


## KETCHUP P'TITS HEINZ®, HEINZ®

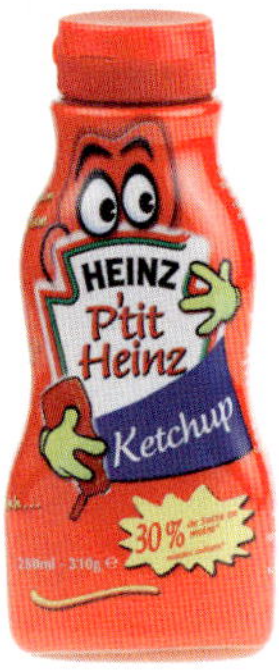


*Une version pour les enfants très intéressante car bien moins sucrée (moins de 17 % de sucre), 205 g de tomates pour 100 g de ketchup et une liste d'ingrédients courte et simple. On dit oui au ketchup pour les enfants !*

**Ingrédients :**

• Tomates (205 g pour 100 g de ketchup), sucre, vinaigre, sel, extrait d'épices et de plantes aromatiques (contient du céleri), épices.

• Ketchup réduit en sucre. Contient 30 % de sucres en moins que le Tomato ketchup* de la même marque.

**Données nutritionnelles pour : 100 g**

• Valeur énergétique : 79 kcal
• Protéines : 1,7 g
• Glucides : 16,7 g
• Lipides : 0,4 g

## KETCHUP RUSTICA SANS CONSERVATEUR SANS COLORANT, LECLERC MARQUE REPÈRE®

*Une recette qui se vante d'être « sans conservateur sans colorant » mais qui n'a aucun scrupule à mettre de l'eau en premier ingrédient, seulement 123 g de tomates et de l'amidon transformé de maïs ! On se sent trahi et on n'achète pas un tel produit quand il y a mieux chez le concurrent.*

**Ingrédients :**

- Eau, purée de tomates double concentré 22 %, soit 123 g de tomates pour 100 g de produit, sucre, vinaigre d'alcool, amidon transformé de maïs, sel, épices.

**Données nutritionnelles pour : 100 g**

- Valeur énergétique : 110 kcal
- Protéines : 1 g
- Glucides : 24,6 g, dont sucres : 20,6 g
- Lipides : 0,1 g

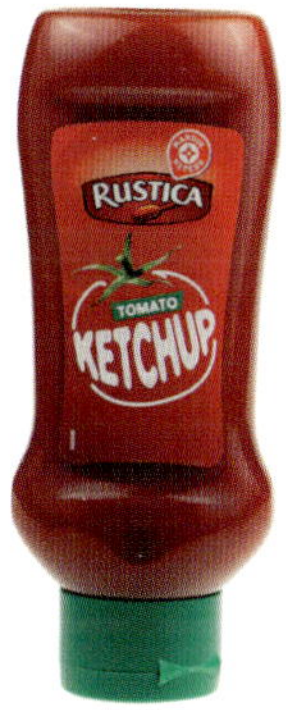


## LE TOMATO KETCHUP MARQUE U®

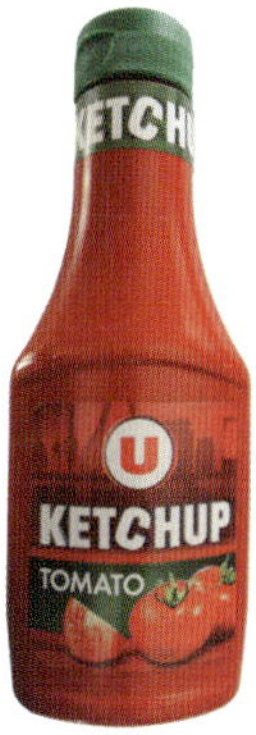


*Un troisième ketchup de marque distributeur décevant, avec plus de sirop de glucose-fructose que de sucre et de l'amidon transformé. Peut mieux faire.*

**Ingrédients :**

- Purée de tomates 66.6 %, sirop de glucose-fructose, vinaigre d'alcool, sel, sucre, amidon transformé de maïs, arôme. Traces éventuelles de céleri et lait.

**Données nutritionnelles pour : 100 g**

- Valeur énergétique : 124 kcal
- Protéines : 1,1 g
- Lipides : 0,5 g dont 0,1 g d'acides gras saturés
- Glucides : 26,5 g
- Sel : 2,62 g

## KETCHUP ALLÉGÉ, BOUTON D'OR®, INTERMARCHÉ®

*Sous prétexte d'être allégé en sucre, ce ketchup (ou ce qu'il en reste) présente une liste d'ingrédients bien trop longue avec plus d'ingrédients chimiques que d'ingrédients naturels ! Ça donne à réfléchir...*

**Ingrédients :**

- Purée de tomates mi-réduite 64 %, vinaigre d'alcool, sirop de glucose-fructose de maïs, amidon modifié de maïs, sel, eau, caramel (sirop de glucose de blé, sucre, eau), acidifiant : glucono-delta-lactone, conservateur : sorbate de potassium (E202), épices, édulcorant : sucralose, ail.

**Données nutritionnelles pour : 100 g**

- Valeur énergétique : 110 kcal
- Protéines : NI
- Glucides : 12,3 g
- Lipides : 0,5 g, dont acides gras saturés : 0,1 g
- Sel : 1,25 g

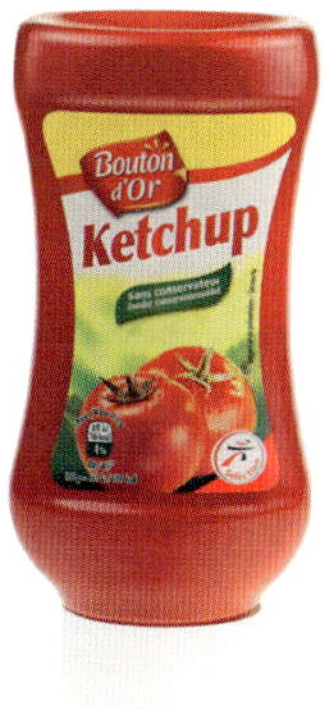

# MAYONNAISES

*La mayonnaise est une sauce froide typique de la cuisine française, à base d'huile émulsionnée dans un mélange de jaune d'œuf et de vinaigre ou jus de citron.*

## COMMENT LA CHOISIR ?

On privilégie celles dont la composition semble la plus proche de la recette maison : huile, jaune d'œuf, moutarde, vinaigre, sel, poivre.

## LES PIÈGES

Presque toutes les mayonnaises industrielles tant il est difficile d'en trouver des recommandables, mais en particulier les mayonnaises allégées. Mieux vaut en consommer moins et moins souvent mais une de qualité, au goût et dans sa composition.

## CONSEILS DE CONSOMMATION

Avec 75 % de matière grasse et 680 kcal pour 100 g, la mayonnaise est une sauce très grasse. On évite d'en consommer lorsque l'on suit un programme minceur et on la réserve aux jours de fête le reste du temps. Une portion d'1 cuillerée à soupe semble raisonnable.

# MAYONNAISES

## LA MAYONNAISE COMME À LA MAISON, BÉNÉDICTA®

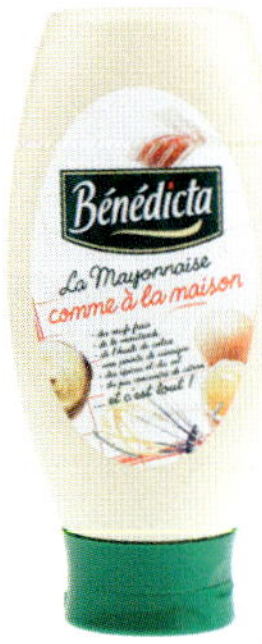


*Comme son nom l'indique, une vraie mayonnaise maison, même le choix de la moutarde est parfait. Rien à redire.*

**Ingrédients :**

• Huile de colza 77 %, moutarde de Dijon 8,2 % (eau, graines de moutarde, vinaigre d'alcool, sel), jaunes d'œufs frais 6,9 %, vinaigres d'alcool et de vin blanc 6,1 %, sel 0,9 %, jus de citron à base de concentré 0,4 %, épices 0,3 % (poivre blanc, curcuma, paprika).

**Données nutritionnelles pour : 100 g**

• Valeur énergétique : 731 kcal
• Glucides : 0,9 g
• Lipides : 80,1 g, dont acides gras saturés : 6 g

## MAYONNAISE FINE QUALITÉ TRAITEUR, MAILLE®

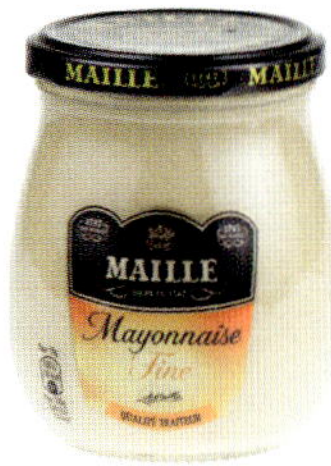


*On salue le choix d'une recette simple et de colorants naturels.*

**Ingrédients :**

• Huile de tournesol 77 %, jaune d'œuf 8,5 %, moutarde de Dijon 5,5 % (eau, graines de moutarde, vinaigre, sel), vinaigre de vin blanc, sel, colorants : extrait de paprika, lutéine (extrait de tagète), arômes.

**Données nutritionnelles : NI**

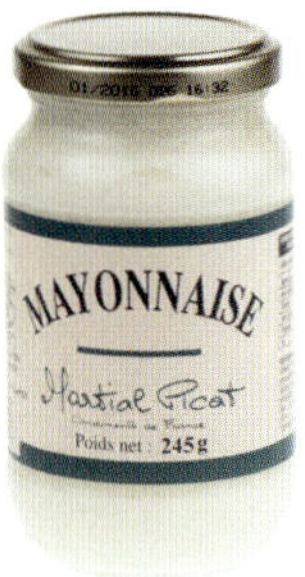


## MAYONNAISE MARTIAL PICAT®

*L'huile végétale n'est pas précisée, mais on n'a pas trouvé de mayonnaise réalisée avec d'autres huiles que celles de tournesol et de colza, aussi espère-t-on qu'il en va de même ici. La même recette qu'à la maison, on est séduits !*

**Ingrédients :**

• Huile végétale, jaune d'œuf, moutarde (graines de moutarde, vinaigre, eau, sel marin), vinaigre, sel, aromates.

**Données nutritionnelles : NI**

## MAYONNAISE ALLÉGÉE EN MATIÈRES GRASSES, AUCHAN®

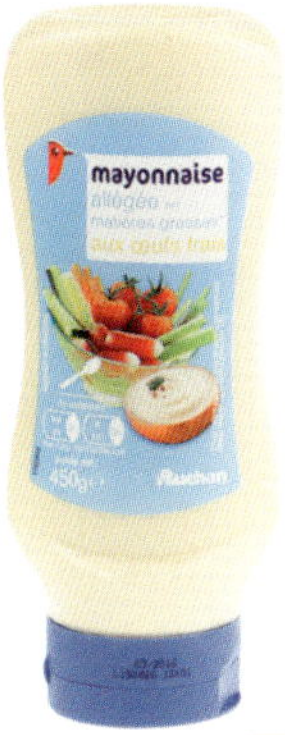


*De l'eau en premier ingrédient, on a déjà du mal à digérer, mais la tonne d'additifs qui suit finit de nous écœurer et on laisse sans complexe cette mayonnaise en rayon.*

**Ingrédients :**

• Eau, huile de colza 38 %, dextrose, jaune d'œuf (jaune d'œuf, sel), vinaigre d'alcool, amidon transformé de maïs, poudre de lait écrémé, moutarde de Dijon (eau, graines de moutarde, vinaigre d'alcool, sel, acidifiant : acide citrique, conservateur : disulfite de potassium), sel, acidifiants : glucono-delta-lactone, acide citrique, acide tartrique, épaississant : gomme xanthane, jus de citron concentré, arôme, conservateur : sorbate de potassium, colorants : lutéine, extrait de paprika, extrait d'épice.

**Données nutritionnelles pour : 100 g**

- Valeur énergétique : 392 kcal
- Protéines : 1,3 g
- Glucides : 8,6 g, dont sucres : 6 g
- Lipides : 39,1 g, dont acides gras saturés : 3,5 g
- Fibres alimentaires : 0,1 g
- Sel : 1,7 g

## MAYONNAISE ALLÉGÉE, LÉGÈRE ET ONCTUEUSE, MONOPRIX®

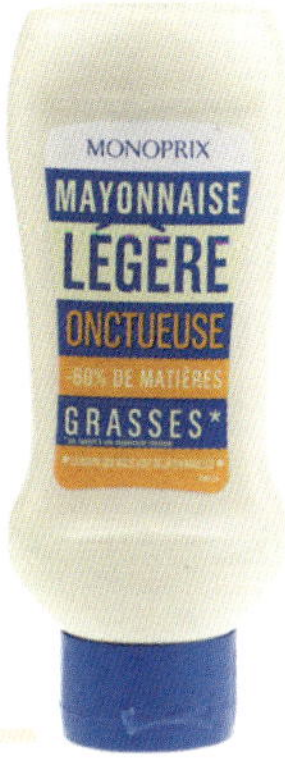


*On tique sur les deux colorants chimiques et l'amidon modifié de maïs. Aucun intérêt.*

**Ingrédients :**

• Eau, huile de tournesol 34 %, vinaigre d'alcool, sucre, amidon modifié de maïs, moutarde de Dijon (eau, graines de moutarde, vinaigre d'alcool, sel, antioxygène : E224, acidifiant : E330), sel, jaune d'œuf, jus de citron concentré, colorants : E160c et 161b, arôme.

**Données nutritionnelles pour : 100 g**

- Valeur énergétique : 350 kcal
- Glucides : 8,2 g
- Lipides : 35 g

## MAYONNAISE AUX ŒUFS FRAIS, LESIEUR®

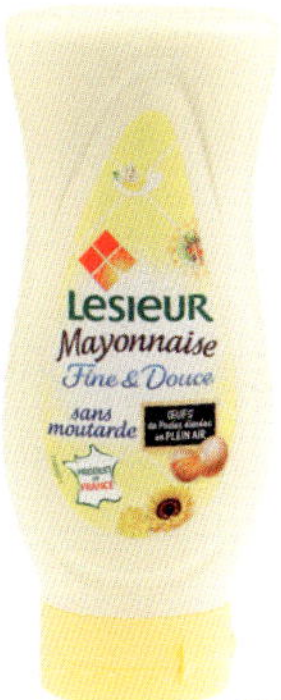


*Non seulement le sucre n'a rien à faire dans une recette de mayonnaise, mais lorsqu'il s'y trouve, c'est sous forme de sirop de glucose, on crie au scandale et les conservateurs ne relèvent pas le niveau de ce produit…*

**Ingrédients :**

• Huiles végétales (colza, tournesol), eau, sirop de glucose, vinaigres, jaunes d'œufs frais 5 %, moutarde de Dijon 4 % (eau, graines de moutarde, vinaigre, sel, antioxygène : disulfite de potassium, acidifiants : acide citrique), sel, sucre, amidon modifié.

**Données nutritionnelles pour : 100 g**

- Valeur énergétique : 662 kcal
- Glucides : 3,1 g
- Lipides : 71,6 g, dont acides gras saturés : 5,6 g

# SAUCES CHAUDES

*Alors que l'on mijotait volontiers, il n'y a encore pas si longtemps, de bons petits plats en sauce, l'industrie se propose de réaliser ces sauces pour nous, toujours dans un souci de gain de temps.*

*Bien que la grande majorité des sauces en bocaux soient à base de tomate, on retrouve aujourd'hui une gamme très étendue de sauces chaudes, de la béchamel au pesto en passant par la bisque.*

## COMMENT LES CHOISIR ?

Bien sûr, dans l'idéal, on essaie de préparer soi-même ses sauces et on garde l'option sauce industrielle en cas de besoin. Si l'on n'a pas le temps ou que l'on n'aime pas cuisiner, on apprend à bien les choisir en optant en priorité pour des recettes simples, proches des recettes originales que l'on trouverait dans un livre de cuisine.

## LES PIÈGES

Les marques qui ont pignon sur rue et à qui on voue une confiance aveugle et les appellations alléchantes type « gourmet ».

## CONSEILS DE CONSOMMATION

On essaie de se limiter à trois plats en sauce par semaine et on n'abuse pas du bocal entier, on respecte les portions indiquées sur l'emballage.

# SAUCES CHAUDES

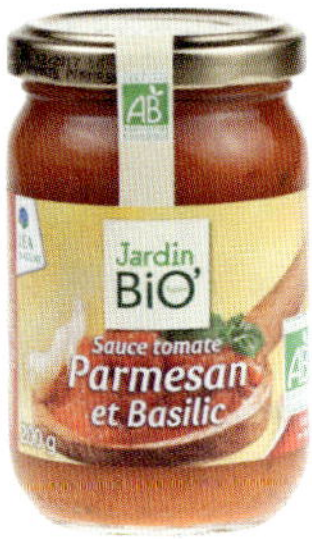


## SAUCE TOMATE PARMESAN ET BASILIC, JARDIN BIO'®

*Une recette simple, de vrais aliments et un excellent choix d'huile, avec de l'huile d'olive qui arrive très tard dans la liste des ingrédients. On peut tiquer sur le rajout de sucre, mais il est quasi impossible de trouver une sauce industrielle sans sucre et on salue ici le choix du sucre brut de canne. On aime aussi la présence de vrai parmesan et on laisse entrer l'Italie dans notre cuisine.*

**Ingrédients :**

• Tomates* 50,7 % (tomates* cubées, double concentré de tomate*), eau, oignons* en morceaux, parmesan* (parmigiano reggiano) râpé 3,5 % (lait), lait* entier en poudre, sucre brut de canne*, sel marin, basilic* 0,7 %, huile d'olive vierge extra*, farine de riz*.

**Produit issu de l'agriculture biologique.*

**Données nutritionnelles : NI**

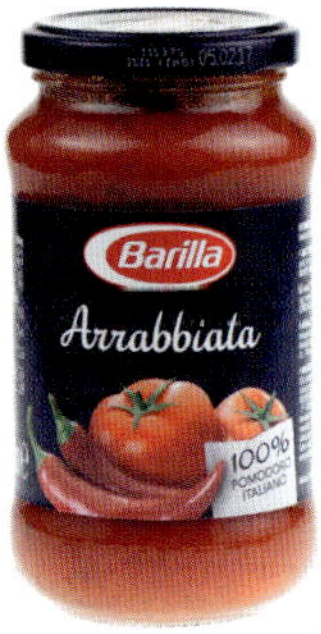


## SAUCE ARRABBIATA, BARILLA®

*Près de 90 % de tomates, un bon choix d'huile, le sucre en avant-dernier dans la liste des ingrédients et un taux de matières grasses raisonnable, avec seulement 3,1 % de lipides. On se laisse tenter par l'Italie !*

**Ingrédients :**

• Pulpe de tomates 82 %, concentré de tomate 7,9 %, huile de tournesol, poivrons rouges, ail, sel, persil, sucre, piment 0,1 %. Importé d'Italie.

**Données nutritionnelles pour : 100 g**

- Valeur énergétique : 58 kcal
- Protéines : NI
- Glucides : 5,2 g
- Lipides : 3,1 g, dont acides gras saturés : 0,3 g
- Fibres alimentaires : 2 g

## BISQUE DE HOMARD BLEU, ALBERT MÉNÈS®

*Une recette maison dans laquelle on est heureux de trouver du homard bleu breton entier ! On apprécie également la teneur en lipides inférieure à 5 %.*

**Ingrédients :**

• Fumet de poissons de la Méditerranée, légumes d'assaisonnement, huile d'olive, plantes aromatiques, tomates, homard bleu breton entier, amidon de maïs, crème fraîche, vin blanc, sel, oignons, beurre frais, carottes, huile de tournesol, cognac, poivre.

**Données nutritionnelles pour : 100 g**

- Valeur énergétique : 60 kcal
- Protéines : 2 g
- Glucides : 7 g
- Lipides : 4 g

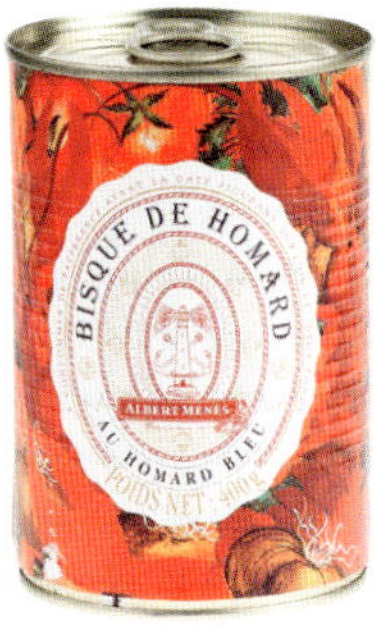

## BOLO BALLS®, PANZANI®

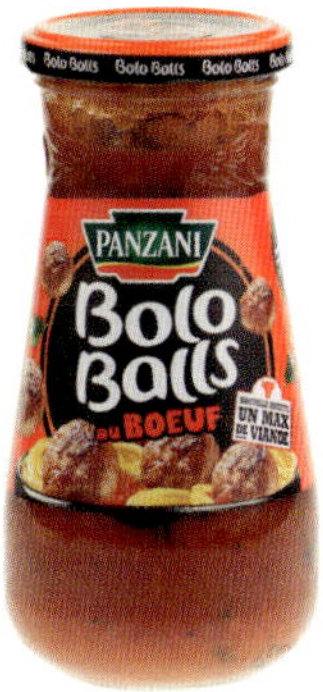


*On pense acheter de véritables boulettes de viande, aussi aurait-on tendance à préférer cette sauce aux autres bolognaises, à tort ! On ne retrouve que 9 % de bœuf en tout et pour tout, le reste étant sans scrupule un agglomérat de protéines végétales !*

**Ingrédients :**

• Purée de tomates et pulpe de tomates avec morceaux 44 %, préparation de viande de bœuf avec protéines végétales 15 % (viande de bœuf 60 % – soit 9 % dans le produit fini –, protéines végétales 29 % – dont soja, soit 4 % dans le produit fini –, oignons, sel, arôme, persil, poivre), eau, oignons, viande de porc 4 %, carottes, céleri, sucre, sel, arômes, basilic, persil, amidon transformé, huile de tournesol, ail.

**Données nutritionnelles pour : 100 g**

• Valeur énergétique : 85 kcal
• Protéines : 5,8 g
• Glucides : 7,2 g
• Lipides : 3,1 g

## SAUCE BÉCHAMEL DÉSHYDRATÉE, AUCHAN®

*Mises à part la farine et la muscade, on peine à retrouver la recette de la béchamel ici. Le beurre est remplacé par de l'huile de palme et le lait par du lactose et des protéines de lait ; quant à la crème, on se demande ce qu'elle fait là.*

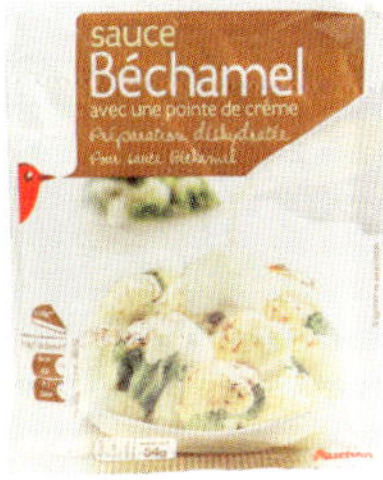


**Ingrédients :**

• Farine de blé 50 %, lactose, huile de palme, crème 6 %, sel, amidon de maïs, protéines de lait, arômes, muscade 1 %. Traces éventuelles de céleri, crustacés, œuf, poisson, soja.

**Données nutritionnelles pour : 100 g**

• Valeur énergétique : 399 kcal
• Protéines : 10,3 g
• Glucides : 59,7 g
• Lipides : 13 g

## PESTO ALLA GENOVESE, SAUCE CUISINÉE AU BASILIC, MONOPRIX GOURMET®

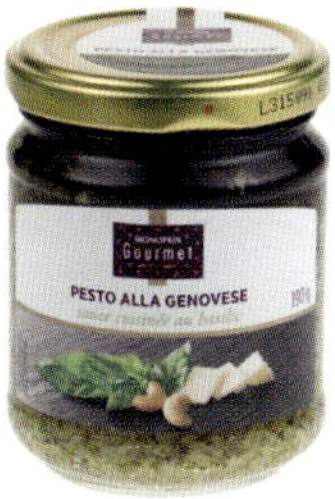


*Avec un intitulé en italien dans le texte et une gamme « Gourmet », on s'attend à découvrir un pesto de qualité. Malheureusement, c'est tout le contraire avec quatre lignes d'additifs, des pommes de terre en flocons et un apport calorique équivalent au chocolat avec 500 kcal pour 100 g. On passe son tour !*

**Ingrédients :**

• Basilic 44 %, huile de tournesol 40 %, fromages râpés 4,7 % (fromage, grana padano, parmigiano reggiano, conservateur : lysozyme d'œuf), flocons de pommes de terre (pommes de terre, émulsifiant : E471, stabilisant : E450, curcuma, conservateur : E223 (sulfites), antioxydant : E304, arôme naturel de carotte, correcteur d'acidité : E330), sel, noix de cajou 1,5 %, sucre, extrait de levure, huile d'olive vierge extra, antioxydant : E300, correcteurs d'acidité : E500 et E270, ail 0,2 % (dont sulfites), pignons de pin 0,1 %.

**Données nutritionnelles pour : 100 g**

• Valeur énergétique : 500 kcal
• Glucides : 8,8 g
• Lipides : 50 g, dont acides gras saturés : 5,7 g

# SAUCES SOJA, SAUCES MAGGI®, ETC.

*On trouve de plus en plus de sauces salées aromatisées au rayon assaisonnement. De la simple sauce soja à la sauce Maggi® en passant par le Viandox®, ces sauces donnent du goût à vos préparations en quelques gouttes seulement !*

Lorsqu'on a le choix (par exemple pour les sauces soja), on privilégie les listes d'ingrédients les plus courtes et on évite le sirop de glucose-fructose, les colorants et autres additifs.
Pour les autres sauces, on reste tolérant du fait que l'on n'en consomme pas tous les jours et en très petites quantités.
On n'oublie pas qu'elles sont riches en sel, aussi pas besoin de saler les plats assaisonnés avec de telles sauces. (On les déconseille ainsi chez les personnes sujettes à l'hypertension ou à la rétention d'eau.)

# ÉPICES, HERBES

*La teneur en calories des herbes et des épices est négligeable, on peut donc en consommer autant que l'on souhaite. Il est même conseillé d'en ajouter quotidiennement à ses préparations pour bénéficier de leurs qualités nutritionnelles, comme les antioxydants par exemple.*

Les herbes fraîches sont bien sûr à favoriser en termes de saveur, mais également en termes d'apports en vitamines et minéraux.
Les herbes aromatiques lyophilisées sont intéressantes pour la praticité de leur conservation et ne présentent aucune adjonction de produits. Vous pouvez donc les consommer sans souci.
Attention aux herbes, ail, oignon et échalotes surgelés qui contiennent de l'huile afin de « rester saupoudrables ». La teneur en huile est minime, inférieure à 5 %, cependant veillez dans ce cas à privilégier les marques qui utilisent des huiles de tournesol ou de colza par rapport à celles utilisant de l'huile de palme.
Les épices sont des produits agricoles. Elles peuvent être issues d'écorces (cannelle), de fleurs (safran, clou de girofle), de feuilles (thé, laurier), de fruits (poivre, aneth, moutarde), de bulbes (ail, oignon, gingembre) ou de graines (fenouil, coriandre). Elles contiennent des substances organiques volatiles, souvent appelées arômes. Ces substances organiques appartiennent à des groupes chimiques, tels que les alcools ou les aldéhydes, et stimulent les perceptions olfactives et gustatives. Elles sont donc responsables des odeurs, des arômes et des saveurs et sont utilisées en petite quantité en cuisine comme conservateur, assaisonnement ou colorant.
NB : les épices sont à différencier d'autres produits utilisés pour parfumer les plats, comme les herbes aromatiques ou les fruits.
De même que pour les herbes, on peut en consommer au quotidien et les varier selon ses goûts et ses envies pour bénéficier de leurs propriétés tonifiantes et antioxydantes.
À noter que les herbes et épices sont à limiter a priori pour les personnes atteintes de colopathie et d'acidité gastrique, mais cela sera en fonction de la tolérance de chaque personne.

# APÉRITIFS

# GRIGNOTAGE, CHIPS ET TARTINABLES

*Si, autrefois, les produits apéritifs se limitaient à quelques chips, olives, cacahuètes ou autres oléagineux, il y a désormais profusion de ce type de produits que nous prenons un malin plaisir à conserver et stocker dans nos placards.*

La plupart d'entre eux sont des biscuits salés ou autres produits panifiés secs, comme des crackers, des gressins… dont la composition est essentiellement faite de farine, de graisse et de sel. Plus récemment sont apparus les mêmes produits, farcis avec des crèmes, comme les petits choux ou des déclinaisons, comme les mini-pizzas, les soufflés, les torsades… La composition de ces produits est stupéfiante, car on y trouve en plus parfois des semoules de céréales (souvent de la semoule de maïs) ou, plus original, des pommes de terre déshydratées comme dans les snacks apéritifs. On trouve même des graines qui ont été cuisinées dans de l'huile d'arachide. Il y a surenchère dans cette catégorie de produits gras. Ainsi, on peut retrouver de la pâte de cacahuètes dans des cônes soufflés, ce qui rend le produit encore plus riche.

La catégorie des chips, fines rondelles de pommes de terre cuites dans de la graisse de plus ou moins bonne qualité et extrêmement salées, reste quand même prépondérante. Que ce soit de la farine ou des pommes de terre, ce sont donc des glucides pour lesquels l'huile est un facteur extrêmement important car cela donne du craquant au produit, le sel suffisant en général à masquer la « misère culinaire » de ce produit. Donc, la recette, malgré les nouveautés de présentation comme ces fameux soufflés reste éminemment simple. La base est donc fixée, ce sont des produits essentiellement gras et salés, donc très riches en calories et avec une valeur nutritionnelle assez peu intéressante.

Même si quelques variations sont possibles, la moyenne de ces produits se situe à 500 kcal pour 100 g, avec des taux de graisse qui évoluent entre 25 à 45 % de matière grasse, ce qui situe assez rapidement le problème, surtout si on ajoute les 50 % de glucides qui composent les biscuits ou les chips.

Les graines oléagineuses, c'est-à-dire amandes, cacahuètes et autres pistaches font partie des produits les plus gras, avec 45 % de matière grasse et 25 % de glucides, les biscuits secs contenant encore un peu plus de glucides, environ 45 à 50 % et de 30 à 35 % de matière grasse. L'autre problème de ces produits est que, notamment pour les biscuits, on a pendant longtemps utilisé des huiles de petite qualité, comme la fameuse huile de palme ou les huiles de coprah ou de coco, autant pour des raisons industrielles (conservation, bonne tenue du produit) que pour des raisons économiques.

La nouvelle mode en termes d'apéritifs est apparue grâce au portionnage, c'est-à-dire qu'on a présenté des produits comme la charcuterie sous forme de mini-saucissons, le fromage sous forme de dés de gruyère ou autres, qui n'ont pas amélioré le statut nutritionnel de la catégorie, car il s'agit encore une fois de produits gras et salés, même si, dans le cas du fromage, on trouve un peu plus de protéines. De même, sont devenus extrêmement à la mode des produits aussi variés que tarama, tapenade ou autres pâtes à tartiner dont la composition pose exactement le même problème : excès de graisse et de sel. Les classiques bâtonnets de surimi passent presque pour les plus vertueux de ces aliments. Pourtant, depuis quelque temps, apparaissent des produits de la mer, comme des crevettes, des moules, qui se servent à l'apéritif, mais qui recueillent moins la faveur des consommateurs. La philosophie principale des produits apéritifs reste que si l'on veut les consommer, il faut être extrêmement vigilant sur leur choix et les quantités.

## COMMENT LES CHOISIR ?

Il y a réellement trois indicateurs essentiels :

- La quantité de matière grasse
- La nature des graisses utilisées
- Le taux de sel

Tout le reste n'a pas beaucoup de valeur car, si on peut par exemple trouver certains produits à tartiner intéressants qui apportent des protéines, la proportion est en général toujours faible, largement débordée par les graisses.
On essaie de trouver des produits qui ne dépassent pas 25 % de matière grasse.
On préfère consommer des produits qui contiennent de l'huile de tournesol ou de colza.
500 mg de sel pour 100 g est vraiment la dose maximale, sauf à limiter soigneusement la portion que l'on prend.

## LES PIÈGES

On peut considérer que le piège principal, c'est l'emballage, qui présente un produit de façon très alléchante, ne correspondant pas à la réalité nutritionnelle. Pour les chips, c'est particulièrement évident, avec des déclinaisons aromatiques dans tous les sens : barbecue, paysanne, à l'ancienne, qui en réalité ne signifient pas grand-chose car la recette reste toujours la même sauf quand on y ajoute des arômes... artificiels.
L'autre piège, c'est la portion de produit qui n'est souvent pas standardisée, nous faisant passer d'un niveau de consommation à l'autre. On trouve des paquets de chips de 30 g comme de 135 g. Le terme « huile végétale » qui figure encore parfois sur certains produits ne permet pas de connaître la vraie nature de la graisse utilisée.

## CONSEILS DE CONSOMMATION

Puisque ce sont des produits secs qui se conservent assez facilement, on a tendance à les stocker en trop grand nombre dans nos placards.
Pour les produits secs comme les biscuits ou les chips, la portion idéale est de 30 g par personne une à deux fois par semaine. Cela vous permet, en multipliant le nombre de personnes, de savoir combien de paquets acheter. C'est un produit à considérer comme une friandise, à ce titre, il n'est pas obligatoire en plus grande quantité dans nos cuisines, car nous savons très bien que plus il y en a, plus nous en consommerons.
Pour les tartinables que nous avons observés, la quantité à respecter est à peu près identique : 30 g par personne une à deux fois par semaine, en alternance avec les autres produits apéritifs.

# CHIPS ET GRIGNOTAGE

## CHIPS DE LÉGUMES GROENTECHIPS, SÉLECTION CARREFOUR®

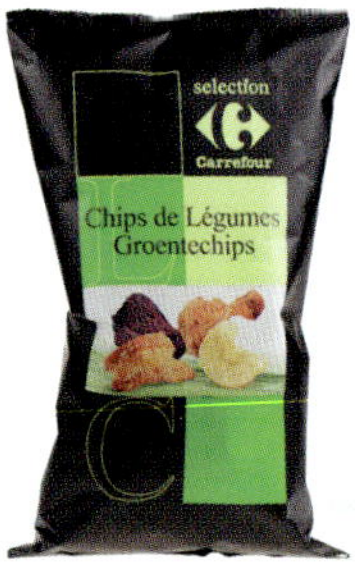


*On avait envie de critiquer ce produit car il fait croire artificiellement que l'on mange des légumes alors qu'il s'agit de chips de légumes, c'est-à-dire des rondelles de légumes frites dans des matières grasses. Cependant, il s'avère que la valeur calorique est beaucoup moins forte que pour les chips traditionnelles avec, pour 100 g, 438 kcal, 25 g de matières grasses, mais 14 g de fibres, ce qui est intéressant, et un taux de sel relativement faible à 0,9 %.*

**Données nutritionnelles pour : 100 g**
- Valeur énergétique : 438 kcal
- Lipides : 25 g
- Fibres alimentaires : 14 g
- Sel : 0,9 g

## STICKS ET BRETZELS, CARREFOUR® (ET TOUTES MARQUES)

*La valeur calorique de ces produits est relativement faible, avec 377 kcal pour 100 g, et un taux de graisses également extrêmement faible avec 2,5 %, ce qui en fait un produit remarquable pour l'apéritif, malgré la quantité de sel qui est vraiment excessive. Il faut juste ne pas dépasser la portion de 30 g qui est habituellement recommandée.*

**Données nutritionnelles pour : 100 g**
- Valeur énergétique : 377 kcal
- Lipides : 4,7 g
- Sel : 3 g

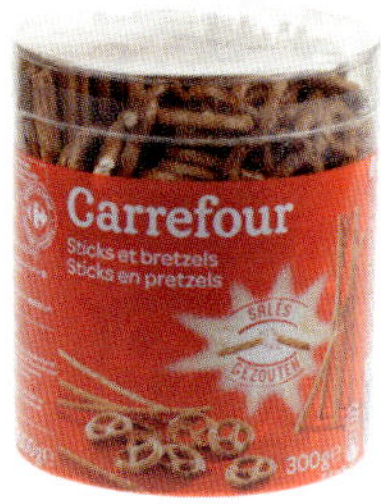


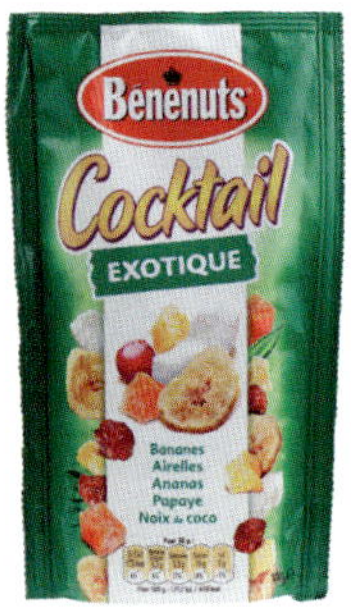


## COCKTAIL EXOTIQUE, BENENUTS®

*Une valeur calorique assez normale pour un produit déshydraté, fabriqué à base de fruits séchés : 410 kcal pour 100 g, un taux de matières grasses plutôt raisonnable, malgré la présence d'huile de coco pour les bananes. On trouve également de l'huile de tournesol. En revanche, le taux de sel est absolument remarquable.*

**Données nutritionnelles pour : 100 g**
- Valeur énergétique : 410 kcal
- Lipides : 14 g
- Sel : 0,17 g

## CHIPS À L'ANCIENNE, LAYS®

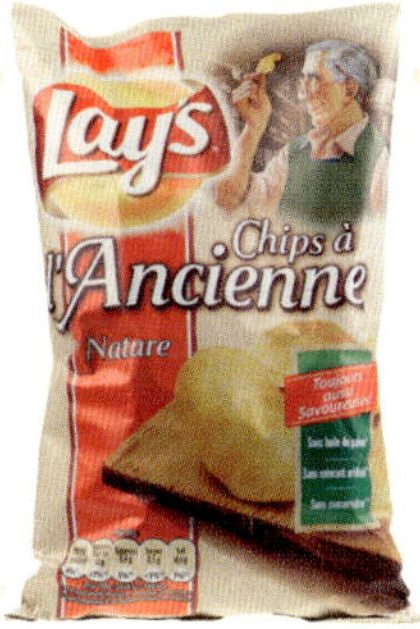


*Même si l'étiquette fait une promesse intéressante, sans huile de palme, colorants artificiels ni conservateurs, la valeur calorique est une des plus élevées de la catégorie avec 585 kcal pour 100 g, dont 39 % de matières grasses et un taux de sel plutôt normal pour ce type de produit.*

**Données nutritionnelles pour : 100 g**
- Valeur énergétique : 585 kcal
- Lipides : 39 g
- Sel : 1,3 g

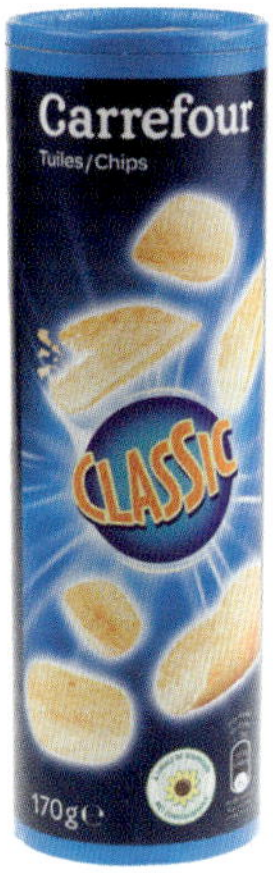


## TUILES, CARREFOUR®

*On les rapproche évidemment des Pringles®. Aucune surprise pour les valeurs caloriques, avec tout de même 516 kcal pour 100 g, dont 28 % de graisses et un taux de sel correct. C'est la composition qui interpelle, avec de la pomme de terre déshydratée, dont on précise qu'elle contient des sulfites, 26 % d'huile de tournesol, plutôt bien, mais des amidons de blé et de pomme de terre, du sirop de glucose, des exhausteurs de goût, un peu de lait en poudre… très excessif !*

**Données nutritionnelles pour : 100 g**
- Valeur énergétique : 516 kcal
- Lipides : 28 g
- Sel : 1,2 g

## TUC®, LU®

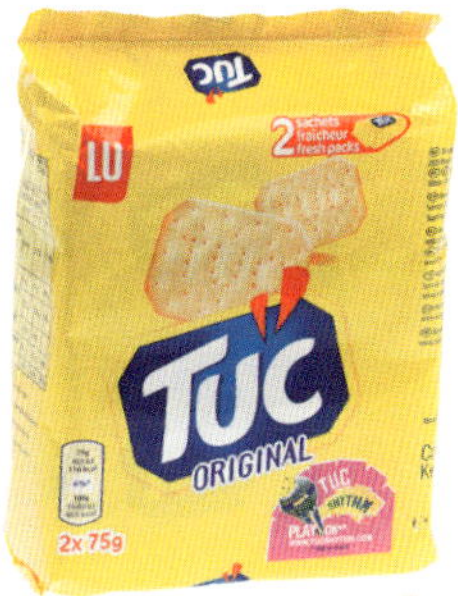


*De prime abord, on pourrait être séduit par la teneur en matières grasses, relativement faible avec 18 %, ainsi que par la valeur calorique qui est à peu près normale pour ce type de produit, mais la graisse de palme essentiellement utilisée et le taux de sel laissent un goût amer, d'autant que l'on retrouve dans ce produit du sirop de glucose-fructose, c'est-à-dire du sucre dont on ne comprend pas vraiment la présence dans un produit de type apéritif et qui renforce probablement le désir d'une consommation exagérée.*

**Données nutritionnelles pour : 100 g**
- Valeur énergétique : 460 kcal
- Lipides : 18 g
- Sel : 2,23 g

# TARTINABLES

## CONFIT DE TOMATES SÉCHÉES - TAPAS DE SARDINES À L'ANDALOUSE, CRUSCANA®

*Les valeurs caloriques de ce type de produit sont raisonnables, entre 288 et 300 kcal pour 100 g, mais les compositions sont vraiment intéressantes, avec de l'huile de tournesol exclusivement (24 à 25 %) et un goût très original qui permet de tartiner pour moins de calories que de la mayonnaise, de la charcuterie ou autres mousses.*

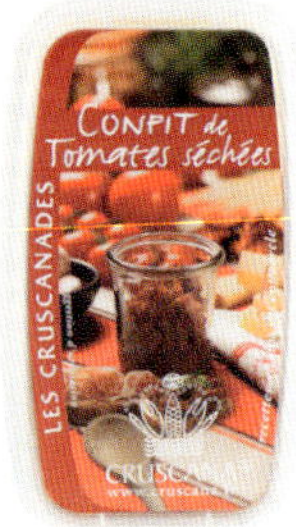


**Confit de tomates séchées. Données nutritionnelles pour : 100 g**

- Valeur énergétique : 268 kcal
- Protéines : 3 g
- Glucides : 9,7 g, dont sucres : 6,2 g
- Lipides : 22,6 g, dont acides gras saturés : 2,6 g
- Fibres alimentaires : 7 g
- Sel : 2,15 g

**Tapas de sardines à l'andalouse. Données nutritionnelles pour : 100 g**

- Valeur énergétique : 294 kcal
- Protéines : 13,2 g
- Glucides : 5,2 g, dont sucres : 1 g
- Lipides : 24 g, dont acides gras saturés : 3,85 g
- Fibres alimentaires : 2,2 g
- Sel : 2 g

## TZATZIKI, BLINI®

*La composition explique à elle seule la qualité de ce produit : 66 % de fromage frais à 0 % de matière grasse, 20 % de concombre, de l'huile de colza et des herbes... c'est à la fois un produit extrêmement maigre, approprié pour l'apéritif est très simple à consommer. La valeur calorique n'excédera pas 102 kcal pour 100 g. C'est probablement un grand produit de référence dans cette catégorie.*

**Données nutritionnelles pour : 100 g**

- Valeur énergétique : 102 kcal
- Protéines : 1,2
- Glucides : 2,6 g
- Lipides : 9,6 g
- Sel : 0,1 g

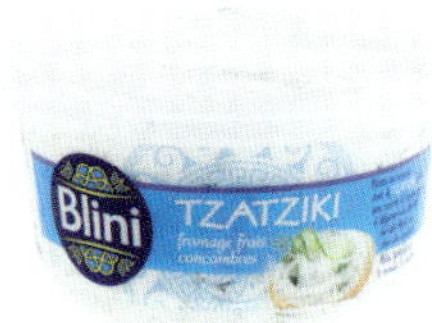


## GUACAMOLE, CARREFOUR®

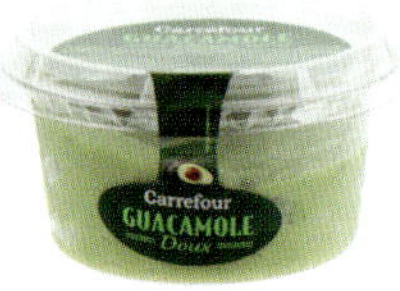


*Voilà encore un produit très intéressant, avec 163 kcal pour 100 g, qui ne nécessite rien d'autre dans sa composition que de l'avocat (86 %), des tomates, de l'oignon, du sel, de la coriandre et de l'ail. L'avocat jouit d'une mauvaise réputation qui n'est absolument pas justifiée, d'autant que les graisses qui le composent sont de très bonne qualité. Excellent produit à tartiner pour l'apéritif.*

**Données nutritionnelles pour : 100 g**

- Valeur énergétique : 163 kcal
- Lipides : 15 g
- Sel : NI

## TARAMA, BLINI®

*La composition est édifiante : en premier ingrédient, on trouve l'huile de colza – c'est donc le produit principal de cet aliment –, puis les œufs de cabillaud pour 25 %, de l'eau, de la chapelure, de la crème fraîche, plusieurs colorants et conservateurs, du sirop de glucose… on dépasse les 500 kcal pour 100 g avec un produit de surcroît extrêmement salé. La consommation augmente en raison de l'attraction pour le gras et le sel. Malgré l'huile de colza qui est un point positif, c'est un produit vraiment trop gras et à limiter absolument aussi bien pour les enfants que pour les adultes, d'autant qu'il devient très banal.*

**Données nutritionnelles pour : 100 g**
- Valeur énergétique : 572 kcal
- Protéines : 4 g
- Glucides : 3,5 g
- Lipides : 60,2 g
- Sel : NI

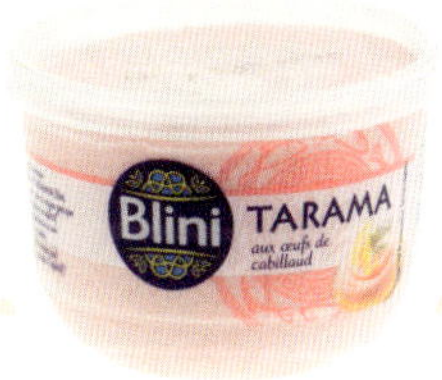


## TARAMA DE SAUMON, CARREFOUR®

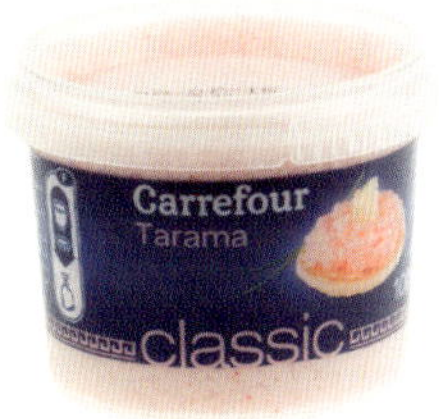


*On se situe dans la lignée exacte du précédent produit avec une composition quasiment identique, sauf que l'on y rajoute un peu de saumon pour 15 %. La valeur calorique est un peu meilleure, avec 431 kcal pour 100 g, mais 42 % de matières grasses, soit à peu près l'équivalent du foie gras.*

**Données nutritionnelles pour : 100 g**
- Valeur énergétique : 431 kcal
- Lipides : 42 g
- Sel : NI

## RILLETTES DE THON, CARREFOUR® (OU AUTRES)

*C'est aujourd'hui la tendance pour ce genre de produit. Sur le plan énergétique, le produit est bien, avec peu de calories, mais quand même un peu de matières grasses. C'est plutôt le principe qui est à contester ici, malgré la composition en graisses, car on note l'utilisation exclusive d'huiles de colza et de tournesol. Un peu surprenant dans les ingrédients : de la protéine de lait, de la fécule de manioc, de l'extrait de thon et du poisson qui n'est même pas nommé… des épaississants…*

**Données nutritionnelles pour : 100 g**
- Valeur énergétique : 255 kcal
- Lipides : 21 g
- Sel : NI

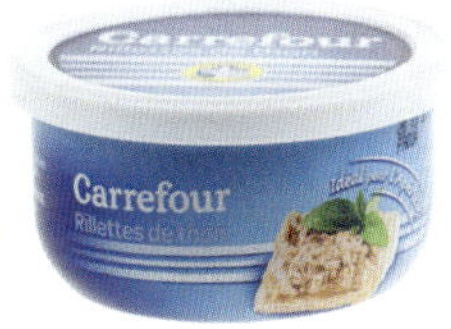

# PRODUITS FRAIS

# PRODUITS LAITIERS

*Leur catégorie est tellement importante qu'il convient de souligner que le Programme national nutrition santé recommande de consommer deux à trois produits laitiers par jour pour les adultes et trois à quatre pour les enfants. Les nutritionnistes sont à peu près tous d'accord avec cela autant pour des raisons de protection de la masse osseuse (sans parler nécessairement d'ostéoporose) que pour des raisons d'équilibre alimentaire et de satiété. Ainsi, plusieurs publications scientifiques ont relevé que les mangeurs réguliers de produits laitiers maintenaient plus facilement leur poids que les non-consommateurs, indice d'une alimentation saine.*

## PRODUITS LAITIERS FRAIS

C'est l'une des plus importantes catégories alimentaires puisqu'elle regroupe une grande variété de produits : le lait, les yaourts, les fromages blancs, les petits-suisses et... les desserts lactés.

Le lait est un produit qui contient beaucoup d'eau, puis dans la composition duquel on trouve principalement des protéines (la caséine notamment, qui fournit au lait sa couleur blanche), des matières grasses et un sucre, le lactose, qui a un pouvoir sucrant relativement faible par rapport au saccharose, des vitamines, des minéraux et des oligoéléments, avec bien entendu le calcium et le phosphore. Malgré toutes les contre-vérités que l'on entend actuellement (elles sont en général fausses), le lait et ses produits dérivés, c'est-à-dire les produits laitiers, sont des produits indispensables aux êtres humains. Les seuls vrais problèmes concernent les personnes allergiques aux protéines de lait de vache (caséines et/ou lactoglobuline et/ou lactalbumine), qui doivent recourir à des produits de substitution sans protéines de lait de vache (comme ce que l'on fait pour les enfants avec des préparations particulières), ou bien celles qui présentent une intolérance au lactose qui ne les empêche pas réellement d'en consommer (pas de réaction allergique grave) mais provoque des inconvénients comme des douleurs digestives justifiant, soit l'utilisation de lait sans lactose, soit une augmentation de produits comme le fromage contenant peu de lactose, principalement les fromages à pâte pressée cuite (emmental, cantal, comté, beaufort, abondance etc.).

## DONNÉES NUTRITIONNELLES ET CONSERVATION

Le lait apporte 3,2 g de protéines pour 100 g (100 ml), 4,8 g de glucides et, selon qu'il est écrémé, demi-écrémé ou entier, respectivement 0 %, 1,5 % et 3 % de lipides. La valeur calorique du lait varie de 40 calories pour le lait écrémé pour 100 ml à 60 calories environ pour le lait entier. On constate donc que seuls les gros buveurs de lait ou ceux devant limiter leurs apports en graisses (notamment en cholestérol) ont intérêt à consommer du lait écrémé étant donné la faible différence. Toutes les vitamines sont présentes dans le lait en quantité plus ou moins grande, à l'exception de la vitamine B12, et on notera une richesse en vitamine B2 mais une pauvreté en vitamine C. C'est un bon apport en vitamine A, et également en vitamines E et D (en plus faible quantité). Mais n'oublions pas que, pour disposer de ces vitamines que l'on trouve seulement s'il y a de la graisse, il faut prendre des laits demi-écrémés, entiers ou écrémés mais avec enrichissement en ces vitamines.
Il faut également souligner qu'il s'agit d'un produit sensible et propice au développement de germes. On réduit ce risque en achetant du lait pasteurisé ou stérilisé UHT et en le stockant après ouverture au réfrigérateur, hermétiquement fermé, tout en veillant à le consommer dans les 48 heures.

## LES VARIÉTÉS DE LAIT

Il existe de très nombreuses variétés de lait. La mode est au **lait enrichi** – car la législation le permet –, notamment en calcium ou en vitamine D qui sont les principales carences dans la population. Certains autres sont enrichis en vitamines ou en protéines mais avec un intérêt très faible. Les laits appauvris en lactose se démarquent et présentent un réel intérêt pour les personnes intolérantes. Les **laits aromatisés** sont simplement des produits auxquels on a ajouté un arôme ou du cacao, mais surtout du sucre, ce qui a pour effet principal d'augmenter à la fois la valeur calorique et la quantité de sucre.
On notera que le **lait de chèvre** comme le **lait de brebis** sont très proches du lait de vache mais sont en général un peu plus gras.
Il faut signaler l'intérêt du **lait caillé, le *kéfir***, auquel on attribue des propriétés digestives intéressantes et qui permet également de varier le goût.
Signalons au passage que l'appellation « **lait de soja** » est relativement abusive dans la mesure où il s'agit plus d'un jus de légumes que de lait, car si la teneur en protéine est intéressante, elle n'est pas de la même qualité que celle du lait, et ne peut contenir suffisamment de calcium qu'à condition d'être enrichi. Cependant, pour être honnête, la nature des acides gras, polyinsaturés, est meilleure, donc plus bénéfique sur le plan cardio-vasculaire. On recommandera le « lait de soja » aux intolérants ou allergiques au lait, à ceux devant réduire leurs apports en cholestérol, ou simplement à ceux qui apprécient son goût.
En ce qui concerne les **laits végétaux**, ils s'intègrent plutôt dans les boissons que dans les produits laitiers. Même si, d'aspect, ils ressemblent au lait, leur composition est bien différente, mis à part l'enrichissement en calcium souvent constaté. Leur composition est totalement différente même s'ils présentent de temps en temps des intérêts en quantité de minéraux et oligoéléments. Leur valeur nutritionnelle n'est absolument pas comparable à celle du lait. Une nouvelle législation va d'ailleurs strictement contrôler cette appellation afin de limiter les abus.

# YAOURTS ET FROMAGES BLANCS

Les **yaourts** ne sont rien d'autre que du **lait fermenté** sous l'influence de différents ferments qui permettent de convertir le lait tiède liquide en sa forme coagulée et qui réduisent une partie du lactose du lait en acide lactique, lequel améliore d'ailleurs l'absorption du calcium chez l'homme.

Les yaourts possèdent donc exactement les mêmes propriétés que le lait bien que la catégorie, du fait de l'essor industriel, en a largement augmenté le nombre. On peut donc distinguer les yaourts nature qui sont faits avec du lait demi-écrémé, les yaourts au lait entier et les yaourts allégés faits avec du lait écrémé. À partir de cette base, on a le choix de les sucrer, avec des fruits, de la confiture, du sucre, ou des édulcorants lorsque l'on veut les alléger totalement.

La valeur calorique du produit dépend donc, pour les graisses, du lait que l'on choisit, et pour les sucres, du produit que l'on a utilisé pour les édulcorer, et du lactose naturellement contenu dans le lait ! Cela va de 40 calories pour le yaourt nature sans sucre jusqu'à 110 calories pour le yaourt aux fruits avec du lait entier. Le facteur qui a changé ces derniers temps, c'est la taille du pot, qui a tendance à passer à 150 g, voire 180 g au lieu des 125 g classiques que nous connaissions. On trouve également des yaourts avec des ferments différents, lesquels peuvent avoir des effets bénéfiques sur le plan digestif, ce qui est parfois controversé mais fortement apprécié des consommateurs.

Les **yaourts à boire** sont assez comparables, mais leur présentation incite les enfants à les demander plus souvent dans la version sucrée pour des raisons que nous connaissons.

Les **fromages blancs** sont plutôt des fromages non affinés que des yaourts. Il faut en général 2 litres de lait pour en fabriquer un kilo (pour les yaourts il en faut un seul) auxquels on ajoute de la présure et des ferments pour le faire cailler. La fermentation lactique est ensuite stoppée par refroidissement. Le lait s'est alors séparé en deux composantes : le caillé qui est solide et le lactosérum, ou « petit-lait », liquide.

Le fromage obtenu subit différents traitements selon la texture recherchée : égouttage, centrifugation, fouettage, ajout de crème, moulage... On distingue ainsi différents types de fromages blancs : fromage blanc de campagne, fromage blanc battu ou lissé, petit-suisse et faisselle. Comme pour les yaourts, il peut être élaboré à partir de lait entier, demi-écrémé ou écrémé. C'est ce qui détermine sa quantité de matières grasses. Cependant, le fait que l'on utilise une quantité de lait supérieure lui confère une teneur plus élevée en protéines et en matières grasses, notamment pour les versions 20 % ou 40 % de MG sur poids total. Un fromage blanc à 20 % équivaut plutôt à un yaourt au lait entier qu'à un yaourt nature fait avec du lait demi-écrémé. Les valeurs caloriques vont bien entendu dépendre également de la nature du lait que l'on utilise, plus ou moins riche en matières grasses, ainsi que des ajouts éventuels de sucre ou de crème, faisant évoluer la valeur calorique entre 45 à 120 calories pour 100 g, voire plus avec des additions importantes de sucre ou de crème.

# LES DESSERTS LACTÉS

Il faut clairement identifier la catégorie des desserts lactés, car si ce sont des produits qui contiennent beaucoup de lait, ils s'apparentent réellement à des desserts plutôt qu'à des produits laitiers, même s'ils sont classés comme tels dans les supermarchés.

La matière principale est bien entendu le lait, mais on a la possibilité d'y ajouter toutes sortes d'ingrédients qui vont de la crème Chantilly à la crème de marrons en passant par différents types de fruits, de confitures, du chocolat, des œufs, du sucre, du miel... Il est préférable de les considérer comme des friandises ou du plaisir plutôt que comme un apport lacté exclusif. C'est une catégorie qui s'enrichit sans arrêt, car plus il y a de nouveaux produits, plus nous sommes tentés de les consommer et plus nous augmentons les quantités absorbées de graisse et de sucre. Ainsi, par exemple, les mousses au chocolat ne contiennent du lait qu'« accidentellement », en raison de la recette, mais sont souvent classées dans les desserts lactés par erreur.
Dans cette catégorie, on retrouve également les crèmes brûlées, les crèmes dessert, les viennois, les liégeois, les riz au lait, etc. Ce sont en effet des desserts à base de lait, mais ce sont surtout des friandises à acheter occasionnellement. Les riz et semoules au lait sont cependant intéressants, car ils apportent également des glucides complexes qui favorisent le rassasiement.
Pour synthétiser rapidement, les valeurs caloriques tournent régulièrement entre 130 et 180 kcal pour 100 g avec, en moyenne, 15 à 20 g de graisses et 20 à 25 g de sucre, ce qui n'est pas exagéré pour un dessert.
Quelle que soit la marque, il est préférable d'acheter les produits simples comme riz ou semoule au lait sans privilégier ceux qui rajoutent du caramel, des crèmes ou des nappages.

## COMMENT LES CHOISIR ?

Le véritable indicateur est l'étiquette, qui vous donne la possibilité de connaître les quantités de graisse et de sucre. Bien entendu, tout dépend de vos désirs et de votre situation, selon que vous êtes en période de contrôle de votre poids, avec ou sans problème d'ordre médical. Cependant, le principal avantage des produits laitiers reste l'apport de protéines de bonne qualité ainsi que de calcium.
Il faut savoir qu'au-delà de 5 % de matières grasses, il s'agit d'un produit relativement gras et peu comparable à un produit laitier traditionnel. Pour la quantité de sucre, il n'est pas raisonnable de dépasser 10 à 12 g pour 100 g. Il faut d'ailleurs souligner que, assez curieusement, il est presque préférable d'acheter des produits déjà sucrés ou avec des fruits plutôt que de le faire soi-même, car des tests consommateurs montrent que lorsque nous rajoutons nous-même de la confiture ou du sucre, nous en mettons plus que les industriels.
Au-delà de ces valeurs, il s'agit plutôt de desserts gourmands, que rien n'interdit de consommer à condition de savoir que si la valeur calorique dépasse les 120 kcal pour 100 g, il faudra rééquilibrer soigneusement le repas pour éviter de le rendre trop riche.
La liste des ingrédients permet de vérifier à la fois la nature du lait et les différents additifs. Rappelons que l'ingrédient qui figure en premier est celui qui compose en majorité le produit.
Il faut se méfier des produits à boire pour enfants car ils sont souvent très sucrés, ce qui peut les conditionner au goût du sucre, il est dès lors recommandé de les varier le plus souvent possible.
En termes de consommation, il est préférable de diversifier ses achats, entre les fromages blancs, les yaourts, ou même crèmes dessert, ce qui garantira non seulement une meilleure variété des goûts, mais aussi une meilleure variété des différents

ferments utilisés, ce qui semble favorable à notre santé et à notre tube digestif.
Rappelons que les yaourts aux fruits ne remplacent pas les fruits, contrairement à une idée reçue, et que leur quantité de sucre n'est pas si problématique que cela, notamment lorsqu'ils sont à 0 %, car l'utilisation du lait écrémé contrebalance le nombre de calories apportées par le sucre, qui reste relativement faible.
Il serait préférable de pouvoir les acheter à l'unité, bien que cela soit difficile, pour pouvoir gérer au mieux sa consommation.

## LES PIÈGES

- Les yaourts aromatisés, qui ne sont pas comparables aux yaourts aux fruits, et pour ceux qui n'aiment ni les additifs ni les colorants, il est préférable de les éviter, bien qu'ils ne présentent pas de danger particulier. Leur teneur en sucre est tout de même à surveiller.
- Les fausses appellations allégées, quand la promesse ne porte que sur une seule catégorie de nutriment. Un yaourt à 0 % de graisse ne contient pas nécessairement aucun sucre.
- La taille du pot, qui a tendance à grandir de plus en plus et fausse nos repères de consommation.
- Les emballages très sophistiqués avec des appellations très folkloriques qui sont la plupart du temps simplement des yaourts normaux pour lesquels on paie plus l'emballage que le produit.
- Les produits qui ne sont étiquetés ni yaourt ni fromage blanc mais qui contiennent le mot lait dans leur appellation et qui ne sont pas, la plupart du temps, le produit que vous recherchez, car il y a adjonction de crème fraîche par exemple. C'est une façon de contourner la législation. Ainsi, on peut très bien appeler un produit « fleur de lait », par exemple, le placer dans le rayon des produits laitiers sans que cela soit pour autant un yaourt ou un fromage blanc!
- Les yaourts à boire, dans lesquels la tendance est d'ajouter du sucre en excès.
- Les promotions qui n'en sont pas lorsqu'on vend plus de produits que ce que nous sommes capables de consommer. Lorsqu'il y a une trop grande variété d'arômes, certains risquent de rester dans votre réfrigérateur.
- La date de péremption des produits, car dans une économie ménagère prudente, il est raisonnable de compter le nombre de produits laitiers que chacun d'entre nous doit consommer et de les acheter sur une période d'une semaine pas plus, ce qui détermine le nombre à acheter.
- Les yaourts de soja, qui ne sont pas vraiment comparables aux yaourts de lait de vache et dont la version aromatisée est vraiment beaucoup plus riche que la version nature.
- Les produits trop compliqués, ce que vous pouvez vérifier sur la liste des ingrédients lorsqu'il y a trop de produits pour épaissir, ou bien encore trop de gomme, trop de colorants, trop d'arômes... Bien que sans dangerosité pour la santé, cela ne présente pas d'intérêt dans une catégorie de produits où le choix est tellement important qu'on peut toujours trouver ce que l'on souhaite.

# CONSEILS DE CONSOMMATION

Selon les recommandations nationales, il est préférable d'intégrer à ses repas deux à trois produits laitiers par jour, c'est-à-dire une à deux portions de fromage et/ou une à deux portions de produits laitiers. Cette recommandation est sage non seulement pour les apports en calcium, mais aussi pour la qualité des protéines, pour l'ensemble des micronutriments que l'on trouve dans les produits laitiers (oligoéléments, vitamines, micro-organismes) et l'indispensable diversification de notre alimentation. Mais elle est sage également en raison de la qualité gustative de ces produits.
Il n'est pas nécessaire de ne consommer que des produits allégés, bien que notre préférence aille plutôt vers des produits peu sucrés en raison des nouvelles recommandations de l'OMS (Organisation mondiale de la santé), qui nous incite à limiter de plus en plus la consommation de sucres rapides. Il faut reconnaître que, pour les matières grasses, en dehors des desserts lactés, la différence est suffisamment faible pour éviter de se priver des produits entiers – sauf pour les personnes qui contrôlent leur poids ou bien le taux de graisse dans leur sang.
Ma préférence va plutôt vers deux yaourts ou fromages blancs et une portion de fromage, en acceptant les yaourts aux fruits à 0 % de MG (sauf pour les enfants), et, pour se faire plaisir, une ou deux fois par semaine une crème dessert lactée.
Rappelons pour finir que 150 ml de lait sont équivalents à un yaourt, et que pour les amateurs de café au lait ou autre boisson lactée, cela remplace un autre produit laitier.

Rappelons qu'il existe deux appellations : « glucides », terme en dessous duquel figure « dont sucres », qui indique la quantité de sucres simples.
La catégorie est tellement importante qu'il a bien fallu choisir quelques produits, ceux que j'aurais tendance à mettre dans mon réfrigérateur. L'intérêt est de mixer tous ces types de produits pour pouvoir, selon la nature du repas, choisir entre le plus gourmand et le plus diététique.
Il existe de très nombreuses variétés de produits de distributeurs, mais nous n'avons voulu en privilégier aucune et avons fait le choix de rester dans les marques.

## PRODUITS LAITIERS « DOUBLE PROTÉINE »

**Nous mettons à part aujourd'hui les nouveaux produits laitiers « double protéine ».**

**Il s'agit en réalité de produits concentrés, puisque fabriqués avec 3 litres de lait pour obtenir 1 kilo de produit. Leur apport plus important en protéines (9 g aux 100 g contre 4 g pour les produits classiques) semble avoir un effet intéressant sur la satiété en cours de journée. Leur valeur calorique varie entre 75 kcal et 100 kcal pour 100 g. Leur taille est toutefois conséquente (150 g), et si ce type de produit s'adresse à ceux qui veulent contrôler leur appétit, leur poids, ou leur culpabilité du grignotage… il faut toutefois tenir compte de leur apport calorique non négligeable.**

**Les deux marques dominantes sont Danone® et Yoplait®. Les pots de 100 g sont à privilégier afin de limiter l'apport calorique.**

**Il faudra également surveiller le pourcentage de matières grasses, allant de 0 % à 2,5 %, et les ajouts de sucres non négligeables dans les versions aux fruits ou même chocolat…**

**C'est par ailleurs un produit intéressant pour les personnes âgées, permettant de renforcer leur consommation en protéines fréquemment insuffisante.**

# YAOURTS, FROMAGES BLANCS ET DESSERTS LACTÉS

## P'TITE DANETTE® À LA VANILLE, POT DE 70 G, DANONE®

*Une recette assez simple qui contient 85,6 % de lait, du sucre et des agents de texture essentiellement. La portion de 70 g proposée est idéale pour un petit plaisir qui reste tout à fait raisonnable, atteignant à peine 80 kcal par pot, peu de graisses un taux de sucres simples satisfaisant.*

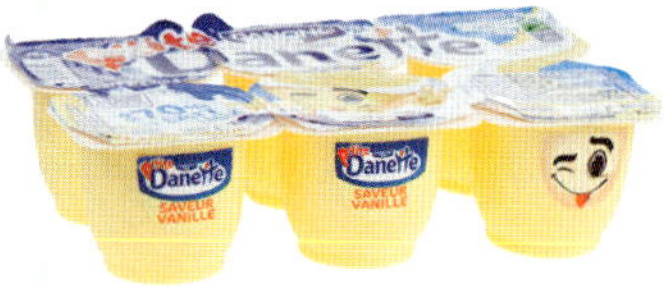


**Ingrédients :**
- Lait entier et lait écrémé en poudre 85,6%, sucre, épaississants : amidon transformé, carraghénanes, lactose, arôme, amidon, sel, colorant : bêta-carotène.

**Données nutritionnelles pour : 1 pot = 70 g**
- Valeurs énergétique : 79 kcal
- Protéines : 2,3 g
- Glucides : 17,7 g, dont sucres : 10,9 g
- Lipides : 2,1 g

## YAOURTS FRAISE 0 %, LES 2 VACHES LÉGÈRES®

*Des yaourts bio à la composition remarquable. Certes, on note une dizaine de calories de plus par pot que ses concurrents en raison du choix de l'édulcorant qui est ici du sucre de canne, mais on apprécie le choix des ingrédients sans agents de charges ni gélatine animale que l'on trouve dans la plupart des autres produits allégés.*

**Ingrédients :**
- Lait écrémé* 80,5%, fraise* 5%, sucre de canne* (5 %), lait écrémé en poudre*, fibre de citron déshydratée, arôme naturel, ferments lactiques (lait), jus de carotte pourpre* concentré.

** Ingrédient issu de l'agriculture biologique.*

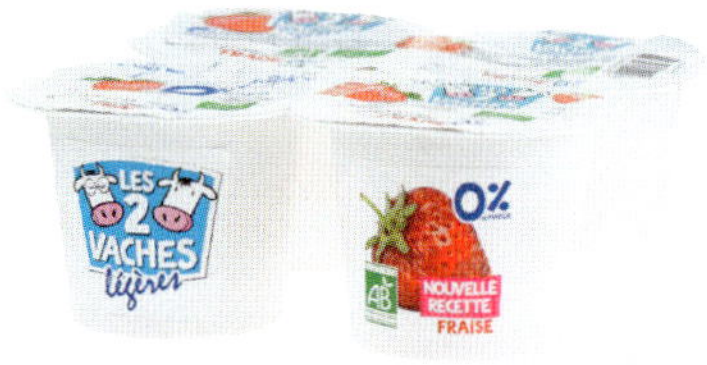


**Données nutritionnelles pour : 1 pot (115 g)**
- Valeur énergétique : 75 kcal
- Protéines : 4,9 g
- Glucides : 13,5 g, dont sucres : 13,3 g
- Lipides : 0,1 g, dont acides gras saturés : 0,06 g
- Sel : 0,18 g
- Calcium : 173 mg

## FROMAGE BLANC CALIN®, YOPLAIT®

*Cette recette de fromage blanc au lait demi-écrémé atteint seulement 78 kcal par pot et sort du lot avec 200 mg de calcium et 1,25 µg de vitamine D.*

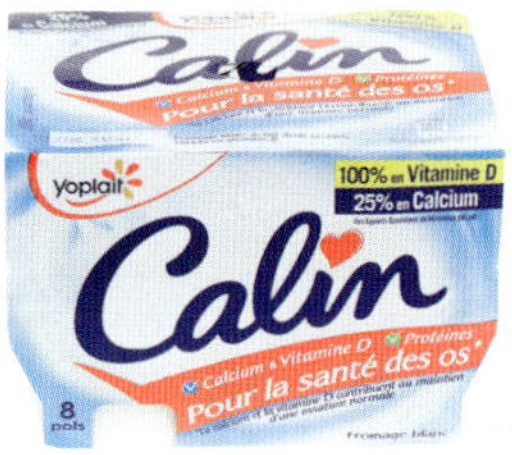


**Ingrédients :**
- Lait écrémé et crème pasteurisés, concentré de minéraux du lait et protéines de lait, vitamine D, ferments lactiques.

**Données nutritionnelles pour : 100 g**
- Valeur énergétique 78 Kcal
- Protéines : 6,9 g
- Glucides : 5 g
- Lipides : 3,2 g
- Calcium : 200 mg
- Vitamine D : 1,25 µg

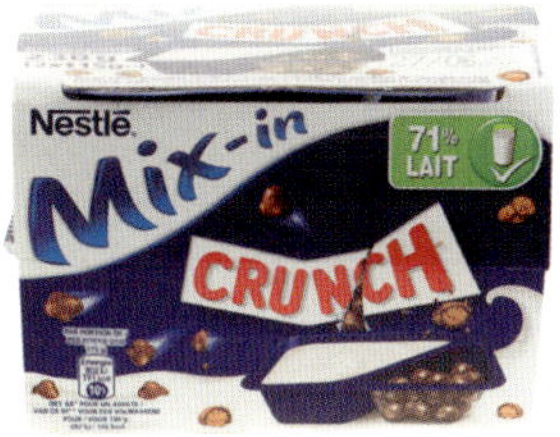


## YAOURT SUCRÉ AROMATISÉ VANILLE ET CÉRÉALES CROUSTILLANTES ENROBÉES DE CHOCOLAT, CRUNCH NESTLÉ®

## CRÈME DESSERT CHOCO CARAMEL, DANETTE POP®, DANONE®

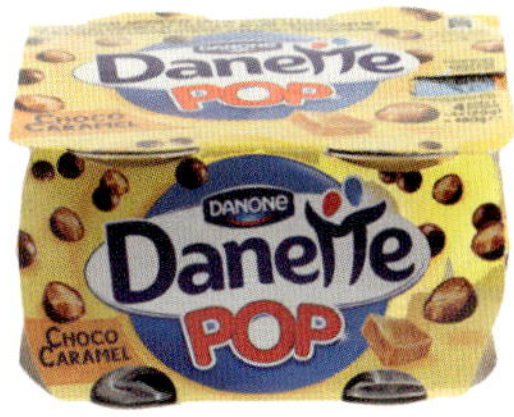


*Chacun de ces deux produits présente à peu près les mêmes caractéristiques, c'est-à-dire environ 160 kcal pour 100 g, avec 6 g de graisses et de 20 à 23 g de sucres, dont 18 à 19 g de sucre ajouté. On devine très bien à qui ce type de produits, à la fois ludique et très gourmand, s'adresse : aux enfants. On peut alors se demander s'il ne s'agit pas d'une erreur d'introduire la notion de bonbons ou confiseries au moment même où l'on tente d'imprimer la notion santé des produits laitiers... D'autant que ce que les enfants vont apprécier, ce sera les friandises. Il y a là un vrai débat entre le désir de faire plaisir, la possibilité d'introduire par ce biais des produits laitiers et le côté excessif de ce type d'aliments qui ne vont pas dans le sens de ce que nous recherchons à l'heure actuelle.*

**Données nutritionnelles pour : 100 g**

- Valeur énergétique : 160 kcal
- Glucides : 20 à 23 g, dont sucres : 18 à 19 g
- Lipides : 6 g

## PETIT-SUISSE NESQUIK®, NESTLÉ®

*Une vraie déception pour ce petit-suisse, image symbolique de l'alimentation des enfants, avec une valeur calorique de 210 kcal pour 100 g, soit une des plus élevées qu'on puisse rencontrer, un taux de matières grasses à 9 %, et une grande quantité de sucre ajouté (quatre morceaux et demi de sucre pour 100 g). Même la composition n'est pas séduisante : lait entier, crème, sucre, poudre de lait écrémé, eau, amidon modifié, poudre de cacao maigre ; 4 % concentré de minéraux du lait... ???*

**Données nutritionnelles pour : 100 g**

- Valeur énergétique : 210 kcal
- Glucides : 26,5 g, dont sucres : 22 g
- Lipides : 9 g

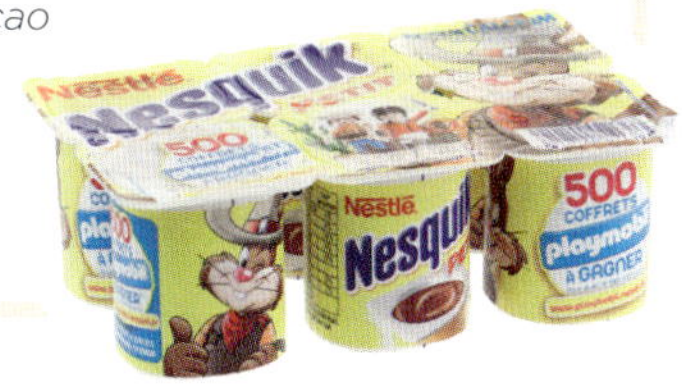

# LAITS

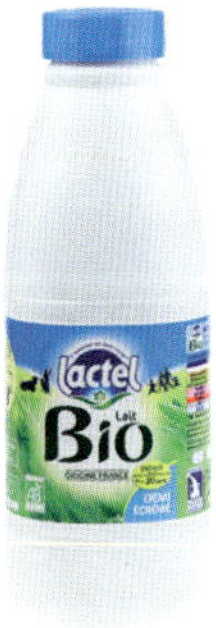


## LAIT DEMI-ÉCRÉMÉ BIO, LACTEL®

*Parce qu'il a les caractéristiques du lait demi-écrémé avec les valeurs nutritionnelles que nous lui connaissons, mais aussi parce que voilà un des produits de l'agriculture biologique qui est vraiment intéressant puisqu'il protege tout à la fois : les sols et l'animal.*

**Données nutritionnelles pour : 100 g**
- Valeur énergétique : 45 kcal
- Protéines : 3,2 g
- Glucides : 4,8 g, dont sucres : 4,8 g
- Lipides : 1,5 g
- Sel : 0,1 g
- Calcium : 120 mg

## GRANDLAIT® LÉGER & DIGESTE SANS LACTOSE, CANDIA®

*Il permet à tous les intolérants au lactose de bénéficier des avantages du lait et est d'une façon générale beaucoup plus digeste, toujours avec les mêmes valeurs caloriques que le lait demi-écrémé.*

**Données nutritionnelles pour : 100 g**
- Valeur énergétique : 46 kcal
- Glucides : 4,8 g
- Lipides : 1,6 g

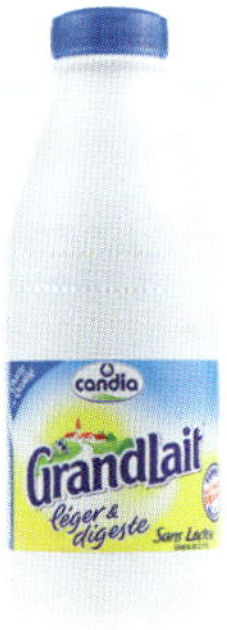


## LAIT BIOLOGIQUE DEMI-ÉCRÉMÉ CHOCOLATÉ, BRIQUETTES, LE GALL®

*Une vraie bonne surprise, car avec 74 kcal pour 100 g, un taux de sucres à 11 %, c'est une petite portion de lait demi-écrémé au goût chocolaté, beaucoup moins sucré, beaucoup plus intéressant que les briques de jus de fruits que l'on donne aux enfants, avec des apports en minéraux et oligoéléments particulièrement favorables. Le tout avec du lait bio et une composition remarquable.*

**Ingrédients :**
- Lait de vache demi-écrémé* 92 %, sucre de canne** 6 %, algae (*Lithothamnium calcareum*) 2%.

** Ingrédient issu de l'agriculture biologique.*

*** Ingrédient biologique issu du commerce équitable.*

**Données nutritionnelles pour : 100 g**
- Valeur énergétique : 74 kcal
- Glucides : 11 g
- Lipides : 1,8 g, dont acides gras saturés : 1,3 g

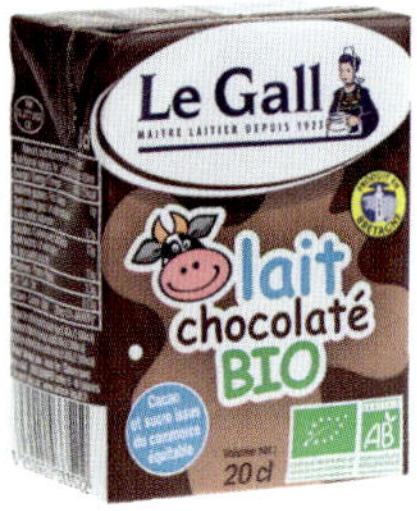

## LAIT VIVA DE CANDIA®

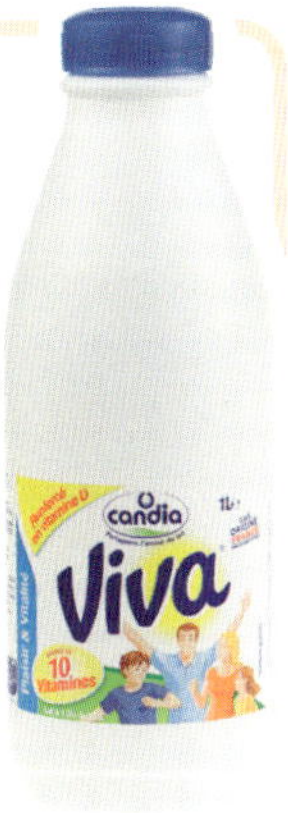


*Un lait demi-écrémé classique auquel on a ajouté une multitude de vitamines. Pourquoi pas, mais cela ne présente pas de réel intérêt dans la mesure où l'on peut facilement trouver ces vitamines dans une alimentation variée et équilibrée.*

**Ingrédients :**

• Lait à 1,2 % de matières grasses, lactase, vitamines : A, B1, B2, B5, B6, B8, B9, B12, E, PP et D.

**Données nutritionnelles pour : 100 g**

• Valeur énergétique : 43 kcal
• Glucides : 4,8 g
• Lipides : 1,2 g, dont acides gras saturés : 0,8 g
• Acide folique : 30 µg
• Calcium : 120 mg
• Biotine : 7,5 µg

*Dans le rayon du lait, j'ai trouvé les deux produits suivants que je ne considère pas comme du lait :*

## LAIT D'AMANDE, ALPRO®

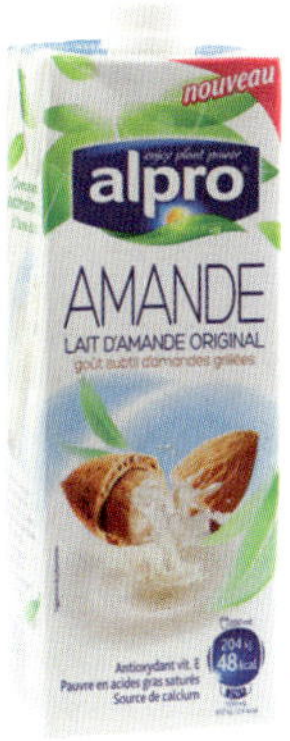


*La composition suffit à expliquer le produit et ma réaction, car les ingrédients sont : eau, sucre, amandes 2 %, orthophosphate tricalcique, sel marin de table, stabilisant… que fait donc ce produit au rayon du lait ? Je vous laisse juge.*

**Ingrédients :**

• Eau, sucre, amande (2%), orthophosphate tricalcique, sel marin de table, stabilisants (farine de graines de caroube, gomme gellane), émulsifiant (lécithines (tournesol), vitamines (riboflavine (B2), B12, E, D2).

**Données nutritionnelles pour : 100 g**

• Valeur énergétique : 24 kcal
• Protéines : 0,5 g
• Glucides : 3 g
• Lipides : 1,1 g

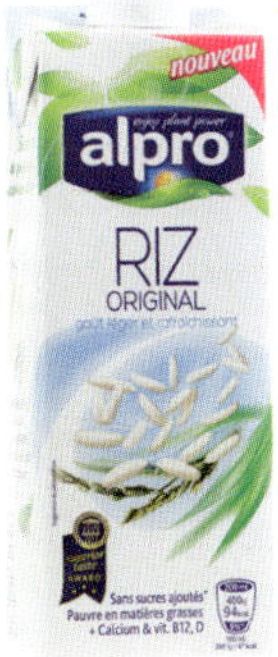


## RIZ ORIGINAL, ALPRO®

*Ce produit ne peut pas s'appeler « lait », mais il est placé à côté du précédent en rayon. Les ingrédients : eau, riz 12 %, huile de tournesol, orthophosphate tricalcique, maltodextrine…*

**Ingrédients :**

• Eau, riz (12%), huile de tournesol, orthophosphate tricalcique, maltodextrine, sel marin de table, stabilisant (gomme gellane), vitamines (B12, D2), correcteur d'acidité (phosphates de potassium)

**Données nutritionnelles pour : 100 g**

• Valeur énergétique : 47 kcal
• Protéines : 0,1 g
• Glucides : 9,5 g dont sucres : 3,3 g
• Lipides : 1 g dont acides gras saturés : 0,1 g

# FROMAGES

*On distingue deux catégories de fromages : le fromage frais et le fromage affiné. Le fromage blanc provient de la coagulation du lait au moyen des ferments lactiques. Le fromage blanc caillé en est une variété plus ou moins égouttée.*

Les fromages frais sont en plus salés et davantage égouttés. Ils se présentent en barquette ou emballés dans une feuille d'aluminium. Ils contiennent plus d'eau que les fromages affinés, ce pourquoi ils sont souvent moins caloriques. Cependant, leur teneur en matières grasses est variable et dépend d'ajouts de crème pouvait ainsi aller jusqu'à 60 % de lipides, d'où l'intérêt de lire les étiquettes.
Les fromages affinés sont beaucoup plus nombreux. Il s'agit de lait caillé sous l'action de présure ou de ferments lactiques qui est ensuite égoutté et mis à « fermenter ». On finit en le salant, en ajoutant éventuellement des moisissures, puis en l'affinant. C'est ce temps de conservation qui lui confère son allure définitive, le rangeant dans une famille définie :

- **Les fromages à pâte molle** pour lesquels l'égouttage est lent, comme le camembert, le brie ou le coulommiers, le pont-l'évêque.
- **Les fromages à pâte simplement pressée**, comme le saint-nectaire, la mimolette, le morbier, le reblochon, et les fromages à pâte pressée cuite, comme l'abondance, le beaufort, le comté, l'emmental français, le parmesan et la tête de moine.
- **Les fromages à pâte persillée**, comme le roquefort ou la fourme, contiennent des moisissures.
- **Les fromages fondus** sont à base de fromages pressés ou à pâte cuite. Ces fromages sont fondus à chaud et cuits pendant trois minutes. Ils sont en général enveloppés dans du papier d'aluminium.
- **Les fromages de chèvre ou de brebis** sont secs, demi-secs ou frais, selon leur degré d'affinage, et sont fabriqués avec du lait de chèvre ou un mélange de laits.

Sur le plan nutritionnel, les fromages présentent les mêmes intérêts que le lait, c'est-à-dire une vraie richesse en protéines, variable selon le produit et surtout le contenu en eau, qui « dilue » les protéines! Les fromages les plus riches en protéines sont les fromages à pâte pressée, avec 26 g de protéines pour 100 g. Les autres fromages affichent une quantité variable de protéines, de 15 % pour les fromages pour enfants jusqu'à 20 % pour les fromages italiens et, surprise, les fromages allégés. Ce sont des protéines d'excellente qualité car elles proviennent du lait. Elles sont donc complètes.
Le vrai problème des fromages reste leur teneur en matières grasses, pouvant aller, pour les fromages bleus, jusqu'à 31 %. La moyenne générale de ce produit se trouve autour de 25 % sur le poids total, ce qui signifie qu'à chaque portion, vous consommez 30 % de graisse.
La valeur calorique des fromages ne descend que très rarement en dessous de 300 kcal pour 100 g, plus fréquemment autour de 400 kcal pour les fromages pressés, qui sont donc les plus gras. Il n'y a pas de sucre dans leur composition.

L'autre problème est leur contenu en sel : 500 mg pour 100 g en moyenne, valeur qui peut atteindre 1 g pour les fromages bleus. C'est donc un produit à contrôler soigneusement, notamment en cas de régime sans sel.
Le vrai avantage nutritionnel des fromages est leur teneur en calcium. Il faut rappeler, malgré leurs détracteurs, que les produits laitiers peuvent couvrir environ 45 % des besoins en calcium chez les adultes, un taux qui est encore plus important chez les enfants.
On y trouve essentiellement de la vitamine A, ainsi qu'un peu de vitamine D.

## COMMENT LES CHOISIR ?

- Sachez que les fromages d'appellation font aujourd'hui partie des rares produits qui ne contiennent ni conservateurs, ni additifs, ni colorants.
- Pour les fromages industriels, plus la liste des ingrédients est courte, mieux c'est ! Méfiez-vous des « préparations fromagères à base de lait », dont la qualité nutritionnelle et le goût ne correspondent pas toujours à ce que l'on attend.
- C'est la quantité de matière grasse qui fait la valeur calorique du produit, et il est préférable, non pas d'essayer de trouver les moins riches, mais ceux qui vous font le plus plaisir, en contrôlant la quantité selon la richesse calorique du produit. Le camembert, la mozzarella, la feta, les fromages de chèvre frais ont des teneurs énergétiques faibles par rapport aux autres. Les fromages en portions individuelles sont relativement intéressants, mais n'ont souvent pas le même intérêt gustatif, il vaut donc mieux préférer les fromages à la coupe.

## LES PIÈGES

Les produits allégés en sel ou en graisses, qui ne le sont pas toujours de manière significative. Surtout, ils peuvent faire perdre le plaisir de consommer cette catégorie de produits.
Les produits vendus en portions trop grosses.
Les fromages pour enfants, qui parfois ne contiennent pas suffisamment de calcium : il faut vraiment vérifier qu'il y a au minimum 400 mg pour 100 g.
Les fromages avec des ajouts de noix, poivre, crème... qui masquent souvent le goût du fromage et augmentent parfois inutilement sa valeur calorique.
Les nouvelles variétés de préparations fromagères qui consistent souvent en un fromage fondu. Elles sont bien entendu issues du lait, mais leur composition est parfois plus riche en graisses que n'importe quel autre fromage en raison d'ajout de matières grasses mélangées avec la poudre de lait, ou parfois même de crème fraîche.

## CONSEILS DE CONSOMMATION

La portion à ne pas dépasser est en général de 50 g par jour si l'on veut être raisonnable.
La consommation doit s'équilibrer avec les autres produits laitiers. Les grands consommateurs de yaourt ou de lait n'ont pas intérêt à forcer sur le fromage, et inversement.
Cela reste tout de même un produit indispensable dans une maison, mais il est inutile d'avoir un plateau entier de différents fromages, il est préférable de les acheter deux par deux et de les finir avant d'en acheter d'autres.
Si l'on décide de faire un repas à base de fromages, mieux vaut limiter les autres protéines et ne pas consommer d'autres produits trop gras pendant le repas. Ainsi, l'association viande/œufs/poisson et fromage nécessite de contrôler la portion de fromage (50 g).

PRODUITS CONSEILLÉS

# FROMAGES

## MOZZARELLA, 8 BOULES DE 25 G, GALBANI®

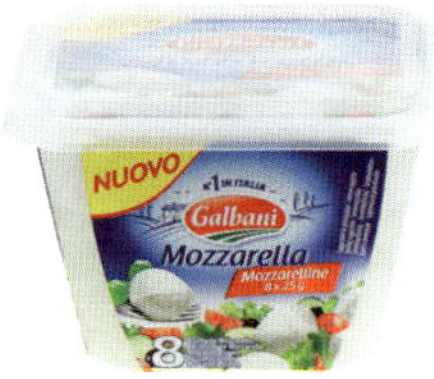


*C'est un produit intéressant car présenté sous forme de portions, ce qui permet de limiter notre quantité. Il est uniquement composé de lait et de ferments lactiques, avec une valeur calorique très faible, 221 kcal pour 100 g, et 16,5 g de matières grasses. Un taux de sel un peu élevé, avec 800 mg pour 100 g.*

**Données nutritionnelles pour : 100 g**

- Valeur énergétique : 221 kcal
- Protéines : NI
- Lipides : 16,5 g
- Sel : 0,8 g

## FROMAGE DE CHÈVRE FRAIS, CARREFOUR®

*Un fromage de chèvre contenant un peu plus d'eau que les autres fromages puisqu'il est frais. Il affiche une valeur calorique quasiment diététique (156 kcal pour 100 g), moins de matières grasses et moins de sel que les autres fromages, avec 1 100 mg pour 100 g. Produit intéressant à tartiner.*

**Données nutritionnelles pour : 100 g**

- Valeur énergétique : 156 kcal
- Protéines : NI
- Lipides : 12 g
- Sel : 1,1 g

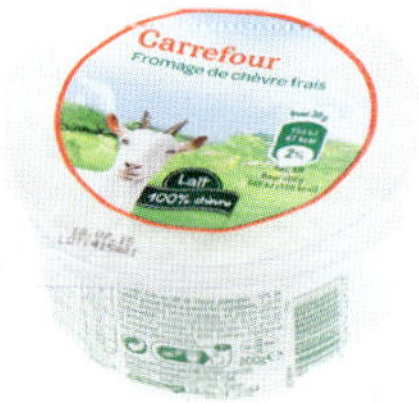


## CAMEMBERT DE NORMANDIE AOP AU LAIT CRU MMM !®, AUCHAN®

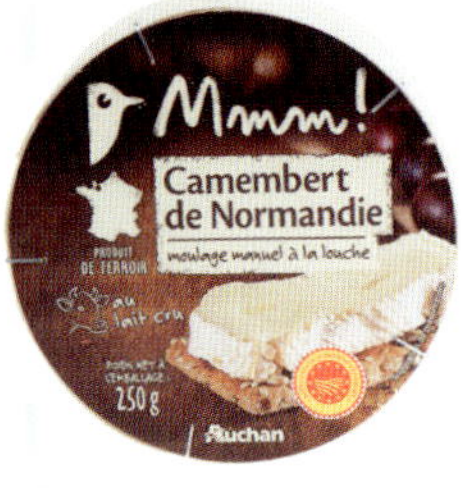


*Une appellation d'origine protégée qui nous garantit un produit de qualité et authentique. L'apport en lipides de 22 % reste tout à fait raisonnable au rayon fromage !*

**Ingrédients :**

- Lait cru de vache, sel, présure animale, ferments lactiques et d'affinage.

**Données nutritionnelles pour : 100 g**

- Valeur énergétique : 282 kcal
- Protéines : 20,4 g
- Glucides : < 0,5 g
- Lipides : 22 g
- Sel : 1,8 g

## FROMAGE DE BREBIS AU BASILIC EN BOCAL, SALAKIS®

*Autant c'est un produit intéressant dans sa variante classique préemballée, autant la présentation dans de l'huile de colza aromatisée au basilic modifie complètement ce produit que l'on devient obligé de consommer avec plus de matière grasse, même si on en laisse dans le bocal.*

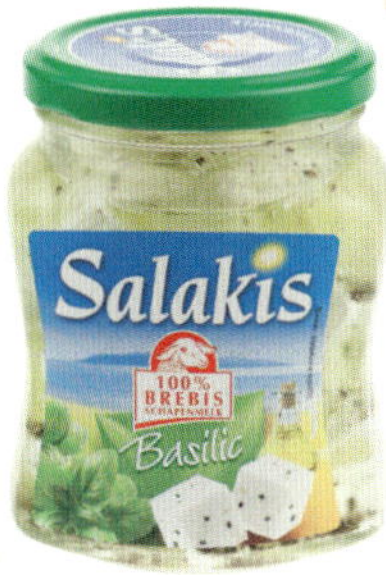


**Ingrédients :**
• Huile de colza 48,1 % minimum, fromage de brebis au lait pasteurisé origine France (lait) 45 % minimum, aromates et plantes aromatiques, arôme naturel.

**Données nutritionnelles pour : 100 g**
• Valeur énergétique : 269 kcal
• Protéines : 15 g
• Glucides : 0,8 g
• Lipides : 22,9 g

# LES NOUVELLES TENDANCES

*Nous les avons placées ici avec ce titre car elles correspondent à l'évolution du fromage, qui se consomme désormais autant sous forme de grignotage que dans des salades, ce qui empêche de contrôler la portion consommée et les quantités de graisses et de calories qui deviennent très importantes. Or, c'est tout le problème de la nourriture actuelle dont nous n'arrivons pas à apprécier la vraie valeur énergétique ni les vrais contenus en graisse.*

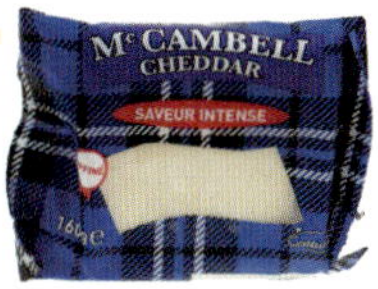


## CHEDDAR, MC CAMBELL® (OU AUTRE MARQUE)

*Ce sont des dés de cheddar nature avec une valeur calorique de 417 kcal pour 100 g et 35 g de matières grasses. Le pot semble tout petit mais contient quand même 120 g, soit l'équivalent de 500 kcal…*

**Données nutritionnelles pour : 100 g**
• Valeur énergétique : 417 kcal
• Lipides : 35 g
• Sel : NI

## FROMAGE SALADE ET APÉRITIF, BOURSIN®

*C'est une autre variante de ce type de produit, dont les valeurs lui ressemblent, avec 406 kcal pour 100 g et 40 g de graisses… L'appellation ne masque rien : c'est vraiment pour l'apéritif et pour les salades, mais encore une fois, bien qu'il s'agisse d'un produit laitier, on tombe dans l'outrance calorique et de graisses. La version « noisettes et 3 noix » est encore pire !*

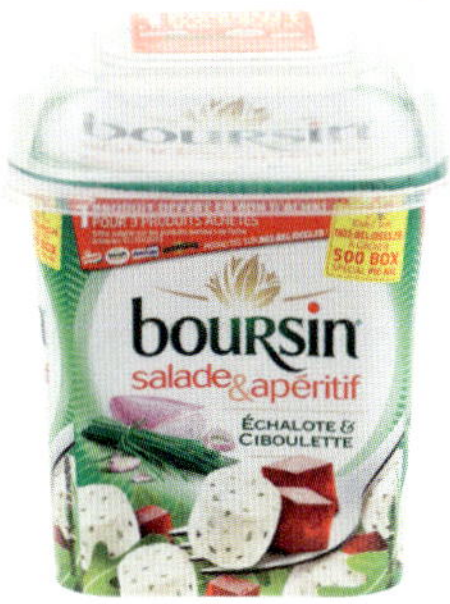


**Ingrédients :**
• Lait et crème pasteurisés, ail et fines herbes, sel, stabilisant, poivre.

**Données nutritionnelles pour : 100 g**
• Valeur énergétique : 406 kcal
• Protéines : 7,5 g
• Glucides : 4 g
• Lipides : 40 g
• Sel : NI

# CHARCUTERIES

*Du jambon de Bayonne aux rillettes du Mans, en passant par les saucisses de Morteau et les andouilles de Vire... nos plus belles régions regorgent de spécialités charcutières qui font partie intégrante du patrimoine culinaire français.*

Le terme « charcuterie » désigne en réalité l'ensemble des préparations alimentaires principalement à base de viande de porc crue ou cuite et de sel ajouté comme agent de conservation, au minimum.
La charcuterie utilise l'ensemble des parties du porc, et selon le morceau, le taux de matières grasses du produit final va varier.
Aujourd'hui, la fabrication des lardons et des jambons cuits ou secs permet d'obtenir des produits plus maigres qu'auparavant, grâce à l'élevage d'animaux moins gras.
Le point fort des charcuteries est sans aucun doute la grande richesse en protéines (20 % en moyenne) et en fer (le boudin noir est l'aliment le plus riche en fer de bonne qualité). Cependant, leur mauvaise réputation est également bien fondée, puisque la plupart sont également riches en lipides (jusqu'à plus de 40 % pour certains saucissons) et en sel, ce qui impose la modération dans leur consommation.
À l'heure actuelle, les industriels surfent sur ces conseils santé en proposant des produits de charcuterie moins gras et/ou moins salés. Si la teneur en sel de ces produits est de nos jours moins élevée que jadis car la méthode de conservation par le froid a aujourd'hui remplacé la conservation par le sel, leur apport en sel reste significatif puisqu'il s'agit non seulement d'un agent de conservation, mais également d'un exhausteur de goût.
De nombreux produits allégés en sel, à savoir en chlorure de sodium, sont apparus sur le marché. Cette réduction est compensée par un ajout de chlorure de potassium, ce qui est intéressant en termes de qualité, mais l'allégement en sodium reste souvent insuffisant.
Pour ce qui est des matières grasses, n'oublions pas que c'est le gras qui donne la saveur et la texture propres aux charcuteries. Pour préserver le goût des produits allégés, le gras est alors remplacé en grande partie par des additifs et des sucres ajoutés. Que ce soit des lardons, des saucissons ou des terrines... on y perd souvent la recette de base !

## COMMENT LES CHOISIR ?

Plus la liste des ingrédients est courte, mieux c'est !
On limite les ajouts de sucres sous toutes les formes (dextrose, saccharose, sucre de canne, lactose, amidon...), et surtout de sirop de glucose-fructose.
Les jambons crus se démarquent au rayon des charcuteries avec des recettes plus simples. Noix de jambon, viande des Grisons, bacon, etc. sont difficiles, pour ne pas dire impossibles, à trouver sans ajout de sucres.

## LES PIÈGES

Les produits allégés en sel (par rapport à la moyenne des produits du marché), qui ne le sont pas toujours de manière significative : on a du mal à s'y retrouver. En faisant le calcul, certains produits classiques contiennent 0,7 g de sodium et les produits allégés à – 25 % de sodium apportent 0,6 g de sodium pour 100 g.
Les produits, notamment les saucisses, vendus en portion trop grosses.
Les jambons cuits fumés qui ont tendance à être plus gras et plus salés.
Les rôtis de dinde, de bœuf ou encore les filets de poulet cuits et emballés sous vide qui s'apparentent à première vue à une viande fraîche, mais qui, étant donné le nombre d'additifs et la quantité de sel ajouté, sont bien à leur place dans le rayon charcuteries et se rapprochent plus du jambon.
Les mini-saucissons et chorizos qui s'avèrent plus gras qu'un produit entier à trancher vous-même.

## CONSEILS DE CONSOMMATION

La consommation de charcuteries doit rester occasionnelle en raison de l'apport en sel et encore plus lorsqu'il s'agit de sel nitrité.
Pour 1 portion, on compte environ 100 g pour les charcuteries maigres telles que jambon cuit ou cru dégraissé, bacon, viande des Grisons, bresaola, noix de jambon, rôtis tranchés.
Le gras des jambons ne doit pas être consommé fréquemment. Les produits découennés et dégraissés restent préférables.
Pour les pâtés et terrines, ne pas dépasser 30 g pour 1 portion.
Pour les saucisses et saucissons secs, les chorizos, les saucissons à l'ail, le cervelas, on compte 30 g pour 1 portion et on évite d'ajouter du beurre. Ils ne sont pas conseillés à l'apéritif, où l'on consommera des quantités trop importantes sans s'en rendre compte.
Pour les rôtis de dinde, de bœuf ou encore les filets de poulet cuits, préférez une viande fraîche à cuisiner vous-même.

### LARDONS, DÉS DE JAMBON...

**Il est difficile de trouver dans cette gamme des compositions idéales tant les additifs sont nombreux.**

**N'oublions pas que leur consommation doit rester occasionnelle, qu'il s'agisse d'un lardon classique ou d'un produit allégé en matières grasses.**

**Seules les allumettes de bacon sortent un peu du lot. Mais si vous disposez d'un peu de temps, détailler les tranches vous-même reste plus économique et vous permet d'acheter plus facilement un produit de qualité.**

# JAMBONS CUITS

## LE CUISINÉ À L'OS, RECETTE JOËL ROBUCHON, FLEURY MICHON®

*Un ajout de dextrose en dernier ingrédient mais on évite les ajouts de sirop de glucose… c'est déjà un point positif !*

**Ingrédients :**

• Jambon de porc, bouillons 1,7 % (eau, os de porc, céleri, carotte, oignon, poireau, sel), sel, dextrose de maïs, antioxydant : ascorbate de sodium, conservateur : nitrite de sodium.

**Données nutritionnelles pour : 100 g**

- Valeur énergétique : 113 kcal
- Protéines : 22 g
- Glucides : 0,7 g, dont sucres : 0,7 g
- Lipides : 2,5 g, dont acides gras saturés : 0,9 g
- Sel : 1,8 g

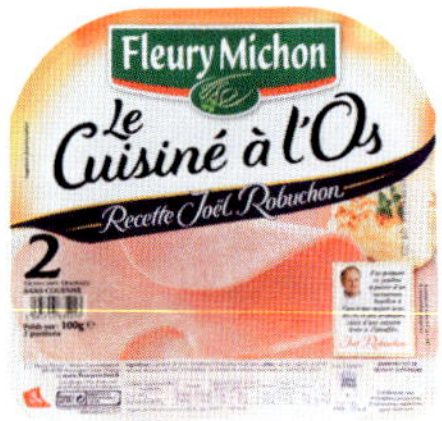


## JAMBON SUPÉRIEUR SANS COUENNE, LECLERC BIO VILLAGE®

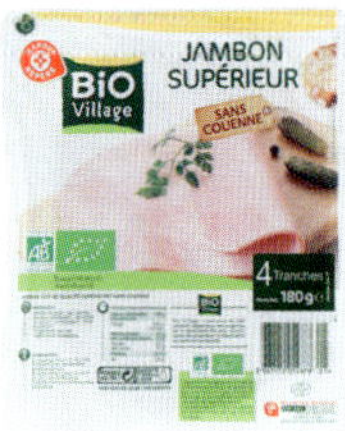


*Ni sucre, ni dextrose, ni sirop de glucose ajouté… très difficile à trouver dans ce rayon ! On est de plus à 0,64 g de sodium, ce qui est comparable à des produits qui vantent les – 25 % de sel !*

**Ingrédients :**

• Jambon de porc, sel, arômes naturels, antioxydant, conservateur.

**Données nutritionnelles pour : 100 g**

- Valeur énergétique : 119 kcal
- Protéines : 21,4 g
- Glucides : 0,5 g
- Lipides : 3,5 g
- Sel : 1,6 g

## JAMBON SUPÉRIEUR SANS COUENNE, TENDRE NOIX HERTA®

*La barquette de 6 tranches, 240 g. Une recette raisonnable sans ajout de sirop de glucose !*

**Ingrédients :**

• Jambon frais de porc, bouillon (eau, couennes de porc, oignons, os de porc, carottes, sel, persil, ail, clou de girofle, poivre, laurier), sel, dextrose de maïs, arômes naturels, antioxydant : isoascorbate de sodium, conservateur : nitrite de sodium.

**Données nutritionnelles pour : 100 g**

- Valeur énergétique : 112 kcal
- Protéines : 21 g
- Glucides : 0,5 g, dont sucres : 0,5 g
- Lipides : 2,9 g, dont acides gras saturés : 1,2 g
- Fibres alimentaires : < 0,5 g
- Sel : 1,8 g

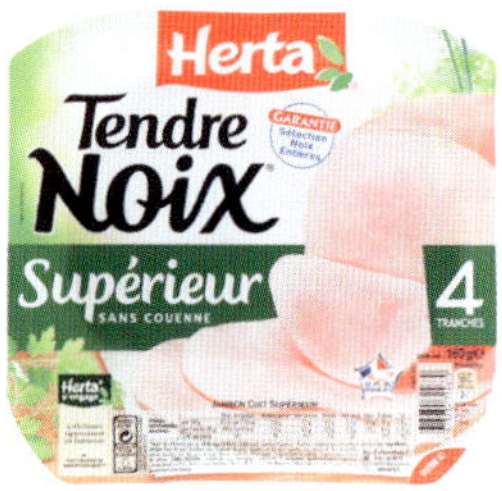

## JAMBON CUIT LÉGER SANS COUENNE, LE SUPÉRIEUR FLEURY MICHON®

*Une composition correcte mais un produit qui vante son côté léger pour 2 g de lipides alors que les autres jambons atteignent à peine 3 g.*

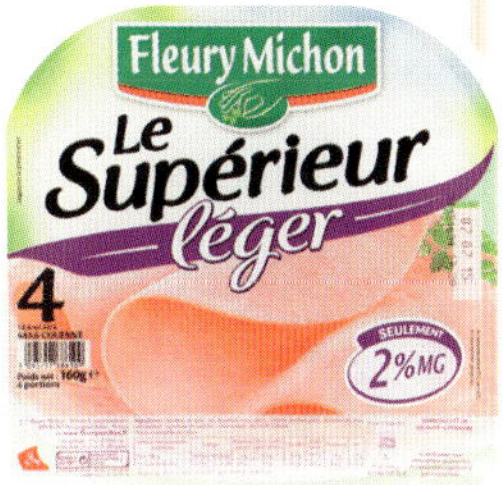


**Ingrédients :**

• Jambon de porc, sel, dextrose, plantes aromatiques, antioxydant : ascorbate de sodium, conservateur : nitrite de sodium. Traces éventuelles de céleri.

**Données nutritionnelles pour : 100 g**

- Valeur énergétique : NI
- Protéines : 21 g
- Glucides : 0,8 g, dont sucres : 0,8 g
- Lipides : 2 g
- Sodium : 0,7 g

## BLANC DE POULET RÔTI AU FOUR, PREMIER PRIX, AUCHAN®

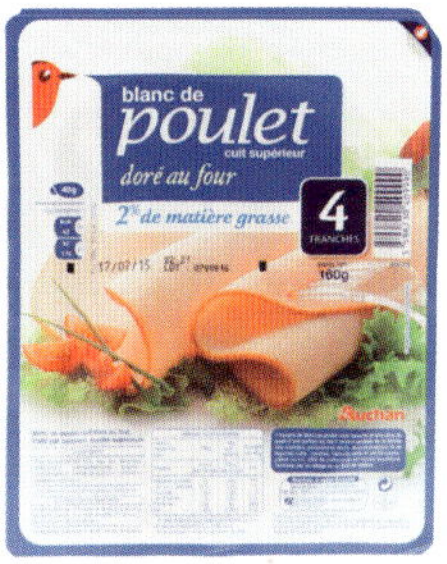


*Une qualité des ingrédients loin d'être au rendez-vous avec seulement 67 % de viande amalgamée avec de l'eau, du sirop de glucose, des protéines de soja et de nombreux additifs !*

**Ingrédients :**

• Viande de filets de poulet 67 %, eau, sirop de glucose de blé, protéines de soja, sel, stabilisants : diphosphates et triphosphates, gélifiant : carraghénanes, chlorure de potassium, antioxygène : érythorbate de sodium, conservateur : nitrite de sodium, colorant de surface : caramel (E150a).

**Données nutritionnelles pour : 100 g**

- Valeur énergétique : 96 kcal
- Protéines : 19,4 g
- Glucides : 1,75 g
- Lipides : 1,3 g
- Sel : 1,9 g

## FILET DE POULET AUX HERBES, FLEURY MICHON®

*Glucose, colorant caramel... la qualité n'est pas au rendez-vous !*

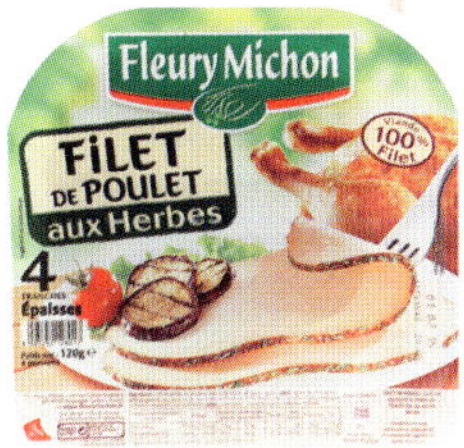


**Ingrédients :**

• Blanc de poulet, sel, glucose, fines herbes : persil, ciboulette, estragon, herbes de Provence, arômes, lactose, dextrose, colorant : caramel ordinaire, antioxygène : isoascorbate de sodium, conservateur : nitrite de sodium.

**Données nutritionnelles pour : 100 g**

- Valeur énergétique : 105 kcal
- Protéines : 21 g
- Glucides : 2 g
- Lipides : 1,5 g
- Sel : 1,75 g

# JAMBONS CRUS ET AUTRES CHARCUTERIES TRANCHÉES

## PROSCIUTTO DI PARMA (JAMBON DE PARME), MONTORSI®

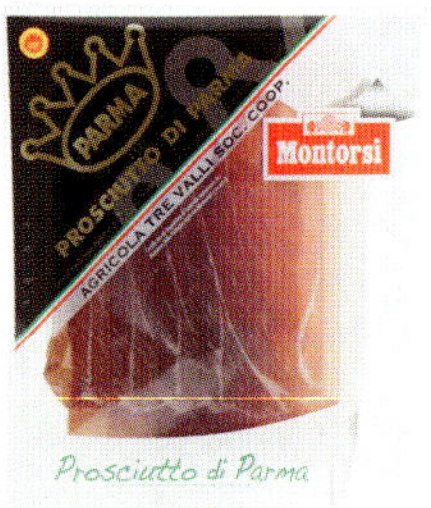


*Seulement du jambon et du sel, soit une recette traditionnelle, bravo !*

**Ingrédients :**

- Jambon de porc, sel.

**Données nutritionnelles pour : 100 g**

- Valeur énergétique : 253 kcal
- Protéines : 27 g
- Glucides : 0 g
- Lipides : 16 g, dont acides gras saturés : 5,3 g
- Sel : NI

## JAMBON CRU - 25 % DE SEL, LES FINES ET FONDANTES AOSTE®

*Une recette simple, un effort sur l'ajout de sel et seulement 10 % de lipides, un produit qui se démarque !*

**Ingrédients :**

- Jambon de porc, sel, conservateurs : chlorure de potassium, nitrite de sodium.

**Données nutritionnelles pour : 100 g**

- Valeur énergétique : 212 kcal
- Protéines : 30 g
- Glucides : 0,6 g
- Lipides : 10 g
- Sel : 3 g

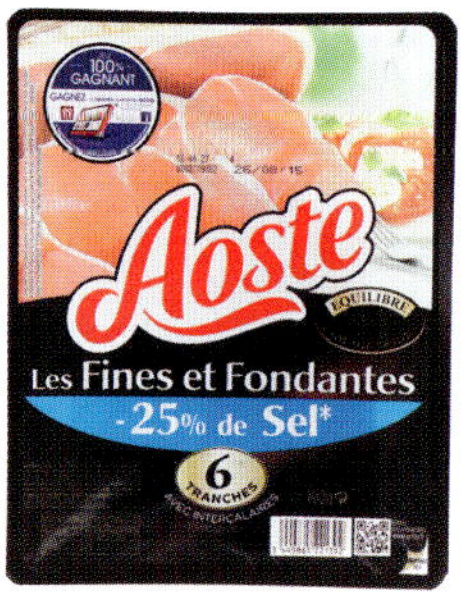


## JAMBON DE BAYONNE IGP MMM ! ®, AUCHAN®

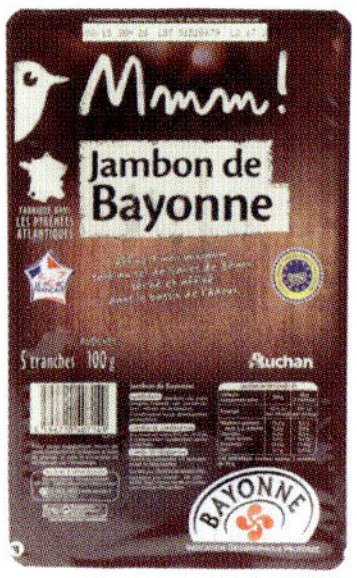


*Une recette quasiment traditionnelle de charcuterie, avec simplement du sel et un conservateur… on évite le sirop de glucose… Bravo pour ce produit !*

**Ingrédients :**

- Jambon de porc origine France, sel, conservateur : nitrate de potassium.

**Données nutritionnelles pour : 100 g**

- Valeur énergétique : 258 kcal
- Protéines : 29,5 g
- Glucides : 0,5 g
- Lipides : 15,2 g
- Sel : 5,1 g

## NOIX DE JAMBON SAINT-AZAY®, LECLERC MARQUE REPÈRE®

*Ajouts de sirop de glucose, dextrose et saccharose. 1,98 g de sodium, soit pas loin de 5 g de sel pour 100 g !*

**Ingrédients :**

• Noix de jambon de porc, sel, sirop de glucose, dextrose, saccharose, conservateurs, extraits d'épices, ferments.

**Données nutritionnelles pour : 100 g**

• Valeur énergétique : 170 kcal
• Protéines : 24 g
• Glucides : 0,5 g
• Lipides : 7,5 g
• Sel : 4,95 g

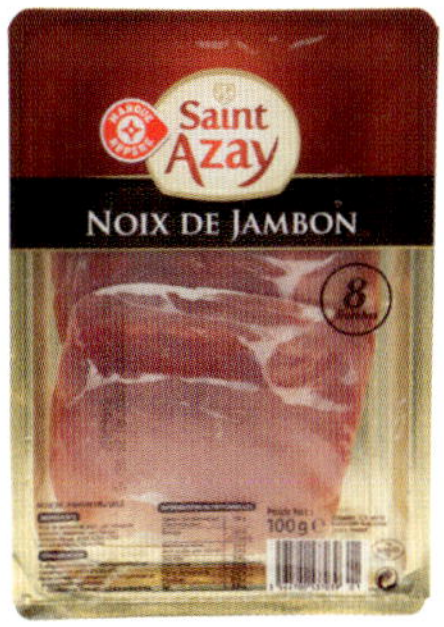


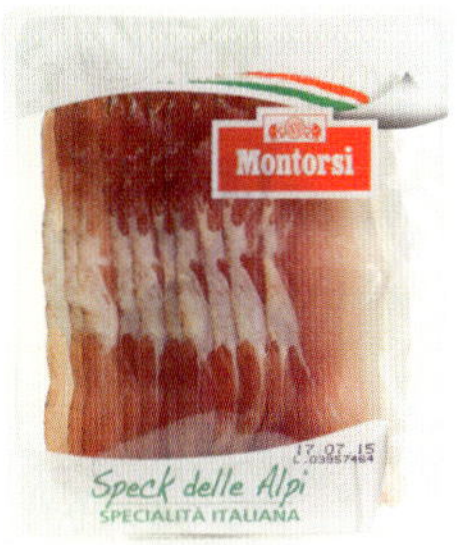


## SPECK DELLE ALPI, MONTORSI®

*Un emballage qui laisse penser à un produit traditionnel italien... mais des ajouts de dextose et fructose. Décevant !*

**Ingrédients :**

• Viande de porc, sel, épices, arômes naturels, dextrose, fructose, antioxydant : ascorbate de sodium, conservateurs : nitrite de sodium, nitrate de potassium.

**Données nutritionnelles pour : 100 g**

• Valeur énergétique : 241 kcal
• Protéines : 27,6 g
• Glucides : < 0,1 g
• Lipides : 14,5 g
• Sel : NI

## COPPA, AOSTE®

*Une recette bien compliquée avec ajout de sirop de glucose.*

**Ingrédients :**

• Échine de porc, sel, dextrose, sirop de glucose, arômes naturels, épices, sucre, conservateurs : lactate de sodium, acétate de sodium, ascorbate de sodium, acide ascorbique, nitrate de potassium, nitrite de sodium, ferments.

**Données nutritionnelles pour : 100 g**

• Valeur énergétique : 257 kcal
• Protéines : 27,4 g
• Glucides : 0,5 g
• Lipides : 16,2 g
• Sel : 5,3 g

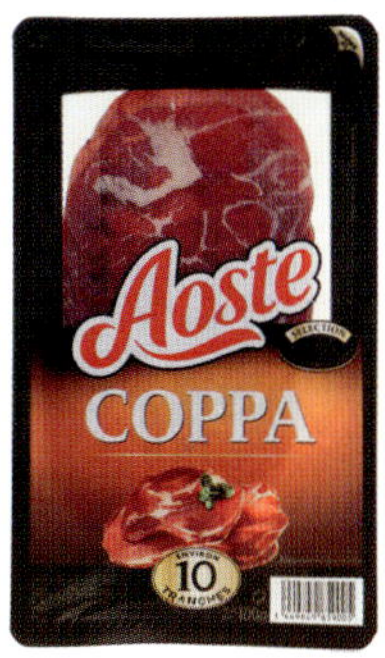

# VIANDES CUITES, ABATS PRÉPARÉS

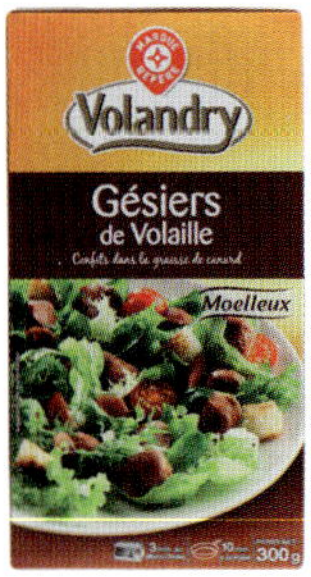


## GÉSIERS DE VOLAILLE VOLANDRY®, LECLERC MARQUE REPÈRE®

*Une fois dégraissé, ce produit festif est modérément gras et raisonnablement salé. La recette reste simple !*

**Ingrédients :**

- Gésiers de poulet 75 %, graisse de canard 15 %, sel, arômes, conservateurs.

**Données nutritionnelles pour : 100 g**

- Valeur énergétique : 160 kcal
- Protéines : 27 g
- Glucides : 0,5 g
- Lipides : 5,5 g, dont acides gras saturés : 1,5 g
- Sel : 1,5 g

## JARRET DE PORC ENTIER MICRO-ONDES, FLEURY MICHON®

*La recette pourrait être améliorée mais reste relativement simple et sort du lot dans ce rayon. 5 % de lipides en fait une viande maigre contrairement à ce que l'on peut penser. Le sel reste à surveiller.*

**Ingrédients :**

- Jarret de porc 97 %, sel, dextrose, conservateur : nitrite de sodium, antioxydant : érythorbate de sodium. Traces possibles de lait et sulfites.

**Données nutritionnelles pour : 100 g**

- Valeur énergétique : 159 kcal
- Protéines : 27,5 g
- Glucides : 0,6 g
- Lipides : 5,2 g
- Sel : 1,2 g

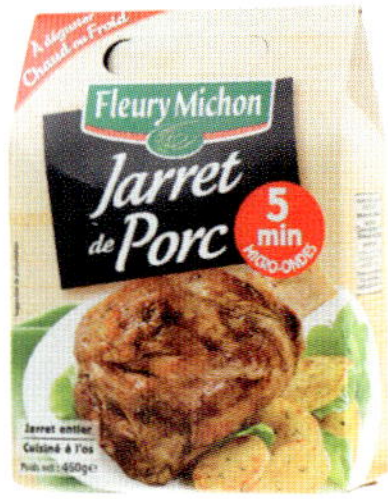


## FOIES DE VOLAILLE CUISINÉS EN CONFIT, CARREFOUR®

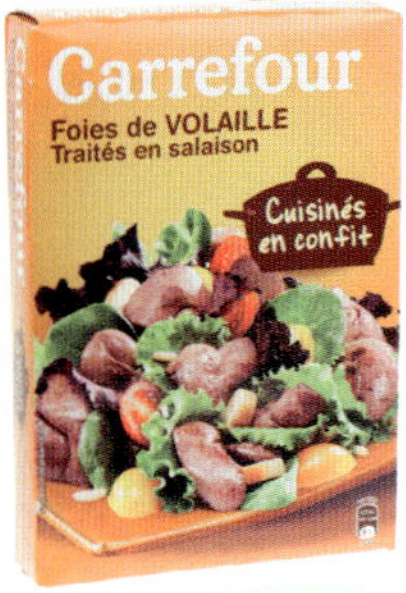


*Une recette assez simple qui évite les ajouts de sucre notamment, 9 % de lipides, c'est raisonnable !*

**Ingrédients :**

- Foies de poulet 82 %, graisse de canard 15 %, sel, arômes (contient du dextrose de blé), conservateur : nitrite de sodium, antioxydant : érythorbate de sodium, extrait de romarin.

**Données nutritionnelles pour : 100 g**

- Valeur énergétique : NI
- Protéines : 20,5 g
- Glucides : 2 g, dont sucres : 0,6 g
- Lipides : 9 g
- Fibres alimentaires : 2,4 g
- Sel : NI

## RÔTI DE DINDE TRANCHÉ, AUCHAN®

*Un ajout de sirop de glucose, de gélifiants et même un colorant caramel en surface pour un produit facile à cuire à la maison en oubliant tous ces ajouts. Le produit final reste maigre.*

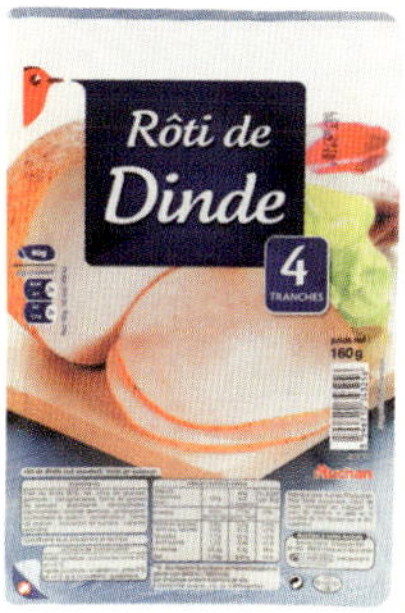


**Ingrédients :**

- Filets de dinde 90 %, sel, sirop de glucose de blé ou de maïs, gélifiants : carraghénanes, farine de graines de caroube, stabilisants : diphosphates, triphosphates, arômes, dextrose de blé ou de maïs, antioxydant : érythorbate de sodium, conservateur : nitrite de sodium, coloration de surface : caramel ordinaire.

**Données nutritionnelles pour : 100 g**

- Valeur énergétique : 101 kcal
- Protéines : 21,3 g
- Glucides : 2,1 g
- Lipides : 0,7 g
- Sel : 2,5 g

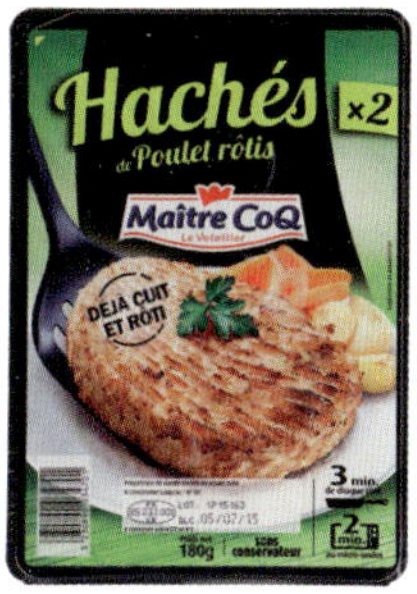


## HACHÉS DE POULET RÔTIS, MAÎTRE COQ®

*Une recette bien originale avec 56 % de poulet seulement, complété par des protéines de soja, de la fécule et une petite dose de sucre... on laisse en rayon !*

**Ingrédients :**

- Viande de poulet 56 %, eau, protéines de soja, sirop de glucose, fécule, arômes naturels, sel.

**Données nutritionnelles pour : 100 g**

- Valeur énergétique : 179 kcal
- Protéines : 19 g
- Glucides : 5,5 g
- Lipides : 9 g
- Sel : NI

## POULET RÔTI CUIT À LA BROCHE, MONOPRIX®

*85 % de poulet complété avec des protéines de soja, des additifs et même du sirop de glucose. On est loin du simple poulet rôti à la broche !*

**Ingrédients :**

*Poulet 85 %, sel, protéines de soja, stabilisants : E451, E452, gélifiant : carraghénanes, arômes naturels, sirop de glucose, épices et plantes aromatiques, amidon transformé de tapioca.*

**Données nutritionnelles pour : 100 g**

- Valeur énergétique : 190 kcal
- Lipides : 10 g

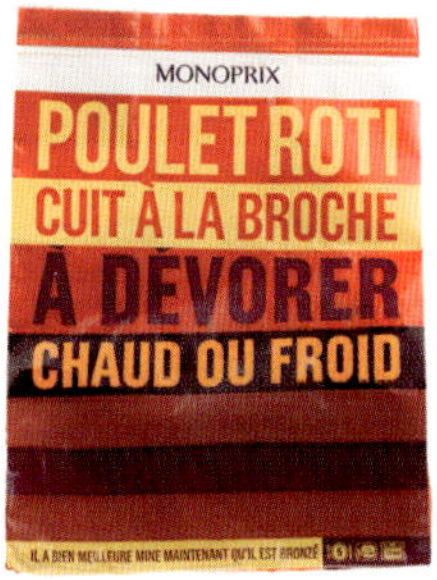

# SAUCISSES SÈCHES, CHORIZOS, SAUCISSONS À L'AIL, CERVELAS

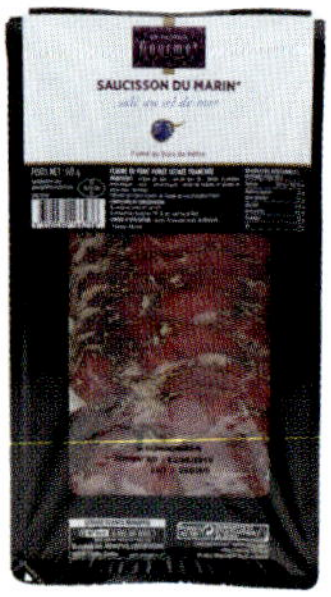


## SAUCISSON DU MARIN SALÉ AU SEL DE MER, MONOPRIX GOURMET®

*Une vraie recette traditionnelle qui oublie les ajouts de lactose, dextrose, sirop de glucose… un exploit à dénicher ! Le taux de matières grasses est également très avantageux.*

**Ingrédients :**
- Échine de porc, sel de mer 3 %, épices et plantes aromatiques, sucre, conservateurs : nitrite de sodium et nitrate de potassium, ferments.

**Données nutritionnelles pour : 100 g**
- Valeur énergétique : 302 kcal
- Protéines : NI
- Glucides : 0,6 g
- Lipides : 20 g, dont acides gras saturés : 9,3 g
- Sel : NI

## SPÉCIALITÉ DE CHORIZO, SAINT AGAÛNE®

*On est contents de voir l'ajout de sucre et/ou lactose qui n'arrive pas dès le deuxième ingrédient. La recette reste assez simple et le taux de matières grasses de 13 % sort réellement du lot. Un effort pour diminuer le sel serait appréciable !*

**Ingrédients :**
- Viande de porc, gras de porc, piment, sel, sucres (lactose, saccharose), épices, ferments, conservateur : nitrate de potassium.

**Données nutritionnelles pour : 100 g**
- Valeur énergétique : 285 kcal
- Protéines : 38 g
- Glucides : 3,5 g
- Lipides : 13,2 g, dont acides gras saturés : 4,2 g
- Sel : 5 g

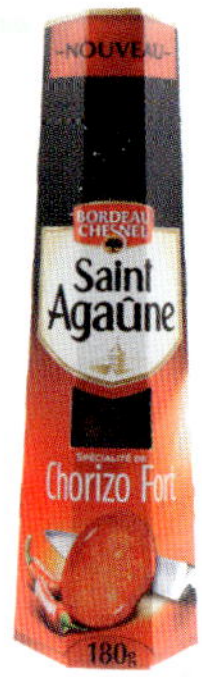


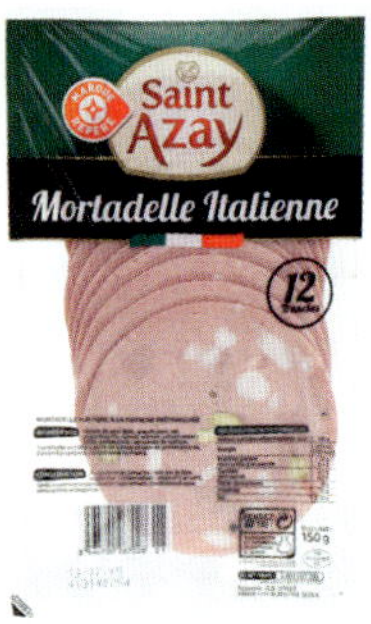


## MORTADELLE ITALIENNE SAINT-AZAY®, LECLERC MARQUE REPÈRE®

*Seulement deux conservateurs, une recette sans ajouts de sucre, dextrose, lactose, amidon… et un taux de matières grasses de 31 %, dans la moyenne.*

**Ingrédients :**
- Viande de porc 80 %, gras de porc, sel, pistaches 1 %, épices et aromates, conservateur et antioxydant.

**Données nutritionnelles pour : 100 g**
- Valeur énergétique : 350 kcal
- Protéines : 17 g
- Glucides : 1 g
- Lipides : 31 g, dont acides gras saturés : 12 g
- Sel : 2 g

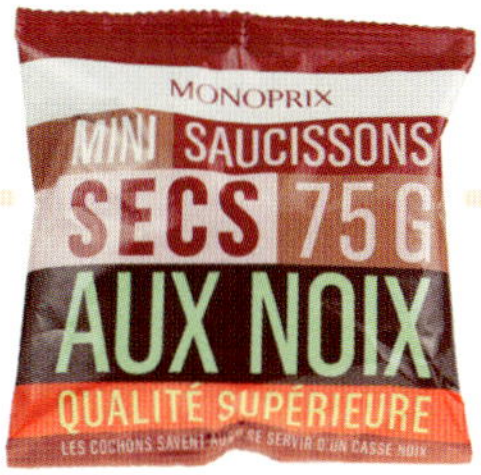


## MINI SAUCISSONS SECS AUX NOIX, MONOPRIX®

*Ces minis à croquer si facilement atteignent 49 % de lipides. C'est beaucoup trop!*

**Ingrédients :**

• Viande de porc, noix 8,5 %, sel, lactose, dextrose, épices et plantes aromatiques, arômes naturels, conservateurs : nitrate de potassium, nitrite de sodium, ferments. Enveloppe : collagène. 155 g de viande de porc utilisée pour la préparation de 100 g de produit fini. Traces d'autres fruits à coque.

**Données nutritionnelles pour : 100 g**

• Valeur énergétique : 557 kcal
• Glucides : 4,1 g
• Lipides : 49 g, dont acides gras saturés : 20 g

## CHORIZO MINI'S POUR L'APÉRITIF, CARREFOUR®

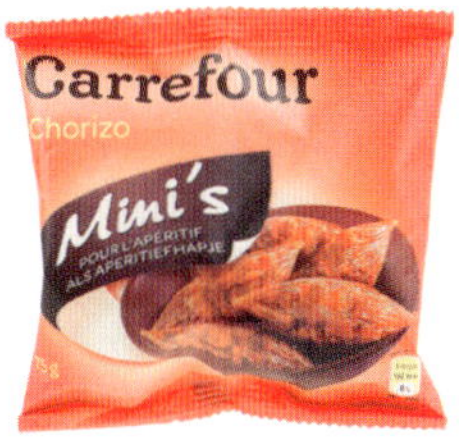


*La composition n'est pas idyllique et on atteint 42 % de MG sur un petit format dont on gérera difficilement les quantités consommées... un achat à éviter.*

**Ingrédients :**

• Viande de porc, sel, lactose, piments d'Espagne, épices et plantes aromatiques (ail, piment de Cayenne, origan), dextrose de blé, sucre, arôme de fumée, extrait de paprika, conservateurs : acide isoascorbique, nitrate de potassium, nitrite de sodium, ferments. Enveloppe : collagène.

**Données nutritionnelles pour : 100 g**

• Valeur énergétique : 506 kcal
• Protéines : 28 g
• Glucides : 4 g
• Lipides : 42 g
• Sel : 4,25 g

## SAUCISSON SEC, GOÛT & ÉQUILIBRE, LE BÂTON DE BERGER JUSTIN BRIDOU®

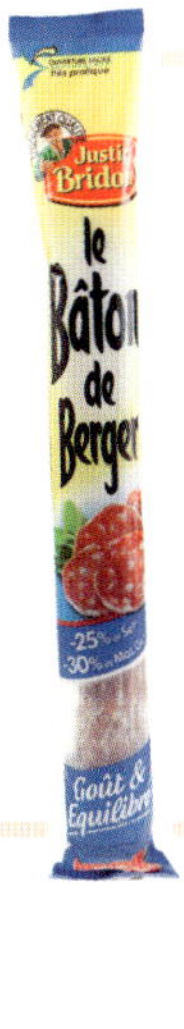

*Du lactose en deuxième ingrédient, du dextrose, du sucre, et ainsi 2,4 % de sucres dans un saucisson qui vante son côté équilibré!*

**Ingrédients :**

• Viande de porc, lactose, sel, arômes naturels, dextrose, épices et plantes aromatiques, sucre, conservateurs : nitrate de potassium, nitrite de sodium, ferments. 175 g de viande utilisés pour la préparation de 100 g de produit fini.

**Données nutritionnelles pour : 100 g**

• Valeur énergétique : 350 kcal
• Protéines : 32 g
• Glucides : 2,9 g, dont sucres : 2,4 g
• Lipides : 23 g
• Sel : 3,3 g

# PÂTÉS, RILLETTES ET AUTRES TERRINES

## RILLETTES DE POULET RÔTI FERMIER, LOUÉ®

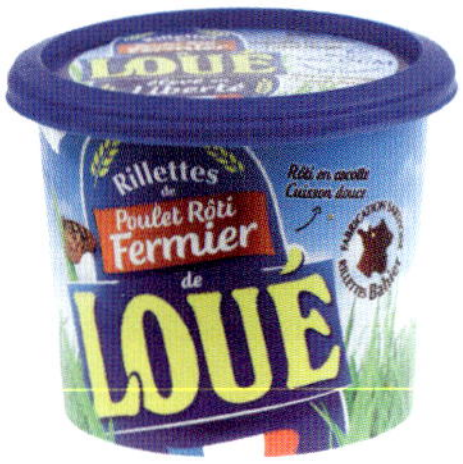


*64 % de viande de poulet fermier et des ingrédients simples et de qualité, bravo pour ce produit !*

**Ingrédients :**

• Viande issue de poulet fermier de Loué Label Rouge® 64 %, graisse de canard, viande issue de dinde fermière de Loué Label Rouge®, aromates, carottes, sel, poivre, miel, vinaigre, plantes aromatiques. 100 % viande issue de volaille fermière Label Rouge®.

**Données nutritionnelles pour : 100 g**

• Valeur énergétique : 335 kcal
• Protéines : 18 g
• Glucides : < 0,5 g, dont sucres : 0,3 g
• Lipides : 29 g, dont acides gras saturés : 9,6 g
• Fibres alimentaires : 0,6 g
• Sel : 1,2 g

## FOIE GRAS DE CANARD ENTIER NATURE, TRANCHE DE 40 G, MONOPRIX GOURMET®

*Le foie gras est un produit plaisir dont la consommation reste exceptionnelle, alors privilégier la qualité de ce produit est la meilleure option ! Ce conditionnement en portion de 40 g est raisonnable.*

**Ingrédients :**

• Foie gras de canard origine France, sel, armagnac, sucre, poivre, antioxydant : ascorbate de sodium, conservateur : nitrite de sodium.

**Données nutritionnelles pour : 100 g**

• Valeur énergétique : 509 kcal
• Glucides : 2,4 g
• Lipides : 52 g, dont acides gras saturés : 20 g

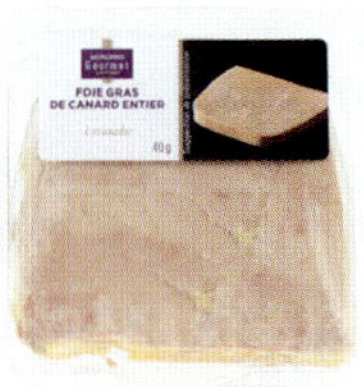


## LE PÂTÉ CLASSIQUE, HÉNAFF®

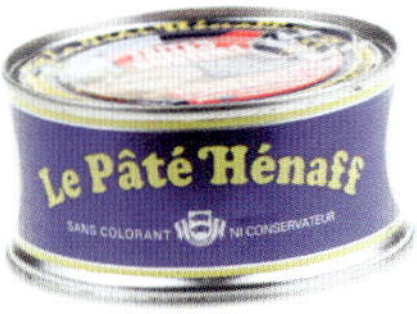


*Une composition parfaite et un taux de matières grasses raisonnable dans ce rayon.*

**Ingrédients :**

• Viande de porc 91 %, dont jambon 20 %, fumet, foie de porc 1,5 %, sel de mer, épices.

**Données nutritionnelles pour : 100 g**

• Valeur énergétique : 277 kcal
• Protéines : 17 g
• Glucides : 0,5 g, dont sucres : 0,2 g
• Lipides : 23 g, dont acides gras saturés : 9 g
• Sel : 1,5 g

## FLEURON DE CANARD®, FLEURY MICHON®

*On retrouve de l'huile de palme et du sucre dans cette recette et on atteint 43 % de lipides, soit pas loin du foie gras, mais sans la qualité !*

**Ingrédients :**

• Foie maigre de canard, graisse de canard, crème fraîche 15,6 %, œuf 15,5 %, huile de palme, sel, sucre, poivre, antioxydant : érythorbate de sodium, conservateur : nitrite de sodium, couverture : graisse de canard, colorant : lutéine. Contient : lait, œuf.

**Données nutritionnelles pour : 100 g**

- Valeur énergétique : 429 kcal
- Protéines : 9 g
- Glucides : 1,4 g
- Lipides : 43 g
- Sel : 1,2 g

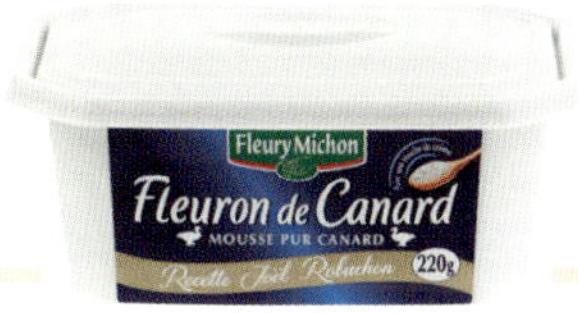


## MOUSSE DE CANARD AU PORTO, AUCHAN®

*Une recette complexe de mousse de canard dont le premier ingrédient est du gras de porc, puis une liste d'additifs à n'en plus finir, avec de la farine, du sucre, du lait... pour un total à 34 % de matières grasses. On peut largement mieux faire !*

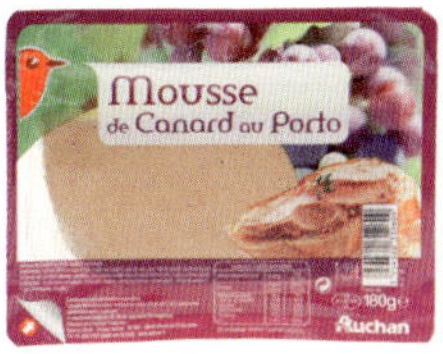


**Ingrédients :**

• Gras de porc, canard 26,8 % (foie maigre, graisse et maigre de canard), foie de poulet, eau, couenne de porc, farine de blé, sel, poudre de lait, arômes (contient dérivés de blé), porto 0,5 %, sucre, antioxydant : érythorbate de sodium, conservateur : nitrite de sodium. Graisse de couverture : graisse de canard, saindoux, colorants : lutéine (E161b), extrait de paprika (E160c). Traces éventuelles d'œufs et dérivés.

**Données nutritionnelles pour : 100 g**

- Valeur énergétique : 367 kcal
- Protéines : 10,2 g
- Glucides : 5 g
- Lipides : 34 g
- Sel : NI

## LE PÂTÉ DE JAMBON BLEU BLANC CŒUR®, HÉNAFF®

*Un produit de charcuterie qui se vante Bleu Blanc Cœur® alors que logiquement riche en cholestérol, mais surtout plus gras et plus salé que le pâté classique de la même marque. Les ajouts d'additifs y sont également beaucoup plus nombreux !*

**Ingrédients :**

• Maigre et gras de porc (jambon 25 % minimum), sel, fécule de pomme de terre, émulsifiants : E450 et E451, épices, colorant : carmins, conservateur : nitrite de sodium.

**Données nutritionnelles pour : 100 g**

- Valeur énergétique : 318 kcal
- Protéines : 14 g
- Glucides : 1,0 g, dont sucres : 0,3 g
- Lipides : 29 g, dont acides gras saturés : 11,3 g
- Sel : 1,8 g

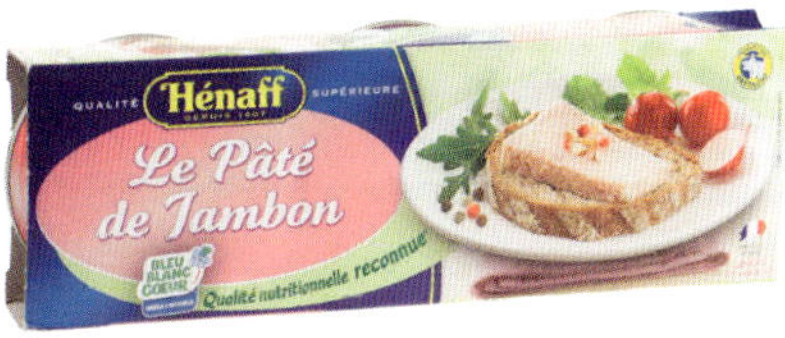

# SAUCISSES ET BOUDINS

## SAUCISSES DE FRANCFORT, MONOPRIX BIO !®

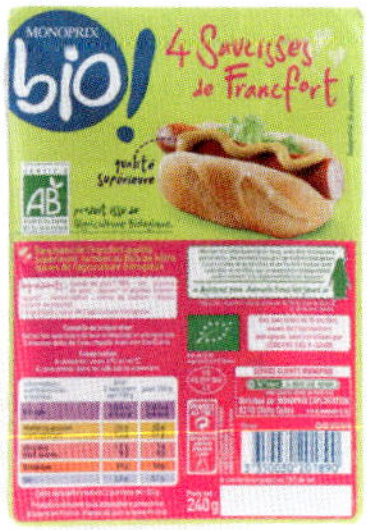


*Une recette simple, intéressante avec 98 % de viande de porc en premier ingrédient. On est à 25 % de MG, ce qui reste dans la moyenne basse de ce rayon !*

**Ingrédients :**

- Viande de porc* 98 %, sel, plasma de porc, épices* et plantes aromatiques*, conservateur : nitrite de sodium, boyau naturel de mouton.

**Ingrédient issu de l'agriculture biologique.*

**Données nutritionnelles pour : 100 g**

- Valeur énergétique : 290 kcal
- Protéines : NI
- Glucides : 1,2 g
- Lipides : 25 g
- Sel : NI

## SAUCISSES DE FRANCFORT BIO, BONJOUR CAMPAGNE®

*Une recette assez simple sans ajouts de sucre, dextrose, lactose, et surtout 84 % de viande de porc. Le taux de lipides de 24 % reste dans la moyenne basse de ce rayon.*

**Ingrédients :**

- Viande de porc* 84 %, sel, plasma de porc, épices*, conservateur : nitrite de sodium, boyau naturel.

**Ingrédient issu de l'agriculture biologique.*

**Données nutritionnelles pour : 100 g**

- Valeur énergétique : 284 kcal
- Protéines : 17 g
- Glucides : 0,6 g
- Lipides : 24 g
- Sel : 2,1 g

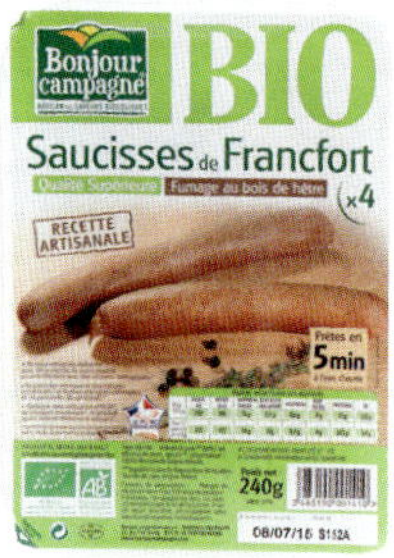


## VÉRITABLE ANDOUILLETTE DE TROYES, MONOPRIX GOURMET®

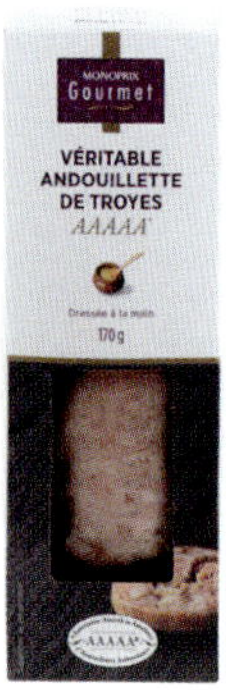


*À part un conservateur, on apprécie la recette assez traditionnelle et un pourcentage de matières grasses tout à fait raisonnable.*

**Ingrédients :**

- Chaudins de porc, estomacs de porc, oignons, sel, épices et aromates, conservateur : E250.

**Données nutritionnelles pour : 100 g**

- Valeur énergétique : 220 kcal
- Protéines : NI
- Glucides : 0 g
- Lipides : 16 g, dont acides gras saturés : 7,8 g
- Sel : NI

## BOUDIN NOIR AUX POMMES, AUCHAN®

*Si, en optant pour une version aux pommes, vous pensez alléger le boudin, c'est raté ! On y retrouve certes des pommes, mais caramélisées et donc avec ajout de sucre et de beurre. On reste sur un produit riche en calories avec 309 kcal pour 100 g, soit 386 kcal pour une portion. Préférez de temps en temps un produit plus traditionnel accompagné d'une compotée de pommes sans sucre ni graisses maison.*

**Ingrédients :**

• Sang de porc (origine France), gras de porc (origine France), oignons cuits, pommes poêlées caramélisées 12 % (pommes 9 %, sucre, caramel (sucre, eau), beurre (contient lait), eau), couenne de porc (origine France), sucre, sel, épices et plantes aromatiques. Enveloppe : boyau naturel de porc. Fabriqué dans un atelier comportant : gluten de blé, œufs, céleri, moutarde, fruits à coques, mollusques, sulfites.

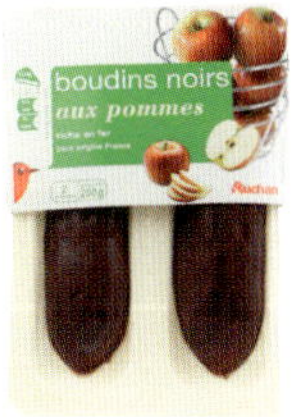


**Données nutritionnelles pour : 100 g**

- Valeur énergétique : 309 kcal
- Glucides : 7,5 g
- Lipides : 25 g
- Fibres alimentaires : 1,9 g
- Sel : 1,65 g

## SAUCISSES DE STRASBOURG, KNACKI MAX®, HERTA®

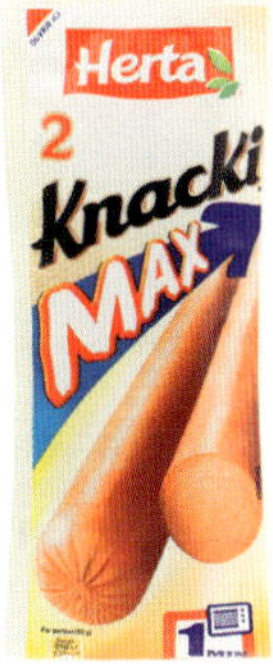


*La composition de ce type de produit est loin d'être idéale, alors proposer une portion plus importante n'a aucun intérêt.*

**Ingrédients :**

• Viande de porc, eau, gras de porc, lactose, sel, protéines de lait, arômes (céleri), fibre de blé, levure, protéine de pois, dextrose, colorants : carmins, extrait de paprika, antioxydant : isoascorbate de sodium, conservateur : nitrite de sodium, ferments, arôme de fumée. Porc 70 %.

**Données nutritionnelles pour : 100 g**

- Valeur énergétique : 264 kcal
- Protéines : 11,5 g
- Glucides : 2 g, dont sucres : 2 g
- Lipides : 23 g, dont acides gras saturés : 8,8 g
- Fibres alimentaires : 1,4 g
- Sel : 1,8 g

## SAUCISSES COCKTAIL L'ORIGINALE, JEAN CABY®

*48 % de viande seulement, beaucoup d'additifs. Un produit à éviter de proposer à l'apéritif !*

**Ingrédients :**

• Viande de porc 48 %, eau, gras de porc, viande gros grain de volaille, viande de dinde séparée mécaniquement, plasma de porc, couennes de porc, sel, protéines de lait, protéines de soja concentrées, sucre, stabilisants : diphosphates et polyphosphates, arômes, arôme de fumée, épices, antioxydant : érythorbate de sodium, colorants : carmins de cochenille, extrait de paprika, conservateur : nitrite de sodium.

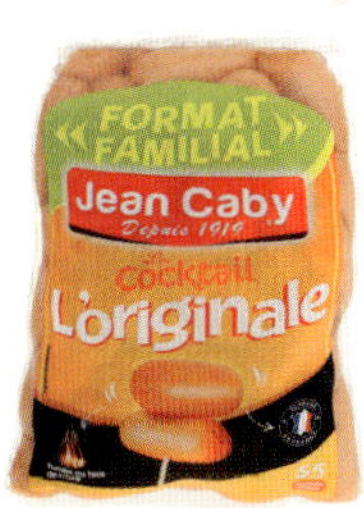


**Données nutritionnelles pour : 100 g**

- Valeur énergétique : 275 kcal
- Protéines : 12,4 g
- Glucides : 0,7 g
- Lipides : 24,7 g
- Sel : 2,01 g

# TRAITEUR DE LA MER

*Le rayon traiteur de la mer est relativement développé et disparate.*

*La gamme contenait à la base des produits de consommation peu courante car plus onéreux et réservés à des repas festifs, mais sa diversification offre désormais des produits plus abordables, qui se destinent ainsi à une consommation plus fréquente.*

Nous avons distingué dans cette gamme :

- **Les poissons fumés :** saumon et truite étant majoritaires, mais également du thon, du flétan, de l'anguille… Il s'agit de recettes assez traditionnelles de poissons fumés naturellement ou avec un ajout d'arôme. Cette préparation nécessite un ajout de sel important (environ 3 g/100 g), ce qui est une des caractéristiques principales des poissons fumés. Selon le poisson utilisé, le taux de matières grasses est variable tout en restant raisonnable (11 à 14 %), la truite étant un peu moins grasse que le saumon. Mais la qualité des acides gras est remarquable, puisqu'il s'agit de graisses polyinsaturées, notamment des oméga-3 et sous la forme EPA et DHA.
- **Les fruits de mer décortiqués prêts à consommer**, en barquette ou bocal. Ces préparations présentent les caractéristiques de l'aliment de base, c'est-à-dire souvent une source de protéines intéressante et assez maigre. L'apport en sel et la sauce éventuellement ajoutée restent des critères déterminants de ces produits de la mer.
- **Les surimis :** sous forme de bâtonnets simples ou fourrés, de râpé ou de tranches type jambon de la mer. La gamme des surimis s'est largement étendue. Il s'agit d'une préparation à partir de morceaux de chair de poisson, mais également d'autres ingrédients, comme le blanc d'œuf, un amidon… et d'une liste parfois très longue d'additifs. Le crabe qu'il évoque reste un arôme. Si l'on a longtemps vanté cette protéine maigre, il s'avère qu'il ne peut pas réellement être comparé à une portion de poisson de par sa richesse en glucides.
- **Les terrines de la mer :** il s'agit de recettes très variées et contenant souvent peu de poisson et/ou fruits de mer mis en avant sur l'emballage. L'apport en glucides et en lipides reste souvent supérieur à l'apport en protéines, qu'il est pourtant susceptible de remplacer dans le repas.
- **Les hachés de poisson :** préparations à base de poisson avec une liste d'ingrédients de qualité laissant souvent à désirer et présentant des additifs en quantité.

## COMMENT LES CHOISIR ?

- Le taux de sel des poissons fumés reste à surveiller, car si la moyenne à 3 % en fait déjà un produit salé, certains culminent à plus de 5 % !
- On privilégie les produits et recettes les plus proches du produit naturel, ce qui pousse à limiter les terrines, surimis et hachés de la mer. Si vous en consommez de temps en temps, privilégiez les recettes les plus simples et les plus riches en chair de poisson et/ou fruits de mer.
- Un produit visant à remplacer l'apport en protéines de votre repas devrait toujours contenir plus de protéines que de lipides et de glucides.
- Choisissez les fruits de mer au naturel, toujours préférables aux préparations en sauce.

## LES PIÈGES

- Les produits type saumon mariné aux herbes qui, sous une image plus qualitative, peuvent contenir des ajouts de chapelure, sucre...
- Les sauces proposées avec certains produits, souvent de mauvaise qualité et grasses.
- Les hachés de la mer à base d'un poisson maigre, comme le cabillaud (3 % de lipides), mais qui atteignent au final 10 % de lipides.
- Les terrines contenant 10 % de poisson ou fruits de mer, voire moins.

## CONSEILS DE CONSOMMATION

- La teneur en sel des poissons fumés impose une limitation de consommation à une fois par semaine environ à raison de 100 g par portion. Cela compte pour une portion de poisson et s'il s'agit d'un poisson gras, cela satisfait la consommation conseillée de poisson gras au moins une fois par semaine.
- Les fruits de mer au naturel, pour une portion allant jusqu'à 160 g, sont intéressants et pratiques pour une salade, à l'apéritif...
- Le surimi devrait être limité à 160 g environ pour 1 portion (8 bâtonnets) et de façon occasionnelle. On surveille la consommation des sauces proposées avec. Il n'est pas conseillé comme en-cas ou produit apéritif, et même inadapté aux régimes hyperprotéinés de par sa teneur en glucides.
- Les terrines et hachés de la mer ne méritent pas de place dans l'alimentation quotidienne.

PRODUITS CONSEILLÉS

# TRAITEUR DE LA MER

## SAUMON FUMÉ DE NORVÈGE ISSU DE L'AQUACULTURE BIOLOGIQUE, LABEYRIE®

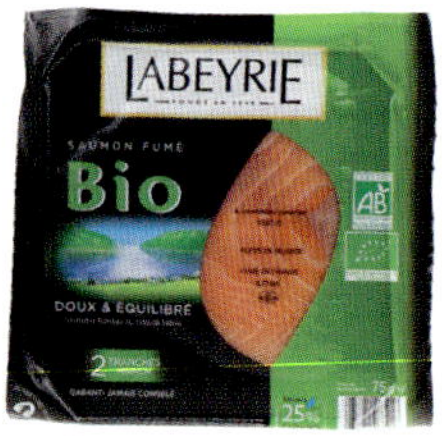


*On salue l'effort fait sur le taux de sel à 2 %, ce qui est inférieur aux autres saumons fumés.*

**Ingrédients :**

• Saumon fumé, sel.

**Données nutritionnelles pour : 100 g**

• Valeur énergétique : 189 kcal
• Protéines : 22 g
• Glucides : 0,6 g
• Lipides : 11 g, dont acides gras saturés : 2,8 g, oméga-3 : 1,8 g
• Sel : 2 g

## MOULES APÉRITIFS, RONDE DES MERS®, LECLERC MARQUE REPÈRE®

*Une composition simple et peu calorique, c'est un bon choix à l'apéritif par exemple. Le sel, essentiellement dans la saumure, ne sera pas entièrement consommé, surtout si on les rince.*

**Ingrédients :**

• Moules 68 %, eau, sel, acidifiant : acide citrique.

**Données nutritionnelles pour : 100 g**

• Valeur énergétique : 83 kcal
• Protéines : 15,2 g
• Glucides : 1,3 g, dont sucres : 0,3 g
• Lipides : 1,4 g, dont acides gras saturés : 0,5 g
• Sel : 2,2 g

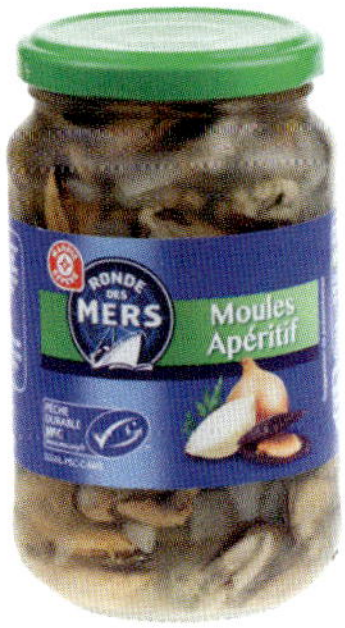


## GAMBAS CUITES ET DÉCORTIQUÉES, ODYSSÉE®, INTERMARCHÉ®

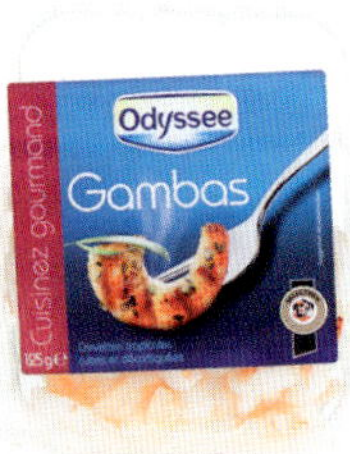


*À part le sel et un acidifiant en guise de conservateur, la recette est simple et le produit pratique, maigre et faible en calories. Avec 0,55 g de sel pour 100 g, c'est remarquable dans ce rayon !*

**Ingrédients :**

• Crevettes décortiquées *(Penaeus vannamei)*, sel, acidifiants : acide lactique, acide acétique.

**Données nutritionnelles pour : 100 g**

• Valeur énergétique : 67 kcal
• Protéines : 15,5 g
• Glucides : 0,5, dont sucres : 0,43 g
• Lipides : 0,3, dont acides gras saturés : 0,09 g
• Sel : 0,55 g

## PETITES TRANCHES DE SAUMON, RONDE DES MERS®, LECLERC MARQUE REPÈRE®

*5,35 g de sel pour 100 g, c'est bien plus que les autres et surtout bien trop!*

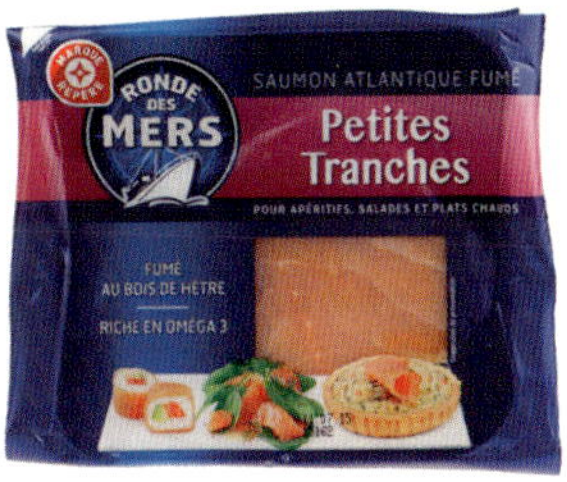


**Ingrédients :**
- Saumon Atlantique 94,6 %, sel.

**Données nutritionnelles pour : 100 g**
- Valeur énergétique : 139 kcal
- Protéines : 23,4 g
- Glucides : 0,8 g
- Lipides : 4,7 g, dont acides gras saturés : 0,8 g, monoinsaturés : 2,4 g, polyinsaturés : 1,5 g, oméga-3 : 408 mg, DHA : 123 mg, EPA : 91 mg
- Sel : 5,35 g

## MINI-BÂTONNETS DE SURIMI, SAUCE MAYONNAISE, PETITS CORAYA®

*Une pâte de poisson goût crustacés qui apporte plus de glucides que de protéines... et la recette de la sauce qui l'accompagne ne relève pas le niveau de ce produit.*

*Aucun surimi d'une autre marque n'est préférable!*

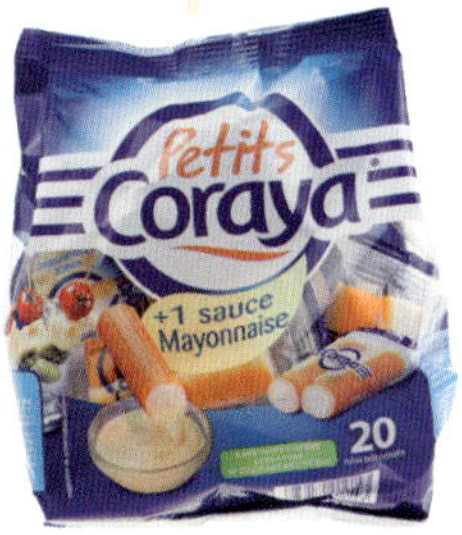


**Ingrédients :**
- Bâtonnets de surimi : chair de poisson 38 %, eau, fécule (dont blé), blanc d'œuf réhydraté, huile de colza, sucre, sel, stabilisants, exhausteur de goût, arôme naturel (crustacés), colorant.
- Sauce mayonnaise : huiles végétales (colza, tournesol), moutarde, eau, jaune d'œuf salé, vinaigres, conservateur : E222*, sucre*, amidon modifié, colorant : bêta-carotène, jus concentré de citron* (arôme naturel), stabilisant : gomme xanthane.

**Contient sulfites.*

**Données nutritionnelles pour : 100 g**
- Valeur énergétique : 112 kcal
- Protéines : 7,9 g
- Glucides : 9,5 g, dont sucres : 2,2 g
- Lipides : 4,4 g
- Sel : 2 g

## HACHÉ DE CABILLAUD AU CITRON, AUCHAN®

*Une liste d'ingrédients très très longue avec des additifs nombreux, un ajout de pommes de terre pré-frites, de sel... on atteint 7,6 % de lipides, ce qui est raisonnable, mais quand on sait que le cabillaud en contient à la base 1,5 % environ, on ne voit aucun intérêt à ce produit.*

**Ingrédients :**
- Cabillaud 37 %, colin d'Alaska 33 %, huiles de tournesol, colza, pommes de terre pré-frites (pommes de terre, huile de tournesol, dextrose de blé), crème, jus de citron 3 %, farine de blé, poudre de blanc d'œuf, flocons de pomme de terre (flocons de pomme de terre, émulsifiants : mono- et diglycérides d'acides gras, antioxydants : acide ascorbique, palmitate d'ascorbyle), oignons, fumet de poisson aromatisé (arôme, maltodextrine et fécule de pomme de terre, épices et aromates, sel, poisson déshydraté, acidifiant : acide citrique, blé), sel, extrait de levure, ail. Traces éventuelles de mollusques.

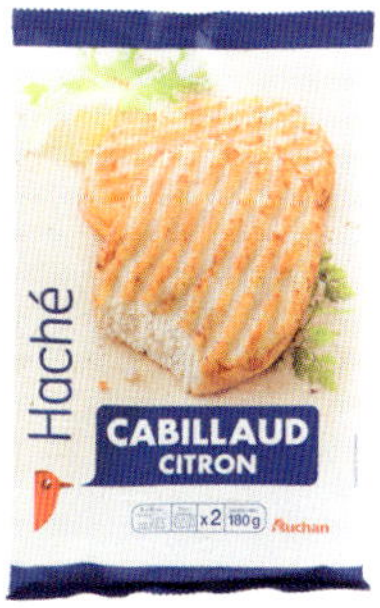


**Données nutritionnelles pour : 100 g**
- Valeur énergétique : 163 kcal
- Protéines : 15,2 g
- Glucides : 7,7 g
- Lipides : 7,6 g
- Sel : 0,91 g

# PÂTES À TARTE, GALETTES ET FEUILLES DE BRICK

*Les pâtes à tarte, galettes, feuilles de brick et autres bases à garnir prêtes à l'emploi se sont largement développées au rayon traiteur.*

*L'intérêt principal de ce type de produits est le gain de temps. Même si une pâte brisée, par exemple, est rapide à réaliser, on gagne le temps de pétrissage et d'étalage. Et pour des recettes plus élaborées, comme celle de la pâte feuilletée, le bénéfice temps est encore plus intéressant, ce qui n'est pas négligeable au quotidien.*

On peut penser qu'il s'agit d'une simple reproduction industrielle de la recette de la pâte de base, mais la réalité est un peu différente.
Ces produits se composent de :

- Farine, qui peut être de nature différente, mais avec peu d'impact sur la valeur nutritionnelle finale,
- Eau et/ou lait,
- Sel,
- Matières grasses en quantité et qualité variables : beurre et/ou graisse végétale (margarine, huile…),
- Additifs plus ou moins nombreux.

Ces critères nous aideront à choisir une pâte de qualité optimale, mais il ne faut pas oublier que ces produits sont une simple base de recette qui permettra donc une cuisine simple, d'assemblage, mais tout de même maison.
En choisissant au mieux la garniture, ces produits conservent un réel avantage sur les plats préparés que sont les tartes, galettes et bricks déjà garnies du commerce !

## COMMENT LES CHOISIR ?

- On regardera principalement trois critères :
- La qualité des ingrédients. On privilégiera l'utilisation de beurre ou d'une huile de bonne qualité non hydrogénée.
- Le taux de matières grasses reste un critère intéressant, mais on ne peut pas dire de préférer une pâte brisée plutôt que feuilletée, la différence étant moindre pour les pâtes industrielles. Les pâtes à pizza gardent l'avantage en étant moins grasses.
- On limitera le nombre d'additifs inutiles.

## LES PIÈGES

- Les recettes dites « de grand-mère », qui ne révèlent pas grand-chose de la qualité du produit.
- Les kits, pour lesquels la qualité de la sauce proposée est à vérifier.

## CONSEILS DE CONSOMMATION

- Une part de tarte compte dans vos repas pour votre féculent et une partie de matières grasses. Comptez 2 galettes OU 1/4 de pâte à pizza OU 1/6 de pâte feuilletée ou brisée.
- Surveillez bien votre garniture.
- Une fois par semaine semble une fréquence de consommation raisonnable.

### QUE PENSER DES PÂTES À GÂTEAU PRÊTES À L'EMPLOI ?

**C'est pratique, certes, mais de l'huile en premier ingrédient, puis de l'eau, du sucre et des additifs... on est très loin d'une recette de gâteau maison. On oublie !**

**De plus, les gâteaux étant des préparations festives, mieux vaut privilégier une recette maison réalisée de façon ludique en famille !**

# PÂTES À TARTE, GALETTES ET FEUILLES DE BRICK

## PÂTE À PIZZA GRANDE ET FINE À L'ITALIENNE, CROUSTIPATE®

*Une recette simple avec des ingrédients de qualité, un pourcentage de matières grasses qui se démarque de celui des autres pâtes brisées et feuilletées du même rayon !*

**Ingrédients :**

• Farine de blé, eau, huile d'olive vierge extra, levure boulangère réhydratée 2,7 %, sel, alcool.

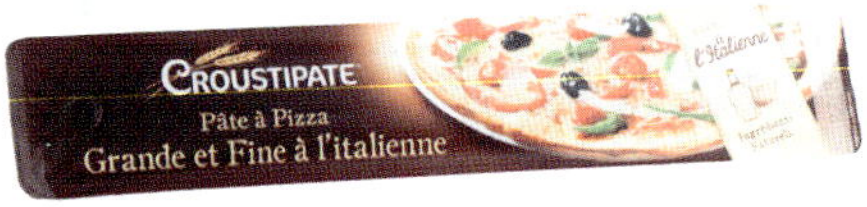


**Données nutritionnelles pour : 100 g**

• Valeur énergétique : 278 kcal
• Protéines : 6,6 g
• Glucides : 46,1 g
• Lipides : 6,7 g, dont acides gras saturés : 0,9 g
• Sel : 1,5 g

## PÂTE FEUILLETÉE À DÉROULER PUR BEURRE, 100 % D'INGRÉDIENTS NATURELS, MARIE®

*On salue la qualité des ingrédients qui se rapproche de la recette maison, et donc l'absence de matières grasses hydrogénées et de colorants. La pâte brisée de la même marque est également satisfaisante et comparable en termes d'apport calorique.*

**Ingrédients :**

• Farine de blé, eau, beurre pâtissier 22 %, vinaigre (conservateur naturel), sel.

**Données nutritionnelles pour : 100 g**

• Valeur énergétique : 373 kcal
• Glucides : 38 g
• Protéines : 6,6 g
• Lipides : 21,2 g, dont acides gras saturés : 14,6 g
• Sel : 1,2 g

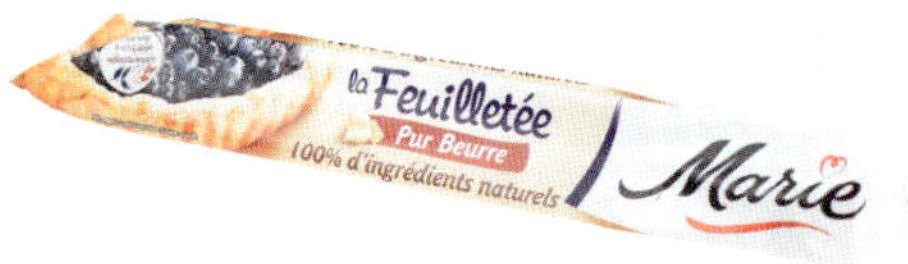


## 6 GALETTES BRETONNES DE BLÉ NOIR, AUCHAN MMM !®

*Une recette toute simple pour un produit maigre et modérément calorique.*

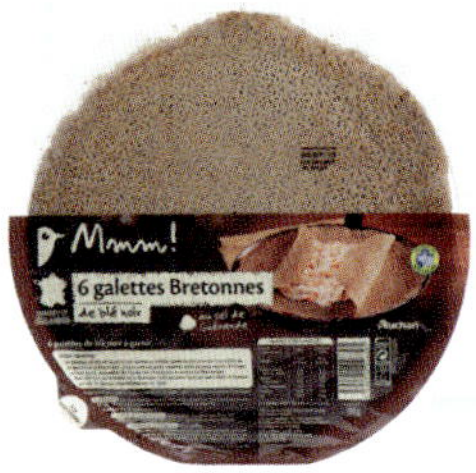


**Ingrédients :**

• Eau, farine de blé noir (sarrasin) 33 %, sel de Guérande 1 %.

**Données nutritionnelles pour : 100 g**

• Valeur énergétique : 166 kcal
• Protéines : 5,6 g
• Glucides : 30,4 g
• Lipides : 1,5 g
• Sel : NI

## PÂTE À TARTE FEUILLETÉE PRÊTE À DÉROULER, AUCHAN®

*Pas mal d'additifs et l'utilisation d'huile de palme, même si cette dernière n'est pas hydrogénée. On atteint plus de 26 % de lipides !*

**Ingrédients :**

• Farine de blé 48,5 %, huiles et graisses végétales non hydrogénées (palme, colza), eau, alcool, sel, jus de citron concentré, agent de traitement de la farine : L-cystéine, colorant : bêta-carotène.

**Données nutritionnelles pour : 100 g**

• Valeur énergétique : 414 kcal
• Protéines : 6,1 g
• Glucides : 37,3 g, dont sucres : 1,1 g
• Lipides : 26,3 g, dont acides gras saturés : 9,5 g
• Sel : 0,95 g

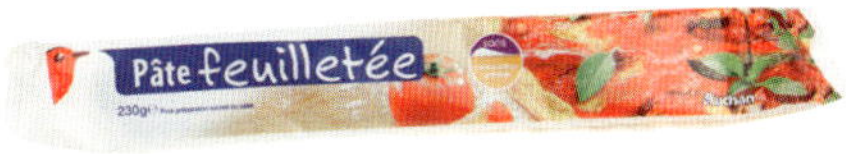


## PÂTE FEUILLETÉE ÉPAISSE TRÉSOR DE GRAND-MÈRE, HERTA®

*Le fabriquant nous dit : « Pour toujours plus de saveur, la Trésor de Grand-Mère feuilletée est désormais sans additifs. » Oui, mais on aimerait un effort sur la qualité des huiles végétales, dont celle de palme en tête... et nous sommes sans information sur leur état hydrogéné ou non.*

**Ingrédients :**

• Farine de blé, huiles végétales (palme, colza, tournesol), eau, jus de citron concentré, sel, alcool, fruits et légumes concentrés (carotte, pomme, citron), levure.

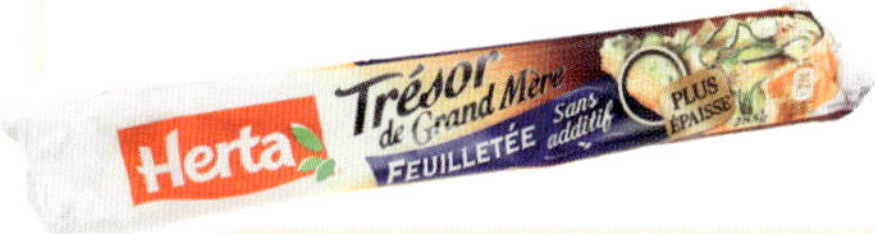


**Données nutritionnelles pour : 100 g**

• Valeur énergétique : 396 kcal
• Protéines : 5,8 g
• Glucides : 37,9 g
• Lipides : 23,6 g, dont acides gras saturés : 10,4 g
• Sel : NI

## PÂTE BRISÉE POUR TARTE SALÉE ET SUCRÉE, MONOPRIX BIO !®

*On peut être tenté par le côté bio et l'image santé/qualité qui va avec. Pourtant, on note l'utilisation d'huile de palme, de stéarine de palme et un ajout de sucre dans une pâte brisée qui n'en a pas besoin... on est déçus !*

**Ingrédients :**

• Farine de blé*, margarine végétale* (huile de palme*, huile de tournesol*, eau, stéarine de palme*, sel, correcteur d'acidité : acide citrique), eau, vinaigre de cidre*, sel, sucre mi-blanc de canne*.

**Ingrédient issu de l'agriculture biologique.*

**Données nutritionnelles pour : 100 g**

• Valeur énergétique : 367 kcal
• Protéines : NI
• Glucides : 42 g
• Lipides : 19 g
• Sel : NI

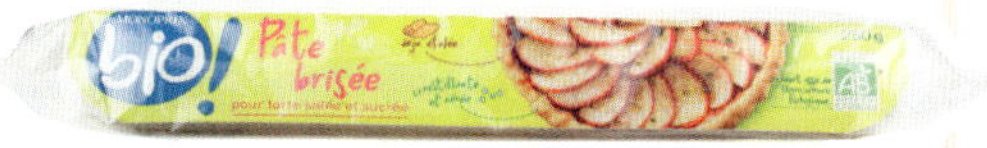

# SALADES ET CRUDITÉS EN SAUCE

*Les pauses déjeuner express poussent souvent vers la restauration rapide et les grandes surfaces ont à ce titre développé une gamme de produits à emporter assez importante.*

*Les salades composées et crudités en sauce connaissent ainsi un franc succès grâce à l'image minceur dont elles bénéficient.*

Cette gamme se divise en trois types de produits :

- **Uniquement à base de légumes :** crus et/ou cuits, unique ou variés et en sauce (vinaigrette, rémoulade, mayonnaise, au yaourt ou fromage blanc, cocktail...). Les crudités étant peu caloriques, la sauce est le critère de choix principal.
- **Une base de féculent, comme les taboulés, salades de pâtes, de riz...** La qualité des taboulés, dont la recette de base ne nécessite pas d'ajout important de matières grasses, a tendance à se démarquer des autres produits. Toutefois ils n'incluent pas pour la plupart une portion de légumes suffisante.
- **Des salades composées** qui proposent des légumes et/ou féculents et/ou une source de protéines et/ou du fromage, mais également toutes sortes d'ingrédients, comme des fruits frais ou secs, des graines oléagineuses... les recettes sont très variables.

L'image minceur de ce type de produits n'est pas toujours justifiée et la qualité pas toujours au rendez-vous. Un œil avisé s'impose !

## COMMENT LES CHOISIR ?

- Encore une fois, la liste d'ingrédients la plus courte sera la meilleure en termes d'additifs. Les épaississants, émulsifiants... sont inutiles dans de simples crudités en vinaigrette par exemple.
- On surveille la qualité de la sauce et des graisses utilisées. Si la sauce est servie à part afin de doser la quantité, c'est un point positif ! On privilégie des produits qui ne dépassent pas 10 % de lipides, soit 2 cuillerées à café d'huile. On évite les ingrédients clairement identifiés comme gras : les lardons ou autres charcuteries grasses, la viande ou le poisson pané, les croûtons industriels, les salades « trois fromages »...
- Misez sur la qualité des ingrédients : filet plutôt qu'une viande traitée en salaison, fromage plutôt qu'une préparation fromagère...
- S'il s'agit d'une salade composée, le volume alimentaire doit être suffisant pour vous rassasier. En plus des crudités, ne négligez pas les féculents, ni les protéines importantes pour la satiété et trop souvent écartées par les industriels en raison de leur coût.

## LES PIÈGES

- Les produits annonçant une sauce légère ou à base de fromage blanc mais qui restent tout aussi riches.
- Les salades qui se veulent complètes mais qui s'avèrent pauvres en protéines et/ou glucides complexes, et donc ne satisfont pas les besoins d'un repas complet.

## CONSEILS DE CONSOMMATION

Il reste préférable d'éviter cette consommation au quotidien pour des raisons de qualité, d'apport en sel, mais également de budget.

- Pour les crudités seules, on surveille la quantité consommée : 100 à 150 g maximum, et on limite les graisses du reste du repas.
- Pensez toujours à avoir dans votre salade un féculent, ou accompagnez-la d'un morceau de pain. Couplée aux fibres des légumes et aux protéines, cette source de glucides complexes est indispensable pour éviter les fringales dans l'après-midi... ne la négligez pas.
- Les recettes à la mayonnaise, rémoulade, sauce César, cocktail... doivent être consommées de manière plus occasionnelle.
- Enfin, pensez aux produits nature sans sauce, vendus avec les salades en sachet. C'est un bon produit pour doser vous-même l'assaisonnement.

# SALADES ET CRUDITÉS EN SAUCE

## MON TABOULÉ AU POULET À LA CIBOULETTE, PIERRE MARTINET®

*Un seul conservateur, une liste d'ingrédients et un choix d'huile de qualité. On aurait préféré un petit peu plus de poulet, mais la recette reste raisonnable.*

**Ingrédients :**

• Semoule de blé dur réhydratée, légumes 21 % (poivron, tomate, oignon), poulet cuit assaisonné 10 % (viande de poulet 89 %, eau, sel, épices), maïs, jus de citron à base de concentré, huile d'olive vierge extra, huile de colza, ciboulette, épices, sel, arôme, conservateur : sorbate de potassium.

**Données nutritionnelles pour : 100 g**

- Valeur énergétique : 158 kcal
- Protéines : 6 g
- Glucides : 19 g
- Lipides : 6 g
- Sel : NI

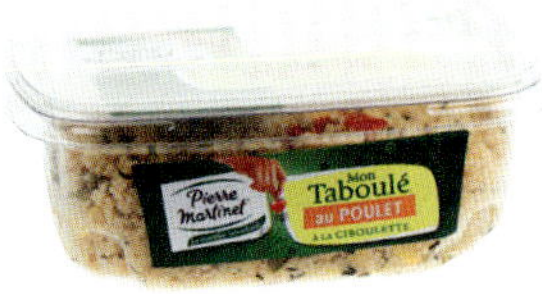


## CAROTTES RÂPÉES AVEC SAUCE SALADE, MONOPRIX BIO !®

*Ces carottes râpées se démarquent de celles des autres marques car leur sauce ne contient pas d'épaississants. On est proche d'une préparation maison et on arrive à moins de 6 % de lipides, c'est satisfaisant !*

**Ingrédients :**

• Carottes râpées* 83,5 %, vinaigrette allégée en matières grasses* 16,4 % (huile de tournesol* 47**, eau, vinaigre d'alcool*, échalote*, moutarde de Dijon* (graines de moutarde*, eau, vinaigre d'alcool*, sel), jus de citron 3,3 %**, sel, huile essentielle de citron*.

** Ingrédient issu de l'agriculture biologique.*

*** Pourcentages exprimés sur la vinaigrette allégée.*

**Données nutritionnelles pour : 100 g**

- Valeur énergétique : 78 kcal
- Protéines : NI
- Glucides : 4,7 g
- Lipides : 5,7 g
- Fibres alimentaires : 2,2 g
- Sel : NI

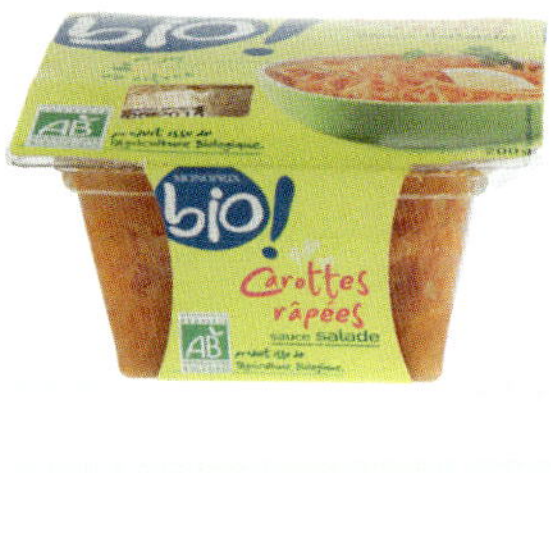


## L'ASSIETTE CROQUANTE, FLORETTE®

*Un mélange prêt à l'emploi et nature qui vous permettra de maîtriser la qualité et la quantité d'assaisonnement. Une excellente base de salade !*

**Ingrédients :**

• Chou blanc (mini 24 %), carotte (mini 13 %), frisée (mini 10 %), poivron rouge (mini 3 %)

**Données nutritionnelles pour : 100 g**

- Valeur énergétique : 27 kcal
- Protéines : 1,1 g
- Glucides : 3,8 g, dont sucres : 3,2 g
- Lipides : 0,2 g, dont acides gras saturés : traces
- Fibres alimentaires : 2,7 g
- Sel : 0,08 g

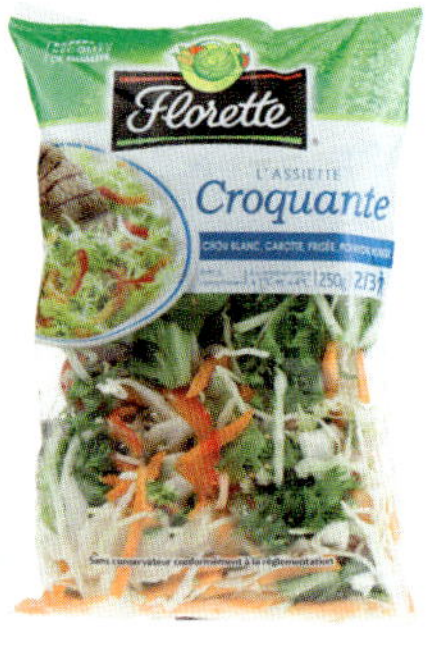

## SALADE ALASKA, DUO ANANAS ET CAROTTES AU SURIMI, AUCHAN®

*La recette est surtout à base de surimi et de sauce... mais tout juste 18 % d'ananas et 17 % de carotte. Sans surprise, on atteint 15 % de lipides et 193 kcal les 100 g. À éviter !*

**Ingrédients :**

• Préparation à base de surimi 37 % : eau, surimi 12 % (chair de poissons, sucre, stabilisant : sorbitol, blé, polyphosphates), amidon de blé, blanc d'œuf, huile de colza, chair de crabe, sel, arômes (contient poissons et crustacés), exhausteurs de goût : glutamate monosodique, blé, colorant : extrait de paprika, ananas 18 %, carotte 17 %, huile de colza, eau, crème, vinaigre d'alcool, jus de citron à base de concentré, moutarde (eau, graines de moutarde, vinaigre d'alcool, sel), sel, sucre, amidon transformé de pomme de terre, jaune d'œuf en poudre, conservateurs : sorbate de potassium, épaississants : gomme xanthane, carraghénanes, poivre blanc, sirop de glucose.

**Données nutritionnelles pour : 100 g**

• Valeur énergétique : 193 kcal
• Protéines : 4 g
• Glucides : 9,8 g
• Lipides : 15 g
• Sel : NI

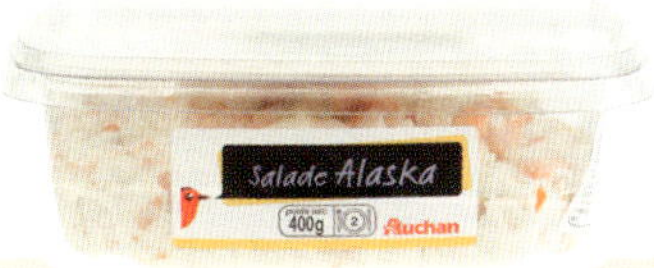


## MES CAROTTES ET CÉLERI EN MÉLI-MÉLO, PIERRE MARTINET®

*On s'attend à manger des carottes et du céleri, une petite vinaigrette, et on se retrouve avec une longue liste d'ingrédients, contenant du jaune d'œuf, du sucre, du sirop de glucose, un amidon transformé et autres additifs !*

**Ingrédients :**

• Carotte, céleri, eau, huile de colza, persil, épices, moutarde à l'ancienne (eau, vinaigre d'alcool, graines de moutarde, tégument, sel, acidifiant : E330, arômes naturels, curcuma), sel, moutarde (eau, graines de moutarde, vinaigre d'alcool, sel), vinaigre d'alcool, jus de citron à base de concentré, jaune d'œuf, sucre, sirop de glucose, amidon transformé, épaississant : gomme xanthane, acidifiant : E330, conservateur : sorbate de potassium, antioxydant : acide ascorbique.

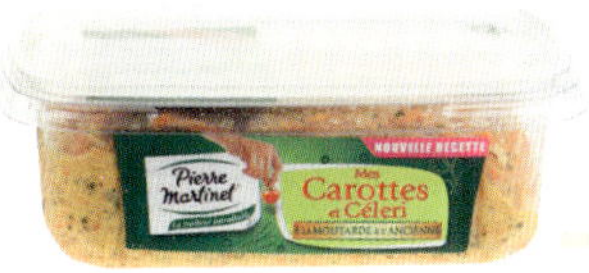


**Données nutritionnelles pour : 100 g**

• Valeur énergétique : 84 kcal
• Protéines : 0,9 g
• Glucides : 5,1 g
• Lipides : 6 g
• Sel : NI

## CÉLERI RÉMOULADE AU FROMAGE BLANC, BONDUELLE®

*On nous annonce une recette au fromage blanc que l'on imagine plus légère... mais avec 15 % de lipides et 145 kcal pour 100 g, le compte n'y est pas !*

**Ingrédients :**

• Céleri 72 %, huile de colza, fromage blanc 6,5 % (lait), eau, jaune d'œuf en poudre, moutarde de Dijon (eau, graines de moutarde, vinaigre d'alcool, sel, acidifiant : acide citrique), vinaigre d'alcool, sucre, sel, épaississants : gomme guar, gomme xanthane, sirop de glucose. Traces possibles de gluten, crustacés, poissons, mollusques.

**Données nutritionnelles pour : 100 g**

• Valeur énergétique : 145 kcal
• Protéines : 2 g
• Glucides : 3,5 g
• Lipides : 15 g
• Sel : 0,8 g

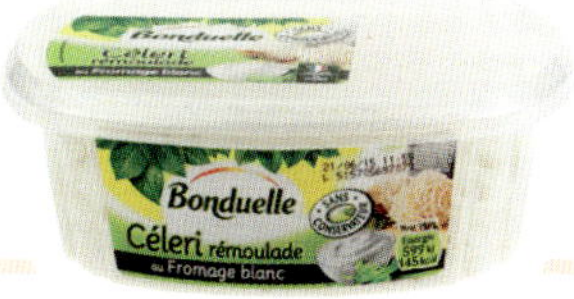

# PLATS PRÉPARÉS

*Dans le quotidien chronométré, les petits plats maison longuement mijotés finissent par laisser une place plus ou moins importante aux plats préparés.*

*Entre rayon frais, surgelé et conserves, le choix ne manque pas et les emballages sont tous plus alléchants les uns que les autres, mettant en avant des termes qui savent nous séduire et nous laisser penser qu'à chaque besoin, le plat idéal existe : recette traditionnelle, riche en protéines, pauvre en matières grasses, riche en fibres.*

*Pourtant, au-delà de l'attrayante photo sur l'emballage ou du bel intitulé de la recette, le contenu, la qualité des ingrédients de base ainsi que l'équilibre nutritionnel laissent souvent à désirer.*

Sous le terme « plat préparé » se cachent une multitude de produits très hétéroclites :

- **Des recettes cuisinées basées sur un aliment et qui remplacent un élément du plat principal :**
  - Viandes cuisinées et/ou panées et/ou farcies, comme les nuggets, grignottes, cordons-bleus.
  - Féculents préparés, comme les poêlées de pâtes, riz cantonais, pommes de terre en tartiflette.
- **Des recettes cuisinées visant à remplacer un plat complet :**
  - Plats préparés composés à la viande.
  - Plats préparés composés au poisson et/ou aux fruits de mer.
  - Tartes et pizzas.
  - Pasta Box®, ravioles, cannellonis et autres recettes de pâtes.
  - Croques, sandwichs, burgers, hot dogs, crêpes et autres produits garnis.
  - Nems, sushis, makis et autres produits exotiques.

## COMMENT LES CHOISIR ?

L'astuce est de retourner la boîte !

**Surveillez la liste des ingrédients :**

Ils y sont classés par ordre décroissant (le plus important en quantité en tête de liste... jusqu'au moins important en dernier).

Les listes d'ingrédients les plus courtes sont souvent les meilleures en se rapprochant davantage de la recette maison et en évitant ainsi les nombreux additifs. Épaississants, acidifiants, émulsifiants... il est important de se dire que plus il y en a, plus le plat que l'on va consommer relève de la chimie plus que de la cuisine.

Aussi, la liste des ingrédients donne des informations importantes sur la qualité de la recette. Tout d'abord, elle doit correspondre à l'intitulé de la recette. Dans une recette de viande et petits légumes, la viande et les légumes devraient être majoritaires, et donc arriver en tête de la liste, et non la sauce comme on peut le constater parfois.
La liste des ingrédients permet également de surveiller la qualité des ingrédients individuellement :

- Évitez les matières grasses hydrogénées ou partiellement hydrogénées, l'huile de palme ou l'intitulé « matières grasses végétales » sans autre précision, qui cache souvent de l'huile de palme.
- Évitez le sirop de glucose-fructose, une petite quantité de sucre reste préférable.
- Pour les sources de protéines, préférez les morceaux nobles (filet pour le poisson, limitez les viandes identifiées comme grasses).
- On évite également les viandes reconstituées, les préparations « à base de » viande qui peuvent contenir une petite portion de viande à laquelle s'ajoutent des protéines végétales et des additifs. On limite autant que possible les viandes traitées en salaison.
- Privilégiez un fromage plutôt qu'une « préparation fromagère », les apports en protéines et calcium ne seront pas les mêmes.
- Plus le sel arrive loin dans la liste des ingrédients, mieux c'est ! On privilégie le sel plutôt qu'un sel nitrité.

**Analysez le pavé nutritionnel :**

- Pour les plats complets, on surveille le rapport protéines sur lipides, qui permet d'évaluer approximativement la qualité nutritionnelle du plat. Lorsque ce rapport est égal ou supérieur à 1, l'équilibre entre lipides et protéines est de bonne qualité. Dans le cas contraire, la quantité de protéines est insuffisante pour considérer ce produit comme un plat complet. Aussi, de façon plus simple, vous devez avoir plus de protéines que de lipides pour 100 g de produit. Par exemple, 10 g de lipides et 5 g de protéines n'est pas satisfaisant (5/10 = 0,5 < 1), alors que l'inverse serait parfait (10/5 = 2 > 1) !
- La quantité de lipides ne doit pas dépasser 10 g pour 100 g de produit et un plat ne devrait pas apporter plus de 10 à 15 % de la quantité de lipides sous forme de graisses saturées. Une entorse occasionnelle pour un plat plaisir reste possible.
- La quantité de sel, si elle est indiquée, est à prendre en considération. Les industriels ont parfois tendance à abuser de cet exhausteur de goût, agréable, naturel et peu coûteux, mais il est souhaitable de limiter sa consommation. Une quantité de 300 à 400 mg de sodium, soit 0,75 à 1 g de sel (chlorure de sodium) pour 100 g semble une valeur honnête à ne pas dépasser.

**Autre critère de choix : le mode de conservation**. Surgelé, conserve, sous vide en épicerie ou encore au rayon frais, il n'y a pas vraiment de différence importante entre l'équilibre nutritionnel ou la qualité des ingrédients selon les gammes, il faut surtout surveiller tous les critères évoqués précédemment. Vous trouverez ici une sélection de bons et de mauvais produits dans toutes les catégories.
Le rayon est à choisir selon le lieu ou le mode de consommation. Par exemple, une barquette surgelée n'est pas adaptée au transport à température ambiante, un plat réfrigéré ne supportera pas plusieurs heures en dehors du réfrigérateur (se reporter aux conseils du fabriquant), alors qu'une conserve ou un produit sous vide du rayon épicerie conviendra.

## LES PIÈGES

- Les plats identifiés minceur, pas toujours plus satisfaisants que les autres en apports nutritionnels et/ou qualité des ingrédients.
- Les recettes traditionnelles, régionales, grand-mère... qui nous ont souvent déçu.
- Les listes d'ingrédients parfois difficilement déchiffrables : par exemple, pour un plat de tomates farcies de 300 g mentionnant : 30 % de farce (viande de bœuf 40 %, amidon, oignons, protéines de pois), celui-ci ne contient en réalité que 36 g de viande de bœuf dans le produit total.
- Les plats vendus avec un dessert, qui est souvent un biscuit.

## CONSEILS DE CONSOMMATION

- La fréquence de consommation reste le premier critère. S'il est plus pratique pour vous d'avoir recours à un plat préparé, c'est possible une à deux fois dans la semaine, mais une consommation quotidienne est déconseillée. D'autant qu'il est toujours possible de cuisiner des aliments plus sains de façon très simple, cela ne prendra pas plus de temps !
- Il est important d'équilibrer la journée autour de ce plat en complétant les apports en légumes, en protéines de bonne qualité et en adaptant la consommation de féculents ou pain, mais également les apports en lipides et en sel.
- Un plat complet respectant les conseils de consommation cités plus haut et apportant 400-500 kcal, accompagné d'un laitage et d'un fruit, constitue un repas satisfaisant, que ce soit pour un déjeuner ou un dîner. On évite les ajouts de fromage et de pain en complément du repas... produits également salés !
- Pour un plat remplaçant une seule partie du repas, l'équilibre des matières grasses de l'ensemble du repas doit être surveillé.
- Pensez à ne jamais resaler le plat et à surveiller votre consommation de sel pour les autres repas de la journée.
- La taille de la portion n'est pas à négliger. Elle doit être suffisante afin de vous rassasier, mais à l'inverse, si elle est trop importante, ayez le réflexe de ne pas consommer la totalité et conservez le reste pour un futur repas. La portion conseillée par l'industriel n'est pas toujours adaptée, et surtout pas adaptée à toute la famille.

# NUGGETS, GRIGNOTTES, CORDONS-BLEUS

## NUGGETS DE POULET, IGLO®

*Graisses à préciser et améliorer, mais 55 % de blanc de poulet et non une mixture traitée en salaison, c'est appréciable. Le taux de lipides de 11,9 % reste raisonnable comparé aux autres nuggets. Ce produit bénéficie d'un rapport protéines/lipides supérieur à 1.*

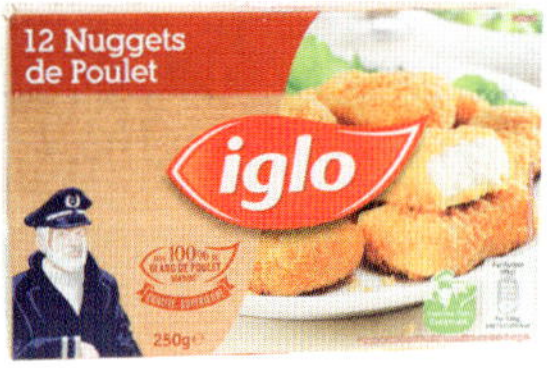


**Ingrédients :**

• Blanc de poulet 55 %*, farine (blé, maïs, riz), eau, huile végétale, sel, amidon (blé, maïs), épices (paprika, curcuma), levure, poudre de légumes (oignons, carottes, échalotes, poireau, tomates), poudre d'ail, dextrose.

** Ingrédient issu de l'agriculture biologique.*

**Données nutritionnelles pour : 100 g**

• Valeur énergétique : 255 kcal
• Protéines : 14,3 g
• Glucides : 22 g
• Lipides : 11,9 g
• Sel : 1 g

## PÉPITES DE POULET PANÉES, PICARD®

*Une recette simple et un produit final qui apporte 191 kcal les 100 g et seulement 7,6 % de lipides !*

**Ingrédients :**

• Filet de poulet 51,1 % (France), farine de blé (gluten), eau, se.noule de blé dur (gluten), huile de tournesol, sel, levure, gluten de blé, paprika, curcuma.

**Données nutritionnelles pour : 100 g**

• Valeur énergétique : 191 kcal
• Protéines : 15 g
• Glucides : 15,1 g
• Lipides : 7,6 g
• Fibres alimentaires : 1 g
• Sel : 1,06 g

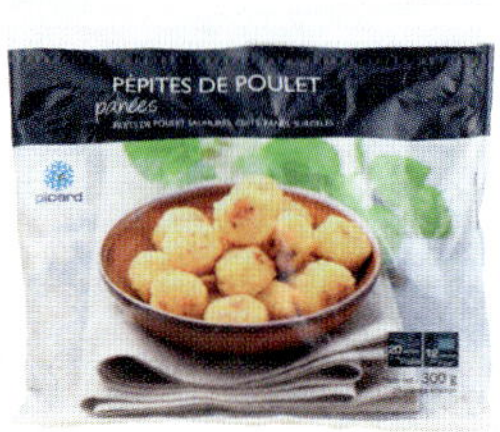


## EXTRA GRIGNOTTES DE POULET NATURE AU BON GOÛT DE POULET RÔTI, LE GAULOIS®

*Parmi les grignottes, cette recette qui limite les additifs et met en œuvre 87 % de pilons de poulet se démarque. L'apport énergétique de 168 kcal pour 100 g est tout à fait raisonnable et le rapport protéines/lipides très favorable avec 21 g de protéines et 8,4 g de lipides !*

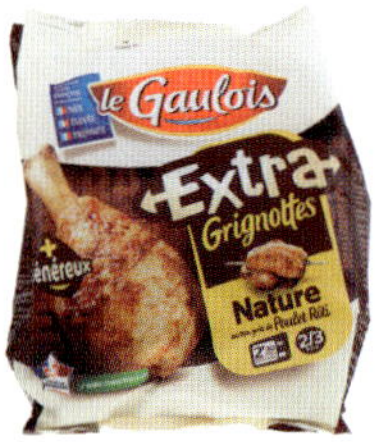


**Ingrédients :**

• Pilons de poulet 87 %, eau, sel, dextrose de blé, fécule de pomme de terre, épaississant : carraghénanes.

**Données nutritionnelles pour : 100 g**

• Valeur énergétique : 168 kcal
• Protéines : 21,7 g
• Glucides : 1,6 g
• Lipides : 8,4 g
• Sel : 1,4 g

## NUGGETS EXTRA CROUSTILLANT, LE GAULOIS®

*68 % de viande traitée en salaison contenant seulement 38 % de viande de dinde, complétée avec de la peau de poulet, des protéines de soja. Soit, au réel, 26 g de viande dans 100 g de produit... Le rapport qualité-prix n'est pas au rendez-vous !*

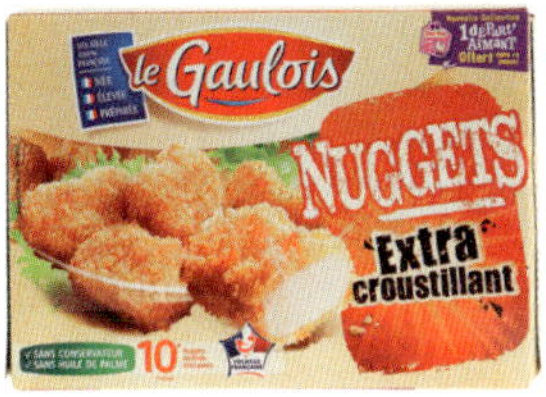


**Ingrédients :**

• Viande de volaille traitée en salaison 68 % (viande de dinde 38 %, peaux de poulet, eau, viande de poulet 6 %, protéines de soja, fibres et dextrose de blé, lactosérum, sel, arôme naturel, extraits d'épices, conservateurs : acétate de sodium, lactate de calcium.

• Panure 32 % (eau, farine de blé, sel, levure). Huile de tournesol.

**Données nutritionnelles : NI**

## GRIGNOTTES DE POULET TEX MEX, AUCHAN®

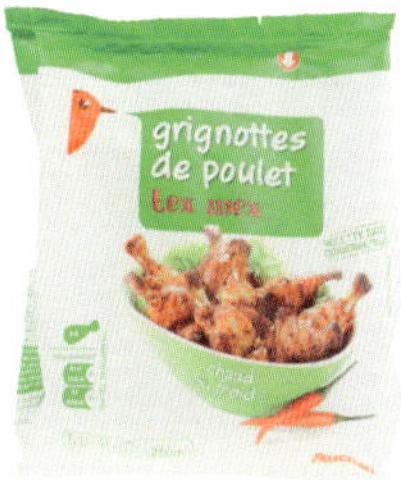


*La qualité des ingrédients n'est pas satisfaisante : sirop de glucose, huile végétale sans précision.*

**Ingrédients :**

• Manchons de poulet 77 %, marinade 23 % : eau, protéines de pois, épices et aromates, sirop de glucose, dextrose, sel, huile végétale (dont lait), fibre de blé, arômes, légumes (poivron, tomate), ferments.

**Données nutritionnelles pour : 100 g**

- Valeur énergétique : 228 kcal
- Protéines : 23,3 g
- Glucides : 3,5 g
- Lipides : 13,4 g
- Sel : NI

## PANÉS DE DINDE AU FROMAGE FONDU, MONOPRIX®

*34 % de viande seulement et une préparation fromagère à la place d'un vrai fromage. La liste d'additifs n'en finit plus. On laisse en rayon !*

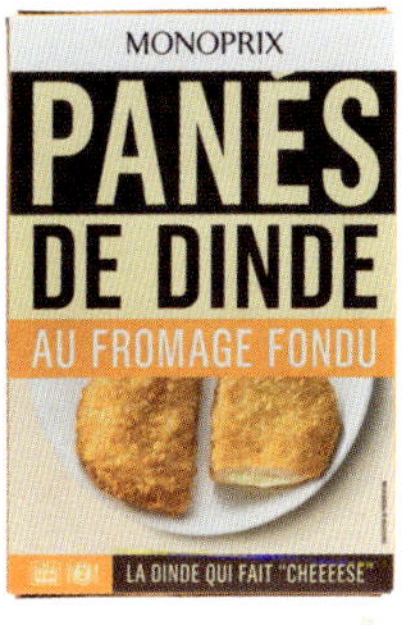


**Ingrédients :**

• Viande de dinde 34 %, eau, fromage fondu 20 % (fromage, eau, beurre, poudre et protéines de lait, sels de fonte : E331, E339, E452, colorant : extrait de paprika), chapelure (farine de blé, levure, sel), huile de tournesol, peau de volaille, farines (blé, maïs, lupin), fibre et gluten de blé, arômes (dont lait, blé), sirop de glucose et dextrose de blé, sel, fécule de pomme de terre, épaississant : E415, fibre de pois, protéines de lait, antioxygène : E316, graisse de poulet, conservateur : E250. Traces de moutarde, œuf.

**Données nutritionnelles pour : 100 g**

- Valeur énergétique : 255 kcal
- Protéines : NI
- Glucides : 16 g
- Lipides : 15,5 g
- Sel : NI

# FÉCULENTS PRÉPARÉS

## L'ÉCRASÉ DE POMMES DE TERRE HUILE D'OLIVE ET BASILIC, CRÉALINE®

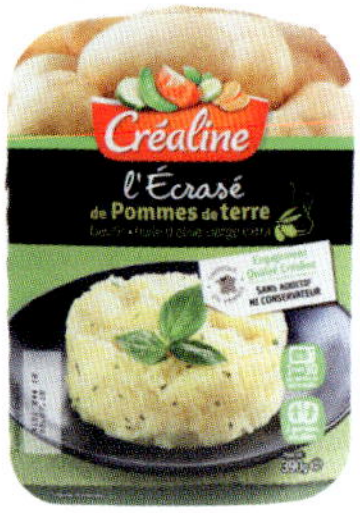


*Une recette simple proche du fait maison, avec en bonus une huile d'olive vierge extra. Le total à 4,2 % de lipides, c'est tout à fait raisonnable !*

**Ingrédients :**

- Pommes de terre 82 %, lait demi-écrémé, huile d'olive vierge extra 3,8 %, sel, ail, basilic 0,15 %.

**Données nutritionnelles pour : 100 g**

- Valeur énergétique : 104 kcal
- Protéines : 2,1 g
- Glucides : 14 g, dont sucres : 1 g
- Lipides : 4,2 g, dont acides gras saturés : 0,5 g
- Fibres alimentaires : 1,7 g
- Sel : 0,68 g

## RISOTTO AUX CÈPES, THIRIET®

*Les risottos ont la réputation d'être des préparations grasses. Ici, on atteint moins de 6 % de lipides et la recette, avec un seul arôme naturel ajouté, est proche du fait maison.*

**Ingrédients :**

- Riz précuit 42,2 % (eau, riz), crème fraîche 16,2 %, champignon de Paris 14 %, brisures de cèpe 10 %, eau, oignon, fromage à pâte dure au lait de vache, vermouth, parmesan AOP* 1,3 %, ail, huile d'olive vierge extra, arômes naturels (dont blé).

** Ingrédient issu de l'agriculture biologique.*

**Données nutritionnelles pour : 100 g**

- Valeur énergétique : 129 kcal
- Protéines : 3,2 g
- Glucides : 15,9 g
- Lipides : 5,7 g, dont acides gras saturés : 3,8 g
- Sel : 0,38 g

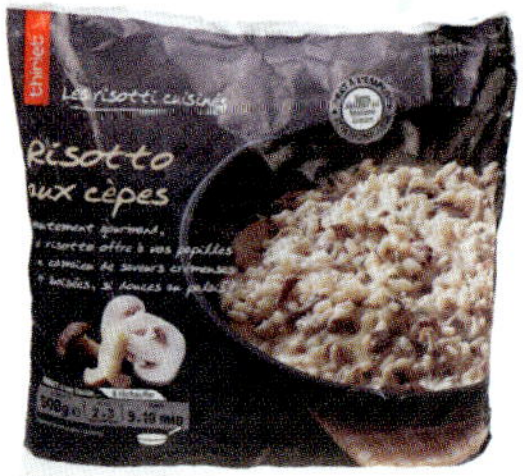


## TARTIFLETTE GRATINÉE AU REBLOCHON DE SAVOIE, ITINÉRAIRE DES SAVEURS®, SÉLECTION INTERMARCHÉ®

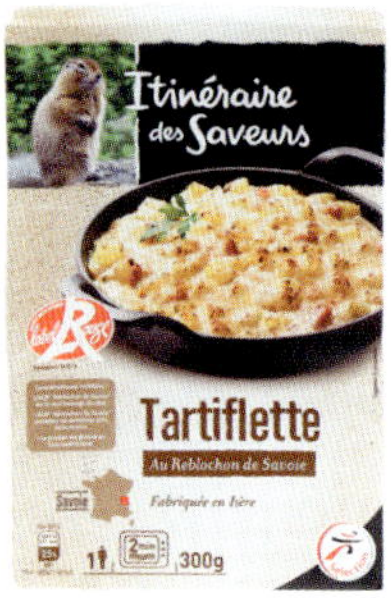


*Certes, on dépasse légèrement les 10 % de lipides, mais on salue la simplicité de la recette et l'utilisation de reblochon AOP. En surveillant la quantité consommée, c'est un plat plaisir de qualité !*

**Ingrédients :**

- Pommes de terre 52 %*, reblochon AOP 20 %, lardons fumés 10 %* (poitrine de porc, sel, dextrose, acidifiant : E330, conservateurs : E301, E250), crème, oignons, eau, fécule, sel, poivre.

** Ingrédient issu de l'agriculture biologique.*

**Données nutritionnelles pour : 100 g**

- Valeur énergétique : 173 kcal
- Protéines : 6,9 g
- Glucides : 10,4 g
- Lipides : 11,1 g
- Sel : NI

## MINI QUENELLES À POÊLER NATURE, LUSTUCRU®

*Pour un produit que l'on consomme souvent à la place d'un simple féculent, on atteint 18 % de lipides, ce qui est particulièrement gras, surtout en tenant compte de la portion consommée !*

**Ingrédients :**

• Eau, œufs frais 24 %, farine de blé dur, huile de colza, lactose et protéine de lait, sel semoule de blé dur, extrait d'épices, arôme (lait).

**Données nutritionnelles pour : 100 g**

• Valeur énergétique : 250 kcal
• Protéines : 5,8 g
• Glucides : 17 g
• Lipides : 18 g
• Sel : 1,3 g

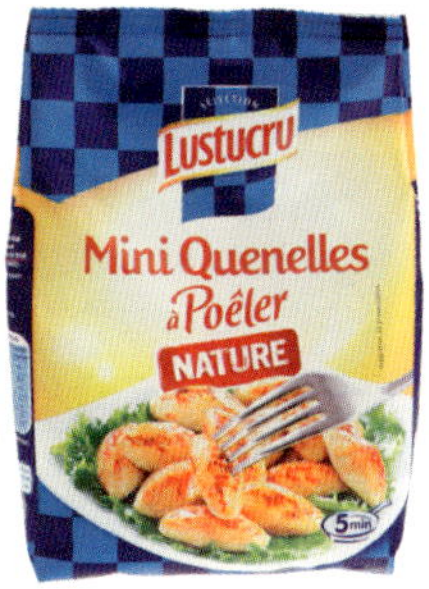


## LA POÊLÉE À LA SARLADAISE, SURGELÉE, PAYSAN BRETON®

*Pour un produit plaisir, la graisse d'oie ou de canard ne nous gêne pas, mais les ajouts d'huile de palme hydrogénée... on est loin de la jolie image régionale de cette marque.*

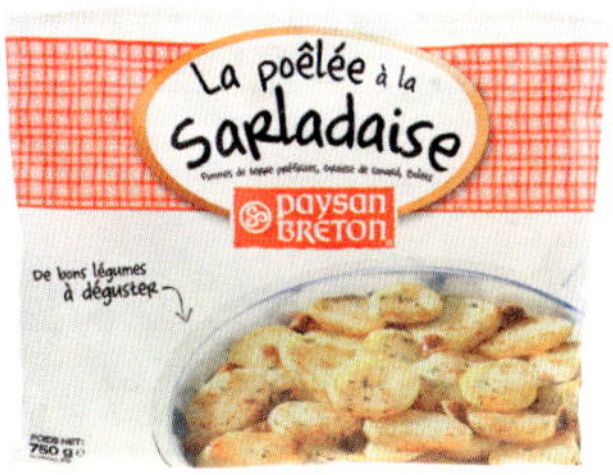


**Ingrédients :**

• Pommes de terre lamelles pré-frites 81 % (pomme de terre, huile de palme hydrogénée), graisse d'oie ou graisse de canard 9,5 %, bolets en morceaux 5 %, préparation culinaire à l'ail (huile végétale, ail, sel, sucre, graisse végétale hydrogénée), herbes aromatiques, extraits naturels, sel.

**Données nutritionnelles pour : 100 g**

• Valeur énergétique : 139,9 kcal
• Protéines : 1,8 g
• Glucides : 14,5 g
• Lipides : 8,3 g
• Sel : NI

## GRATIN DAUPHINOIS À LA CRÈME FRAÎCHE, AUCHAN®

*50 % de pommes de terre seulement puis une garniture assez grasse et de mauvaise qualité. On ne retrouve même pas un vrai fromage mais une préparation fromagère à base de fromage, eau, épaississants et sel.*

**Ingrédients :**

• Pommes de terre en rondelles 50 %, eau, crème, emmental râpé 5,3 %, poudre de lait entier, cheddar 3,5 %, crème fraîche 3,4 %, beurre, arômes, farine de blé, amidon transformé de riz, préparation fromagère (fromages, eau, épaississants : gommes de guar et xanthane, sel), sel, purée d'ail.

**Données nutritionnelles pour : 100 g**

• Valeur énergétique : 120 kcal
• Protéines : 3,8 g
• Glucides : 11,1 g
• Lipides : 6,3 g, dont acides gras saturés : 4,7 g
• Sel : NI

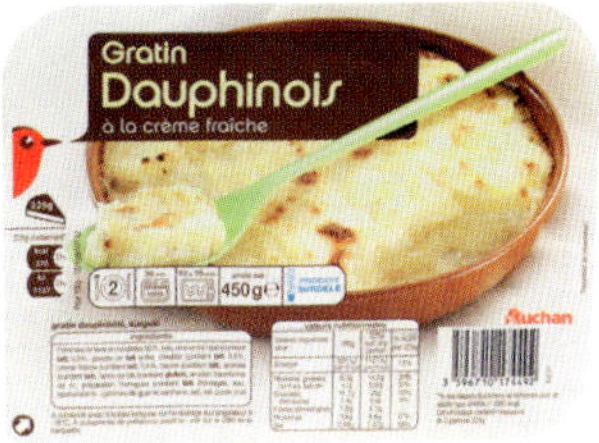

# LÉGUMES FARCIS ET MOUSSAKA

## 4 TOMATES FARCIES, PICARD®

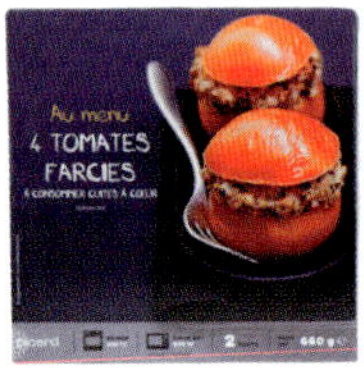


*La qualité de la recette et la composition de la farce se démarquent des autres tomates farcies industrielles. Le seul bémol est l'utilisation de sel nitrité.*

**Ingrédients :**

• Tomates 60 %. Farce 40 % : viande de porc 39 %, viande de dinde 26 %, eau, tomate concassée (tomate, jus de tomates, sel, correcteur d'acidité : acide citrique), oignon, huile d'olive vierge extra, œuf entier en poudre, persil plat, chapelure (farine de blé, sel, poudre à lever : carbonate acide d'ammonium), échalote, ail, conservateur : sel nitrité, basilic, herbes de Provence.

**Données nutritionnelles pour : 100 g (1 pièce = 165 g)**

• Valeur énergétique : 89 kcal
• Protéines : 5,3 g
• Glucides : 5,4 g
• Lipides : 5,1 g
• Sel : 0,43 g

## TOMATES FARCIES ET BOULGOUR, WEIGHT WATCHERS®

*La qualité des ingrédients est satisfaisante, le rapport protéines/lipides supérieur à 1 et la valeur calorique vraiment modérée.*

**Ingrédients :**

• Tomates farcies 60 % : tomates 40 %, viande de poulet 4,9 %, viande et gras de porc 4,8 %, carottes, oignons, grana padano 1 % (contient lait, œuf), chapelure de blé, ail, sel, persil, basilic, poivre blanc.
• Boulgour cuisiné 40 % : boulgour cuit 12 % (blé dur concassé, eau), poivrons jaunes 9,3 %, eau, courgettes 4,5 %, carottes 4,5 %, tomates 1,2 % (tomates pelées concassées et jus de tomates), échalotes, ail, parmesan (contient lait), amidon de maïs, sel, basilic, huile d'olive vierge extra.

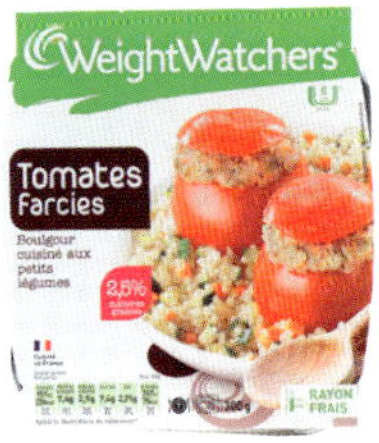


**Données nutritionnelles pour : 100 g**

• Valeur énergétique : 75 kcal
• Protéines : 3,7 g
• Glucides : 8,5 g
• Lipides : 2,5 g, dont acides gras saturés : 1 g
• Fibres alimentaires : 1,7 g
• Sel : 0,65 g

## TOMATES FARCIES CÔTÉ TABLE, LECLERC MARQUE REPÈRE®

*Pour une marque distributeur, les ingrédients restent de qualité satisfaisante, sans utilisation de protéines végétales à la place de la viande attendue. Le produit final est modérément calorique et le rapport protéines sur lipides supérieur à 1 !*

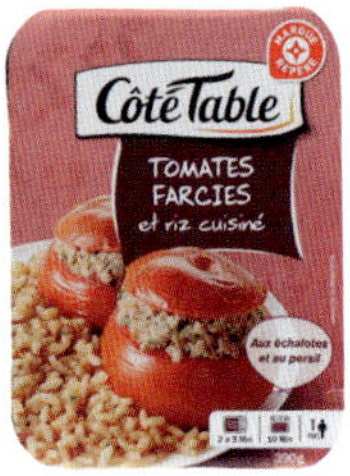


**Ingrédients :**

• Tomates farcies 51,3 % : tomates 35,9 %, chair à saucisse (maigre, épaule et gras de porc, sel, poivre), viande bœuf 3,6 %, gras de porc, œufs entiers, échalotes, chapelure, ail, sel, arôme naturel, persil déshydraté.
• Riz à la tomate 48,7 % : eau, riz, tomates, oignons, purée de tomates concentrée, amidon modifié de maïs, sucre, ail, fond de volaille, huile d'olive, sel, basilic, arôme naturel de poivre, herbes de Provence.

**Données nutritionnelles pour : 100 g**

• Valeur énergétique : 100 kcal
• Protéines : 3,9 g
• Glucides : 13,7 g
• Lipides : 2,9 g
• Sel : 0,570 g

## MOUSSAKA AVEC VIANDE DE BŒUF, FINDUS®

*8 % de viande seulement et 6,8 % de lipides pour 4,2 % de protéines. Notons qu'aucune autre moussaka du commerce n'a sa place dans les produits conseillés !*

**Ingrédients :**

• Eau, oignons, aubergines 9,9 %, aubergines pré-frites (aubergines, huile de tournesol), concentré de tomates 8,2 %, viande hachée de bœuf 8 %, purée de carottes, purée de céleri, amidon, lait en poudre, emmental 1,2 %, protéines de soja, plantes aromatiques (dont thym 0,06 %), huile d'olive vierge extra 0,6 %, arômes naturels, sel, farine de blé, sucre, épices. Traces éventuelles de crustacés, œufs, poissons, fruits à coque, moutarde, sésame, lupin, mollusques.

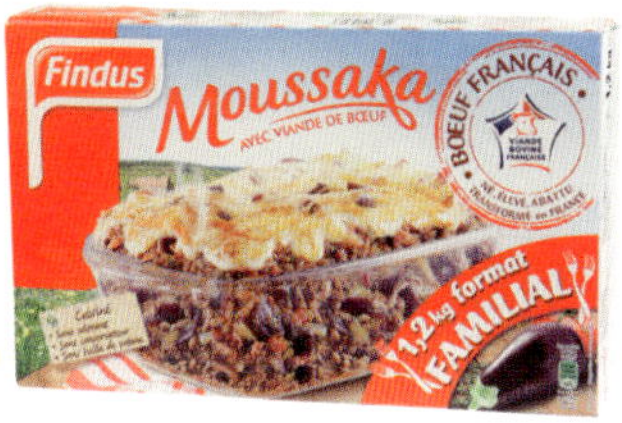


**Données nutritionnelles pour : 100 g**

- Valeur énergétique : 130 kcal
- Protéines : 4,2 g
- Glucides : 6,5 g, dont sucres : 3,5 g
- Lipides : 6,8 g
- Fibres alimentaires : 1,6 g
- Sodium : 0,3 g

## TOMATES FARCIES FAMILY, CARREFOUR®

*La qualité de la farce, composée de viande de porc (12,4 % du produit fini), gras de porc, eau et protéines végétales, n'est pas satisfaisante. Au final, plus de graisses que de protéines !*

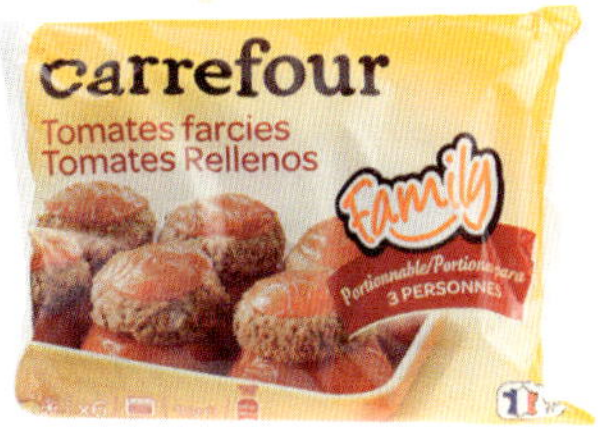


**Ingrédients :**

• Tomates 64 %, viande de porc 12,4 %, eau, gras de porc 5,7 %, protéines végétales de soja 4 % (contient extrait de malt de blé) et oignons déshydratés, persil, sel, arômes, ail, sucre caramélisé, conservateur : nitrite de sodium.

**Données nutritionnelles pour : 100 g**

- Valeur énergétique : 90 kcal
- Protéines : 5,9 g
- Glucides : 3,7 g, dont sucres : 2,1 g
- Lipides : 7,8 g
- Fibres alimentaires : 2,8 g
- Sodium : 0,23 g

## CHOUX FARCIS, THIRIET®

*De la viande et des protéines de soja pour arriver à 9,5 % de lipides et seulement 5,3 % de protéines.*

**Ingrédients :**

• Choux 57,9 %, viande de porc 15 % (origine France), eau, gras de porc 7,7 %, protéines végétales de soja déshydratées, oignons déshydratés grillés 1,4 %, persil 0,9 %, sel, arômes, ail 0,3 %, sucre caramélisé, conservateur : nitrite de sodium.

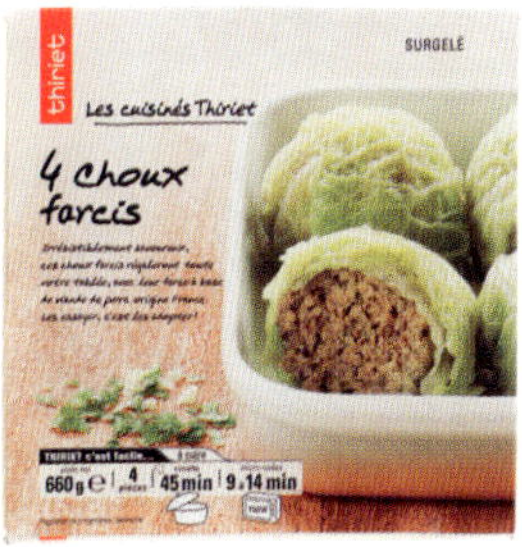


**Données nutritionnelles pour : 100 g (1 portion = 165 g)**

- Valeur énergétique : 201 kcal
- Protéines : 5,3 g
- Glucides : 2 g, dont sucres : 2 g
- Lipides : 9,5 g, dont acides gras saturés : 3,6 g
- Fibres alimentaires : 3,4 g
- Sel : 0,8 g

# PLATS PRÉPARÉS COMPOSÉS À LA VIANDE

## BŒUF CHILI CON CARNE, CHARAL®

*22 % de viande et qui n'est pas un produit reconstitué, soit 66 g pour le plat complet, c'est peu mais ça reste intéressant comparé aux autres produits. Un ajout de sucre, mais qui arrive en fin de recette, et un bon choix d'huile pour un total de 3,7 % de lipides et 8,3 % de protéines. C'est satisfaisant.*

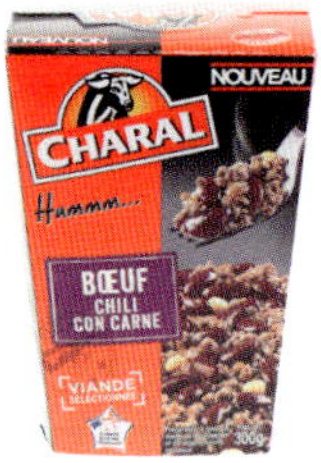


**Ingrédients :**

• Haricots rouges 40 % (haricots rouges, eau, sel), viande bovine hachée française 22 %, eau, préparation à base de tomates entières concentrées 6,5 %, oignons 4,4 %, poivrons rouges 4,4 %, maïs doux en grains 2 % (maïs, eau, sel), concentré de tomate, arômes, huile d'olive, amidon transformé de maïs, farine de blé, conservateurs : E262, E202, ail en poudre, sucre, sucre caramélisé, colorant : extrait de paprika (contient lait), fibre végétales de bambou, antioxydants : E300, E330, extrait de romarin. Contient blé, sulfite.

**Données nutritionnelles pour : 100 g**

- Valeur énergétique : 106 kcal
- Protéines : 8,3 g
- Glucides : 7,8 g
- Lipides : 3,7 g
- Sel : 2,25 g

## COUSCOUS ROYAL POULET ET BOEUF, GARBIT®

*La composition de ce couscous est assez simple avec du bœuf et du poulet, ce plat équilibré reste également pauvre en lipides. Le rapport protéines sur lipides est supérieur à 1!*

**Ingrédients :**

• 1 boîte de garniture 800 g : bouillon (eau, concentré de tomate, sel, épices et aromates, arôme, épaississants), légumes (carottes, courgettes, navets, pois chiches, oignons, poivrons), hauts de cuisse et pilons de poulet non désossés 20 % et viande de boeuf préparée en salaison 8 %.
• 1 coupelle de semoule de blé dur précuite à la vapeur 180 g. 1 sachet d'épices naturelles et aromates moulus.

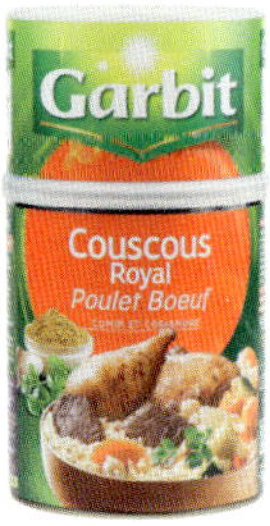


**Données nutritionnelles pour : 100 g**

- Valeur énergétique : 125 kcal
- Protéines : 7,5 g
- Glucides : 15,9 g
- Lipides : 3 g
- Sel : NI

## ÉMINCÉS DE POULET, PENNE COMPLÈTES ET LÉGUMES DU SOLEIL, PICARD®

*Un seul additif qui est un amidon de riz, et on atteint seulement 1,6 % de lipides. On aimerait toutefois une amélioration avec un peu plus de viande!*

**Ingrédients :**

• Penne complètes cuites 29,4 % (eau, semoule de blé complet), émincé de poulet cuit traité en salaison 15,7 % (filet de poulet 14,1 %, eau, sel), tomate pelée concassée (tomate, jus de tomates), courgette grillée 11,5 %, poivron rouge grillé 9,1 %, poivron jaune grillé 9,1 %, eau, tomate, poivron rouge grillé saumuré 1,2 % (poivron rouge, eau, sel), huile d'olive vierge extra, purée de tomates double concentré, oignon, herbes aromatiques, amidon transformé de riz, poivron rouge, oignon en poudre, sel, ail, lait écrémé en poudre, poivre, carotte, Tabasco® (eau, vinaigre, piment rouge vieilli, sel).

**Données nutritionnelles pour : 100 g**

- Valeur énergétique : 99 kcal
- Protéines : 6,9 g
- Glucides : 12,8 g
- Lipides : 1,6 g
- Fibres alimentaires : 3,4 g
- Sel : 0,37 g

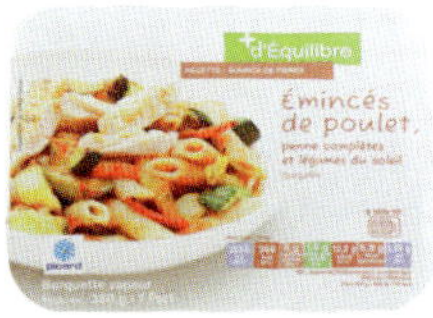

## BALL IN BOX® BŒUF ET POMMES DE TERRE, FLEURY MICHON®

*Des pommes de terre pré-frites, couplées à une « préparation à base de viande de bœuf », soit 4,3 g de bœuf dans 100 g de produit final... Le côté ludique des petites boulettes à consommer ne suffit pas !*

**Ingrédients :**

• Préparation à base de pommes de terre pré-frites 58,3 % (pommes de terre, flocons de pommes de terre, dextrose, huile de tournesol, sel, poivre, stabilisant : hydroxypropylméthylcellulose), préparation à base de viande de bœuf et protéines de pois 29,2 % (viande de bœuf 14,8 %, protéines de pois réhydratées 6,4 %, blanc d'œuf, oignons, chapelure (farine de blé, sel), extrait de bœuf, sel, épices, huile de tournesol), sauce tomatée 12,5 % (eau, concentré de tomate, sucre, vinaigre de vin rouge (vinaigre de vin rouge, conservateur : bisulfite de sodium), vinaigre d'alcool, amidon transformé de pommes de terre, sel, caramel (sirop de glucose, sucre, eau), arôme de fumée, poivre 0,1 %. Trace de lait.

**Données nutritionnelles pour : 100 g**

- Valeur énergétique : 175 kcal
- Protéines : 9,2 g
- Glucides : 20 g
- Lipides : 5,5 g
- Sel : 0,83 g

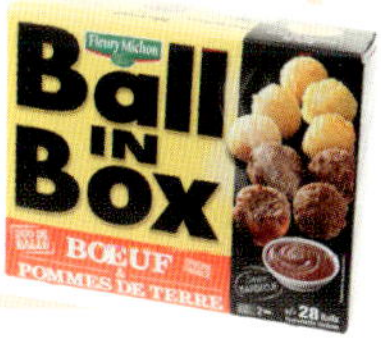


## MACARONIS SAUCE TOMATE ET BOULETTES DE BŒUF, MARIE®

*Un titre prometteur, mais les boulettes mises en avant sont présentes à 19 % seulement, et il s'agit d'une préparation contenant 12 % de viande de bœuf, du blanc d'œuf, de la chapelure, de la fécule, un extrait de bœuf.*

**Ingrédients :**

• Macaronis à la tomate 52 % : macaronis cuits 47,5 % (eau, semoule de blé dur), concentré de tomates 3 %, huile de colza, sel, poivre. Sauce tomate cuisinée 29 % : tomates 21 % (tomates pelées concassées et jus de tomates, tomates), eau, concentré de tomate 1,5 %, grana padano (contient lait, œuf), tomates semi-déshydratées et marinées 1 % (tomates, huiles de colza, sel, ail, origan), huile de colza, sucre, farine de blé, sel, poivre. Boulettes au bœuf 19 % préparation à base de viande de bœuf : viande de bœuf 12 %, blanc d'œuf, chapelure (farine de blé, sel), oignons réhydratés, extrait de bœuf, fécule de pomme de terre, bouillon de légumes (légumes et jus de cuisson des légumes : carottes, tomates, oignons, ail, huile de tournesol, sel), bouillon de bœuf, sel.

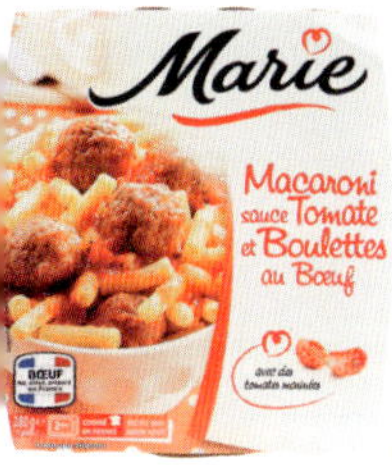


**Données nutritionnelles pour : 100 g**

- Valeur énergétique : 144 kcal
- Protéines : 7 g
- Glucides : 18,1 g
- Lipides : 4,5 g
- Sel : 0,6 g

## TIMBALE MICRO-ONDES - CASSOULET, D'AUCY®

*9 % de protéines et moins de 5 % de lipides pour un cassoulet, à première vue on est séduit. Mais la liste d'additifs est interminable... La recette de la sauce laisse à désirer et représente tout de même 43 % du produit final !*

**Ingrédients :**

• Sauce : eau, graisse de canard, amidon transformé de maïs, concentré de tomate, arômes (contient exhausteur de goût : E621), gélifiants : gomme de guar et gomme xanthane. Haricots blancs réhydratés 33 %. Garniture 24 % : saucisse de pur porc, fumées (viande de porc, plasma de porc, eau, sel, arôme (dont dérivés de blé et de lait), stabilisant : E451, sirop de glucose, conservateur : E250, viande de porc traitée en salaison précuite (viande de porc, eau, sel, stabilisant : E451, gélifiant : E407, conservateur : E250).

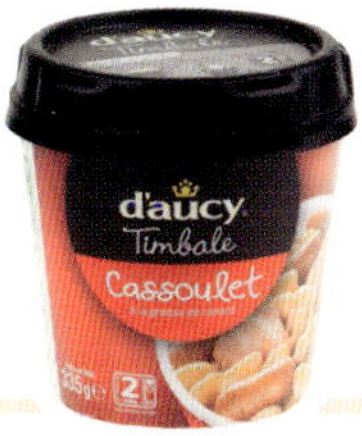


**Données nutritionnelles pour : 100 g**

- Valeur énergétique : 113 kcal
- Protéines : 9,1 g
- Glucides : 6,7 g
- Lipides : 4,7 g
- Sel : 1,05 g

# PLATS PRÉPARÉS COMPOSÉS AU POISSON ET FRUITS DE MER

## CABILLAUD SAUCE VIERGE ET DUO DE RIZ CAMARGUAIS, PICARD®

*30 % de poisson dans cette recette, c'est bien remarquable dans cette gamme. Les additifs sont limités et la qualité des ingrédients satisfaisante.*

**Ingrédients :**

• Dos de cabillaud* (poisson) qualité sans arête 30 %, riz noir camarguais* cuit 26,8 % (eau, riz noir, sel), riz blanc camarguais* cuit 11,3 % (eau, riz blanc, sel), carotte* 3,4 %, carotte jaune* 3,4 %, courgette* 3,4 %, oignon*, tomate* 2,7 %, eau*, huile d'olive vierge extra 2 %, tomate pelée concassée 2 % (tomate, jus de tomates), beurre* (lait), courgette grillée 1,3 %, tomate cerise mi-séchée 0,8 %, échalote, vin blanc*, poivron jaune 0,6 %, poivron rouge 0,6 %, sel, ail, jus de citron, amidon de riz et/ou de maïs, farine de blé (gluten), persil, ciboulette, basilic, cerfeuil*, extrait de poivre, thym*.

** Ingrédient d'origine française.*

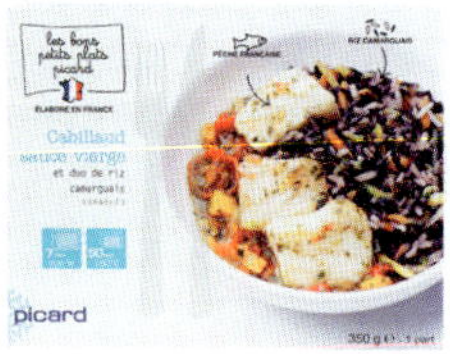


**Données nutritionnelles pour : 100 g**

- Valeur énergétique : 114 kcal
- Protéines : 6,7 g
- Lipides : 3,4 g
- Glucides : 13,7 g
- Sel : 0,5 g

## FILET DE SAUMON ET SA PURÉE AUX BROCOLIS, FLEURY MICHON®

*La simplicité de la recette sans additifs nous séduit ! On reste sur un rapport protéines/lipides supérieur à 1 et moins de 10 % de lipides.*

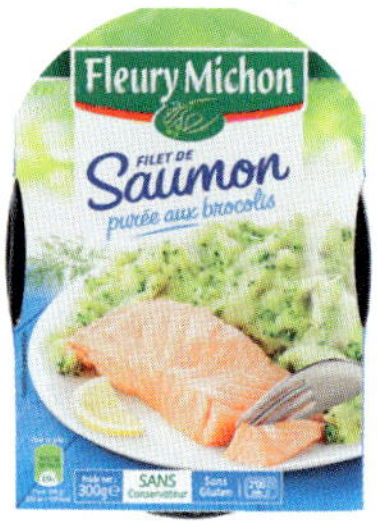


**Ingrédients :**

• Eau, saumon cuit 23 % (saumon Atlantique, sel), brocolis (17 %), flocons de pommes de terre 7,4 % (pommes de terre déshydratées, extrait d'épices), crème fraîche (4,2 %), poudre de lait écrémé, beurre, sel.

**Données nutritionnelles pour : 100 g**

- Valeur énergétique : 129 kcal
- Protéines : 8,1 g
- Glucides : 7,1 g
- Lipides : 7,3 g
- Sel : 0,7 g

## CABILLAUD SAUCE CITRON, RIZ PETITS LÉGUMES, MARIE®

*La qualité de la recette mettant en œuvre 31 % de poisson est remarquable. Le rapport protéines sur lipides est également favorable.*

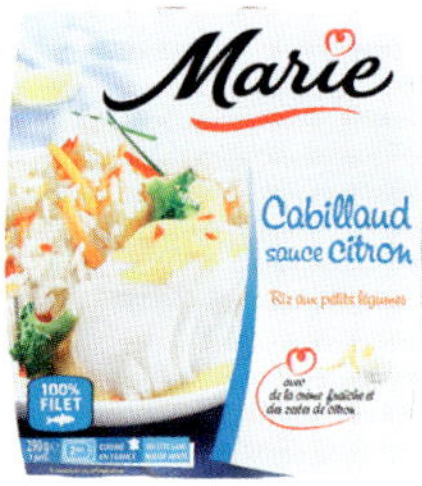


**Ingrédients :**

• Riz aux petits légumes 48 % : riz cuit 28,5 % (riz, eau), carottes 13 %, brocolis 2,5 %, huile de colza, échalotes, zeste de citron 0,5 %, sel. Cabillaud 31 %. Sauce citron 21 % : eau, crème fraîche, huile de colza, farine de blé, jus de citron 0,7 %, zestes de citron 0,2 %, sel, sucre, extrait de citron 0,04 %, curcuma

**Données nutritionnelles pour : 100 g**

- Valeur énergétique : 134 kcal
- Protéines : 7,8 g
- Glucides : 15 g
- Lipides : 4,6 g
- Sel : 0,6 g

## GRATIN DE POISSON ET PURÉE, WEIGHT WATCHERS®

*De la purée et de la sauce pour 71,3 % de la recette. L'appellation « gratin de poisson et purée » ne reflète pas la composition. La présence d'une huile végétale hydrogénée et d'un fromage allégé contenant un amidon de pommes de terre nous déçoit également.*

**Ingrédients :**

• Purée 42,4 % (eau, flocons de pommes de terre, crème en poudre, sel, épice, sulfite), sauce blanche 28,9 % (eau, lait écrémé en poudre, amidon modifié de maïs, farine de blé, sel, sucre, beurre, oignon en poudre, arômes naturels (contient du poisson), stabilisants : polyphosphate et phosphate de sodium, poivre, colorants : bêta-carotène, curcuma, paprika, huile végétale (contient soja), poisson blanc 20,3 %, carottes 3,9 %, brocolis 1,9 %, chapelure, fromage allégé (fromage, amidon de pommes de terre), huile végétale hydrogénée. Contient : gluten, blé, lait, soja, poisson, sulfites.
Présence éventuelle de fruits à coque.

**Données nutritionnelles pour : 100 g**

- Valeur énergétique : 87 kcal
- Protéines : 4,4 g
- Glucides : 12,9 g
- Lipides : 1,8 g
- Sel : 0,5 g

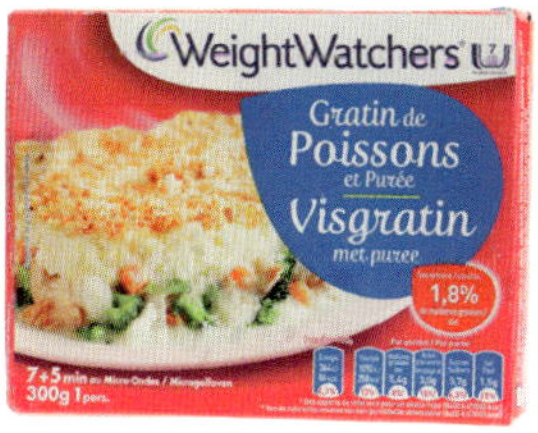


## SAUMON ATLANTIQUE SAUCE OSEILLE ET SES TORSADES, AUCHAN®

*26 % de saumon, 18 % de pâtes, 6 % de carottes, il reste donc une moitié de la recette représentée par la sauce, qui reste riche en additifs et donc de piètre qualité.*

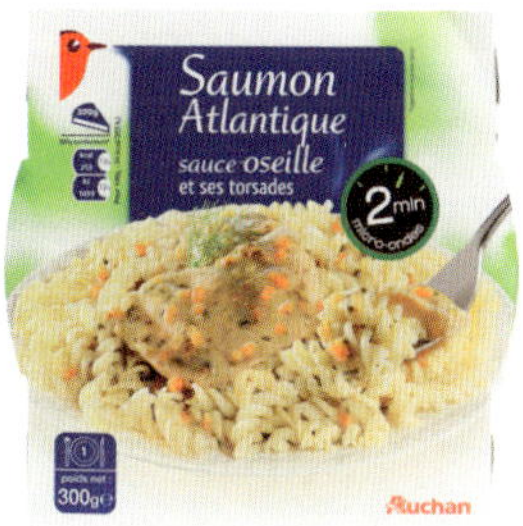


**Ingrédients :**

• Sauce : eau, crème (dont stabilisant : carraghénanes), échalotes, oseille 1,5 % (du poids total net), amidon modifié de maïs, sel, huile de tournesol, beurre, protéines de lait, arôme, vin blanc, huile de tournesol, beurre, protéines de lait, arôme, vin blanc, gélifiants : gomme de guar et gomme xanthane, sirop de glucose, curcuma. Filet de saumon Atlantique 26 %. Pâtes précuites 18 % (eau, semoule de blé dur, œufs, poudre de blanc d'œuf, huile de tournesol, vinaigre d'alcool). Carottes 6 %.

**Données nutritionnelles pour : 100 g**

- Valeur énergétique : 132 kcal
- Protéines : 7,4 g
- Glucides : 4,5 g
- Lipides : 5,5 g
- Sel : NI

## SALADE AU THON ET POMMES DE TERRE, PETIT NAVIRE®

*Beaucoup d'additifs pour ce produit et un rapport protéines sur lipides qui ne nous satisfait pas ! Une preuve que la salade n'est pas toujours le meilleur choix.*

**Ingrédients :**

• Pomme de terre 27 %, thon 23 %, eau, tomate 12 %, huile de colza, cornichon 3 %, moutarde de Dijon (eau, graines de moutarde, vinaigre, sel, antioxydant : acide citrique), vinaigre d'alcool, moutarde à l'ancienne (eau, graines de moutarde, vinaigre, sel), amidon transformé de tapioca, ciboulette, jaune d'œuf en poudre, sucre, épaississant : gomme de guar, farine de graines de caroube, sel, épices, arôme, colorant : lutéine, extrait de curcuma.

**Données nutritionnelles pour : 100 g (1 portion = 220 g)**

- Valeur énergétique : 137 kcal
- Protéines : 7,4 g
- Glucides : 2,8 g
- Lipides : 10 g
- Sel : 1 g

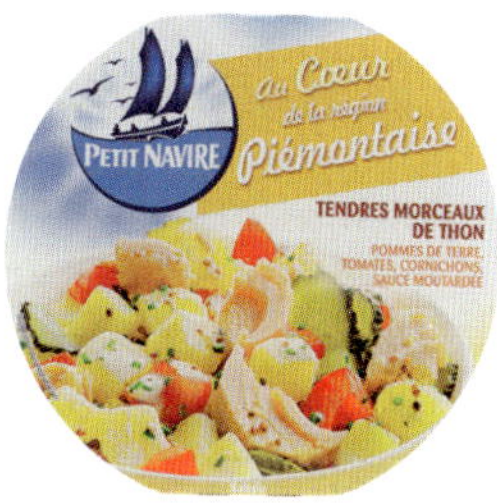

# TARTES ET PIZZAS

## PIZZA REGINA, MMM !®, AUCHAN®

*Une qualité satisfaisante et un produit à seulement 4,2 % de lipides. Bravo !*

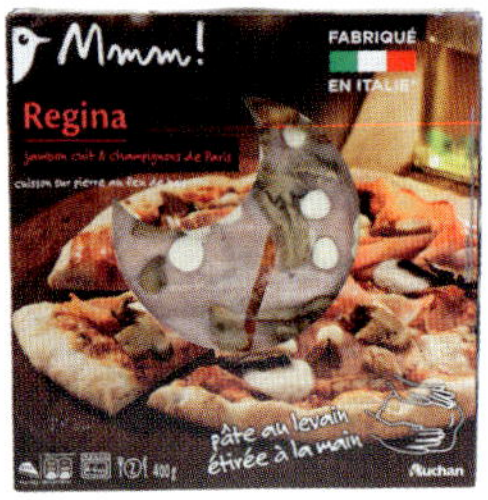


**Ingrédients :**

• Farine de blé tendre, eau, sauce tomate 16,5 % (pulpe de tomate, huile d'olive, sel, oignons, conservateur : sorbate de potassium, origan, poivre noir), jambon cuit 13,2 % (porc, sel, dextrose, sucre, arômes, antioxydant : ascorbate de sodium, conservateur : nitrite de sodium), champignons de Paris 7,7 % (champignons de Paris, eau, sel, régulateur d'acidité : acide citrique), mozzarella 6,6 % (lait, sel, présure, ferments lactiques), mozzarella en billes 5,5 % (lait, sel, présure), provolone (lait, sel, présure), farine de blé dur, huile d'olive, sel, levure.

**Données nutritionnelles pour : 100 g**

• Valeur énergétique : 188 kcal
• Protéines : 10,2 g
• Glucides : 26,4 g
• Lipides : 4,2 g
• Sel : NI

## PIZZA SAUMON COURGETTES FROMAGE BLANC ANETH, FOUR À PIERRE, BUITONI®

*Un produit qui se démarque de la gamme avec une recette de qualité satisfaisante et un total à 7 % de lipides seulement et 186 kcal aux 100 g. Bravo !*

**Ingrédients :**

• Garniture : eau, saumon *(Salmo salar)* 11,4 %*, mozzarella, courgettes grillées 8,5 %*, fromage blanc 8,3 %*, crème fraîche, huile de tournesol, amidon modifié de pomme de terre, aneth 0,3 %*, sel, persil, poivre. Pâte cuite : farine de blé, eau, levure boulangère, huile de tournesol, levain de seigle et de blé (soja), sel, sucre, extrait de malt d'orge.

** Ingrédient issu de l'agriculture biologique.*

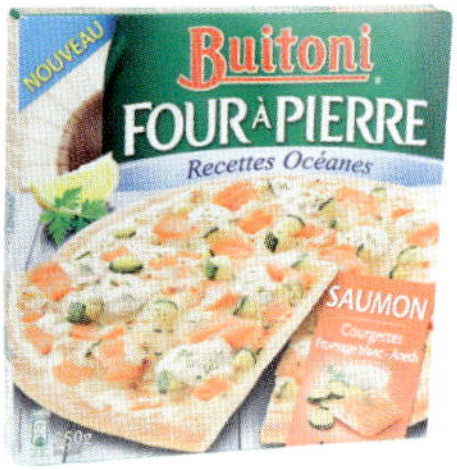


**Données nutritionnelles pour : 100 g**

• Valeur énergétique : 186 kcal
• Protéines : 8,7 g
• Glucides : 21,3 g
• Lipides : 7,1 g
• Sel : 1 g

## TARTELETTES FINES À LA TOMATE, PICARD®

*Une recette proche du fait maison et des ingrédients de qualité. On aurait préféré toutefois réduire les matières grasses à moins de 10 %.*

**Ingrédients :**

• Tomate fraîche 75,7 %, pâte feuilletée pur beurre 18,2 % (farine de blé, beurre 6 %, eau, sel, levure), huile d'olive vierge extra, moutarde à l'ancienne (eau, graines de moutarde, vinaigre, sel), moutarde de Dijon (eau, graines de moutarde, vinaigre, sel, acidifiant : acide citrique, conservateur : disulfite de potassium), mélange cinq-baies, sel.

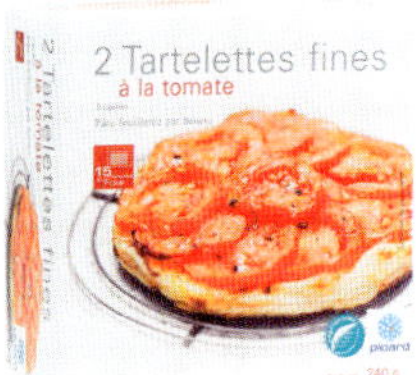


**Données nutritionnelles pour : 100 g (1 tartelette = 120 g)**

• Valeur énergétique : 207 kcal
• Protéines : 3,4 g
• Glucides : 18,5 g
• Lipides : 13 g
• Fibres alimentaires : 1,1 g
• Sel : 0,8 g

## PIZZA AU THON RISTORANTE, DR. OETKER®

*La recette commence plutôt bien mais l'on retrouve tout de même des oignons frits + de l'huile de colza + de l'huile de soja, et pour couronner le tout des matières grasses de palme. On atteint 14 % de lipides et 266 kcal pour 100 g. On relève également un ajout de sucre, d'amidon et de caramel. Est-ce vraiment utile ?*

**Ingrédients :**

- Farine de blé 26 % purée de tomates 14 %, fromage (edam, mozzarella) 8,8 %, thon, huile de colza 4,7 %, oignons frits (oignons, huile de colza), eau, levure de boulangerie, sel, huile de soja raffinée, sucre, préparation de câpres (câpres, vinaigre, sel), amidon modifié, herbes aromatiques, matières grasses de palme, ail, protéines végétales hydrolysées, poivre, maltodextrine, caramel, dextrose, arôme.

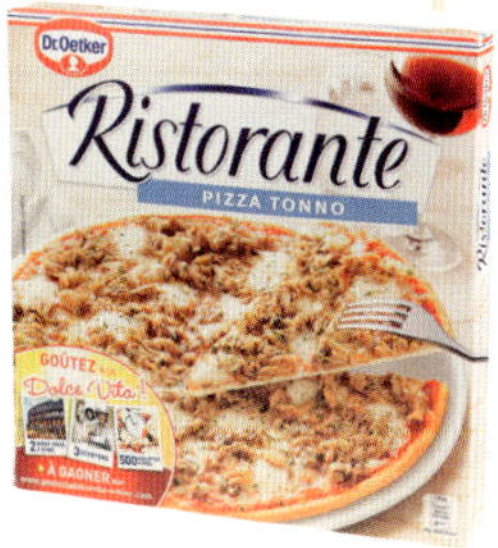


**Données nutritionnelles pour : 100 g**

- Valeur énergétique : 266 kcal
- Protéines : 9,3 g
- Glucides : 23,7 g
- Lipides : 14,4 g
- Sel : 1,2 g

## QUICHE LORRAINE, AUCHAN®

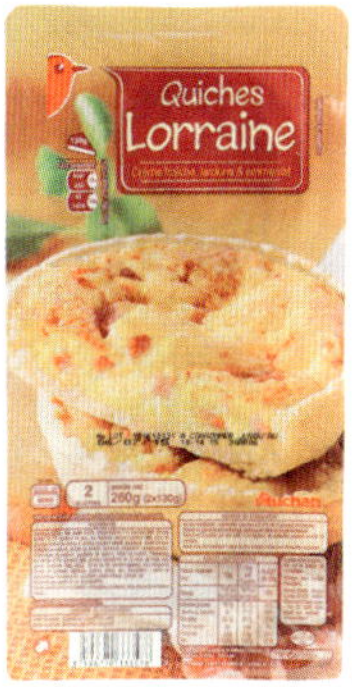


*Un ajout d'huile de palme et de colza en plus de la crème, des œufs et des lardons. On arrive à plus de 17 % de lipides et d'acides gras saturés en grande majorité !*

**Ingrédients :**

- Garniture 60 % : lait, œufs 24,8 %, crème fraîche 18,6 %, chutes de lardons cuits fumés 17,9 % (poitrine de porc, eau, sel, dextrose de blé, acidifiant : acétate de sodium, antioxydant : érythorbate de sodium, conservateur : nitrite de sodium), emmental 4,6 %, amidon modifié, eau, poivre, arôme, muscade. Pâte : farine de blé, margarine (huiles et graisses végétales (palme, colza), eau, émulsifiant : mono- et diglycérides d'acides gras, acidifiant : acide citrique, arômes, eau, sel. Traces éventuelles de poissons, mollusques, crustacés et céleri.

**Données nutritionnelles pour : 100 g**

- Valeur énergétique : 281 kcal
- Protéines : 7,7 g
- Glucides 21,3 g
- Lipides : 17,7 g
- Sel : 1,02 g

## TARTE FLAMBÉE GRATINÉE À L'EMMENTAL, STOEFFLER®

*Avec ces tartes à la pâte fine peu rassasiantes, on consomme souvent des portions assez importantes. Pourtant, on atteint 17 % de lipides et si l'on consomme une demi-tarte (175 g), on arrive à un total de près de 30 g de lipides et 490 kcal !*

**Ingrédients :**

- Garniture 58 % : fromage blanc, lardons fumés (conservateur : sel nitrité, antioxygène : ascorbate de sodium), crème fraîche, oignons, emmental 8,5 %, huile, sorbitol, jaune d'œuf, farine de blé, sel, sirop de glucose, épaississants : gomme xanthane, gomme de guar, arômes. Pâte 42 % : farine de blé, eau, huile de tournesol, sel.

**Données nutritionnelles pour : 100 g**

- Valeur énergétique : 281 kcal
- Protéines : 11,5 g
- Glucides : 20,5 g
- Lipides : 17 g

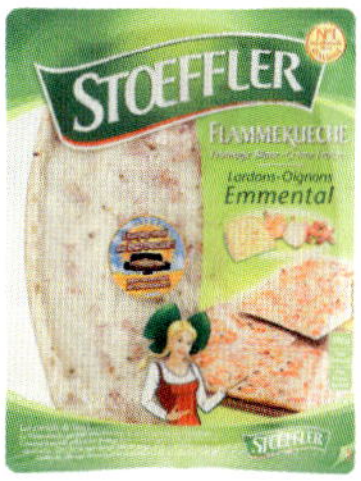

# PASTA BOX®, RAVIOLES, CANNELLONIS, LASAGNES

## PASTA BOX® FUSILLI À LA BOLOGNAISE, SODEBO®

*La qualité des ingrédients est satisfaisante, les additifs limités et l'équilibre nutritionnel du plat intéressant avec 145 kcal pour 100 g et moins de 5 % de lipides.*

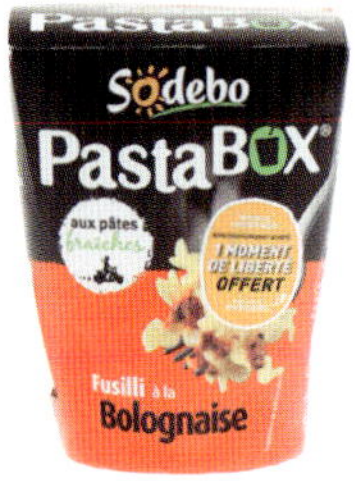


**Ingrédients :**

• Sauce à la bolognaise 52 % : purée de tomate 27 %, viande de bœuf 26 %, eau, concentré de tomate, oignon 6 %, carotte, huile de colza, arôme naturel, sel, fécule de manioc, poivre, laurier, romarin, conservateurs : E202 et E262i, huile de tournesol. Pâtes fraîches cuites 48 % : semoule de blé dur, eau, œuf, sel.

**Données nutritionnelles pour : 100 g**

• Valeur énergétique : 145 kcal
• Protéines : 6,9 g
• Glucides : 18,7 g
• Lipides : 4,3 g
• Sel : 0,9 g

## PÂTES, CREVETTES, COURGETTES GRILLÉES, SAUCE AU BASILIC, PICARD®

*Mis à part un conservateur dans les crevettes, cette recette ne compte pas d'additifs, ce qui est notable. On apprécie également l'équilibre nutritionnel et la précision du taux de sel qui reste inférieure à 1 %.*

**Ingrédients :**

• Pâte cuite 55,5 % (eau, semoule de blé dur), crevette décortiquée 16,6 % (crevette, eau, sel, correcteur d'acidité : citrate de sodium), courgette grillée 10 %, tomate, eau, huile d'olive vierge extra, basilic 1,5 %, sel, parmesan, ail, huile de tournesol, poivre.

**Données nutritionnelles pour : 100 g**

• Valeur énergétique : 130 kcal
• Protéines : 6,1 g
• Glucides : 19,3 g
• Lipides : 3,1 g
• Sel : 0,7 g

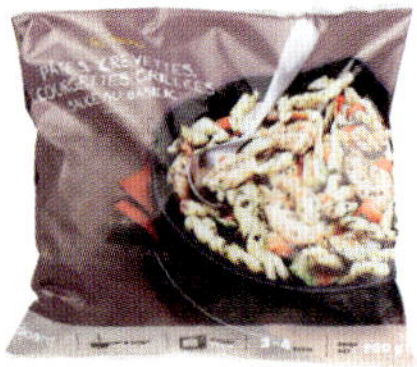

## FARFALLE AU POULET ET CHAMPIGNONS, THIRIET®

*Mis à part le filet de poulet traité en salaison (mais c'est quasi systématiquement le cas dans les plats préparés), cette recette reste de bonne qualité sans excès d'additifs et l'équilibre final est satisfaisant.*

**Ingrédients :**

• Pâtes précuites 38 % (semoule de blé dur, eau, huile de tournesol), eau, champignons de Paris 16 %, morceaux de filet de poulet traité en salaison 15 % (filet de poulet 98 % (origine France), sel, dextrose), crème fraîche 5 %, huile de tournesol, lactosérum.

**Données nutritionnelles pour : 100 g**

• Valeur énergétique : 136 kcal
• Protéines : 6,7 g
• Glucides : 14,6 g
• Lipides : 5,2 g, dont acides gras saturés : 1,6 g
• Sel : 0,69 g

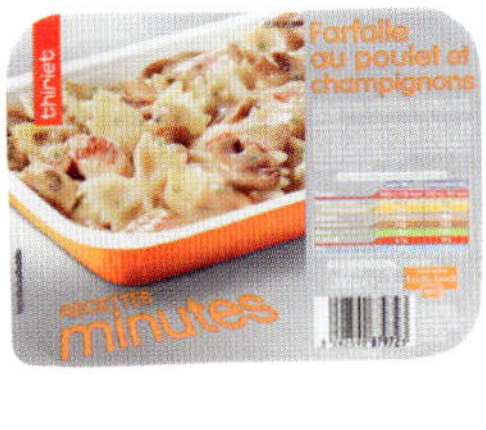

## TAGLIATELLES À LA CARBONARA, THIRIET®

*Pas mal d'additifs et surtout un total pour la portion de 300 g qui atteint 42,6 g de lipides. C'est clairement excessif!*

**Ingrédients :**

• Tagliatelles aux œufs cuites 40 % (eau, semoule de blé dur, œuf 19,3 %, huile de tournesol, huile d'olive vierge extra, sel), crème fraîche 20 %, lardon cru fumé 15 % (poitrine de porc (France), sel, sirop de glucose, lactose, arôme de fumée, conservateurs : nitrite de sodium et érythorbate de sodium), eau, emmental 5,3 %, poudre de lait écrémé, amidon transformé, arômes naturels, arôme de fumée, sel, huile de tournesol, épaississant : gomme xanthane.

**Données nutritionnelles pour : 100 g (1 portion = 300 g)**

• Protéines : 7,5 g
• Glucides : 14,3 g, dont sucres : 2,6 g
• Lipides : 14,2 g, dont acides gras saturés : 7,8 g
• Sel : 0,785 g

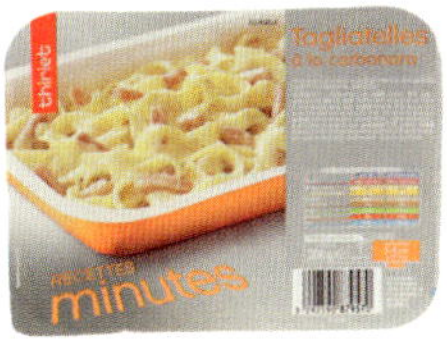


## RAVIOLIS AVEC CÈPES, GIOVANNI RANA®

*Présence d'huiles et de graisses végétales sans plus de précision, donc susceptibles d'être de l'huile de palme. Un produit final à plus de 10 % de graisses!*

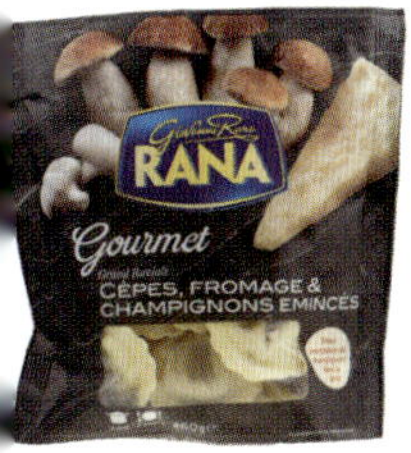


**Ingrédients :**

• Purée de cèpes et champignons 31,1 % (correspondant à 61,3 g de cèpes et champignons à l'origine), ricotta (sérum de lait, lait acidifiant : acide citrique), fromage maigre, huiles végétales, graisses végétales, amidons, petits pois déshydratés 6,38 %, fibres végétales, concentré d'oignon 3,7 % (correspondant à 8,1 g de produit à l'origine), sérum de lait en poudre, fromage râpé, pommes de terre déshydratées, persil 1,8 %, champignons déshydratés 1,6 %, cèpes déshydratés 0,5 %, arômes naturels, ail déshydraté 0,2 %, extrait de levure, correcteur d'acidité, bicarbonate de sodium et acide lactique, poivre. Pâtes 48 % : farine de blé tendre, semoule de blé dur, œufs 20 %, correspondant à 10 à 14 fois le poids de l'ingrédient d'origine.

**Données nutritionnelles pour : 100 g**

• Valeur énergétique : 270 kcal
• Protéines : 10 g
• Glucides : 32 g
• Lipides : 10,5 g
• Sel : NI

## TORTELLINI RICOTTA ET ÉPINARDS, AUCHAN®

*Les flocons de pomme de terre et un ajout de semoule de blé sont les premiers ingrédients de la farce. Nous vend-on des pâtes farcies à la pomme de terre ? 18 % de ricotta dans la farce, soit 7 g de ricotta et 5,7 g d'épinards pour 100 g!*

**Ingrédients :**

• Pâtes fraîches farcies à la ricotta et aux épinards : pâte 60 % : semoule de blé dur de qualité supérieure, eau, œufs frais. Farce 40 % : flocons de pomme de terre déshydratés (pomme de terre, émulsifiants : mono- et diglycérides d'acides gras, diphosphate de sodium), ricotta 18,1 % (sérum de lait, lait, acidifiant : acide citrique), semoule de blé dur, épinards 14,4 %, fromage frais, basilic 4,8 %, huile de tournesol, persil, sel, arôme naturel, ail. Traces éventuelles de céleri.

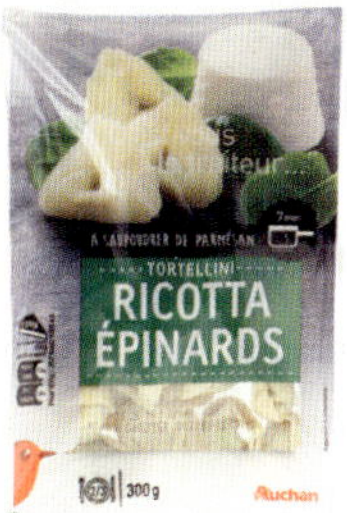


**Données nutritionnelles pour : 100 g**

• Valeur énergétique : 267 kcal
• Protéines : 9,6 g
• Glucides : 46,3 g
• Lipides : 4,6 g
• Sel : NI

# CROQUES, SANDWICHS, BURGERS, HOT DOGS, CRÊPES ET AUTRES PRODUITS GARNIS

## WRAP JAMBON, FICELLO®

*Une recette simple qui plaira aux enfants, un choix astucieux de tomato-ketchup pour une sauce pauvre en lipides. On trouve 13 g de protéines et 8 g de lipides soit un rapport supérieur à 1. Un bon produit dans la jungle du rayon sandwich !*

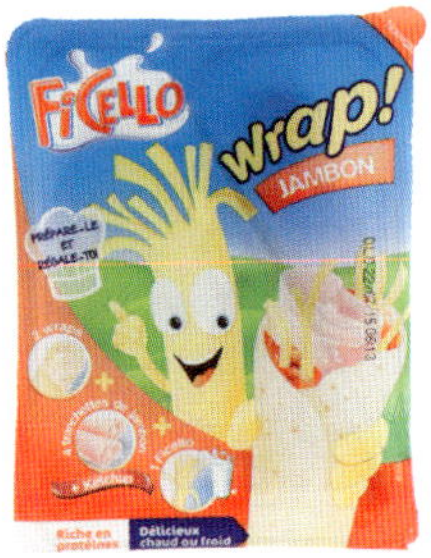


**Ingrédients :**

• 2 galettes de blé, jambon blanc cuit, fromage à pâte filée 22,5 % MG (lait pasteurisé, sel, correcteurs d'acidité, coagulant, ferments (lait)), tomato-ketchup.

**Données nutritionnelles pour : 100 g**

• Protéines : 13 g
• Lipides : 8 g
• Glucides : 25 g, dont 4 g de sucre

## CROQUE EXTRA JAMBON FROMAGE, LUSTUCRU®

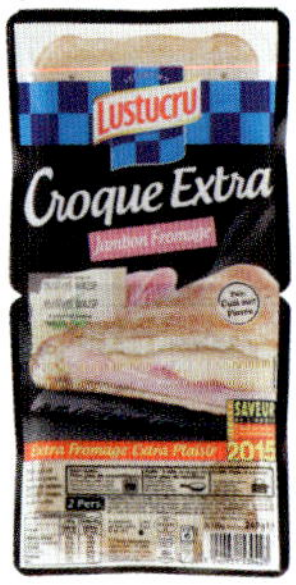


*Même si un simple croque-monsieur reste facile à préparer soi-même, la recette de celui-ci est satisfaisante et l'équilibre nutritionnel est respecté avec un rapport protéines sur lipides supérieur à 1 et un taux de lipides de 10 % raisonnable.*

**Ingrédients :**

• Farine de blé, jambon de porc cuit 24 % (jambon, eau, fécule, sel, dextrose, stabilisants : carraghénanes, triphosphate pentasodique, gomme xanthane, arôme, antioxydant : ascorbate de sodium, conservateur : nitrite de sodium, arôme de fumée), eau, emmental

**Données nutritionnelles pour : 100 g**

• Valeur énergétique : 272 kcal
• Protéines : 13 g
• Glucides : 32 g, dont sucres : 2 g
• Lipides : 10 g, dont acides gras saturés : 4,1 g
• Fibres alimentaires : 3,9 g
• Sel : 1,4 g

## SPEED POCKET® JAMBON FROMAGE TOMATE, FINDUS®

*La recette mériterait à être simplifiée et améliorée, mais côté apports nutritionnels, ce produit à moins de 10 % de lipides reste raisonnable dans cette gamme.*

**Ingrédients :**

• Une généreuse garniture au jambon cuit supérieur fumé et aux fromages 50 % : fromages 18 % [mozzarella (dont correcteur d'acidité : acide citrique, antiagglomérant : cellulose), edam 8,3 %], purée de tomate, jambon de porc cuit supérieur fumé 11,6 % (jambon de porc, sel, bouillon de légumes, arômes naturels, sirop de glucose, antioxydants : acide ascorbique et ascorbate de sodium, ferments), tomate, eau, huile de tournesol, sel, sucre, oignon, ail, origan, poivre, émulsifiant : méthylcellulose. Une délicieuse pâte à pizza à la farine de blé 50 % : farine de blé 28 % (agent de traitement de la farine : L-cystéine), eau, semoule de blé dur, huile de tournesol, sel, sucre, levure de boulangerie, poudres à lever : diphosphate disodique et carbonate acide de sodium, farine de pois, fibres de blé.

**Données nutritionnelles pour : 100 g (1 portion = 125 g)**

• Valeur énergétique : 235 kcal
• Protéines : 11,5 g
• Glucides : 25 g
• Lipides : 9,3 g
• Sel : 1,3 g

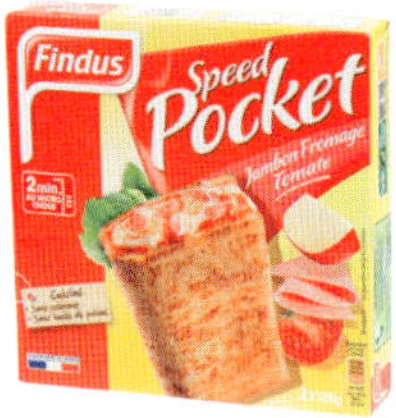

## TWIST & WRAP® SAUMON FUMÉ, SODEBO®

*Choisir un wrap n'est pas du tout gage de légèreté ! On atteint plus de 20 g de lipides par portion, et surtout, la portion de saumon fumé est honteuse, n'atteignant même pas 23 g par quantité.*

**Ingrédients :**

• Garniture 54 % : sauce fines herbes 41 % (yaourt 0 % de matière grasse, eau, huile de colza, fines herbes 3 % (persil, ciboulette), moutarde de Dijon (eau, graines de moutarde, vinaigre d'alcool, sel), amidon de maïs, jaune d'œuf, fécule de manioc, sucre, sel, vinaigre d'alcool, poivre), mozzarella fondue (mozzarella, fromages, eau, amidon modifié de pomme de terre, beurre, protéines de lait, sels de fonte : E331, E339, sel), saumon fumé 22 % (saumon, sel). Galette de blé 46 % : farine de blé 68 %, eau, huile de colza, sucre, émulsifiant : E471, poudres à lever : E500 et E450, sel, acidifiant : acide malique.

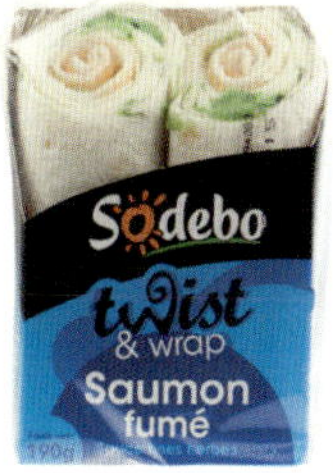


**Données nutritionnelles pour : 100 g (1 portion = 190 g)**

• Valeur énergétique : 252 kcal
• Protéines : 11,3 g
• Glucides : 25,8 g, dont sucres : 2,4 g
• Lipides : 10,9 g, dont acides gras saturés : 3,2 g
• Sel : 1,7 g

## FRIANDS À LA VIANDE, LECLERC MARQUE REPÈRE®

*Des ingrédients de piètre qualité avec de l'huile de palme et une garniture à base de morceaux de tête, poitrine et gras de porc combinés à des aromates, de l'eau et de la fécule de manioc pour coller tout ça ! On atteint 28,2 % de lipides, un record !!!*

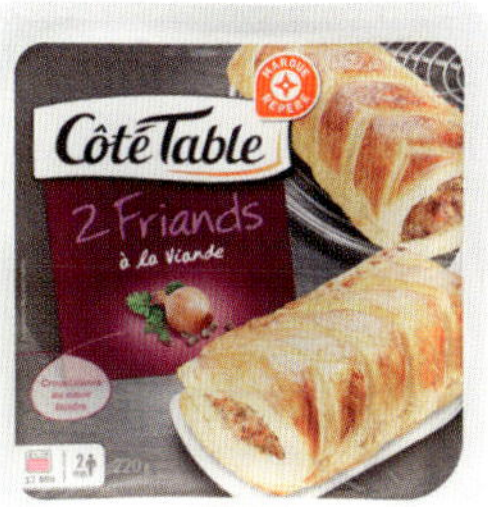


**Ingrédients :**

• Pâte feuilletée 61 % : farine de blé, margarine (graisses et huiles végétales (palme, colza), eau, sel, émulsifiant : E471, correcteur d'acidité : acide citrique, colorant : caroténoïdes), eau, jaune dœuf, sel, levure désactivée, son de blé. Garniture 39 % : morceau de tête de porc 53 %, poitrine de porc 12 %, gras de porc 11 %, eau, fécule de manioc, échalote, persil, sel, stabilisant : E451, laurier, thym, poivre, conservateur : E250.

**Données nutritionnelles pour : 100 g**

• Valeur énergétique : 390 kcal
• Protéines : 8,6 g
• Glucides : 24,6 g
• Lipides : 28,2 g
• Sel : 1,54 g

## CROQUE-MONSIEUR MAXI JAMBON-FROMAGE, TENDRE CROQUE HERTA®

*Les croques Herta® utilisent de l'huile de palme et du beurre pour un total de 13 % de lipides essentiellement saturés. Alors, faut-il opter pour un maxi croque de 150 g au lieu des 100 g de la version classique et ainsi atteindre près de 20 g de lipides et 400 kcal ? La réponse semble évidente ! On peut noter également qu'acheter des croques alors qu'il s'agit d'un simple assemblage de pain, beurre, jambon et gruyère râpé... n'est pas très intéressant.*

**Ingrédients :**

• Farine de blé, eau, jambon cuit standard 15 %, fromages 6 %, emmental 5 %, huiles et graisses végétales (palme, colza), beurre, protéines de lait, sel, dextrose, amidons modifiés, stabilisant : polyphosphates, sels de fonte : E331 et E452, lactosérum, levure, émulsifiants : E471 et E322, épaississants : E415 et E407, conservateurs : propionate de calcium, sorbate de potassium, nitrite de sodium, gluten de blé, arômes (céleri), antioxydant : isoascorbate de sodium, alpha-tocophérol, œuf. Peut contenir des traces de moutarde.

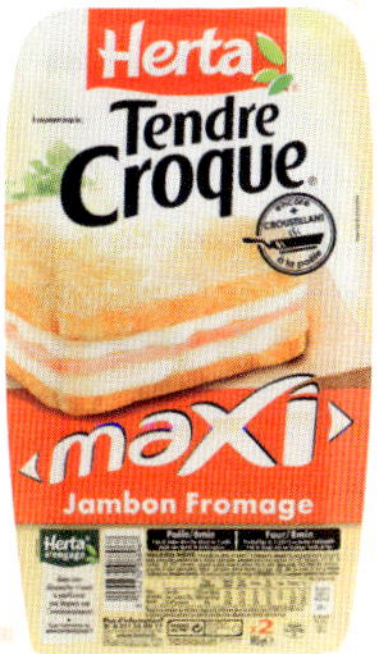


**Données nutritionnelles pour : 100 g**

• Valeur énergétique : 268 kcal
• Protéines : 11 g
• Glucides : 26 g
• Lipides : 13 g
• Sel : NI

# NEMS ET PRODUITS EXOTIQUES

## NEMS À LA VOLAILLE ET MENTHE, AUCHAN®

*La qualité des ingrédients est satisfaisante, avec notamment de l'huile de tournesol et une viande gros grain qui préserve mieux les fibres musculaires. Le taux de matières grasses est raisonnable pour un produit frit.*

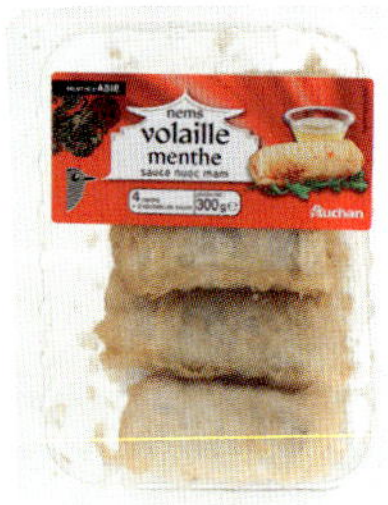


**Ingrédients :**

• Farce 63,5 % : vermicelles de pois réhydratés, oignon, carotte, viande gros grains de poulet 11 %, viande gros grains de dinde 9 %, germe de haricots mungo, protéines et amidon de blé, huile de tournesol, chapelure (farine de blé, sel), sel, arôme, champignon noir réhydraté, menthe 0,5 %, poivre. Galette 36,5 % : eau, farine de riz, sel. Huile de tournesol. Sauce nuoc-mâm (2 ´ 20 g) : eau, sucre, nuoc-mâm 14 %, poisson, sel, vinaigre d'alcool.

**Données nutritionnelles pour : 100 g**

• Valeur énergétique : 169 kcal
• Protéines : 6,20g
• Glucides : 21,4 g
• Lipides : 6,1 g
• Sel : NI

## 8 HACAO, BOUCHÉES VAPEUR AUX CREVETTES, SAUCE SOJA, PICARD®

*Ces bouchées aux crevettes, avec 51 % de crevettes, sont remarquables ! On met un bémol sur la sauce avec sucre, sirop de glucose et de fructose, mais on évitera de la consommer.*

**Ingrédients :**

• Bouchées aux crevettes 160 g : crevette cuite décortiquée 51 %, eau, amidon de blé, farine de tapioca, igname, huile de tournesol, pousse de bambou 1,9 %, amidon transformé de tapioca, sel, huile de sésame. Sauce soja au gingembre 10 g : sauce soja 31 % (soja, farine de blé, sel, eau), sucre, vinaigre, mirin* (riz, sirop de glucose de maïs, alcool, eau), sirop de fructose de tapioca, gingembre 3 %, sel, acidifiant : acide citrique, clou de girofle, eau.

** Mirin : vin de riz japonais.*

**Données nutritionnelles pour : 100 g**

• Valeur énergétique : 139 kcal
• Protéines : 5,9 g
• Glucides : 22,7 g
• Lipides : 2,7 g
• Sel : 1,651 g

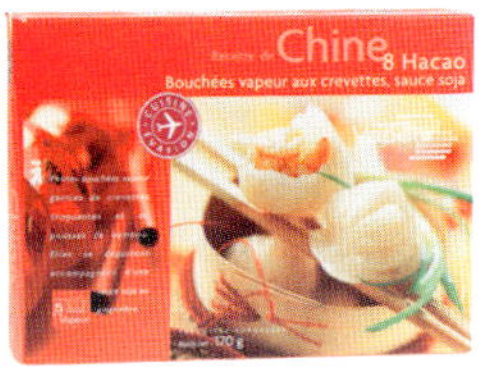


## VERDE MAKI SAUMON, SUSHI DAILY®, CARREFOUR®

*Un petit ajout de sucre dans le riz vinaigré comme c'est souvent le cas dans les préparations japonaises, mais on reste sur une recette très simple. C'est satisfaisant !*

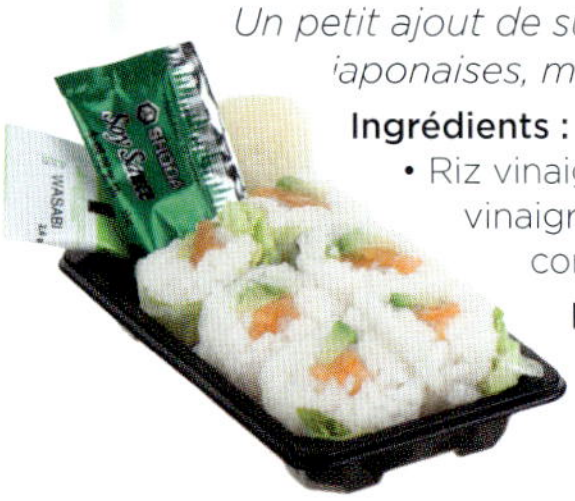


**Ingrédients :**

• Riz vinaigré 66 % (eau, riz, préparation à base de vinaigre (sucre, mélasse de canne, vinaigre, sel, vinaigre de riz, eau), avocat 13 %, saumon 13 %, feuille de riz, laitue, coriandre, menthe.

**Données nutritionnelles : NI**

## BEIGNETS À LA ROMAINE, AUCHAN®

*Avec seulement 35 % d'encornets, on achète près des deux tiers de panure et une bonne dose d'additifs !*

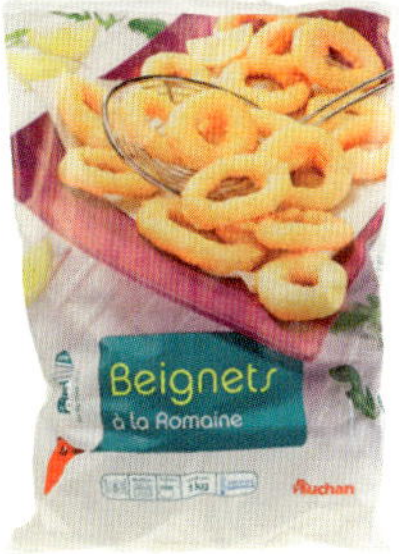


**Ingrédients :**

• Anneaux d'encornets 35 %, farine de blé, eau, huile de tournesol, amidon de maïs, sel, poudre à lever, ail, exhausteur de goût : glutamate (E621), épaississant : E412, acidifiant : acide citrique, colorant : citron (E100).

**Données nutritionnelles pour : 100 g**

- Valeur énergétique : 195 kcal
- Protéines : 6,3 g
- Glucides : 26,2 g
- Lipides : 6,5 g
- Sel : NI

## CALIFORNIA MASAGO, SUSHI DAILY®, CARREFOUR®

*Avec les produits japonais, on pense s'orienter vers un produit santé, or, sur ce produit, on déplore l'utilisation de surimi, d'huile de palme et les additifs nombreux.*

**Ingrédients :**

• Riz vinaigré 45 % : eau, riz, préparation à base de vinaigre (sucre, mélasse de canne, vinaigre, sel, vinaigre de riz, eau), masago 18 % (œufs de capelan, sucre, sel, mirin, sauce soja, dextrine, vinaigre, glutamate de sodium, épices, colorants), surimi 12 % (pulpe de poisson blanc *Nemipterus spp*, eau, amidon de maïs, huile de palme raffinée, édulcorant : E420, sucre, sel, eau, extrait de crabe, assaisonnement au crabe, arôme crabe, exhausteur de goût : E621, colorants : E170 et E160c), concombre 8 %, avocat 8 %, nori (algues séchées).

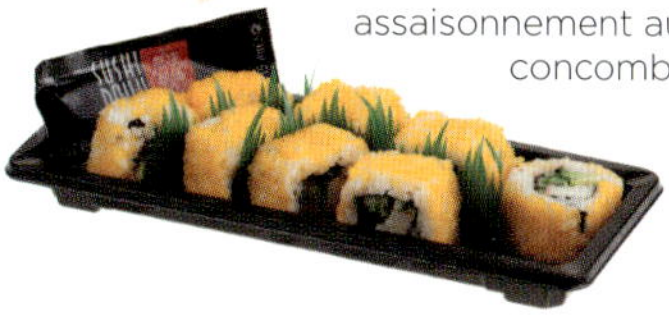

**Données nutritionnelles : NI**

## NEMS AU PORC AVEC SAUCE NUOC-MÂM, CARREFOUR® DISCOUNT

*On lit « gras et gorge de porc, morceaux de tête de porc », complétés par des protéines de soja... la qualité n'est pas au rendez-vous !*

**Ingrédients :**

• Eau, farine de riz 13 %, carotte, gras et gorge de porc 11 %, huile de tournesol, vermicelle (amidon de haricot mungo, amidon de maïs), oignon réhydraté, farine de blé, sel, sucre, fibre de blé, huile de colza et/ou tournesol, protéines de soja, morceau de tête de porc 0,5 %, champignon noir déshydraté, caramel aromatique (sucre, eau), son de blé, épices (cannelle, coriandre, piment, muscade, girofle, anis), levure, arôme naturel, poivre, vinaigre d'alcool.

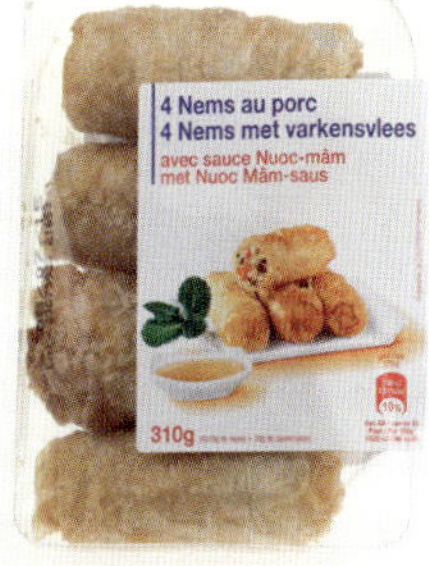


**Données nutritionnelles pour : 100 g**

- Valeur énergétique : NI
- Protéines : 3,5 g
- Glucides : 25 g
- Lipides : 14 g, dont acides gras saturés : 3,8 g
- Sodium : 0,76 g

# PRODUITS SURGELÉS

*La surgélation est une technique industrielle qui consiste à refroidir brutalement (quelques minutes à une heure) des aliments en les exposant intensément à des températures allant de moins 18 °C à moins 35 °C. Grâce à ce procédé, l'eau contenue dans les cellules se cristallise finement, limitant ainsi la destruction cellulaire. Les produits ainsi traités gardent toute leur texture, leur saveur et peuvent être conservés plus longtemps.*

*L'utilisation de cette technique a donné naissance à une industrie des aliments et des plats surgelés. Une fois surgelés, les produits doivent être stockés à une température inférieure ou égale à moins 18 °C.*

# LÉGUMES ET FÉCULENTS SURGELÉS

*Il s'agit de légumes et/ou féculents seuls ou mélangés, nature ou assaisonnés et cuisinés, que vous avez juste à réchauffer pour une préparation ultra simple et rapide.*

*À noter que les légumes une fois cueillis sont immédiatement équeutés, lavés et précuits (soit par blanchiment, soit à la vapeur) puis surgelés pour réduire au maximum les pertes vitaminiques et minérales. Ainsi, les légumes surgelés sont bien souvent plus riches en micronutriments que les légumes frais.*

## COMMENT LES CHOISIR ?

De préférence nature. Pour les produits cuisinés, avec le plus de légumes possible, une liste d'ingrédients courte avec peu d'additifs et moins de 5 % de lipides.
On surveillera la qualité des graisses ajoutées en privilégiant l'huile de tournesol, de colza ou d'olive, la crème ou le beurre. On limitera les graisses végétales non identifiées, l'huile de palme et encore plus les graisses hydrogénées.

## LES PIÈGES

Le principal piège est la teneur en lipides de ces préparations. Tenez-en compte et ne rajoutez aucune matière grasse dans la poêle.

## CONSEILS DE CONSOMMATION

- On préfère d'une manière générale acheter les légumes nature, mais il peut s'avérer pratique d'avoir en réserve des légumes ou féculents déjà cuisinés.
- Comptez une demi-assiette (environ 200 à 300 g) pour une portion de légumes nature. Si vous optez pour un produit surgelé, réchauffez-les sans ajouts de matières grasses et adaptez les graisses ajoutées sur le reste du repas.
- Pour limiter les pertes vitaminiques, ne décongelez pas les légumes et poêlées avant cuisson. Et privilégiez un mode de cuisson vapeur ou en limitant le temps et la température de cuisson.
- On alternera les produits à base de graisses essentiellement saturées comme le beurre et la crème, également source de cholestérol, ainsi que ceux à base de graisses insaturées comme l'huile de colza, de tournesol ou d'olive.

# LÉGUMES CUISINÉS

## FONDUE DE POIREAUX, PICARD®

*Une recette proche de la recette maison, une liste d'ingrédients relativement courte et 5 % de matières grasses, un bon produit !*

**Ingrédients :**

- Poireau 76 %, eau, beurre 6 %, fécule de pomme de terre, sel, poivre.

**Données nutritionnelles pour : 100 g**

- Valeur énergétique : 67 kcal
- Protéines : 1,2 g
- Glucides : 1,8 g
- Lipides : 5,1 g
- Sel : 0,51 g

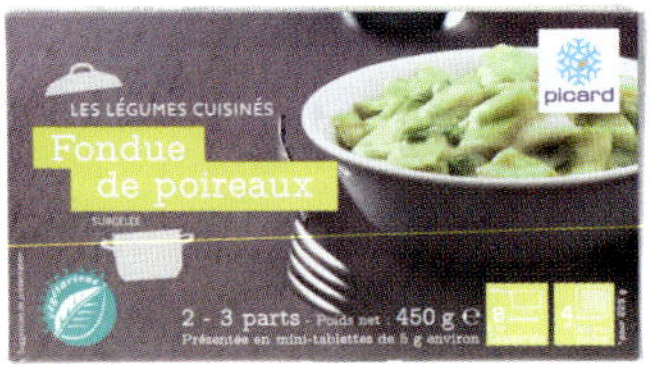


## RATATOUILLE CUISINÉE À L'HUILE D'OLIVE, CARREFOUR BIO®

*Plus de 50 % de légumes autres que les tomates et un excellent choix d'huile, dommage que l'on soit un peu au-dessus de 5 % de matières grasses.*

**Ingrédients :**

- Légumes grillés en proportion variable 51,5 % (aubergine, courgettes, oignons), pulpe de tomates, tomates 12,5 %, eau, poivrons rouges et jaunes 7 %, huile d'olive vierge extra, sel, amidon de riz, carottes, ail.

**Données nutritionnelles pour : 100 g**

- Valeur énergétique : 57 kcal
- Protéines : 1,4 g
- Glucides : 4,7 g, dont sucres : 3,3 g
- Lipides : 6,1 g
- Fibres alimentaires : 2,7 g
- Sodium : 0,4 g

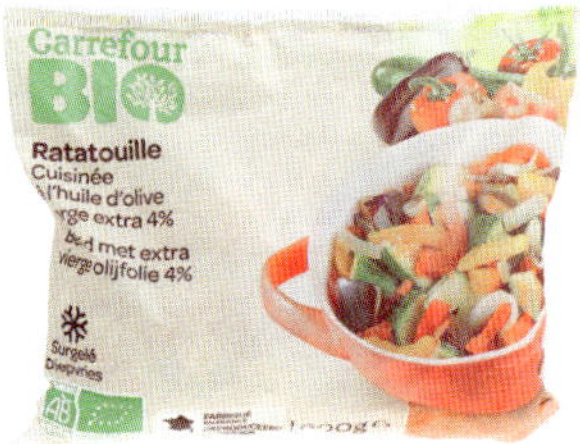


## PURÉE CUISINÉE 4 LÉGUMES À LA CRÈME FRAÎCHE ET AU BEURRE, MONOPRIX®

*On aime le choix de produits vrais et simples comme une purée maison et le faible taux de lipides à seulement 2,2 %.*

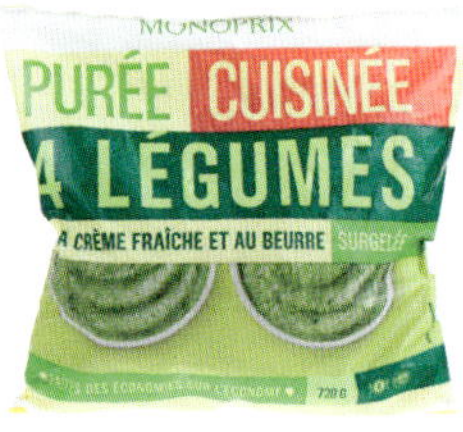


**Ingrédients :**

- Haricots verts 31 %, courgettes 28 %, épinards 12 %, petits pois doux 12 %, pommes de terre 10 %, crème fraîche 3 %, beurre 3 %, sel, poivre blanc.

**Données nutritionnelles pour : 100 g**

- Valeur énergétique : 57 kcal
- Protéines : NI
- Glucides : NI
- Lipides : 2,2 g
- Sel : NI

## ÉPINARDS HACHÉS, AUCHAN®

*Pour des épinards à la crème, on s'attendait à des épinards et à de la crème, mais on découvre ici plus de 15 ingrédients différents, un véritable cocktail d'additifs rehaussé par de l'huile de palme hydrogénée, un produit qui a tout faux !*

**Ingrédients :**

• Épinards hachés 73 %, eau, crème 3,5 %, matière grasse (huile de palme hydrogénée, lactose, protéines de lait), lait en poudre, farine de blé, amidon modifié, sel, arômes (contient soja), épaississants : farine de graines de guar, carraghénanes, sucre, exhausteurs de goût : glutamate monosodique, inosinate disodique et guanylate disodique.

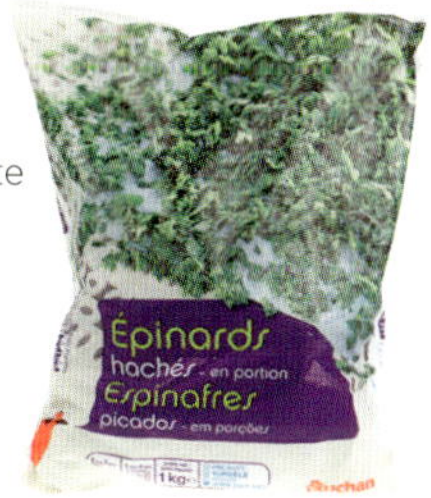


**Données nutritionnelles pour : 100 g**

• Valeur énergétique : 45 kcal
• Protéines : 2,6 g
• Glucides : 3 g
• Lipides : 2,5 g
• Sel : NI

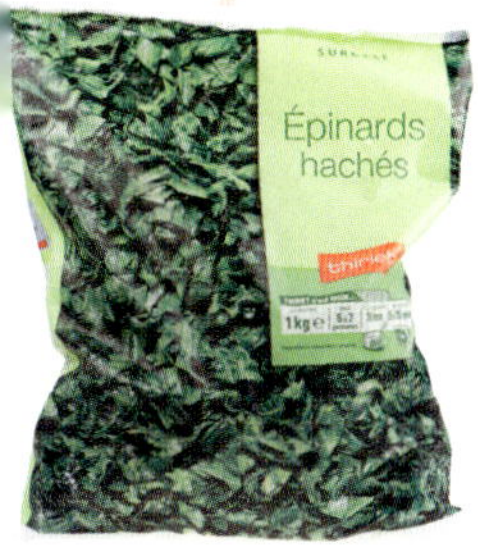


## ÉPINARDS HACHÉS, THIRIET®

*Seulement 65 % de légumes, de l'amidon transformé et un épaississant : peut mieux faire !*

**Ingrédients :**

• Épinards en branches 65 %, eau, crème fraîche 6 %, amidon transformé de riz, beurre, sel, muscade, épaississant : gomme xanthane.

**Données nutritionnelles pour : 100 g**

• Valeur énergétique : 26 kcal
• Protéines : 3,1 g
• Glucides : 0,5 g, dont sucres : 0,3 g
• Lipides : 0,8 g, dont acides gras saturés : 0,1 g
• Sel : 0,04 g

## GRATIN DE CHOUX-FLEURS À L'EMMENTAL, CARREFOUR®

*Un plat de légumes cuisinés avec seulement 59 % de légumes et de la béchamel déshydratée, dont les ingrédients riches en additifs sont loin de la recette originale. On passe son tour et on préférera cuire à la maison du chou-fleur surgelé nature et y ajouter une cuillerée à soupe de crème fraîche pour un résultat moins cher et meilleur au goût et pour la santé.*

**Ingrédients :**

• Choux fleurs 59 %, eau, crème 11 %, emmental 5 %, préparation pour béchamel déshydratée (lactosérum, fécule modifiée de pomme de terre et amidon modifié de manioc, lactose, sel, lait écrémé en poudre, épices), jaune d'œuf, fécule de pomme de terre, blanc d'œuf en poudre, arômes, épaississants : gomme xanthane et gomme de guar, sel.

**Données nutritionnelles pour : 100 g**

• Valeur énergétique : 78 kcal
• Glucides : 8,1 g
• Lipides : 3,6 g
• Protéines : 2,6 g

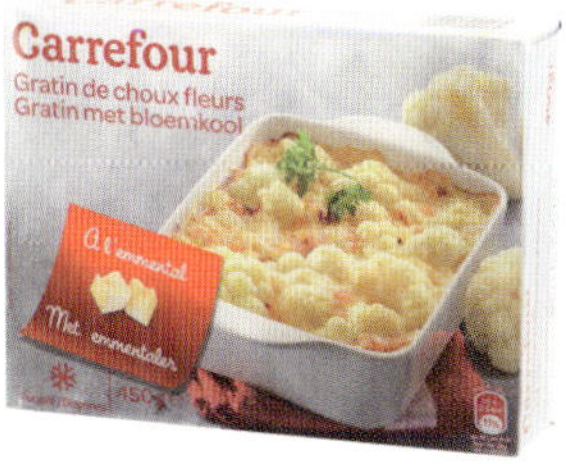

# POÊLÉES DE LÉGUMES

*À noter que les meilleures poêlées seront bien sûr celles composées uniquement de légumes nature, sans aucun ajout de matières grasses ou autre, comme par exemple : le trio de fleurettes ou le trio de haricots et poivrons Auchan®, les légumes pour wok Picard®, le mélange de légumes grillés Thiriet®, etc.*

## POÊLÉE DE LÉGUMES VERTS, PICARD®

*On aime ces légumes variés simplement poêlés avec de l'huile de tournesol et assaisonnés avec des aromates, comme à la maison, le tout pour moins de 2,5 % de matières grasses.*

**Ingrédients :**

• Petits pois extra-fins 29 %, haricots verts très fins 29 %, chou romanesco 21,1 %, pois gourmands 10 %, oignon rouge 7 %, huile de tournesol, ail, persil, ciboulette, cerfeuil, sel, poivre.

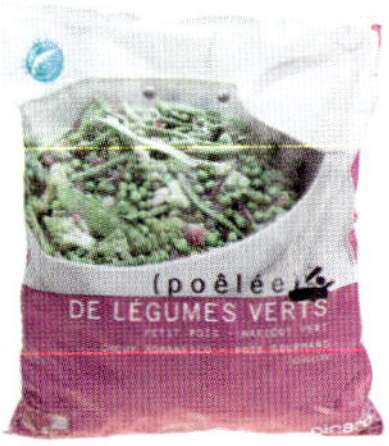


**Données nutritionnelles pour : 100 g**

- Valeur énergétique : 60 kcal
- Protéines : 3,1 g
- Glucides : 4,5 g, dont sucres : 2,8 g
- Lipides : 2,3 g, dont acides gras saturés : 0,4 g
- Sel : 0,33 g
- Fibres alimentaires : 4,2 g

## POÊLÉE CHAMPÊTRE, MONOPRIX®

*Plus de 95 % de légumes, un choix d'huile correct avec le colza et à peine plus de 1 % de matières grasses, rien à redire.*

**Ingrédients :**

• Haricots verts très fins 33 %, brocolis fleurettes 20 %, champignons émincés 15 %, poivrons rouges 15 %, oignons 15 %, huile végétale de colza, oignons en poudre, sel, extrait de levure, céleri en poudre, sucre, aromates.

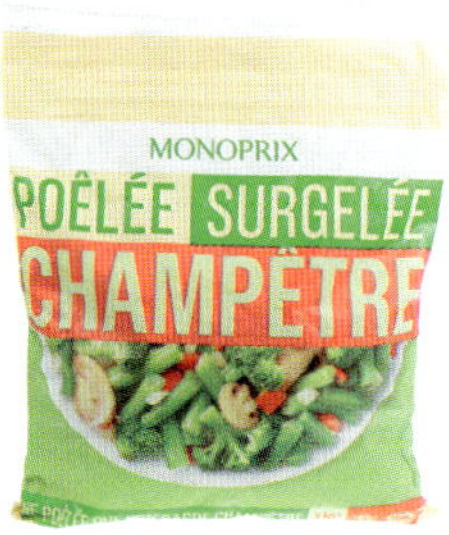


**Données nutritionnelles pour : 100 g**

- Valeur énergétique : 34 kcal
- Protéines : NI
- Glucides : 2,8 g
- Lipides : 1,1 g, dont acides gras saturés : 0,2 g
- Sel : NI

## POÊLÉE DE LÉGUMES GRILLÉS, CARREFOUR®

*Une poêlée comme à la maison, cuisinée à l'huile d'olive pour un total lipidique de 1 %, un indispensable du congélateur !*

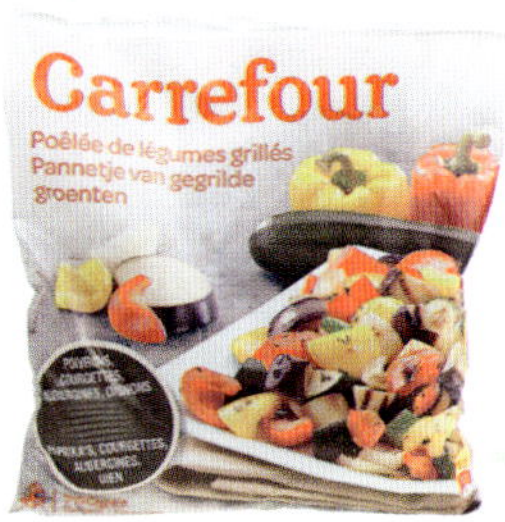


**Ingrédients :**

• Courgettes grillées 19,7 %, mini-aubergines grillées 17,6 %, mini-poivrons rouges grillés 14,4 %, mini-poivrons jaunes grillés 14,4 %, mini-oignons grillés 12 %, mini-basilic 1 %, huile d'olive 0,8 %, sel, poivre blanc.

**Données nutritionnelles pour : 100 g**

- Valeur énergétique : 34 kcal
- Protéines : 2,5 g
- Glucides : 3,9 g
- Lipides : 1 g
- Sel : NI

## POÊLÉE CUISINÉE FESTIVE AUX LÉGUMES, THIRIET®

*Un choix de champignons et de canard qui laisse à désirer, apportant à la recette bisulfites, disulfites, amidon transformé et j'en passe... et des épaississants, cette recette a tout à envier aux autres.*

**Ingrédients :**

• Haricots beurre 23 %, haricots verts 19 %, champignons de Paris 19 % (champignons de Paris, antioxydants : bisulfites disulfites de sodium), asperges vertes 10 %, fèves de soja 8 %, morceaux de filet de canard traité en salaison cuit 8 % (filet de canard, dextrose, amidon transformé, conservateur : sel nitrité, antioxydant : ascorbate de sodium), graisse de canard 5,5 %, échalotes 2 %, canneberges séchées 2 % (canneberges, sucre, huile de tournesol), persil 1 %, eau, sel, ail, extrait de poulet (eau, os et viande de poulet), vinaigre balsamique (dont sulfites), huile de tournesol, jus concentré de carotte, extrait de poivre, épaississants : gomme xanthane et gomme de guar, glucose.

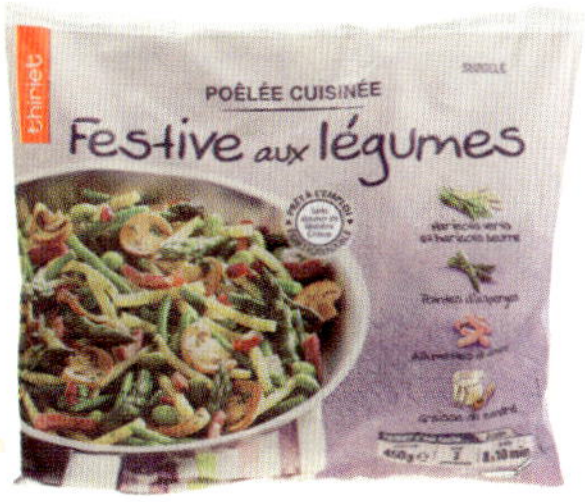


**Données nutritionnelles pour : 100 g**

- Valeur énergétique : 83 kcal
- Protéines : 5,5 g
- Glucides : 4 g, dont sucres : 2,9 g
- Lipides : 4,3 g, dont acides gras saturés : 1,4 g
- Sel : 0,45 g
- Fibres alimentaires : 3,1 g

## POÊLÉE 4 SAISONS, AUCHAN®

*De l'huile de palme à deux reprises et une liste à rallonge d'additifs, notamment dans les lardons qui ne sont pas ici un choix pertinent.*

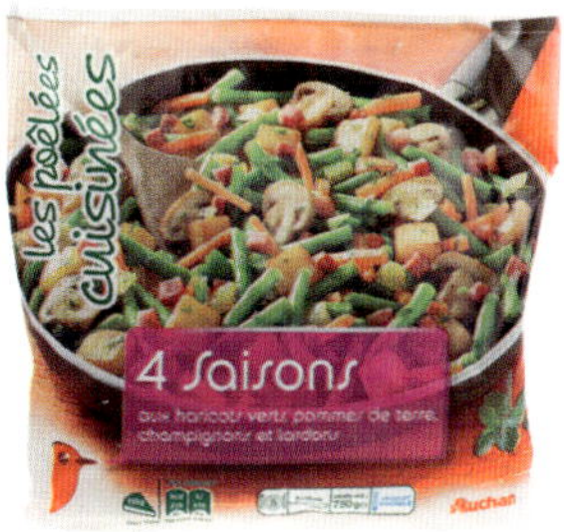


**Ingrédients :**

• Haricots verts 30 %, pommes rissolées 21 % (pommes de terre, huile de palme, dextrose), champignons 10 %, oignons 10 %, carottes 10 %, sauce 10 % (eau, margarine, huile et graisse végétale de colza et palme, eau, sel, émulsifiant : mono- et diglycérides d'acides gras, acidifiant : acide citrique, arôme, colorant : bêta-carotène (contient lait), arôme (contient soja, céleri), persil), lardon 9 % (poitrine de porc, sel, dextrose, acidifiant : acide citrique, arôme, conservateurs : érythorbate de sodium, nitrite de sodium, nitrate de potassium).

**Données nutritionnelles pour : 100 g**

- Valeur énergétique : 90 kcal
- Protéines : 4 g
- Glucides : 7,7 g
- Lipides : 4,8 g
- Sel : 0,8 g

## POÊLÉE FORESTIÈRE, LECLERC®

*Des légumes en quantité et un choix d'huile correct, dommage de trouver en fin de liste de l'amidon modifié, du sirop de glucose et des épaississants.*

**Ingrédients :**

• Cèpes 23 %, girolles 23 %, pleurotes 22 %, pholiotes 22 %, eau, huile d'olive vierge extra, huile de tournesol, ail 1,3 %, persil 0,8 %, sel, amidon modifié de pomme de terre, sirop de glucose, épaississants : gomme xanthane, alginate de sodium, poivre.

**Données nutritionnelles pour : 100 g**

- Valeur énergétique : 48 kcal
- Protéines : 2,2 g
- Glucides : 1,1 g
- Lipides : 3,4 g
- Sel : 0,3 g

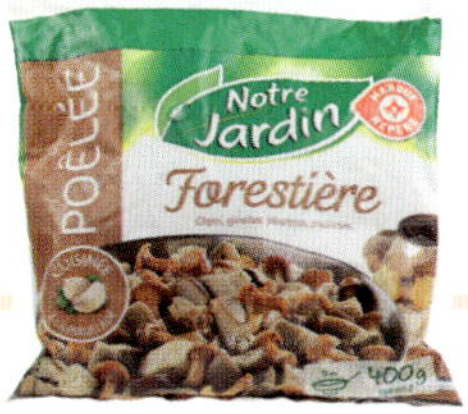

# FÉCULENTS CUISINÉS

*À noter que pour les pommes de terre cuisinées, on préférera une purée nature sans aucune matière grasse ajoutée ni stabilisant tel le diphosphate disodique.*

## PURÉE CUISINÉE PATATES DOUCES, THIRIET®

*Une recette maison et seulement 2 % de matières grasses, c'est parfait !*

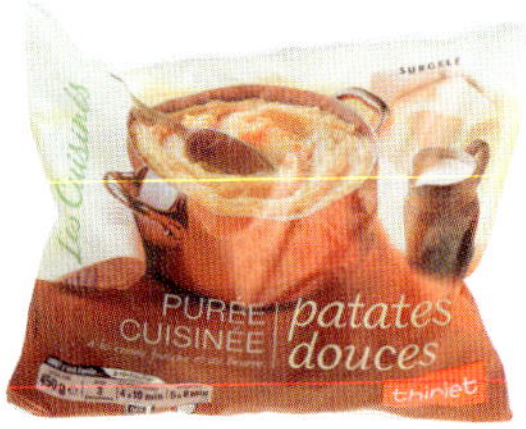


**Ingrédients :**

- Patates douces 84 %, eau, crème fraîche 5 %, beurre, sel, poivre.

**Données nutritionnelles pour : 100 g**

- Valeur énergétique : 80 kcal
- Protéines : 1,1 g
- Glucides : 12,1 g, dont sucres : 7,5 g
- Lipides : 2 g, dont acides gras saturés : 1,4 g
- Sel : 0,563 g
- Fibres alimentaires : 4,5 g

## RIZ BASMATI CUISINÉ AUX PETITS LÉGUMES, PICARD®

*Une recette réalisée à base d'aliments simples avec un choix de deux bonnes huiles, on adhère !*

**Ingrédients :**

- Riz basmati cuit 70 %, carottes 8,5 %, courgettes 8 %, champignons noirs 6 %, huile d'olive vierge extra 2 %, huile de tournesol, vinaigre de vin 1 %, sel, persil, sucre, gingembre en poudre 0,05 %.

**Données nutritionnelles pour : 100 g**

- Valeur énergétique : 97 kcal
- Protéines : 2,3 g
- Glucides : 20 g
- Lipides : 0,9 g
- Sel : 0,4 g

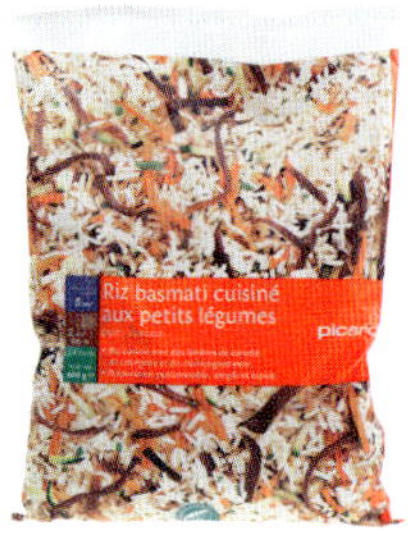


## POMMES RECETTE PÉRIGORD, AUX CÈPES ET À LA GRAISSE DE CANARD, FINDUS®

*Une recette simple et avec seulement 3,2 % de matière grasse, on est très loin des autres recettes de pomme de terre équivalentes.*

**Ingrédients :**

- Pommes de terre préfrites 72 % (pommes de terre, huile de tournesol, dextrose), champignons (pleurotes, cèpes 4 %, lentins de chêne, pholiotes), graisse de canard 9,5 %, purée d'ail, persil 1 %, sel, ail en poudre.

**Données nutritionnelles pour : 100 g**

- Valeur énergétique : 186 kcal
- Lipides : 3,2 g
- Glucides : 13 g

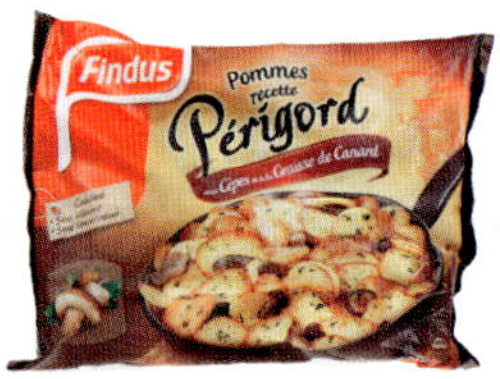

## RISOTTO AUX 4 FROMAGES, PICARD®

*Quatre fromages différents et de l'huile d'olive pour un risotto qui frise les 10 % de matières grasses, c'est trop !*

**Ingrédients :**

- Riz carnaroli cuit 43 % (riz 25 %, eau), eau, gorgonzola 4,4 %, provolone 3,8 %, grana padano 3,3 % (lait, sel, présure, conservateur : lysozyme d'œuf), huile d'olive vierge extra, beurre, farine de riz, montasio 2,4 % (lait, sel, présure, conservateur : lysozyme d'œuf), mozzarella 1,9 %, sel.

**Données nutritionnelles pour : 100 g**

- Valeur énergétique : 183 kcal
- Protéines : 3,8 g
- Glucides : 20,4 g
- Lipides : 9,5 g, dont acides gras saturés : 5 g
- Sel : 0,73 g

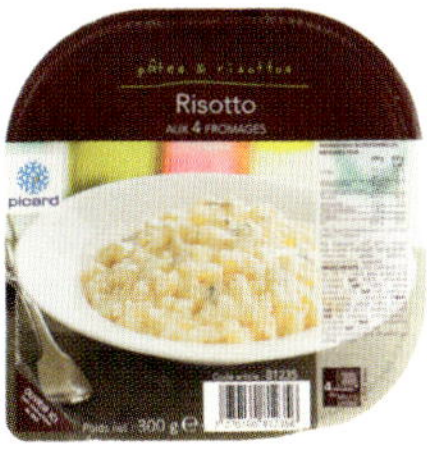


## GRATIN DAUPHINOIS PRÉGRATINÉ, 2 PORTIONS, CARREFOUR®

*Du lait en poudre, de l'amidon modifié de riz et un fond de volaille à la composition désastreuse, on est déçu.*

**Ingrédients :**

- Pommes de terre 50 %, eau, emmental français 5,5 %, lait entier en poudre, cheddar 3,5 %, crème fraîche 3 %, beurre, farine de blé, amidon modifié de riz, fond de volaille (maltodextrine de pomme de terre, amidon modifié de pomme de terre, sel, viande et graisse de poule, graisse de palme, oignons, poireaux, carottes, lactose, protéines de lait, poivre, macis, extrait de romarin, extrait de céleri), sel, ail, arôme naturel poivre, muscade.

**Données nutritionnelles pour : 100 g**

- Valeur énergétique : 121 kcal
- Protéines : 5,2 g
- Glucides : 11 g
- Lipides : 6,2 g
- Sel : NI

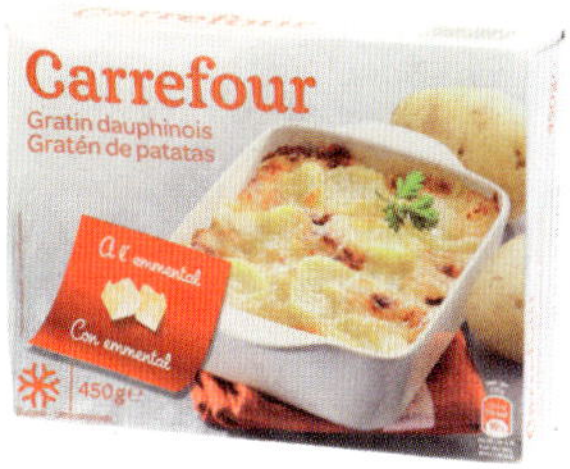


## GNOCCHI À POÊLER, THIRIET®

*Des gnocchis élaborés sans pommes de terre fraîches mais avec des flocons à la composition douteuse, aucun intérêt.*

**Ingrédients :**

- Eau, semoule de blé dur de qualité supérieure 27 %, flocons de pommes de terre déshydratés 15 % (pommes de terre, émulsifiants : mono- et diglycérides d'acides gras, diphosphate disodique, acidifiant : acide citrique, colorant : extrait de curcuma), farine de riz, sel, huile de tournesol. Présence éventuelle d'œuf, poisson et lait.

**Données nutritionnelles pour : 100 g**

- Valeur énergétique : 185 kcal
- Protéines : 5,6 g
- Glucides : 34,4 g
- Lipides : 2,4 g
- Sel : 1,2 g

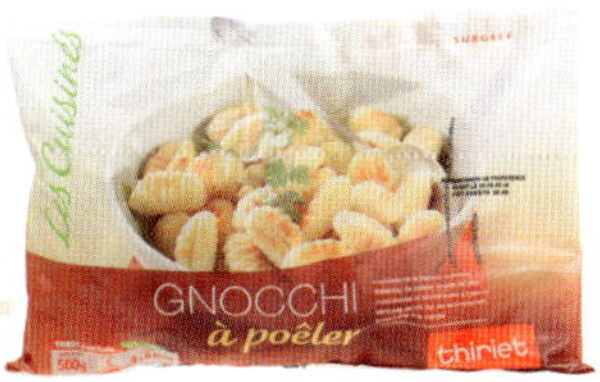

# VIANDES ET VOLAILLES SURGELÉES

*Il s'agit de morceaux de viande ou de volaille, assaisonnés et cuisinés, que vous avez juste à réchauffer pour une préparation ultra simple et rapide.*

*Ces produits se composent soit de viande basique, soit de viande reconstituée et/ou traitée en salaison.*

## COMMENT LES CHOISIR ?

- Avec de véritables morceaux de viande et un assaisonnement léger, à moins de 5 % de lipides.
- On limite les ajouts de sucre et on privilégie les ajouts de graisses de qualité.

## LES PIÈGES

- Les préparations à base de bœuf haché, qui contiennent également des protéines de soja ou autres protéines végétales.
- Les préparations qui ne contiennent que très peu de viande et sont complétées par des matières grasses, des additifs, voire de la panure.

## CONSEILS DE CONSOMMATION

- On préfère d'une manière générale acheter des morceaux de viande et de volaille nature à cuisiner soi-même.
- On s'autorise une fois par semaine une viande surgelée cuisinée en dépannage et on adapte la portion de lipides du repas.
- 1 portion conseillée = environ 150 g.

# VIANDES ET VOLAILLES CUISINÉES

## AIGUILLETTES DE POULET RÔTIES COUPÉES, THIRIET®

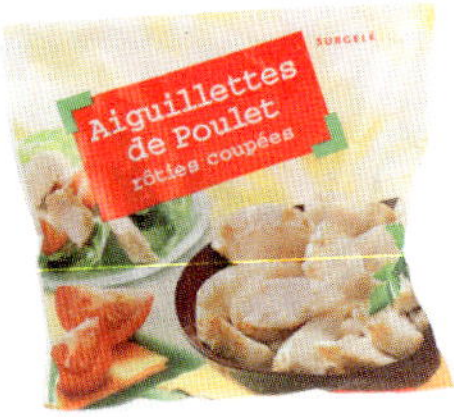


*De simples aiguillettes de poulet assaisonnées sobrement, dommage pour la pointe de sucre rajoutée.*

**Ingrédients :**

• Aiguillettes de poulet 87 % (origine France), eau, huile de tournesol, sel, sucre, arôme naturel, poivre.

**Données nutritionnelles pour : 100 g**

• Valeur énergétique : 135 kcal
• Protéines : 26,1 g
• Glucides : 1,2 g
• Lipides : 2,9 g
• Sel : 1,46 g

## CARPACCIO DE BŒUF ET SA MARINADE À L'HUILE D'OLIVE 5 % ET AU BASILIC, PICARD®

*Une marinade exemplaire pour un produit sain et simple.*

**Ingrédients :**

• Viande de bœuf (gîte, macreuse) 87 %. Marinade 13 % : huile d'olive vierge extra 41 %, huile de colza, eau, jus de citron concentré, sel, basilic 0,6 %.

**Données nutritionnelles pour : 100 g**

• Valeur énergétique : 106 kcal
• Protéines : 22,9 g
• Glucides : < 0,5 g
• Lipides : 1,6 g
• Sel : 0,15 g

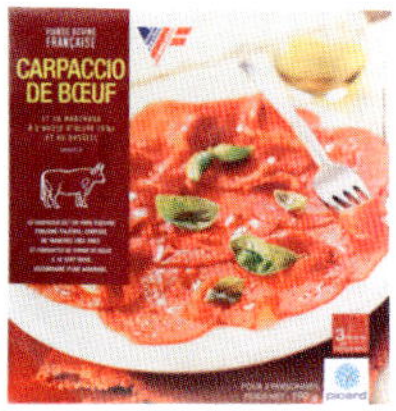


## 2 BROCHETTES ROYAL GRILL BŒUF, PICARD®

*Une viande de choix et un assaisonnement simple et sans matière grasse ajoutée.*

**Ingrédients :**

• Cœur de rumsteck saumuré 70 % (cœur de rumsteck 66,5 %, eau, fécule de pomme de terre, sel, fibre de blé), tomate cerise 18,5 %, poivron vert 11,5 %.

**Données nutritionnelles pour : 100 g**

• Valeur énergétique : 86 kcal
• Protéines : 13,9 g
• Glucides : 2,7 g
• Lipides : 2 g
• Sel : 0,25 g

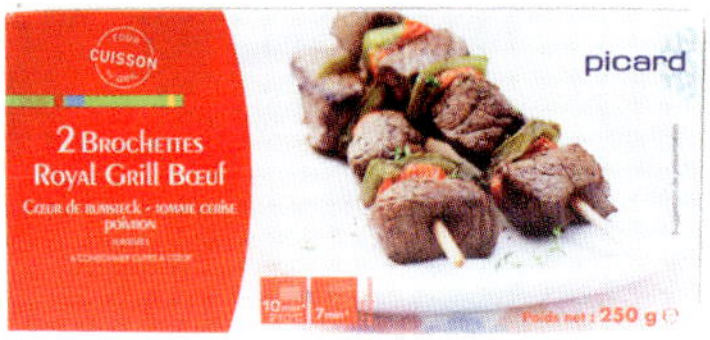

## ESCALOPES DE DINDE À LA VIENNOISE, MONOPRIX®

*Près de 9 % de lipides et seulement 41 % de dinde, on oublie vite !*

**Ingrédients :**

• Escalope de dinde marinée 72 % : escalope de dinde 57 %, eau, dextrose, protéines de blé, gélifiant : E407a, fibre de blé, sel, arôme naturel (gluten). Enrobage 28 % : panure 24 % (chapelure 9,4 % (farine de blé, levure, sel), eau, pomme de terre déshydratée, farine de blé, amidon de blé, sel), huile de tournesol. Traces de lait, œuf, céleri, soja, fruits à coques, moutarde, poissons et crustacés.

**Données nutritionnelles pour : 100 g**

- Valeur énergétique : 212 kcal
- Protéines : NI
- Glucides : 17 g
- Lipides : 8,6 g, dont acides gras saturés : 0,9 g
- Sel : NI

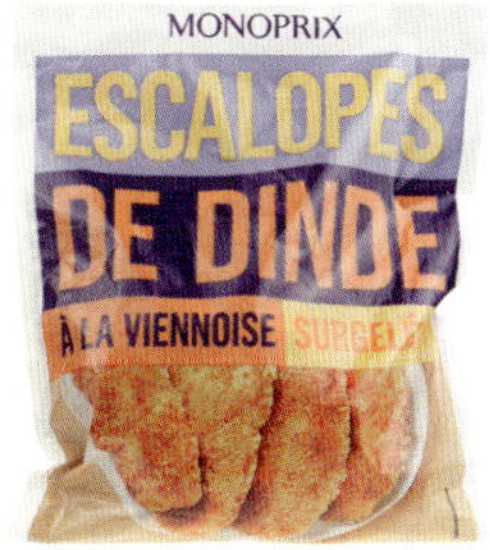


## BOULETTES AU BŒUF, CHARAL®

*La viande proposée est très probablement de belle qualité, dommage qu'elle ne représente que 51 % du produit ! On nous vend du soja sur un quart du produit pour atteindre un taux de protéines correct à moindre coût, et comme si cela n'était pas suffisant, on ajoute du sucre caramélisé, on déchante !*

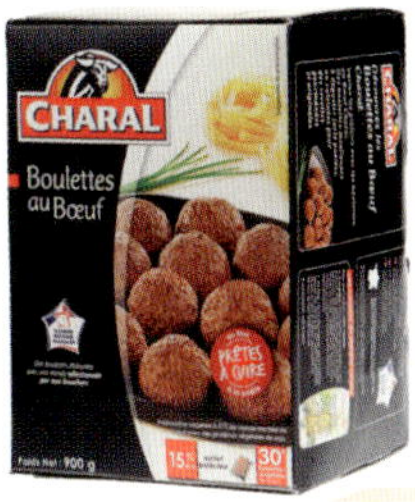


**Ingrédients :**

• Viande hachée de bœuf 51 %, protéines végétales de soja réhydratées 25 %, eau, chapelure (farine de blé, sel), oignons frits à l'huile de tournesol, sucre caramélisé, arôme. Ce produit contient : soja, blé. Pourcentage de matières grasses inférieur à 15 %. Rapport collagène sur protéines de viande inférieur à 25 %.

**Données nutritionnelles pour : 100 g**

- Valeur énergétique : 189 kcal
- Protéines : 13 g
- Glucides : 5 g
- Lipides : 13 g
- Sel : NI

## STEAK DE POULET, IGLO®

*Seulement 70 % de viande pour un blanc de poulet qui est plutôt pané que mariné. Et avec 7 % de matières grasses, on laisse en rayon.*

**Ingrédients :**

• Blanc de poulet 70 %, eau, chapelure, panure (farine (blé, riz), amidon (blé, maïs)), oignons 3,5 %, huile de colza, sel, bouillon de légumes (sel, dextrose, carottes, oignons, poireaux, échalotes, tomates, poivrons), poudre d'ail. Allergènes : blé.

**Données nutritionnelles pour : 100 g**

- Valeur énergétique : 156 kcal
- Protéines : 16 g
- Glucides : 7 g, dont sucres : 0,4 g
- Lipides : 7 g, dont acides gras monoinsaturés : 1,5 g
- Sel : 0,68 g

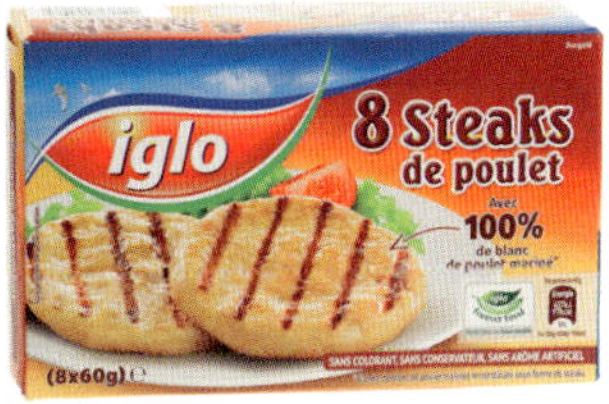

# POISSONS ET CRUSTACÉS SURGELÉS

*Ce sont des morceaux de poisson ou de crustacés décortiqués, nature ou assaisonnés et cuisinés, que vous avez juste à réchauffer pour une préparation ultra simple et rapide. Il peut également s'agir de produits de la mer panés, en beignets ou en préparation meunière.*

## COMMENT LES CHOISIR ?

- On préfère toujours les véritables filets de poisson ou fruits de mer nature.
- Pour les cuisinés, on va vers les sauces avec peu d'ingrédients et d'additifs et un taux de matières grasses inférieur à 5 %.
- Pour les panures, on choisit les moins grasses et celles utilisant de bonnes huiles.

## LES PIÈGES

- Les sauces à la composition désastreuse (amidon modifié, graisse de mauvaise qualité, multiples additifs...).
- Les poissons panés à base de chair de poisson mixée.
- Les panures à base d'amidon modifié et d'huile de palme ou de coprah.

## CONSEILS DE CONSOMMATION

On préfère d'une manière générale acheter du poisson ou des crustacés nature que l'on cuisinera soi-même. On s'autorise une fois par semaine un poisson cuisiné surgelé en dépannage, et deux fois par mois un poisson pané à alterner avec vos autres produits frits. Avec ces produits, il faudra limiter l'ajout de graisses sur le reste du repas.

# POISSONS ET CRUSTACÉS CUISINÉS/MARINÉS

## COCKTAIL DE LA MER CUISINÉ, PICARD®

*Des produits simples et variés, un bon choix d'huiles et de bouillon de poisson pour moins de 4 % de lipides, on goûte sans hésiter !*

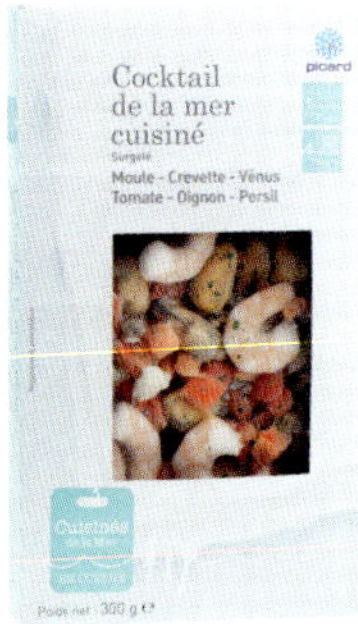


**Ingrédients :**

• Moule du Pacifique cuite décoquillée 35 % (*Mytilus chilensis* élevée au Chili), bouillon de poisson (eau, poisson (merlu, lotte, colin d'Alaska), crevette, céleri, carotte, oignon), tomate 15 %, crevette blanchie décortiquée 12 % (*Penaeus vannamei* élevée au Vietnam, en Thaïlande ou en Équateur, conservateur : disulfite de sodium), vénus blanchie décoquillée 8 % (*Venus gallina* pêchée en mer Noire), oignon 6 %, huile d'olive vierge extra, huile de tournesol, persil 1 %, ail, vin blanc, sel, piment.

**Données nutritionnelles pour : 100 g**

- Valeur énergétique : 72 kcal
- Protéines : 8,4 g
- Glucides : 1 g
- Lipides : 3,9 g
- Sel : 0,5 g

## COLIN D'ALASKA À LA PROVENÇALE, FINDUS®

*Du colin sauvage et une sauce aux ingrédients simples pour un taux de matières grasses raisonnable, on se laisse tenter.*

**Ingrédients :**

• Filets de colin d'Alaska, poisson sauvage pêché en océan Pacifique nord 50 %, accompagnés d'une savoureuse sauce à la provençale 50 % (eau, tomates 5,2 %, concentré de tomate, oignons, courgettes grillées 3,8 %, poivrons rouges 3,5 %, huile d'olive vierge extra, amidon, poireaux, sucre, arômes naturels (dont céleri), aromates 0,3 %, fenouil, ail, épices).

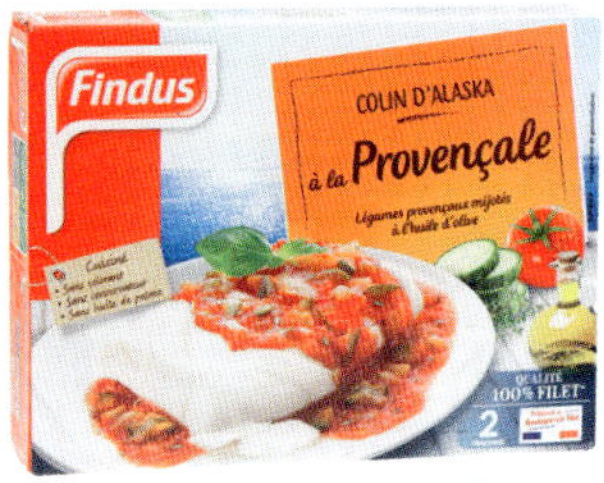


**Données nutritionnelles pour : 100 g**

- Valeur énergétique : 75 kcal
- Protéines : 9 g
- Glucides : 2,5 g
- Lipides : 2,5 g
- Sel : 0,54 g

## COLIN D'ALASKA BEURRE CITRON, MARIE®

*Une sauce élaborée mais toujours à partir de produits authentiques et moins de 5 g de matières grasses, un bel effort pour ce rayon.*

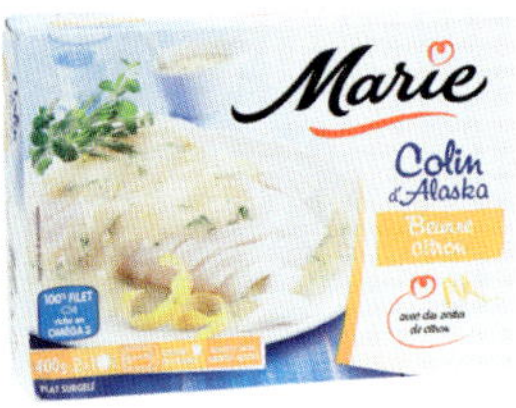


**Ingrédients :**

• Colin d'Alaska 51 %, sauce beurre citron 49 % (eau, beurre 5,5 %, jus de citron à base de concentré 3,3 %, crème fraîche légère, amidon de maïs, lait écrémé en poudre, vin blanc, échalotes, zestes d'oranges, sucre, fumet de poisson (chair et jus de poisson, sel), farine de blé, zestes de citrons 0,2 %, sel, extraits d'épices, extrait de citron, aneth, thym, curcuma).

**Données nutritionnelles pour : 100 g**

- Valeur énergétique : 88 kcal
- Protéines : 10,3 g
- Glucides : 1,8 g
- Lipides : 4,4 g
- Sel : 0,60 g

## 6 YAKITORI DE SAUMON SAUCE TERIYAKI, PICARD®

*Du saumon d'élevage, plus de 6 % de matières grasses et du sirop de glucose, on lui préfère un autre produit.*

**Ingrédients :**

• Saumon Atlantique (poisson) 86 % (*Salmo salar* élevé en Norvège, qualité sans arête), sauce teriyaki 13,5 % (sauce soja (eau, soja, blé (gluten), sel), sucre, eau, mirin (vin de riz, sirop de glucose de blé, eau), vin de riz japonais, amidon de maïs), préparation à base de vinaigre de riz (sucre, mélasse de canne, vinaigre d'alcool, sel, vinaigre de riz, eau).

**Données nutritionnelles pour : 100 g**

- Valeur énergétique : 152 kcal
- Protéines : 19,7 g
- Glucides : 3,6 g
- Lipides : 6,5 g
- Sel : 0,76 g

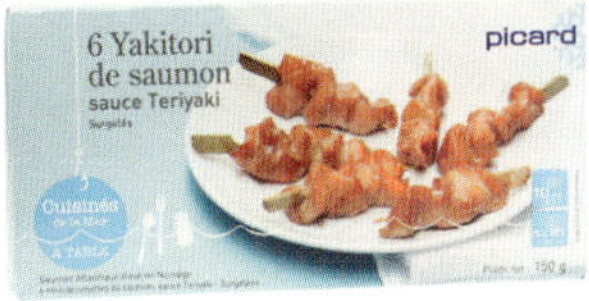


## 2 PORTIONS GRILLÉES DE COLIN D'ALASKA, À L'HUILE D'OLIVE, MONOPRIX®

*Huile de palme, maltodextrine, amidon modifié, dextrose, huile de coco et émulsifiant, les 90 % de poisson semblent lutter pour redresser le niveau.*

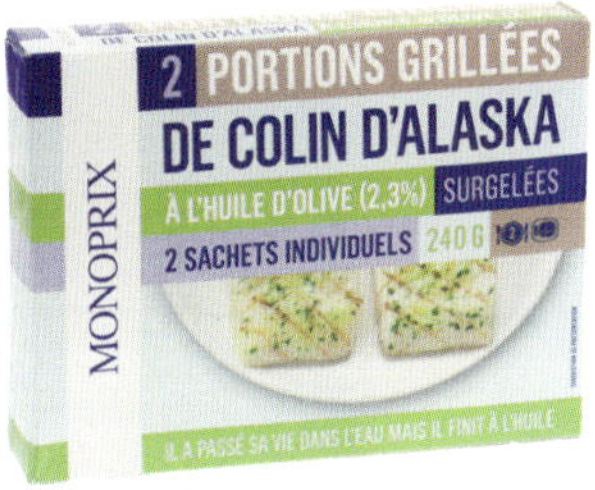


**Ingrédients :**

• Filets de lieu de l'Alaska (*Theragra chalcogramma*, origine : océan Pacifique) 90 %, matières grasses de tournesol et de palmiste, huile d'olive vierge extra 2,3 %, aromates 1,5 % (basilic, ail, romarin, échalote, herbes de Provence, oignon), maltodextrine de pomme de terre, sel, arômes, amidon modifié de pomme de terre, protéines de lait, dextrose de blé, poisson déshydraté, acidifiant : E330, matière grasse hydrogénée de coco, sirop de glucose de blé, émulsifiant : E472b, poivre. Présence possible de gluten de blé.

**Données nutritionnelles pour : 100 g**

- Valeur énergétique : 117 kcal
- Protéines : NI
- Glucides : NI
- Lipides : 6 g
- Sel : NI

## 2 PAVÉS DE SAUMON SAUCE BEURRE CITRON, QUALITÉ SANS ARÊTES, CARREFOUR®

*On déplore ici de retrouver dans une sauce aussi simple que le « beurre citron » de la matière grasse de palme et des épaississants, tout ça pour un taux de matières grasses bien trop élevé, à près de 16 %.*

**Ingrédients :**

• Saumon Atlantique (*Salmo salar*) 48 %, eau, crème fraîche liquide 12 %, beurre 6 %, purée de citron jaune sucrée 3 % (citron jaune, sucre), vin blanc, échalote, fumet aromatisé de poisson (lactose, sel, arômes, extraits de poisson, amidon de pomme de terre, matière grasse de palme), farine de blé, crème en poudre, amidon modifié de manioc, ciboulette, sel, vinaigre d'alcool, huile de tournesol, sucre, épaississants : gomme xanthane et gomme de guar, glucose de blé, colorants naturels : extraits de tagète et de paprika, extrait de poivre.

**Données nutritionnelles pour : 100 g**

- Valeur énergétique : 192 kcal
- Protéines : 10,1 g
- Glucides : 2,2 g
- Lipides : 15,9 g
- Sel : NI

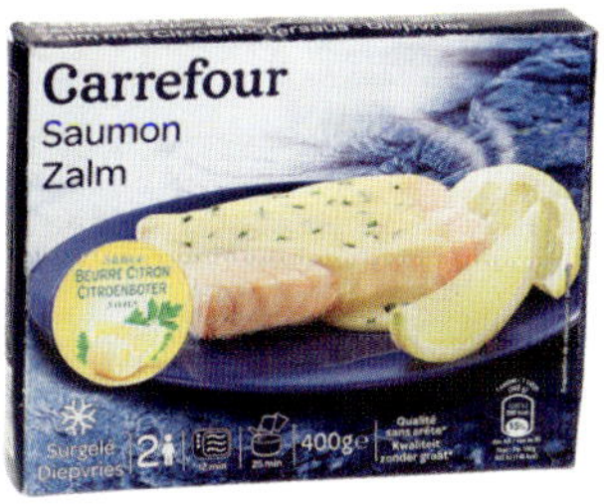

# POISSONS ET CRUSTACÉS PANÉS ET FAÇON MEUNIÈRE

## 4 PORTIONS DE FILET DE CABILLAUD, PANURE CROUSTILLANTE, PICARD®

*65 % de poisson et une panure simple avec un bon choix d'huile, c'est correct.*

**Ingrédients :**

• Filet de cabillaud (*Gadus morhua* pêché en Atlantique nord-ouest ou nord-est) qualité sans arêtes 65 %, farine de blé, huile de tournesol et de colza, eau, gluten de blé, sel, levure.

**Données nutritionnelles pour : 100 g**

- Valeur énergétique : 198 kcal
- Protéines : 13,7 g
- Glucides : 16,6 g
- Lipides : 8,2 g
- Sel : 0,63 g

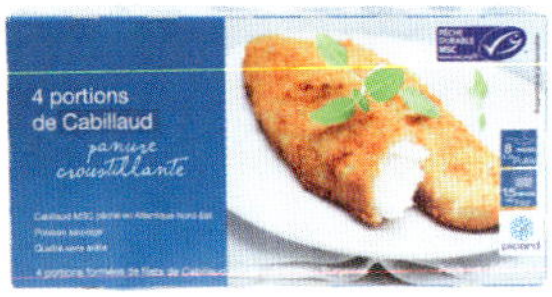


## TRANCHES PANÉES DE CABILLAUD 100 % FILETS, CARREFOUR®

*70 % de poisson et de l'huile de tournesol dans la panure, seul bémol : l'amidon modifié.*

**Ingrédients :**

• Filets de cabillaud 70 %, chapelure (farine de blé, sel, levure, colorants : extrait de curcuma, extrait de paprika, poudre de curcuma), eau, farine de blé, huile de tournesol, amidon modifié de blé, sel.

**Données nutritionnelles pour : 100 g**

- Valeur énergétique : 172 kcal
- Protéines : 14 g
- Glucides : 15 g
- Lipides : 6,3 g
- Sel : NI

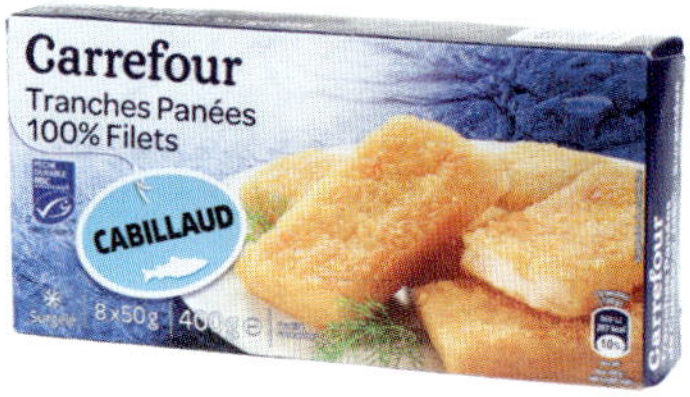


## 16 PORTIONS DE FILETS DE COLIN D'ALASKA PANÉES, THIRIET®

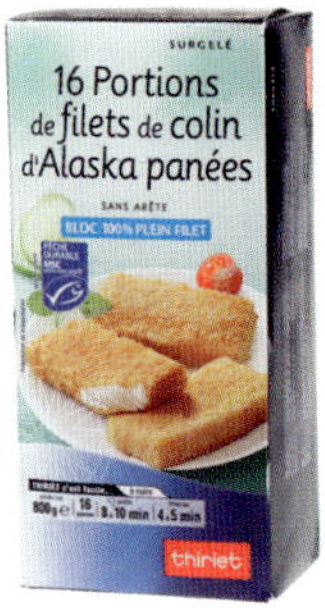


*On dit bravo pour l'importante quantité de poisson (72 %) et surtout pour la panure sans matière grasse ajoutée ainsi que le taux de lipides du produit final, à seulement 0,5 %, un record !*

**Ingrédients :**

• Portions de filet de colin d'Alaska 72 %, chapelure (farine de blé, sel, levure, épices naturelles : paprika, curcuma), eau, farine de blé, amidon transformé de blé, sel.

**Données nutritionnelles pour : 100 g**

- Valeur énergétique : 119 kcal
- Protéines : 14,1 g
- Glucides : 14,6 g
- Lipides : 0,5 g
- Sel : 0,523 g

## 6 CROQUETTES PANÉES DE POISSON AIL ET FINES HERBES, MONOPRIX®

*Seulement 51 % de poisson même pas en filet, on se moque de nous !*

**Ingrédients :**

• Chair de poissons blancs 51 %, eau, farine de blé, flocons de pomme de terre, ail 2,7 % (ail, acidifiant : acide citrique), huile de tournesol, fines herbes 1,8 % (persil et ciboulette), farine de pois, sel, amidon transformé de maïs, levure, épices (curcuma et paprika), épaississant : farine de graines de caroube.

**Données nutritionnelles pour : 100 g**

• Valeur énergétique : 181 kcal
• Protéines : NI
• Glucides : 25 g
• Lipides : 3,5 g, dont acides gras saturés : 0,4 g
• Fibres alimentaires : 2,5 g
• Sel : NI

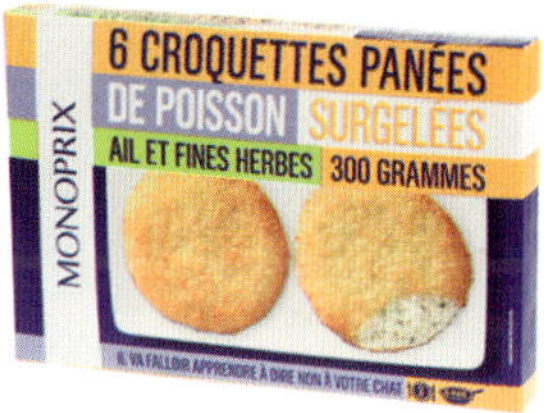


## FILETS DE MERLU BLANC FAÇON MEUNIÈRE, PICARD®

*Avec 80 % de poisson, on n'attendait que du bien de ce produit, mais avec presque quatre lignes d'additifs et de l'huile de palme, on est bien loin d'un produit idéal.*

**Ingrédients :**

• Filet de merlu blanc du Cap 80 %, enrobant (farine de blé, eau, amidon modifié de blé, lactose et protéines de lait, sel, sucre, dextrine de manioc, arôme citron, épaississants : méthylcellulose, gomme de guar et gomme xanthane, dextrose, poudres levantes : diphosphate disodique et carbonate acide de sodium), huiles végétales (palme, tournesol), persil. Présence possible de soja, œufs, céleri.

**Données nutritionnelles pour : 100 g**

• Valeur énergétique : 161 kcal
• Protéines : 15,6 g
• Glucides : 6,6 g
• Lipides : 8 g
• Sel : 0,77 g

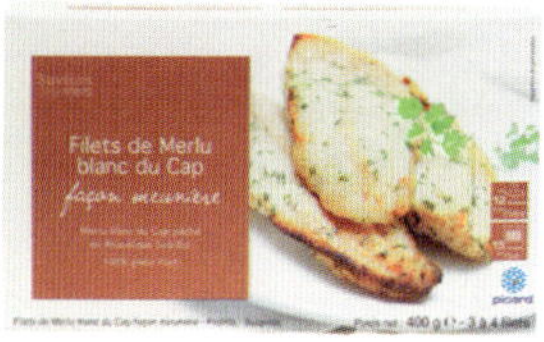


## POISSON PANÉ SANS ARÊTES, CROUSTIBAT®, FINDUS®

*Moins de 60 % de poisson et de l'huile de coprah (huile riche en acides gras saturés) pour un produit qui se dit sans huile de palme, on nous prend pour des idiots !*

**Ingrédients :**

• Chair hachée de poisson blanc 59,7 %. Panure 40,3 % (farine de blé 19,3 %, eau, huiles végétales (colza 7,3 %, coprah), amidon, levure, sel, épices, arôme naturel).

**Données nutritionnelles pour : 100 g**

• Valeur énergétique : 180 kcal
• Protéines : 12 g
• Glucides : 17 g
• Lipides : 8,5 g
• Sel : 0,9 g

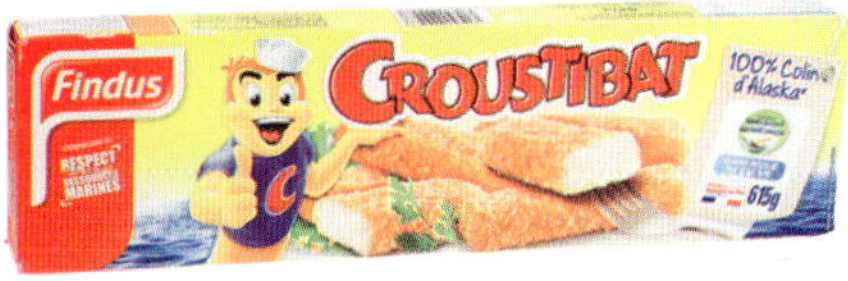

# FRITES ET POMMES NOISETTES SURGELÉES

*On trouve dans ce rayon des pommes de terre frites de différentes tailles et formes mais également des préparations élaborées à base de pommes de terre, comme les pommes noisettes (pommes de terre frites à base de purée), les pommes duchesse (purée de pommes de terre additionnée d'œufs et façonnée en diverses formes, généralement en rosaces), les pommes dauphine (mélange de purée de pommes de terre et de pâte à choux) ou encore les röstis.*

## COMMENT LES CHOISIR ?

On préfère les produits avec un taux important de pomme de terre et un minimum d'huile (moins de 5 % de lipides). On fuit les longues listes d'additifs, l'amidon modifié et l'huile de palme.
Si possible on minimise l'apport en sel du produit.

## LES PIÈGES

Les frites en général, produits particulièrement simples en apparence mais qui regorgent pour la plupart d'un nombre incalculable d'additifs.

## CONSEILS DE CONSOMMATION

- On se limite à une consommation de friture deux fois par mois, à alterner avec vos autres produits frits (comme le poisson pané, par exemple).
- 1 portion = environ 150 g et impose de réduire l'apport en lipides sur le reste du repas.
- On surveille la sauce d'accompagnement, le ketchup bien choisi étant préférable aux autres sauces grasses comme les sauces frites, mayonnaises... (voir la partie « Sauces » dans la rubrique « Assaisonnements »).
- On évite de ressaler un produit déjà salé industriellement.

# FRITES, POMMES NOISETTES, ETC.

## FRITES TRADITION, MCCAIN®

*Deux ingrédients en tout et pour tout, une huile de choix et seulement 4 % de matières grasses, c'est parfait ! Bien qu'il soit précisé « frites à la friteuse », il est plus intéressant de les cuire au four ou dans un appareil type Actifry®.*

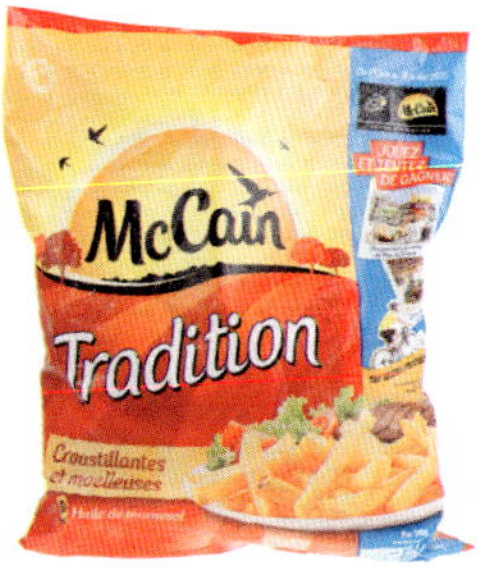


**Ingrédients :**
- Pommes de terre 96 %, huile de tournesol 4 %.

**Données nutritionnelles pour : 100 g**
- Valeur énergétique : 133 kcal
- Protéines : 2,5 g
- Glucides : 20,5 g
- Lipides : 4 g, dont acides gras saturés : 0,4 g, polyinsaturés : 1,6 g, monoinsaturés : 1,6 g
- Fibres alimentaires : 2,5 g
- Sel : 0,1 g

## FRITES STEAKHOUSE JUST AU FOUR, MCCAIN®

*Une autre forme et avec encore moins de matières grasses, on aime aussi ! Bien qu'il soit précisé « frites à la friteuse », il est plus intéressant de les cuire au four ou dans un appareil type Actifry®.*

**Ingrédients :**
- Pommes de terre 96,5 %, huile de tournesol 3,5 %.

**Données nutritionnelles pour : 100 g**
- Valeur énergétique : 135 kcal
- Protéines : 2,5 g
- Glucides : 22 g
- Lipides : 3,5 g
- Sel : 0,16 g

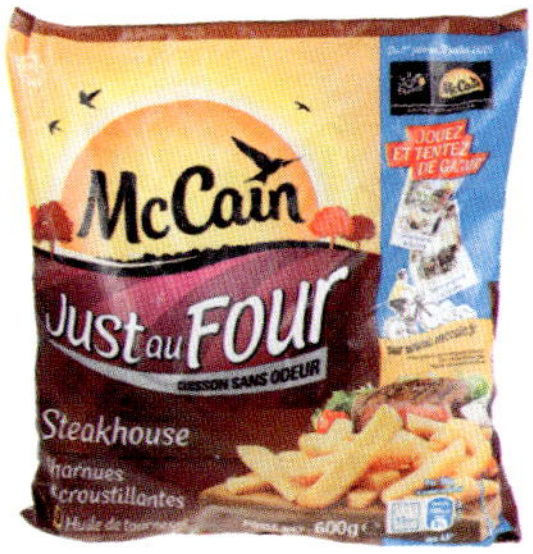


## POMMES DAUPHINE, FINDUS®

*De la farine de blé en premier ingrédient, une composition simple et moins de 3 % de matières grasses, on ne s'en prive pas.*

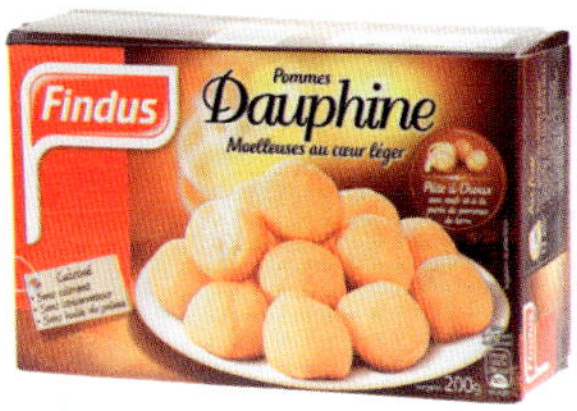


**Ingrédients :**
- Farine de blé, œufs (œufs, sel), eau, huile de tournesol, flocons de pommes de terre 5 %, sel, extraits d'épices, oignons en poudre.

**Données nutritionnelles pour : 100 g**
- Valeur énergétique : 288 kcal
- Protéines : 5,5 g
- Glucides : 16,7 g
- Lipides : 2,7 g, dont acides gras saturés : 27,2 g, polyinsaturés : 1,45 g, monoinsaturés : 1,45 g
- Sel : 1,25 g

## FRITES AU FOUR, AUCHAN®

*Un cocktail d'additifs pour des frites plus grasses que la moyenne, on laisse au supermarché.*

**Ingrédients :**

• Pommes de terre 88 %, huile de tournesol 6,2 %, farine de blé, farine de riz, amidon de blé, sel, extrait de levure, dextrose, extrait d'épices, poudres à lever : diphosphate disodique, carbonate de sodium, épaississant : gomme xanthane, huile de soja.

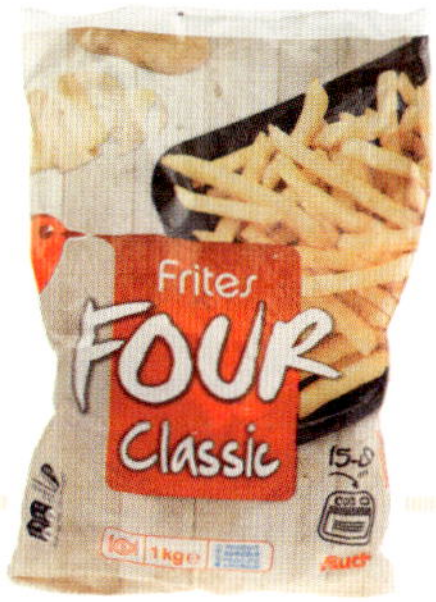


**Données nutritionnelles pour : 100 g**

• Valeur énergétique : 167 kcal
• Protéines : 2,4 g
• Glucides : 24,6 g
• Lipides : 6,2 g
• Sel : NI

## POM' TAM-TAM®, THIRIET®

*Stabilisant, dextrose, sirop de glucose et amidon transformé, on cherche la frite dans tout ça !*

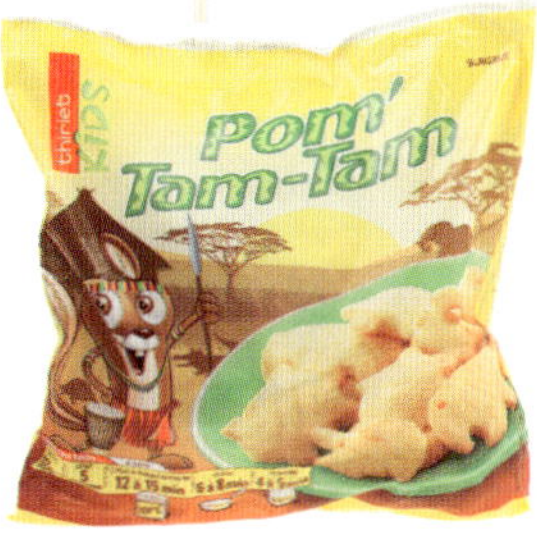


**Ingrédients :**

• Pommes de terre 85 %, huile de tournesol, farine de riz, pommes de terre déshydratées, sel, stabilisant : hydroxypropylméthylcellulose, dextrose, épices, sirop de glucose, amidon transformé.

**Données nutritionnelles pour : 100 g (1 portion = 188 g)**

• Valeur énergétique : 147 kcal
• Protéines : 2,4 g
• Glucides : 20,4 g, dont sucres : 0,4 g
• Lipides : 5,7 g, dont acides gras saturés : 0,9 g
• Fibres alimentaires : 2 g
• Sel : 0,59 g

## POMMES NOISETTES, PICARD®

*De la pomme de terre déshydratée à la composition douteuse... de notre côté, pas de doute, on laisse en rayon !*

**Ingrédients :**

• Purée de pomme de terre 84 %, huile de tournesol, pomme de terre déshydratée (pomme de terre, émulsifiant : mono- et diglycérides d'acides gras d'origine végétale, stabilisant : diphosphate disodique, antioxygène : acide citrique, curcuma), sel, dextrose de maïs et/ou de blé, émulsifiant, poivre.

**Données nutritionnelles pour : 100 g**

• Valeur énergétique : 165 kcal
• Protéines : 2,5 g
• Glucides : 22,9 g
• Lipides : 6,3 g
• Sel : NI

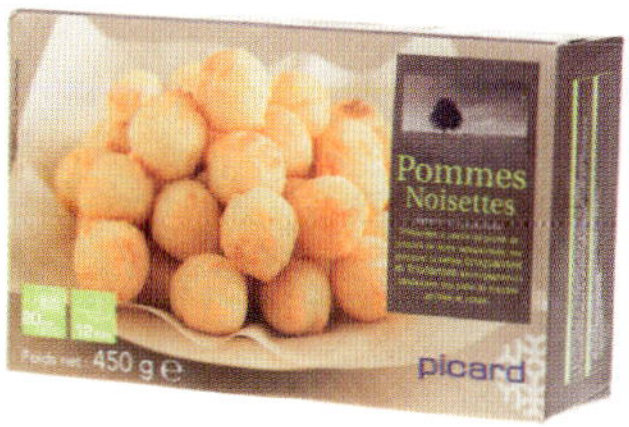

# GLACES

**La crème glacée**, ou simplement la glace, est un entremets élaboré à partir de la crème, elle-même faite à partir de lait, de sucre, de fruits, d'arômes variés ; on y ajoute parfois des jaunes d'œufs.
**La glace**, quant à elle, est un mélange de protéines (laitières et/ou végétales, et/ou d'œuf), de matières grasses (laitières et/ou végétales, et/ou d'œuf) et de sucres. Elle peut ensuite être désignée par différentes dénominations selon les ingrédients mis en œuvre : glace au lait, glace aux œufs.
**Le sorbet ou sorbet glacé** est un entremets glacé préparé à partir d'une purée de fruits ou d'un jus à laquelle on ajoute du sucre et de l'eau.

## COMMENT LES CHOISIR ?

- Pour les sorbets, on cherche en priorité les plus riches en fruits, et le moins d'additifs possible, on limite le sirop de glucose-fructose, etc.
- Pour les glaces en format familial ou individuel, on favorise les produits à base d'aliments simples, tels que le lait et la crème, et on choisit les listes d'ingrédients les plus courtes.
- Côté calories, on préfère les sorbets aux glaces (2 boules de sorbet apportent autant de calories qu'un fruit).
- On privilégie les bâtonnets de taille raisonnable, on évite les géants, maxi, double...

## LES PIÈGES

Les sorbets en général qui ne devraient être que de l'eau, du fruit et du sucre et qui nous assomment avec des lignes entières d'ingrédients désastreux (huile de palme et sirop de glucose-fructose) et d'additifs en tout genre.

## CONSEILS DE CONSOMMATION

- On essaie de réaliser ses propres sorbets et glaces afin de mieux maîtriser la composition finale du produit.
- On s'autorise 2 boules de sorbet occasionnellement à la place d'un fruit et on peut se faire plaisir trois à quatre fois par mois avec une glace.

# CRÈMES GLACÉES

## CRÈME GLACÉE À LA VANILLE ISSUE DE L'AGRICULTURE BIOLOGIQUE, LECLERC BIO VILLAGE®

*Une crème glacée à moins de 10 % de matières grasses, avec des ingrédients simples et naturels même pour les épaississants, on apprécie.*

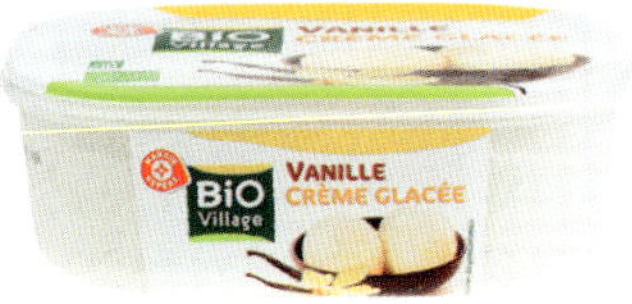


**Ingrédients :**

• Lait entier pasteurisé, sucre, crème fraîche épaisse, lait écrémé en poudre, jaune et blanc d'œuf liquides, eau, émulsifiant : gomme d'acacia, arôme naturel de vanille 0,3 %, épaississants : gomme de guar et farine de graines de caroube, gousses de vanille épuisées broyées.

**Données nutritionnelles pour : 100 g**

• Valeur énergétique : 180 kcal
• Protéines : 5 g
• Glucides : 22 g
• Lipides : 8 g

## CRÈME GLACÉE CHOCOLATE FUDGE BROWNIE, BEN & JERRY'S®

*On aime la crème en premier ingrédient et la liste d'ingrédients relativement courte.*

**Ingrédients :**

• Crème 28 %, eau, sucre, lait écrémé, cacao, farine de blé, jaune d'œuf, beurre, œufs, blanc d'œuf, sucre liquide, farine de soja, stabilisants : gomme de guar et carraghénanes, sel, poudre à lever : carbonate de sodium, extrait de vanille.

**Données nutritionnelles pour : 100 g**

• Valeur énergétique : 245 kcal
• Protéines : 4,2 g
• Glucides : 29 g
• Lipides : 13 g

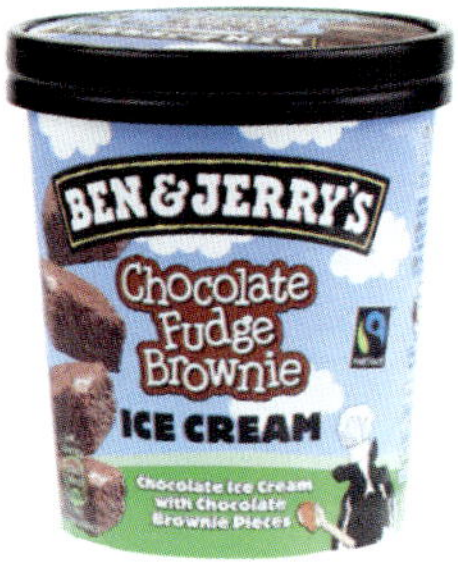


## VANILLE, HÄAGEN-DAZS®

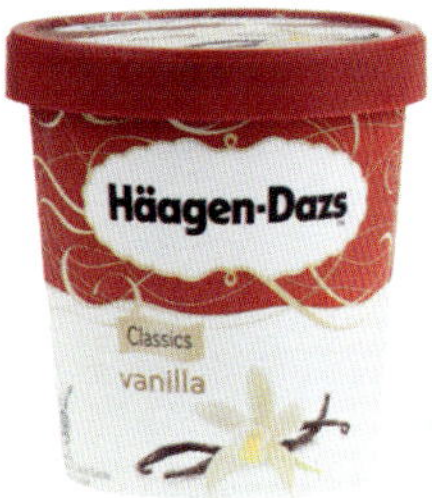


*Seulement 5 ingrédients et aucun additif, on prend sans hésitation ! Un produit rare. Cette crème n'en reste pas moins un produit plaisir à 17 % de lipides.*

**Ingrédients :**

• Crème fraîche, lait concentré écrémé, sucre, jaune d'œuf, arôme naturel de vanille.

**Données nutritionnelles pour : 100 g**

• Valeur énergétique : 250 kcal
• Protéines : 4,5 g
• Glucides : 19,7 g
• Lipides : 17,1 g

## CRÈME GLACÉE VANILLE SAUCE CARAMEL ET NOIX DE PÉCAN, AUCHAN®

*11 lignes d'ingrédients douteux, du lait reconstitué au sirop de glucose en passant par de la graisse de coprah, une catastrophe à ne pas consommer.*

**Ingrédients :**

• Glace à la vanille 85,7 % : lait écrémé réhydraté, eau, sucre, graisse végétale (coprah), lactose (contient lait) et protéines de lait, sirop de glucose, sirop de glucose-fructose, arôme naturel de vanille 0,6 %, émulsifiants : mono- et diglycérides d'acides gras, gélifiants : farine de graines de caroube et gomme de guar, colorants : rocou et curcumine, gousses de vanille broyées épuisées, arôme naturel. Sauce saveur caramel 10,3 % : sirop de glucose, sucre, lait écrémé concentré, eau, beurre (contient lait), colorant : caramel ordinaire, arômes, sel, gélifiant : pectines, colorant : rocou, acidifiant : acide lactique. Morceaux de noix de pécan caramélisées 4 % : noix de pécan (fruits à coque) 2,6 %, sucre, beurre de cacao, sirop de sucre caramélisé, épaississant : gomme arabique. Pourcentages exprimés sur le total de la recette. Traces éventuelles de gluten, d'arachide, d'œuf, de soja et d'autres fruits à coque.

**Données nutritionnelles pour : 100 g**

- Valeur énergétique : NI
- Protéines : NI
- Glucides : 14,4 g
- Lipides : 5,8 g
- Fibres alimentaires : 0,2 g

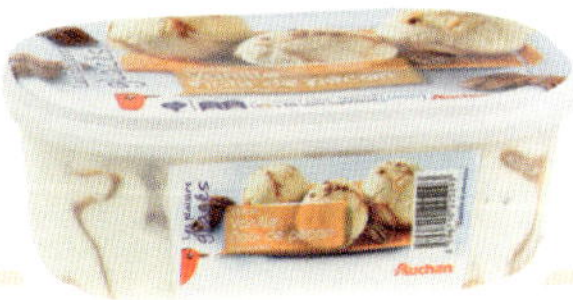

## CRÈME GLACÉE, DÉLICE CARAMEL BEURRE SALÉ, LA LAITIÈRE®, NESTLÉ®

*La belle image authentique de la laitière de Vermeer et la mention « Sans colorant artificiel ni arôme artificiel » ne peuvent rien contre ce ramassis de graisse de palme, de sirop de glucose et de E...*

**Ingrédients :**

• Lait écrémé, crème fraîche, dextrose, sirop de glucose, morceaux au caramel et beurre salé avec enrobage huiles végétales 7 % (sucre, huiles végétales totalement hydrogénées de coco et de palme en proportion variable, lactose, lait écrémé en poudre, beurre salé 5 % des morceaux, huile végétale de coco, petit-lait en poudre, sel, émulsifiant : lécithine de soja), sucre, caramel 4,5 % (sucre, eau), lactose et protéines de lait, colorant : caramel ordinaire, stabilisants : farine de graines de caroube, gomme de guar, E460, E466 et E407a, émulsifiants : mono- et diglycérides d'acides gras et E433, arômes naturels, sel. Peut contenir des traces de fruits à coque, d'œuf et de gluten.

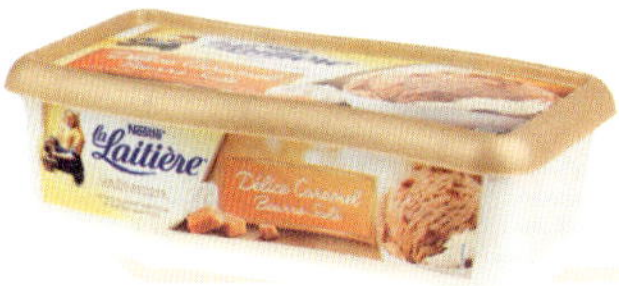

**Données nutritionnelles pour : 100 g**

- Valeur énergétique : 107 kcal
- Protéines : 1,5 g
- Glucides : 16,6 g, dont sucres : 12 g
- Lipides : 3,8 g, dont acides gras saturés : 2,4 g
- Sel : 0,14 g

## CRÈME GLACÉE AU CAFÉ AVEC GRAINS AU CHOCOLAT NOIR ET AU CAFÉ, TROFIC®, LECLERC MARQUE REPÈRE®

*Sirop de glucose-fructose, colorant et émulsifiant, rien de bon dans cette glace.*

**Ingrédients :**

• Crème glacée au café 92 % : lait entier, eau, crème 17 %, sirop de glucose-fructose, sucre, lactose et protéines de lait, sirop de glucose, café en poudre 1 %, arôme naturel de café, colorant : caramel E150a, émulsifiant : E471, gélifiants : farine de graines de caroube, gomme de guar. Inclusions au café : sucre, chocolat noir 38 % (sucre, pâte de cacao, beurre de cacao, arôme naturel de vanille), eau, extrait de café 2 %, sirop de glucose, épaississant : gomme arabique, agent d'enrobage : E904.

**Données nutritionnelles pour : 100 g**

- Valeur énergétique : 201 kcal
- Protéines : 2,1 g
- Glucides : 28,1 g
- Lipides : 8,8 g

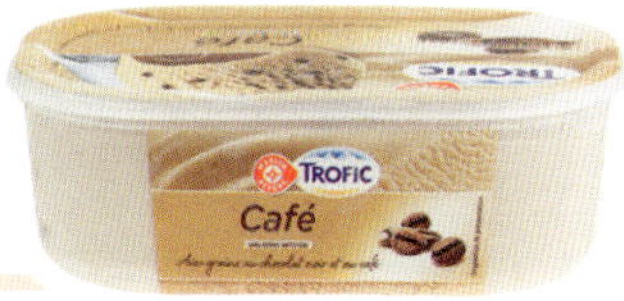

# SORBETS

## LA FRAMBOISE FRANÇOIS THÉRON®, PICARD®

*On apprécie la très courte liste d'ingrédients en comparaison aux autres sorbets du marché. Cependant, on regrette la présence de sucre inverti.*

**Ingrédients :**

• Purée de framboises 61 %, sirop de sucre inverti, eau, sucre, stabilisants : pectine et farine de graines de caroube.

**Données nutritionnelles pour : 100 g**

• Valeur énergétique : 106 kcal
• Protéines : 0,6 g
• Glucides : 24,4 g
• Lipides : 0,6 g

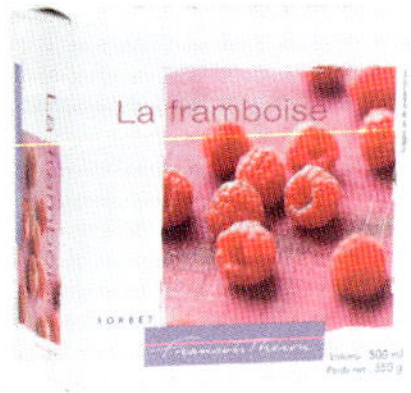


## FRAMBOISE AVEC MORCEAUX DE FRAMBOISES, CARTE D'OR®

*On apprécie la très courte liste d'ingrédients en comparaison aux autres sorbets du marché. Cependant, on regrette la présence de sirop de glucose-fructose et de sucre oligofructose.*

**Ingrédients :**

• Framboises 46 % (purée et morceaux), eau, sirop de glucose-fructose, sucre, oligofructose, jus de citron, stabilisants : farine de graines de caroube, pectine et carraghénanes, colorant : carmin, arôme framboise, lactose et protéines de lait.

**Données nutritionnelles pour : 100 g**

• Valeur énergétique : 122 kcal
• Protéines : 0,3 g
• Glucides : 30 g
• Lipides : 0,1 g

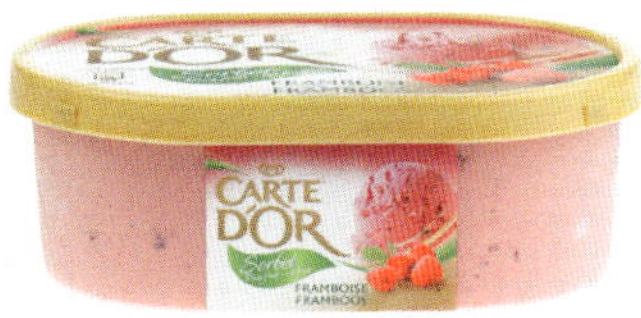


## SORBET CITRON BIO, THIRIET®

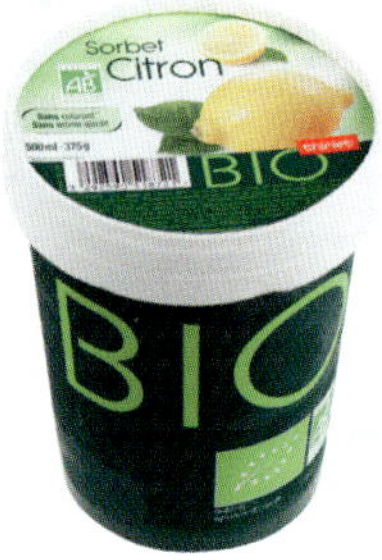


*On apprécie la très courte liste d'ingrédients en comparaison aux autres sorbets du marché. Cependant, on regrette la présence de sirop de glucose.*

**Ingrédients :**

• Eau, pulpe de citron* 25 %, sucre de canne*, sirop de glucose*, gélifiant : pectine, acidifiant : acide citrique.

** Ingrédient issu de l'agriculture biologique.*

**Données nutritionnelles pour : 100 g**

• Valeur énergétique : 119 kcal
• Protéines : 0,2 g
• Glucides : 28,8 g
• Lipides : 0,2 g

## SORBET ABRICOT PLEIN FRUIT, MONOPRIX GOURMET®

*Sirop de glucose-fructose et sirop de glucose déshydraté, on est déçu par l'appellation « plein fruit » qui ne reflète pas la composition réelle du produit.*

**Ingrédients :**

• Purée d'abricots sucrée 59 % (abricots 53 %, sucre, antioxydant : acide ascorbique), eau, sucre, préparation à base d'abricots semi-confits 8 % (morceaux d'abricots 7 %, sirop de glucose-fructose, sucre, eau, gélifiant : pectine, correcteur d'acidité : acide citrique), sirop de glucose déshydraté, stabilisants : farine de graine de caroube et gomme de guar, jus de citron, protéines de lait 0,02 %. Traces d'œuf, soja et fruits à coque.

**Données nutritionnelles pour : 100 g**

- Valeur énergétique : 126 kcal
- Protéines : NI
- Glucides : 31 g
- Lipides : 0 g

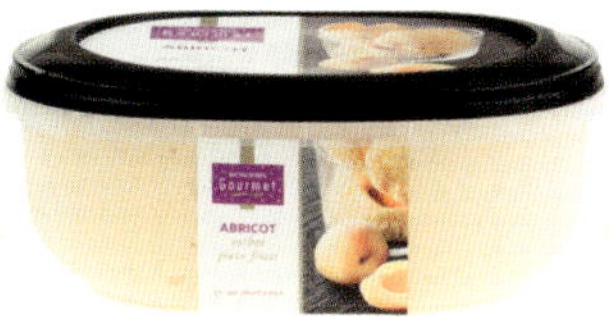


## SORBET POIRE, CARREFOUR®

*Seulement 30 % de poire et du sirop de glucose-fructose avant même le sucre, on est déçu.*

**Ingrédients :**

• Sorbet à la poire 93 % : eau, purée de poires 30 %*, sirop de glucose-fructose de blé, sucre, arôme naturel de poire avec autres arômes naturels, stabilisants : gomme de guar, farine de graines de caroube et pectine, protéines de lait et lactose, jus de citron concentré, dextrose de blé, protéines de pois hydrolysées, acidifiant : acide ascorbique.

** Pourcentage exprimé sur les morceaux de poire semi-confits.*

*Ce produit peut contenir des traces de fruits à coque.*

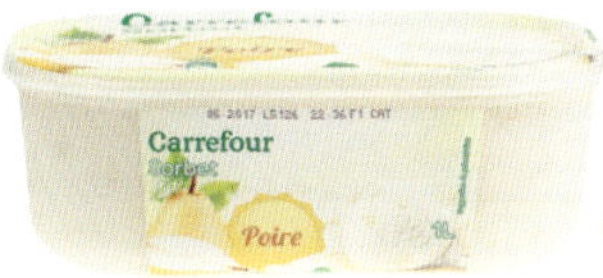


**Données nutritionnelles pour : 100 g**

- Valeur énergétique : 78 kcal
- Protéines : 0,3 g
- Glucides : 19,1 g
- Lipides : 0,06 g

## SORBET FRAMBOISE, TROFIC®, LECLERC MARQUE REPÈRE®

*Seulement 30 % de framboises et un véritable magma de produits néfastes tels le sirop de glucose-fructose, les colorants, les gélifiants et les acidifiants.*

**Ingrédients :**

• Sorbet framboise 90 % : eau, purée de framboises 30 %, sirop de glucose-fructose, sucre, arôme naturel framboise, colorants : E163, E162, gélifiants : E440, E417, E415, acidifiants : E330, protéine de pois hydrolysée (protéine de pois, sucre). Préparation de morceaux de framboise 10 % : morceaux de framboise 58 %, sucre, sirop de glucose-fructose, eau, amidon modifié de maïs, gélifiants : E415 et E407, arôme naturel, correcteur d'acidité : E332, jus concentré de fruits rouges. Traces de gluten, d'œuf, d'arachides, de soja, de lait et de fruits à coque.

**Données nutritionnelles pour : 100 g**

- Valeur énergétique : 113 kcal
- Protéines : 0,3 g
- Glucides : 27,3 g, dont sucres : 25,7 g
- Lipides : 0,1 g, dont acides gras saturés : < 0,1 g
- Sel : 0,07 g

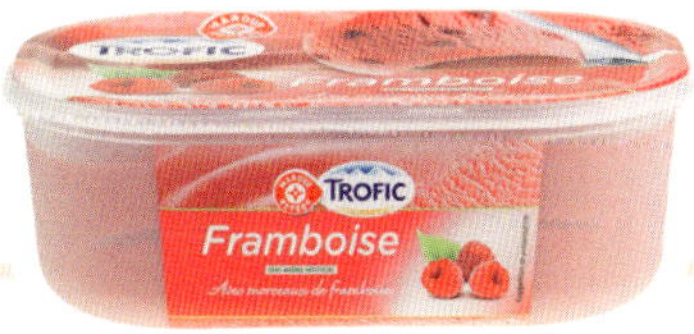

# GLACES INDIVIDUELLES

## ESQUIMAUX, 6 SMOOTHIES MÛRE-CASSIS-MYRTILLE, PICARD®

*Moins de 15 % de glucides, 65 kcal seulement les 100 g et une liste d'ingrédients courte et sans additifs néfastes, on est conquis !*

**Ingrédients :**

• Jus de mûres à base de concentré 63,2 % (Pologne), jus de pommes à base de concentré de pomme 11,8 %, sucre, purée de cassis 8,8 %, purée de myrtilles 6,4 %, stabilisant : gomme tara.

**Données nutritionnelles pour : 100 g**

• Valeur énergétique : 65 kcal
• Protéines : 0,6 g
• Glucides : 14,8 g
• Lipides : 0,2 g

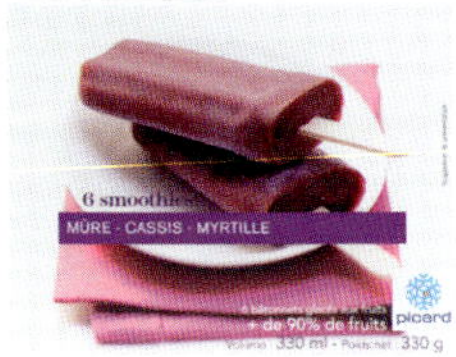


## BÂTONNETS SORBET MULTIFRUITS, AUCHAN®

*Peu d'ingrédients et des vitamines ajoutées, pourquoi pas, dommage que l'on trouve encore une fois du sirop de glucose-fructose.*

**Ingrédients :**

• Eau, jus de fruits et purées de fruits à base de concentrés 38 % (orange 16,8 %, pomme 16,2 %, banane 1,1 %, fruits de la passion 0,9 %, citron 0,7 %, raisin blanc 0,7 %, mangue 0,5 %, abricot 0,4 %, pêche 0,4 %, ananas 0,3 %, poire 0,2 %), sucre, sirop de glucose-fructose, acidifiant : acide citrique, stabilisant : gomme de guar, arôme naturel, colorant : bêta-carotène ; vitamines : vitamine C, niacine, vitamine E, acide pantothénique, vitamine B2, vitamine B6, vitamine B1, acide folique, biotine, vitamine B12.

**Données nutritionnelles pour : 100 g**

• Valeur énergétique : 99 kcal
• Protéines : 0,1 g
• Glucides : 24,6 g
• Lipides : 0 g

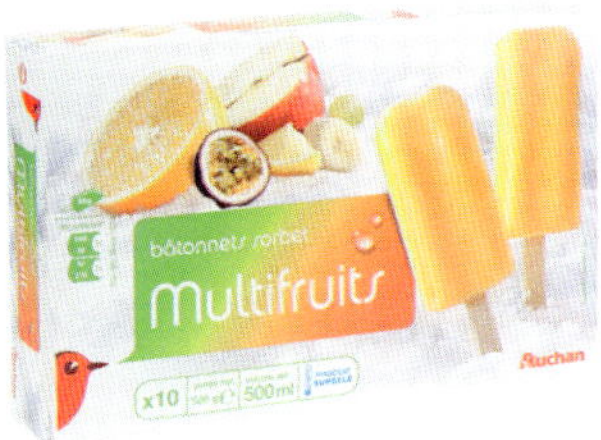


## 6 SMOOTHIES ANANAS/PASSION, THIRIET®

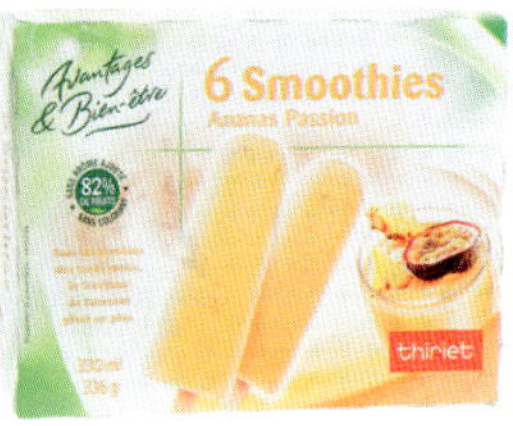


*Une recette très simple et presque maison, au sirop de glucose près...*

**Ingrédients :**

• Fruits 82 % (pomme (antioxydant : acide ascorbique), mangue, ananas 14 %, fruit de la passion 8 %, banane), sirop de glucose, sucre.

**Données nutritionnelles pour : 100 g**

• Valeur énergétique : 89 kcal
• Protéines : 0,5 g
• Glucides : 20,2 g
• Lipides : 0,2 g

## CÔNES AU BEURRE DE CACAHUÈTES AVEC UNE SAUCE AU CARAMEL, CORNETTO®

*Huiles de coco et de palme, sirop de glucose-fructose, sirop de glucose, sirop de sucre caramélisé, émulsifiants et stabilisants… le tout pour un produit à plus de 30 % de sucres et plus de 20 % de lipides, on évite à tout prix!*

**Ingrédients :**

• Glace au beurre de cacahuètes avec une sauce au caramel 5 % dans une gaufrette 14 % avec un enrobage au cacao maigre 5 % recouverte d'un disque au cacao maigre 11 % et de morceaux de noix de pécan caramélisés 2 %.

• Lait écrémé réhydraté, sucre, huiles végétales (coco, palme, colza, soja), eau, farine de blé, sirop de glucose-fructose, cacahuètes (arachides) 3 %, sirop de glucose, cacao maigre en poudre, sirop de sucre caramélisé, lactose et protéines de lait, noix de pécan 1 %, amidon de blé, émulsifiants : mono- et diglycérides d'acides gras, phosphatides d'ammonium et lécithine de tournesol, lait écrémé en poudre, sel, stabilisants : farine de graines de caroube, gomme de guar et carraghénanes, beurre concentré salé, arôme.

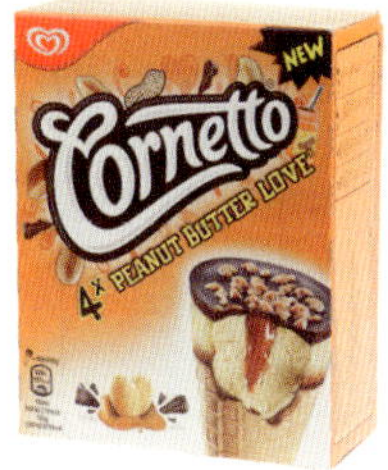


**Données nutritionnelles pour : 100 g**

- Valeur énergétique : 304 kcal
- Protéines : 3,3 g
- Glucides : 32 g
- Lipides : 21 g

## BARRES GLACÉES À LA NOIX DE COCO, BOUNTY®

*Sirop de glucose, matière grasse de palme et 5 additifs E…, tout ce qu'il est préférable d'éviter est réuni dans ce produit!*

**Ingrédients :**

• Lait écrémé 20 %, crème légère (lait), sucre, sirop de glucose, lait écrémé en poudre, eau, noix de coco 5,5 % (noix de coco séchée, lait de noix de coco en poudre), pâte de cacao, matière grasse de noix de coco, beurre de cacao, matière grasse de palme, lait écrémé concentré sucré, beurre concentré (lait), éclats à la noix de coco 1,8 % (sucre, flocons de noix de coco 25 %, amidon de blé, farine de blé, protéine de lait, poudre à lever : E500), lactose, petit-lait en poudre, émulsifiants : lécithine de soja et E471, arôme naturel, stabilisants : E407, E410 et E412, caséinate de sodium (lait), extrait naturel de vanille.

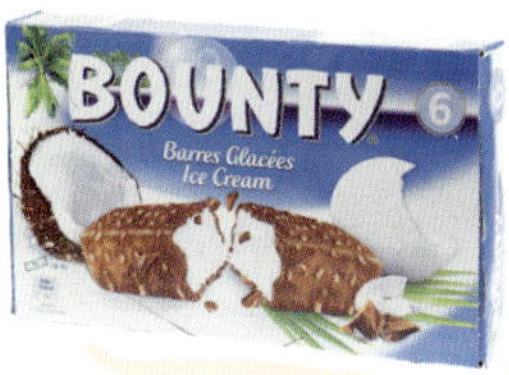


**Données nutritionnelles pour : 100 g**

- Valeur énergétique : 267 kcal
- Protéines : 4,2 g
- Glucides : 25,7 g
- Lipides : 16,2 g

## BÂTONNETS FRUITS EXOTIQUES CŒUR DE VANILLE, CARREFOUR®

*Une liste d'ingrédients record qui malheureusement parle d'elle-même pour un produit catastrophique à oublier d'urgence!*

**Ingrédients :**

• Glace à la vanille 42,3 % : lait écrémé reconstitué, eau, sucre, graisse de coprah, sirop de glucose-fructose, lactose et protéines de lait, sirop de glucose, émulsifiants : mono- et diglycérides d'acides gras, gélifiants : farine de graines de caroube et gomme de guar, arôme naturel de vanille, arôme naturel (contient lait).

• Sorbet aux fruits exotiques (enrobage) 39,8 % : eau, mélange de fruits exotiques 18 % (purée de mangue 68,4 %, jus concentré de fruits de la passion 18,6 %, jus concentré d'ananas 13 %), sirop de glucose, sucre, sirop de glucose-fructose, purée de concentré de pêche, colorants : caroténoïdes, gélifiants : farine de graines de caroube et gomme de guar, correcteur d'acidité : acide citrique, arôme, antimoussants : mono- et diglycérides d'acides gras.

• Sorbet aux fruits exotiques (marbrage) 17,9 % : eau, mélange de fruits exotiques 18 % (purée de mangue 68,4 %, jus concentré de fruits de la passion 18,6 %, jus concentré d'ananas 13 %), sirop de glucose, sucre, sirop de glucose-fructose, purée de concentré de pêche, colorants : caroténoïdes, gélifiants : farine de graines de caroube et gomme de guar, protéines de pois hydrolysées, correcteur d'acidité : acide citrique, émulsifiants : esters lactiques des mono- et diglycérides d'acides gras, arôme.

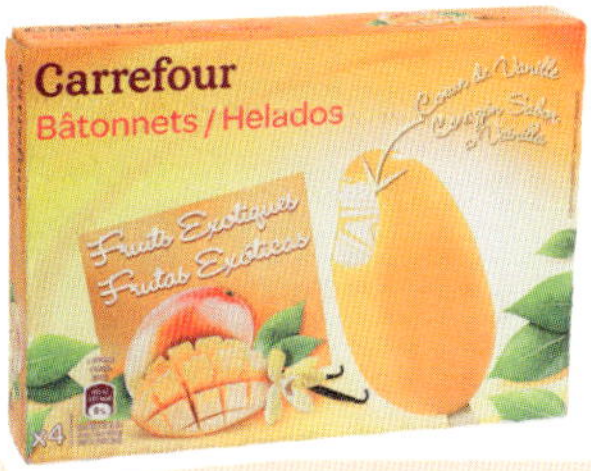


**Données nutritionnelles pour : 100 g**

- Valeur énergétique : 150 kcal
- Protéines : 0,9 g
- Glucides : 27 g
- Lipides : 4,5 g

# BOISSONS

# EAUX PLATES, GAZEUSES, AROMATISÉES

Dans nos supermarchés, nous retrouvons deux types d'eaux embouteillées :

- Les eaux de source
- Les eaux minérales

Les **eaux de source** sont issues de nappes d'eaux souterraines non polluées, profondes ou protégées des rejets dus aux activités humaines. Ce sont des eaux naturellement propres à la consommation humaine. Les seuls traitements qu'il est permis de leur appliquer, afin d'éliminer les éléments instables que sont les gaz, le fer et le manganèse, sont l'aération, la décantation et la filtration. Les eaux naturellement gazeuses, qui contiennent du gaz carbonique dissous, peuvent également être regazéifiées avant d'être embouteillées.

Les **eaux minérales** sont des eaux de source dont la composition est stable dans le temps. Comme les eaux de source, elles ne peuvent être traitées. De plus, elles sont des propriétés particulières : des teneurs en minéraux et en oligoéléments susceptibles de leur conférer des vertus thérapeutiques. Une eau ne peut être qualifiée de minérale que si elle a été reconnue comme étant bénéfique pour la santé par l'Académie nationale de médecine.

## EAU DU ROBINET

**L'eau du robinet provient pour un tiers d'eau de surface et pour le reste d'eau plus ou moins souterraine. Elle fait l'objet de traitements et de contrôles stricts conformes aux normes de potabilité.**

**C'est un produit local qui présente, selon les régions, des teneurs différentes en minéraux. Il existe cependant des seuils de minéralité de l'eau du robinet, fixés pour qu'elle bénéficie d'un véritable équilibre minéral sans contre-indication pour la santé.**

**Il est donc important de noter que dans le cadre d'une alimentation équilibrée, il n'est pas nécessaire de boire de l'eau en bouteilles.**

Parallèlement à ces eaux embouteillées nature, une gamme ne cesse de se développer : les **eaux aromatisées**. Elles sont à base d'eau minérale naturelle, d'eau de source (ou coupées) ou en partie d'eau du robinet. On en distingue trois types selon leur apport en sucre(s) : celles qui ne contiennent ni sucre ni édulcorant, les « sans sucre » mais édulcorées et, enfin, les eaux aromatisées peu sucrées.

## COMMENT LES CHOISIR ?

On choisira avant tout une eau embouteillée de source ou minérale par goût, cependant, il est fortement recommandé de varier les eaux. Si l'on recherche un effet thérapeutique précis, il faut noter que les eaux minérales les plus minéralisées favorisent l'excrétion rénale. Sur l'étiquetage, il s'agit des eaux ayant les taux de résidus secs les plus élevés.
Les eaux minérales peu minéralisées (résidus secs < 350) vont moins stimuler la fonction rénale. Elles sont idéales pour reconstituer le lait des nourrissons et éviter de trop solliciter leurs reins encore immatures. La teneur en nitrates est également à surveiller pour les nourrissons et les enfants.

| Types d'eaux | Marques | Adaptées pour... |
|---|---|---|
| Eaux riches en magnésium | Hépar*, Contrex*, Amanda de Casino*, Talians*, Rozana* (gazeuse) | Carence en magnésium, constipation, crampes. |
| Eaux riches en calcium | Talians*, Hépar*, Contrex*, Courmayeur* | Carence en calcium, ostéoporose, faible consommation de produits laitiers. À éviter si tendance aux calculs calciques. |
| Eaux peu minéralisées | Mont Roucous* (également pauvre en nitrates), Mont Blanc de Casino*, Valvert*, Evian*, Volvic*, Thonon* | Nourrissons, enfants. |
| Eaux pauvres en sodium | Plates : la plupart < 20 mg de sodium/litre.<br>Gazeuses : Contrex fines bulles*, La Salvetat*, Perrier* | Régimes hyposodés, hypertension artérielle, rétention d'eau. |
| Eaux bicarbonatées | Saint-Yorre*, Vichy Célestins*, Arvie*, Quézac*, Badoit*, La Salvetat* | Récupération de l'effort, digestion difficile. |

Les eaux aromatisées sans sucre ni édulcorant seront à préférer au quotidien, les autres, édulcorées et/ou peu sucrées, doivent rester des boissons « plaisir ». On privilégiera aussi l'utilisation d'arômes naturels et les produits sans conservateurs.

## LES PIÈGES

Les industriels aiment vanter certaines vertus dans leurs publicités délivrant parfois des messages erronés : noter que l'eau n'apporte aucune calorie, elle peut être utilisée pendant les régimes amincissants pour combler la faim, ou dans le but de drainer et éliminer les déchets, mais elle n'a aucun effet amincissant.
Pour les eaux aromatisées, fuyez les listes d'ingrédients à rallonge, multipliant les édulcorants et conservateurs, l'utilisation de colorant, on se rapproche des sodas, ce ne sont plus de simples eaux aromatisées !

## CONSEILS DE CONSOMMATION

Il est conseillé de boire environ 1 à 1,5 litre d'eau NATURE par jour. Le plus important restant de boire en fonction de sa soif et un peu plus lors d'une activité physique, d'une forte chaleur ou de fièvre. De plus, même pour l'eau, la variété est de mise : alterner les eaux faibles en minéraux pour la vie courante et les eaux riches en minéraux pour des cures temporaires de magnésium ou de calcium – à adapter selon votre état de santé.

**Pendant un repas, l'eau NATURE doit être votre seule boisson.**

Les eaux aromatisées sucrées sont et doivent rester des boissons plaisir, même celles édulcorées, afin de ne pas entretenir votre goût pour le sucre.

## CONSEILS DE CONSERVATION

Avant ouverture, conservez bien vos bouteilles dans un endroit propre, sec, à l'abri de la chaleur et de la lumière, puis, une fois qu'elles sont entamées, gardez-les au réfrigérateur ; buvez au verre et consommez-les dans les 48 heures.
Enfin, n'oubliez pas qu'au-delà de la date précisée sur la bouteille, le goût peu s'altérer.
Toutes les eaux nature étant à choisir selon vos propres goûts et/ou un effet thérapeutique particulier, nous avons choisi de réaliser une sélection parmi les eaux aromatisées.

### TENDANCE : L'EAU DE COCO

**L'eau de coco correspond au liquide naturellement présent au centre des jeunes noix de coco encore vertes. Une noix de coco peut ainsi contenir jusqu'à 800 ml d'eau de coco. Il faut bien la différencier du lait de coco, qui provient de la pression de la chair blanche des noix mûres.**

**Avec seulement 13 kcal et 2,3 g de sucre pour 100 ml, l'eau de coco est une boisson peu sucrée, naturellement isotonique, désaltérante et particulièrement riche en oligoéléments. Elle contient notamment une grande quantité de potassium qui lui confère une action diurétique et drainante. C'est également une boisson idéale pour la réhydratation et la récupération après une activité sportive. Toutefois, de par son prix, il n'y a pas d'intérêt à substituer toutes vos boissons par de l'eau de coco, les avantages précédemment énumérés se retrouvant dans de simples eaux minérales.**

**Pour vous faire plaisir occasionnellement, choisissez une eau de coco 100 % pure (non sucrée, ni aromatisée ou coupée à l'eau).**

# EAUX PLATES, GAZEUSES, AROMATISÉES

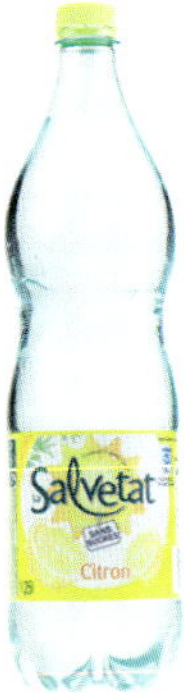


## LA GAMME FRUITÉE LA SALVETAT®

*Une eau minérale naturelle gazéifiée aromatisée, aux arômes naturels, sans sucres ni édulcorants ni aucun additif.*

**Ingrédients :**

• La Salvetat® 99,9 %, arôme naturel de citron.

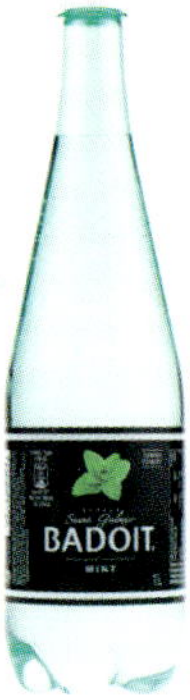


## BOISSON À L'EAU MINÉRALE PÉTILLANTE MENTHE SANS SUCRES, BADOIT®

*Sans édulcorants ni conservateurs ni sucres.*

**Ingrédients :**

• Eau minérale naturelle gazéifiée Badoit® (99,9 %), arôme naturel de menthe.

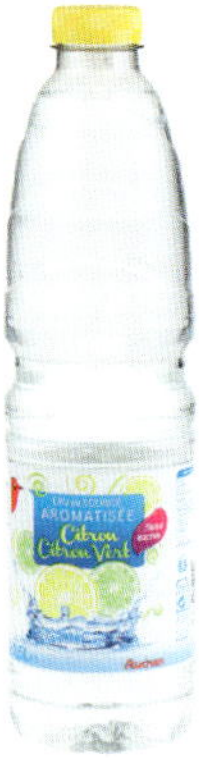


## EAU AROMATISÉE CITRON VERT, AUCHAN®

*Une boisson simple de marque distributeur, excellent rapport qualité-prix !*

**Ingrédients :**

• Eau de source drômeline 99,7 %, acidifiant : acide citrique, arôme naturel citron-citron vert, extrait de zeste de citron.

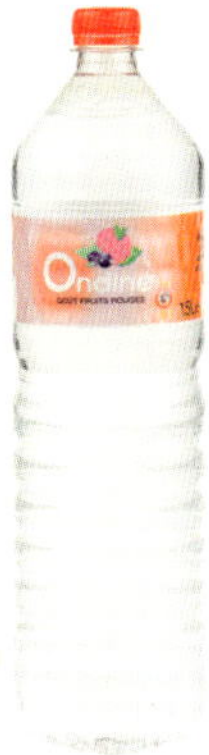


## BOISSON À L'EAU DE SOURCE AROMATISÉE GOÛT FRUITS ROUGES, ONDINE®

*Boisson à l'eau de source mais sucrée à la fois avec un mélange de glucose, de fructose et de saccharose. 4 additifs pour de l'eau aromatisée : c'est beaucoup trop !*

**Ingrédients :**

• Eau de source 95,5 %, sirop de glucose-fructose, sucre, acidifiant : acide citrique, arôme, conservateurs : E211 et E242.

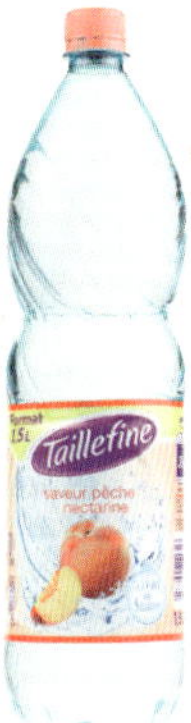


## EAU AROMATISÉE PÊCHE NECTARINE, TAILLEFINE®

*Une composition compliquée, des arômes non naturels et des conservateurs… Non, ne vous fiez pas à la publicité : ce n'est pas l'eau idéale pour vous aider quotidiennement à entretenir votre ligne !*

**Ingrédients :**

• Eau de source 99,6 %, acidifiant : E330, arômes, lactate et chlorure de calcium, sulfate de magnésium, conservateurs : E242 et E212, édulcorants : acésulfame-K, sucralose.

## EAU GAZEUSE AROMATISÉE ARANCIATA ROSSA, SAN PELLEGRINO®

*Cette boisson vendue près des eaux et eaux aromatisées se rapproche des sodas de par l'utilisation de jus de fruits et sucre : elle est à préférer aux autres sodas, mais pas aux autres eaux, dommage. Sa valeur énergétique est de 50 kcal pour 100 ml.*

**Ingrédients :**

• Eau, jus d'orange à base de concentré 13 %, sucre, jus d'orange sanguine à base de concentré 3 %, dioxyde de carbone, arôme naturel d'orange avec autres arômes naturels, colorant : E163, extrait de paprika, acidifiant : acide citrique.

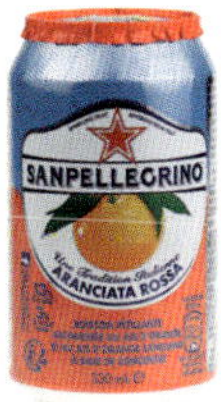

# JUS DE FRUITS

*Au rayon des jus de fruits, du nectar au smoothie, l'offre ne cesse de s'étendre. Avec un marketing toujours très fort vantant leurs propriétés nutritionnelles, les jus de fruits bénéficient d'une excellente image de produits santé. Faisons le point sur les différents jus proposés dans vos supermarchés.*

- **Les jus de fruits 100 % pur jus réfrigéré et pasteurisé :** ils sont le résultat d'une simple pression mécanique de fruits mûrs, pour en récolter le jus, mis en bouteilles directement. Vendus au rayon frais, ils sont à consommer dans les quelques jours après ouverture. Ils peuvent subir une « flash pasteurisation » pour se conserver un peu plus longtemps. Ces mêmes jus sont aussi présentés au rayon ambiant, ils sont pasteurisés, perdent de leurs qualités organoleptiques et voient leur teneur en vitamine C divisée par deux.
- **Les jus à base de concentré :** après récolte du jus, l'eau de constitution est retirée par évaporation, puis le concentré ainsi obtenu (souvent congelé) permet un transport en citernes moins volumineux. Le jus est ensuite reconstitué par adjonction de la même quantité d'eau qui avait été préalablement enlevée, l'ajout de sucre étant autorisé.
- **Les nectars de fruits :** fabriqués à partir de jus de fruits, de jus de fruits concentrés ou de purée de fruits avec 50 % de pulpe de fruits minimum et pour le reste de l'eau et du sucre.

D'un point de vue nutritionnel, les jus de fruits ne contiennent plus de fibres alimentaires et les vitamines et antioxydants disparaissent progressivement après leur fabrication, et encore plus après l'ouverture de la bouteille. On considère que les différents jus de fruits et nectars apportent 8 à 12 g de glucides pour 100 ml, soit environ 3 à 4 carrés de sucre par verre de 150 ml, et même au-delà selon le fruit choisi.

## COMMENT LES CHOISIR ?

Dès que l'on s'éloigne du jus de fruits maison fraîchement pressé, il est important de surveiller ce que l'on achète. Comparés aux nectars qui sont un mélange d'eau, de sucre et de purée de fruits, un pur jus sans sucres ajoutés, même à base de jus concentré est gage de qualité.

On s'assure de retrouver dans le produit uniquement le fructose naturellement présent dans le fruit : privilégiez donc toujours les produits « sans sucres ajoutés ».

Préférez les bouteilles opaques, car la plupart des vitamines sont sensibles à la lumière. Sachez aussi que certains produits enrichis en vitamines sont intéressants pour contrebalancer les pertes vitaminiques liées à la pasteurisation.

## LES PIÈGES

- Ne vous fiez pas aux belles photos sur l'emballage, il arrive très souvent que les fruits mis en avant soient finalement minoritaires dans la composition finale du produit. Vérifiez donc bien la liste des ingrédients.
- Ne confondez pas les mentions « pur jus » – non issu de jus concentrés, ne contenant aucun additif ni sucres ou sel ajoutés – et « teneur en fruits : 100 % » dont les fabricants abusent et qui s'applique même au jus à base de concentrés. Soyez vigilants !

## CONSEILS DE CONSOMMATION

Les jus de fruits ne sont pas à consommer sans modération. Ils perdent les vertus des fruits entiers (teneurs en vitamines, minéraux, fibres alimentaires et antioxydants) en concentrant les sucres qui seront assimilés plus rapidement. Un verre par jour (200 ml) peut cependant remplacer l'une de vos portions de fruits journalières, à consommer au petit déjeuner, pour un goûter équilibré, ou occasionnellement comme boisson plaisir.

### SMOOTHIES

**Leur consommation explose : dans l'esprit des consommateurs, ils sont un concentré de fruits, un concentré de vitamines. Cependant, contrairement aux purs jus, jus à base de concentrés ou nectars, la composition des smoothies n'est pas réglementée. Les fruits peuvent être mélangés à d'autres jus, parfois à du lait, du sucre... Une manne pour les fabricants de jus de fruits qui proposent aujourd'hui leurs propres smoothies.**

**Attention car ils restent chers : près de 5,2 euros le litre en moyenne. Afin de contrôler les ingrédients et de ne pas grever votre budget, faites vos propres smoothies maison, en choisissant des produits frais sans ajout de sucre ! Comme les jus de fruits, les smoothies, concentrés de sucre, doivent rester des boissons plaisir.**

# JUS DE FRUITS

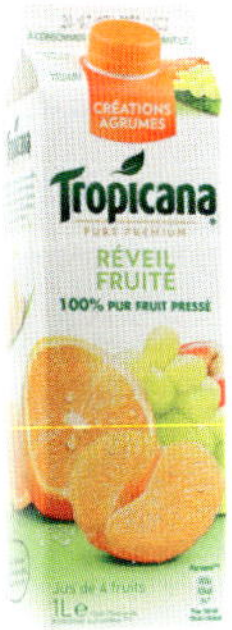


## JUS RÉVEIL FRUITÉ, TROPICANA PURE PREMIUM®

*Un produit en brique pour une meilleure conservation proposé au rayon frais. 100 % pur jus pressé se rapprochant d'un jus maison. À noter qu'un verre (200 ml) couvre près de deux tiers des apports journaliers recommandés en vitamine C.*

**Ingrédients :**

• Jus d'orange, de mandarine et de raisin blanc.

## JUS D'ORANGE AVEC PULPE, INNOCENT®

*On aurait seulement préféré un emballage opaque, un très bon produit cependant.*

**Ingrédients :**

• 11 oranges et rien d'autre.

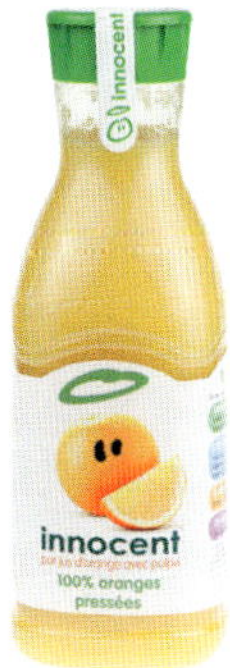


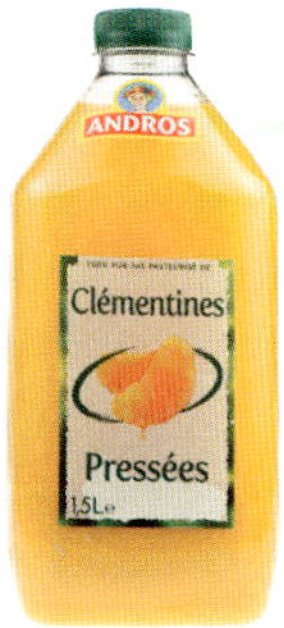


## 100 % PUR JUS PASTEURISÉ DE CLÉMENTINES, ANDROS®

*Un verre de 200 ml contient le jus de 9 clémentines, un produit 100 % pur jus de qualité qui se rapproche d'un jus maison. Seul bémol : la bouteille en verre transparente.*

**Ingrédients :**

• Jus de clémentines.

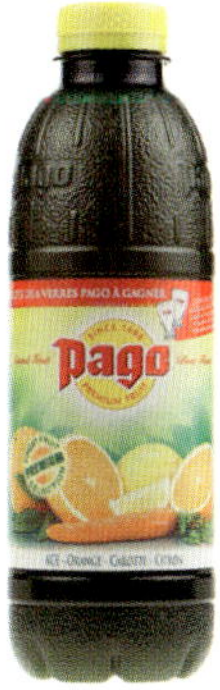


## ORANGE CAROTTE CITRON, PAGO®

*Ce produit vendu avec les jus de fruits n'a pas sa place dans le rayon, ses deux premiers ingrédients étant l'eau et le sucre, on se rapproche plus d'une boisson « goût » jus de fruits.*

**Ingrédients :**

• Eau, sucre, jus concentrés d'orange, de carotte et de citron, arômes naturels, vitamine C, vitamine E, provitamine A. Teneur en fruits : 30 % minimum.

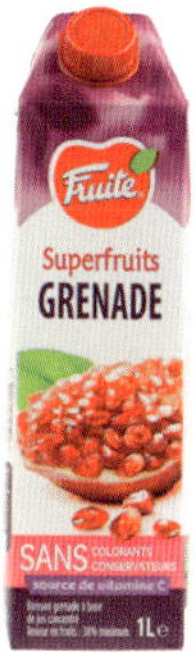


## JUS DE GRENADE SUPERFRUITS, FRUITÉ®

*Ce produit est étonnant. En effet, il est écrit en gros « jus de grenade » sur l'emballage avec une photo associée et, dans les ingrédients, on trouve en premier de l'eau et seulement 7,7 % de jus de grenade à base de concentré.*

**Ingrédients :**

• Eau, jus de grenade à base de jus concentré, sucre, acidifiant : acide citrique.

## LE BIO POUR TOUTE LA FAMILLE, POMME, PRESSADE®

*Un emballage qui laisse penser à un produit 100 % pur jus mais qui n'en est pas un. Il est peut-être bio, mais il est surtout composé de seulement 50 % de jus de pomme et enrichi en sucre : on préfère le laisser en rayon.*

**Ingrédients :**

• Jus de pomme* 50 %, eau, sucre*.

**Produits issus de l'agriculture biologique.*

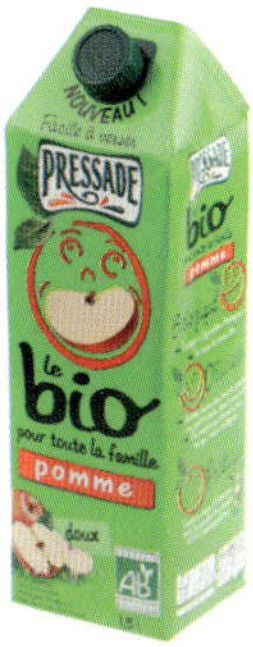

# SOFTS

*Les softs, ou boissons rafraîchissantes sans alcool, avec ou sans bulles, sont toujours plus nombreux dans les rayons.*

On y distingue :

- **Les boissons plates aux fruits :** contenant au moins 12 % de jus de fruits.
- **Les boissons gazeuses aux fruits :** constituées d'eau et de gaz carbonique additionnés de jus, de concentré ou pulpe de fruits et sucre (et/ou édulcorants).
- **Les thés glacés :** à base d'extraits de thé, gazeux ou plats, aromatisés ou non.
- **Les colas :** aux extraits de plantes, avec ou sans caféine et caramel.
- **Les limonades et tonics :** faits à partir d'eau gazéifiée et/ou de jus ou extraits d'agrumes ou végétaux et édulcorants.
- **Les sirops :** solutions concentrées et aromatisées ayant une longue conservation. À base de sucre, colorants, extraits naturels de fruits ou de plantes et additifs, on les reconstitue en comptant 1 volume de sirop pour 7 volumes d'eau.

Il s'agit de boissons plaisir. Tous les softs, même les boissons aux fruits, n'ont aucun intérêt nutritionnel, ils n'apportent que des glucides en grandes quantités, ou entretiennent une appétence pour le sucre pour ceux qui sont édulcorés.

## COMMENT LES CHOISIR ?

Pour les boissons et sodas aux fruits, on préfère les recettes les plus simples, en privilégiant les produits les plus riches en jus de fruits ou à base de concentrés de fruits. Le sucre ne doit pas être le premier ingrédient après l'eau ; à défaut, on privilégie les arômes naturels.
Pour tous, on fuit ceux qui affichent du sirop de glucose ou sirop de glucose-fructose et ceux qui cumulent l'utilisation de ces différents sucres.
Pour l'apport calorique, ceux qui vont au-delà de 40 kcal pour 100 ml (reconstitué), en sachant qu'ils ne vous apportent que des « calories vides » (aucun apport de nutriments), sont à éviter.

## LES PIÈGES

Les softs sans sucres ajoutés ne sont pas forcément sans calories : certains à base de jus de fruits contiennent le sucre naturellement présent dans les fruits, d'autres affichent de la stévia en gros sur la bouteille, mais celle-ci est systématiquement associée à du « vrai » sucre, quand ce n'est pas du sirop de glucose-fructose.
Ne vous laissez pas séduire par les softs cocktails, tels que les mojito, piña colada : ils sont encore plus riches en sucres, en arômes artificiels et la liste des additifs utilisés

s'allonge.
Les boissons plates aux fruits ne font en aucun cas partie des jus de fruits, et ne bénéficient pas des bienfaits des fruits, même si les publicités peuvent vous laisser penser le contraire.

## CONSEILS DE CONSOMMATION

Tous les softs, même « light » ou « zéro », doivent rester des boissons plaisir, à consommer occasionnellement et seulement en dehors des repas, où l'eau reste la seule boisson indispensable.

### LES COLAS À LA STÉVIA : COCA-COLA LIFE®, PEPSI NEXT® ET JEAN'S COLA® STÉVIA

**Les marques de colas surfent sur l'engouement pour un nouvel édulcorant à la mode : la stévia. De cette plante est extrait le rébaudioside A, au pouvoir sucrant de 100 à 300 fois supérieur à celui du sucre (saccharose). Mais, comme l'organisme perçoit le goût sucré des glycosides de stéviol avec un certain retard, au premier contact, ils ont un goût amer et un arrière-goût amer et de réglisse. L'amertume diminuant lorsqu'ils sont associés à des sucres tels que le saccharose, ces colas à la stévia ne sont donc pas sans sucre, celui-ci est seulement diminué d'un tiers.**

**Comme tous les sodas, ils doivent rester des boissons plaisir, occasionnelles. On peut cependant les préférer aux versions standards, light ou zéro, pour toute la famille.**

# BOISSONS PLATES AUX FRUITS ET/OU THÉ

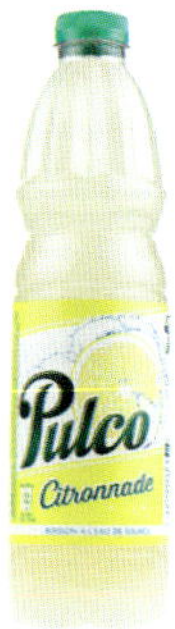


## CITRONNADE À L'EAU DE SOURCE, PULCO®

*30 % moins sucré, à l'eau de source, sans colorant, sans conservateur, sans édulcorant.*

## VOLVIC® JUICY FRAISE

*Une bonne alternative aux boissons aux fruits contenant souvent à la fois des arômes de synthèse et colorants. De plus, ici, la teneur en sucres est de 5 % en moyenne seulement (deux fois moins), sans édulcorants.*

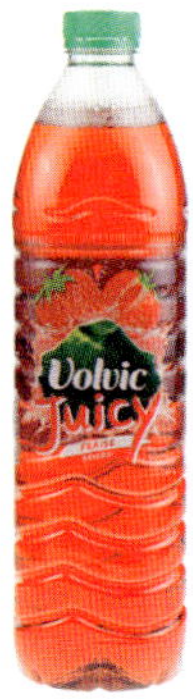


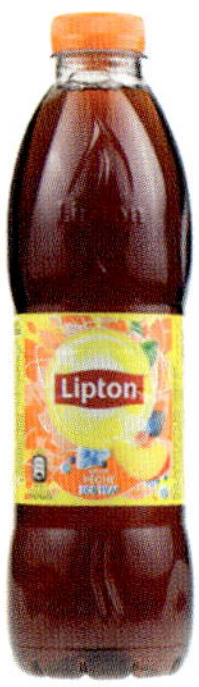


## ICE TEA® PÊCHE, LIPTON®

*Les thés glacés ont une composition très proche des thés réalisés maison, à l'exception de certains plus riches en sucres et/ou utilisant du sirop de glucose-fructose. Aussi, on distingue celui-ci pour sa valeur calorique plus faible que ses concurrents, à 30 kcal pour 100 ml, et sans colorants.*

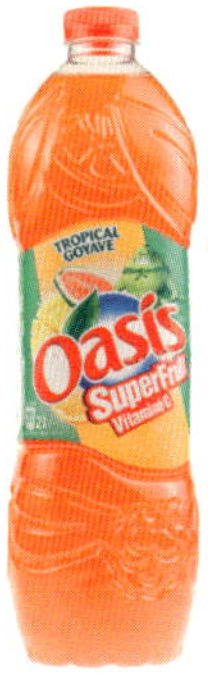


## SUPERFRUITS OASIS®

*Une liste d'ingrédients interminable, des arômes non naturels, des colorants... Cette boisson est, de plus, plus calorique qu'un soda : 40 kcal pour 100 ml pour un soda au cola, 47 kcal environ pour la gamme Oasis®.*

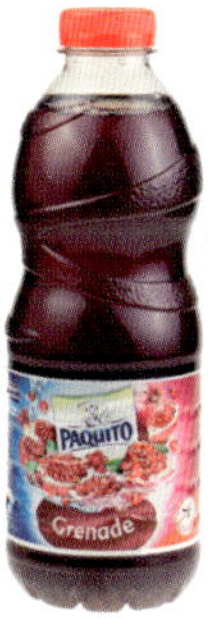


## BOISSON À LA GRENADE, PAQUITO®

*Un produit qui semble intéressant au premier abord avec 38 % de jus de grenade à base de concentré, bien plus que toutes les autres boissons aux fruits, mais on regrette l'utilisation de sirop de glucode-fructose en plus du sucre, dommage.*

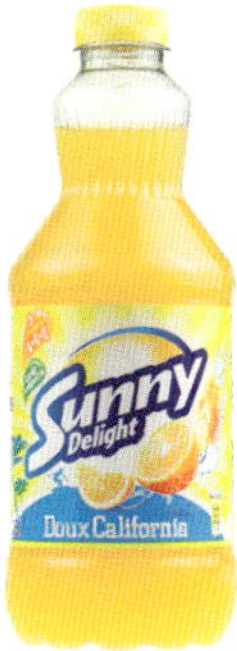


## DOUX CALIFORNIA, SUNNY DELIGHT®

*Vendu près des jus de fruits réfrigérés, ce produit reste inclassable et contient surtout de l'eau, du sucre et des additifs.*

# SODAS

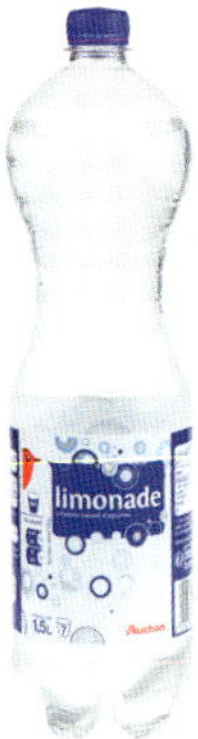


## LIMONADE, AUCHAN®

*Une recette simple pour une marque de distributeur : un excellent rapport qualité-prix.*

**Ingrédients :**

• Eau gazéifiée, sucre, acide citrique, arôme naturel.

## BREIZH COLA® STÉVIA

*L'utilisation de cet édulcorant permet de réduire de 70 % le taux de sucre par rapport à la recette originale du Breizh Cola®, quand les concurrents promettent une diminution de 30 % seulement. Résultat : un apport calorique divisé par deux (13 kcal pour 100 ml) par rapport aux autres sodas stévia, toujours à consommer occasionnellement cependant.*

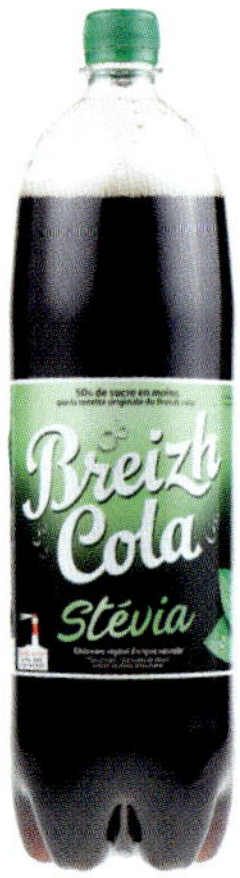


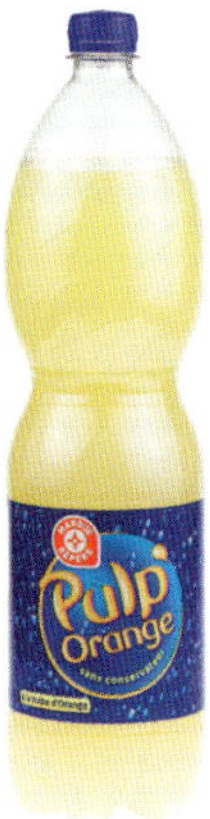


## SODA PULP'ORANGE®, LECLERC MARQUE REPÈRE®

*Une boisson gazeuse au jus et pulpe d'orange avec une recette simple de marque de distributeur à préférer à d'autres grandes marques !*

**Ingrédients :**

• Eaux gazéifiées, jus d'orange à base de concentré 12 %, sucre, pulpe d'orange, acide citrique, acide ascorbique, arôme naturel d'orange, stabilisant : pectine.

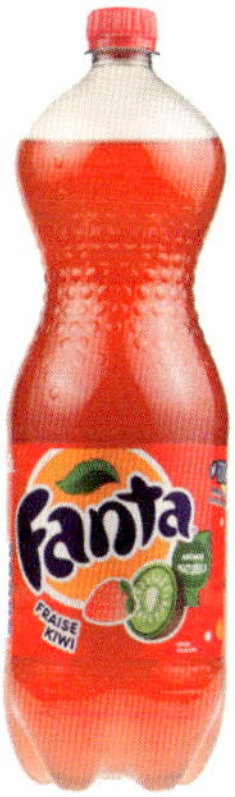


## BOISSON GAZEUSE FRAISE KIWI, FANTA®

*La liste des ingrédients est bien trop compliquée, la fraise mise en avant sur la bouteille n'y apparaît même pas clairement et le sucre arrive avant les jus...*

**Ingrédients :**

• Eau gazéifiée, sucre, jus de citron à base de concentré 3 %, acidifiant : acide citrique, arômes naturels de kiwi avec autres arômes naturels, concentré de carotte et carthame, stabilisants : gomme arabique, esters glycériques de résine de bois, conservateur : sorbate de potassium.

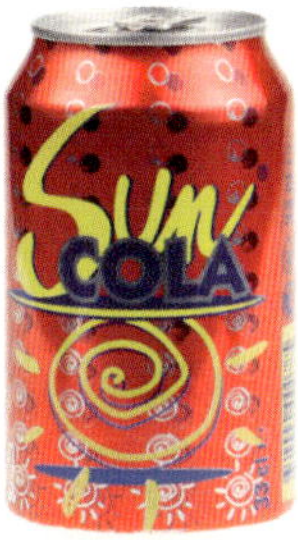


## SODA 100 % ÉDULCORANT, SUN COLA®

*Les colas light et zéro ont des compositions proches, celui-ci multiplie les édulcorants : cyclamate, aspartame, acésulfame-K et saccharine.*

*Pour se faire plaisir, un cola avec une recette simple, même sucré, est préférable !*

**Ingrédients :**

• Eau gazéifiée, arôme naturel, colorant : caramel (E150d), acidifiant : acide phosphorique, édulcorants : cyclamate, aspartame, acésulfame-K, saccharine, caféine. Contient une source de phénylalanine.

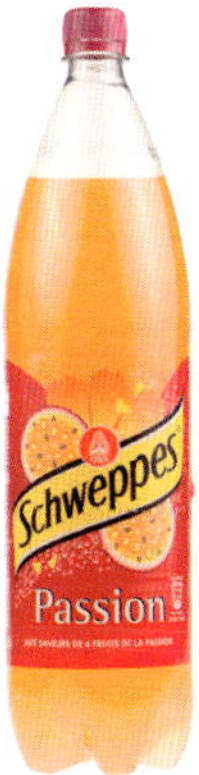


## SODA FRUIT DE LA PASSION, SCHWEPPES®

*Une recette trop complexe présentant pas moins de 9 additifs, associant du sucre et des édulcorants pour un apport calorique proche des autres tonics de la gamme pourtant sans édulcorants de synthèse.*

**Ingrédients :**

• Eau gazéifiée, sucre, acidifiant : acide citrique, antioxydant : acide ascorbique, conservateur : sorbate de potassium, colorant : acide carminique, édulcorants : acésulfame-K et sucralose, arômes naturels, amidon modifié, stabilisants : E445 et E444.

# SIROPS ET CONCENTRÉS

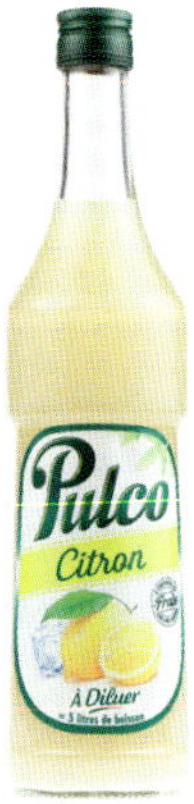


## CONCENTRÉ DE CITRON, PULCO®

*La référence des sirops, sans sucre ni édulcorant, sans colorant ni conservateur. On atteint seulement 6,6 kcal pour 200 ml dilué : un très bon produit !*

## SIROP À LA MENTHE VERTE, LA MAISON GUIOT®

*Une recette simple aux extraits et arômes naturels, à adopter pour faire plaisir aux grands et aux petits, avec modération toujours, il s'agit de sucre tout de même !*

**Ingrédients :**

- Sucre, eau, extraits naturels de menthe, arômes naturels, colorants : E102 et E131.

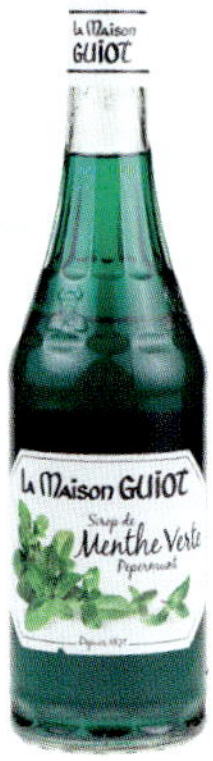


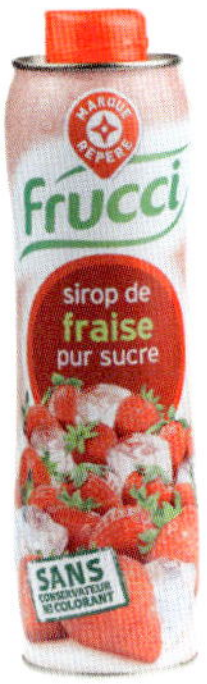


## SIROP DE FRAISE PUR SUCRE FRUCCI®, LECLERC MARQUE REPÈRE®

*Avec 34 % de jus de fruits à base de concentrés, ce sirop se démarque de ses concurrents, et présente une liste d'ingrédients courte, bon point !*

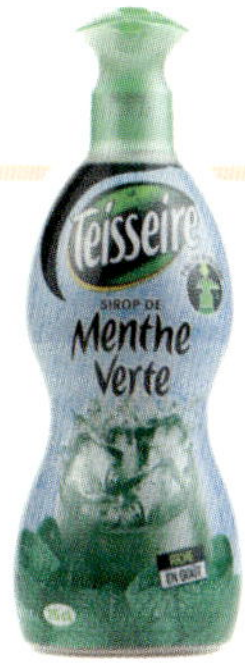


## SIROP DE MENTHE VERTE, TEISSEIRE®

*Un produit de grande marque avec du sirop de glucose-fructose en premier ingrédient, vendu 60 % plus cher que la bouteille classique de 75 cl de même marque, on est déçus.*

**Ingrédients :**

• Sirop de glucose-fructose, sucre, eau, colorants : caramel (E150b), E133, arôme naturel de menthe, conservateur : E202.

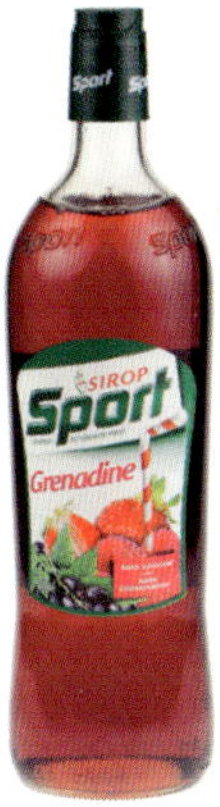


## GRENADINE, SIROP SPORT®

*Du sucre, du sirop de glucoce-fructose : non, ce n'est pas un produit simple et authentique comme le laisse penser l'étiquette !*

**Ingrédients :**

• Sucre, sirop de glucose-fructose, eau, jus de fruits à base de concentrés 12 % (citron 7,1 %, cassis 3,7 %, sureau 0,6 %, framboise 0,3 %), acidifiant : acide citrique, arôme.

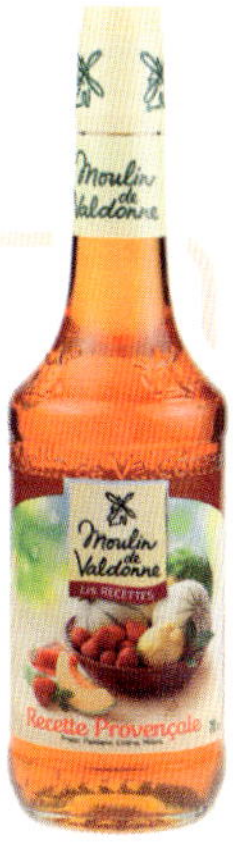


## SIROP RECETTE PROVENÇALE, MOULIN DE VALDONNE®

*Ce sirop, qui donne pourtant une image de produit traditionnel, associe le sucre et le sirop de glucose-fructose, dommage.*

**Ingrédients :**

• Sucre, sirop de glucose-fructose, jus de fruits à base de concentrés 21 % (fraise, pastèque, cédrat, melon), eau, acidifiant : acide citrique, arômes, extrait de paprika.

# CONSEILS

# QUELQUES NOTIONS D'HYGIÈNE ET DE CONSERVATION

*Nous vous avons appris tout au long de cet ouvrage à bien sélectionner les produits que vous achetez. Mais pour continuer à agir pour votre santé, il est important de revenir sur quelques notions de base sur l'hygiène et la conservation des produits.*

## DÈS LE SUPERMARCHÉ

- L'agencement des rayons dans les supermarchés n'est pas toujours le chemin idéal à suivre pour faire vos courses. Même si cela implique un retour en arrière, il est important de commencer vos courses par les produits secs stockés à température ambiante et les fruits et légumes. Terminez par les produits réfrigérés (laitages, fromages, charcuteries, plats préparés, traiteur…) et enfin par les surgelés.
- Au rayon des surgelés, les éléments doivent bouger quand on secoue le sachet ou la boîte, si ce n'est pas le cas et qu'un bloc s'est aggloméré, la chaîne du froid a déjà été rompue.
- Pour ne pas rompre la chaîne du froid entre le supermarché et votre domicile, veillez à transporter vos aliments frais et surgelés séparément, dans des glacières ou sacs isothermes. Cela permet de maintenir la température des aliments, pendant 1 heure 30 en glacière et 30 minutes en sac isotherme, pour une température extérieure de 20 °C.
- En plein été, et si vous dépassez ce temps de transport, utilisez des accumulateurs de froid, ou à défaut des bouteilles d'eau glacées.
- Choisissez également une glacière ou un sac isotherme adapté au volume des aliments transportés : plus le sac est rempli et plus les aliments sont serrés, moins l'air circule et donc plus le froid est maintenu !
- Surveillez bien les dates limites de consommation (DLC) des produits que vous achetez. Elles doivent être adaptées à votre rythme de consommation.

## À LA MAISON

Rangez en priorité les produits surgelés dans un congélateur à moins 18 °C. Les freezeurs des réfrigérateurs destinés à la réalisation de glaçons ne permettent qu'un stockage de 2 à 3 jours.

- Ne recongelez jamais un produit décongelé (sauf si celui-ci a été décongelé puis cuit à plus de 63 °C à cœur et refroidi rapidement).
- Les produits frais sont rangés dans un deuxième temps.
- Dès que possible, éliminez les suremballages cartonnés (par exemple, les cartons des yaourts) qui peuvent être souillés par le stockage en entrepôt ou en supermarché.
- Pensez à faire un roulement dans votre réfrigérateur en rangeant dans le fond les produits aux DLC les plus éloignées.
- Pensez à laver l'excédent de terre des végétaux si vous les stockez au frais.

# À METTRE AU FRAIS

- Tous les produits frais et sensibles d'un point de vue bactériologique : viandes, charcuteries, poissons, fruits de mer, produits laitiers frais (y compris fromages et crème fraîche), beurre et margarine, les produits traiteur et plats préparés frais.

**La règle :** Tout ce qui est acheté réfrigéré doit être placé au réfrigérateur !

- Tous les restes et plats cuisinés maison, dans un récipient hermétique ou recouvert de film alimentaire à conserver 24 à 48 heures.
- Les produits entamés portant la mention « à conserver au froid après ouverture », c'est le cas du lait, même UHT, des jus de fruits... Il est conseillé dans ce cas de préciser la date d'ouverture.
- Certaines huiles riches en acides gras polyinsaturés facilement oxydables et en vitamines sensibles, comme l'huile de noix qui rancit rapidement ou l'huile de germe de blé.
- Certaines farines biologiques sans conservateur, une fois le paquet entamé, en raison de la présence éventuelle de mites alimentaires.

Pour finir, on néglige trop souvent l'hygiène, pourtant si l'on veut stocker ses aliments dans de bonnes conditions bactériologiques, c'est important !

Il est conseillé de nettoyer le réfrigérateur à l'eau légèrement javellisée au moins une fois par mois. Idéalement, un nettoyage à l'eau avant chaque rangement de courses.

Et les placards ne doivent pas être oubliés !

Pensez également à utiliser des boîtes de conservation OU à fermer à l'aide d'une pince les sachets entamés. Un nettoyage, même à sec, pour éliminer les résidus alimentaires est recommandé. Pour un grand nettoyage à l'eau, essuyez bien ensuite les étagères afin de ne pas altérer les emballages et les produits par l'humidité.

# VOTRE RÉFRIGÉRATEUR IDÉAL

## QUELQUES PETITS RAPPELS

Dès la préhistoire, les hommes se rendent compte que certaines denrées comme la viande s'altèrent moins vite quand celles-ci sont conservées au frais, soit dans les grottes, soit en creusant un trou profond et fermé par un couvercle.
Par la suite et toujours avant l'invention des réfrigérateurs, on conservait les denrées périssables dans une pièce spéciale appelée cellier et idéalement orientée vers le nord pour des raisons de fraîcheur. Après l'invention des réfrigérateurs domestiques à la fin du XIXe siècle, ce mode de conservation est également utilisé afin de préserver le plus longtemps possible les qualités nutritionnelles des aliments ; puis vient s'ajouter un intérêt gustatif pour les produits, plus agréables à consommer frais, comme les boissons par exemple.

Le principe de base du réfrigérateur est de limiter la prolifération des germes par un froid inférieur à 6 °C. Dans un premier temps, il est donc important de surveiller régulièrement la température de votre réfrigérateur, qui ne doit pas excéder 6 °C dans la zone centrale.
Si votre réfrigérateur dispose d'un contrôle de température intégré (affichage de la température, pastille colorée...), c'est parfait. Dans le cas contraire, ajoutez un thermomètre vous-même pour permettre un contrôle régulier.
Ensuite, même si les réfrigérateurs modernes sont ventilés et la température beaucoup plus homogène, on considère que la partie la plus haute du réfrigérateur est la plus froide et doit ainsi être réservée aux produits les plus sensibles (viandes et poisson crus, fromages au lait cru...).

*Voici quelques conseils pour votre réfrigérateur idéal selon les critères d'hygiène et les choix alimentaires proposés précédemment :*

### HAUT : ZONE FROIDE < 4 °C

- Viandes et poissons frais nature.
- Produits traiteur frais : saumon fumé, crevettes décortiquées au naturel.
- Charcuteries : jambon cru, jambon blanc découenné dégraissé, gésiers, rillettes de poulet rôti.
- Produits frais entamés, dans un récipient hermétique ou recouverts de film alimentaire.
- Produits en cours de décongélation, dans un récipient hermétique ou recouverts de film alimentaire

### MILIEU : ZONE FRAÎCHE 4 °C À 6 °C

- Produits laitiers : yaourts nature, fromages blancs 20 % de MG...
- Crème fraîche entière.
- Desserts lactés : gélifiés caramel, crèmes dessert.
- Fromages frais et au lait cru : chèvre frais, comté au lait cru...
- Compotes achetées au rayon frais.
- Fruits et légumes cuits, dans un récipient hermétique ou recouverts de film alimentaire à conserver 24 à 48 heures.
- Viandes et poissons cuits.

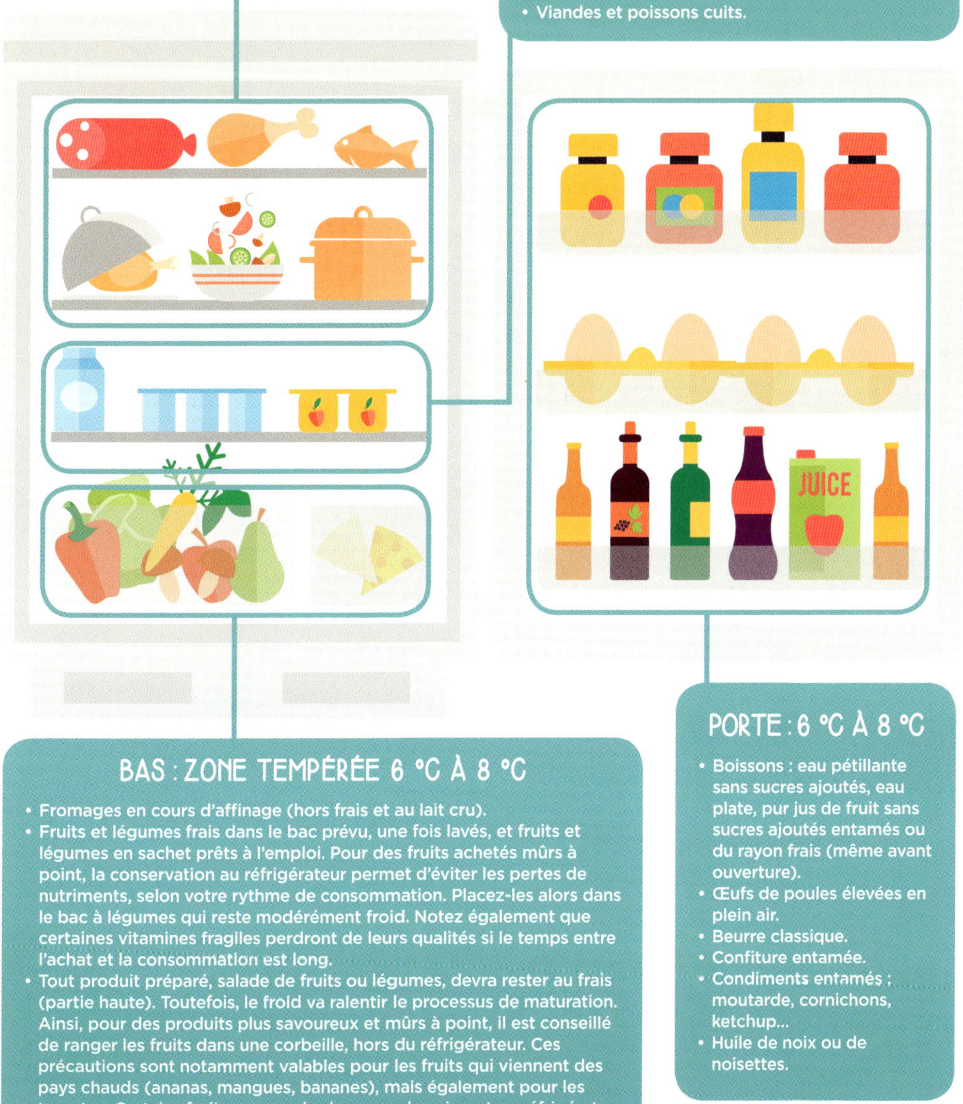


### BAS : ZONE TEMPÉRÉE 6 °C À 8 °C

- Fromages en cours d'affinage (hors frais et au lait cru).
- Fruits et légumes frais dans le bac prévu, une fois lavés, et fruits et légumes en sachet prêts à l'emploi. Pour des fruits achetés mûrs à point, la conservation au réfrigérateur permet d'éviter les pertes de nutriments, selon votre rythme de consommation. Placez-les alors dans le bac à légumes qui reste modérément froid. Notez également que certaines vitamines fragiles perdront de leurs qualités si le temps entre l'achat et la consommation est long.
- Tout produit préparé, salade de fruits ou légumes, devra rester au frais (partie haute). Toutefois, le froid va ralentir le processus de maturation. Ainsi, pour des produits plus savoureux et mûrs à point, il est conseillé de ranger les fruits dans une corbeille, hors du réfrigérateur. Ces précautions sont notamment valables pour les fruits qui viennent des pays chauds (ananas, mangues, bananes), mais également pour les tomates. Certains fruits, comme les bananes, brunissent au réfrigérateur et devront rester à l'air libre.

### PORTE : 6 °C À 8 °C

- Boissons : eau pétillante sans sucres ajoutés, eau plate, pur jus de fruit sans sucres ajoutés entamés ou du rayon frais (même avant ouverture).
- Œufs de poules élevées en plein air.
- Beurre classique.
- Confiture entamée.
- Condiments entamés : moutarde, cornichons, ketchup...
- Huile de noix ou de noisettes.

# VOTRE CONGÉLATEUR IDÉAL

## QUELQUES PETITS RAPPELS

Petit rappel des règles d'hygiène pour une bonne conservation des aliments surgelés :

- Lorsque vous faites vos courses, sélectionnez les aliments surgelés en dernier et placez-les dans un sac isotherme du magasin à votre domicile afin de ne pas rompre la chaîne du froid.
- Veillez à respecter le temps de conservation des produits en fonction de l'appareil que vous avez chez vous.

### LES APPAREILS

**Les appareils 1 étoile : capables de maintenir une température inférieure ou égale à -6 °C et traditionnellement appelés freezer. Ils permettent de produire des glaçons et de conserver les aliments surgelés jusqu'à 48 heures.**

**Les appareils 2 étoiles : capables de maintenir une température inférieure ou égale à -12 °C. Ils permettent de conserver les aliments surgelés au-delà de quelques jours (4 semaines maximum suivant la nature des produits).**

**Les appareils 3 étoiles : capables de maintenir une température inférieure ou égale à -18 °C. Ils permettent de conserver les aliments plusieurs mois.**

**Les appareils 4 étoiles : capables de maintenir une température inférieure ou égale à -18 °C et de produire à la demande une température inférieure ou égale à -26 °C. Cette fonction offre la possibilité de congeler les aliments par un abaissement rapide de leur température en les exposant à un froid plus intense. Seuls ces modèles sont en mesure de surgeler un aliment.**

- Lorsque vous surgelez des aliments à domicile, renseignez-vous au préalable sur la meilleure manière de les congeler (par exemple, pour les jaunes d'œufs, il est conseillé de les battre avant congélation).
- Placez toujours vos aliments dans un sachet plastique de congélation ou dans une boîte hermétique avec la date du jour de congélation dessus.
- Ne recongelez jamais un aliment : en effet, lors de la seconde décongélation, le développement des micro-organismes sera beaucoup plus important et risque, en cas de contamination, de rendre le produit dangereux à consommer.

- Soyez attentif lors de la décongélation, suivez bien les indications notées à ce sujet sur l'emballage du produit. Et pour les produits maison, vous avez le choix entre une décongélation au four à micro-ondes, dans un réfrigérateur, ou vous pouvez cuire directement les aliments sans décongélation préalable. Il est vivement déconseillé de laisser les aliments décongeler lentement à l'air libre pour des questions de multiplication bactérienne.

Voici quelques conseils pour votre congélateur idéal selon les critères d'hygiène et les choix alimentaires proposés précédemment :

- Sachets de légumes seuls ou mélangés mais au naturel, juste blanchis.
- Soupes de légumes.
- Herbes, bouillons, fumets, oignons, échalotes et ail coupés.
- Fruits au naturel.
- Morceaux découpés de viande, volaille, poissons, crustacés non cuisinés, non panés.
- Un bac de sorbet et un bac de glace selon les choix proposés dans le livre, et si possible des glaces maison au vu des compositions des produits industriels.
- Éventuellement, si vous aimez cela, un sachet de frites ou une boîte de poissons panés ou des nuggets, en veillant à bien les choisir et à les consommer occasionnellement (deux fois par mois).
- Des produits à surgeler chez vous pour en avoir toujours d'avance :
- Une pâte feuilletée, ou brisée ou à pizza.
- Du pain de boulangerie en tranches.
- Des glaçons maison, mais également quelques pains de glace pour en avoir à disposition à emporter en courses ou en pique-nique (pensez-y même pour un repas à emporter à l'école pour vos enfants, lors d'une sortie scolaire…).

Deuxième partie

# RECETTES

# TARTE FINE AUX TOMATES ET THON



## Ingrédients pour 4 personnes

2 feuilles de brick
250 g de thon en conserve au naturel
4 tomates
2 oignons
1 branche de thym
sel - poivre

### MON REPAS ÉQUILIBRÉ

- Mâche et asperges en vinaigrette
- Tarte fine aux tomates et thon
- 1 morceau de bûche de chèvre + 1 tranche de pain
- 1 pêche

## Marche à suivre

Préchauffez le four à 180 °C (th. 6).

Pelez et émincez les oignons.

Dans une poêle à revêtement antiadhésif, faites revenir les oignons à feu doux jusqu'à ce qu'ils soient bien fondants en ajoutant un fond d'eau en cours de cuisson pour décoller les sucs.

Lavez les tomates et coupez-les en quartiers.

Égouttez le thon et émiettez-le à l'aide d'une fourchette.

Dans un plat à tarte, placez une première feuille de brick. Humidifiez-la avec un peu d'eau à l'aide d'un pinceau puis ajoutez la seconde feuille par-dessus.

Recouvrez de la compotée d'oignons, répartissez les quartiers de tomate et le thon.

Lavez et séchez le thym dans un papier absorbant. Saupoudrez la tarte de brins de thym.

Assaisonnez avec sel et poivre et enfournez pour 25 minutes.

# CURRY DE COLIN À LA TOMATE

## Ingrédients pour 4 personnes

500 g de filets de colin
4 tomates
1 citron vert
2 échalotes
2 gousses d'ail
1 cuil. à café de curry
1 cuil. à café de gingembre
1 botte de coriandre
1 cuil. à soupe d'huile d'olive, tournesol ou combinée
sel - poivre

### MON REPAS ÉQUILIBRÉ

- **Curry de colin à la tomate**
- **Courgettes et pommes de terre vapeur**
- **100 g de fromage blanc nature à 3-4 % de MG**
- **1 bol de fraises avec 1 cuillerée à café de sucre en poudre**

## Marche à suivre

Pressez le citron vert et réservez le jus.

Pelez et hachez les échalotes finement. Écrasez ensuite l'ail à l'aide du plat d'un couteau.

Lavez les tomates puis mondez-les. Pour cela, incisez en croix le sommet de chaque tomate. Portez une casserole d'eau à ébullition et plongez-y les tomates 30 secondes. Trempez-les ensuite rapidement dans un saladier d'eau très froide. Retirez la peau avec un petit couteau, elle se détache alors facilement.

Dans une sauteuse, faites revenir les échalotes et l'ail avec l'huile. Ajoutez les épices, le jus de citron vert et les tomates mondées coupées en quatre.

Découpez le colin en morceaux et déposez-les dans la sauteuse. Assaisonnez à votre goût, puis couvrez et laissez cuire pendant 10 minutes.

Pendant ce temps, lavez puis séchez la coriandre dans un papier absorbant. Ciselez-la finement.

Au moment du service, parsemez le plat de coriandre fraîche.

# FLAN AUX COURGETTES ET À LA MENTHE



## Ingrédients pour 4 personnes

500 g de courgettes
1/2 oignon
8 œufs
40 cl de lait demi-écrémé
1 bouquet de menthe fraîche
1 cuil. à café de cumin en poudre
sel - poivre

## Marche à suivre

Préchauffez le four à 180 °C (th. 6).

Pelez et émincez l'oignon.

Lavez et coupez les courgettes en rondelles. Faites-les cuire à la vapeur pendant 10 minutes.

Faites suer l'oignon dans une poêle à revêtement antiadhésif, puis ajoutez les rondelles de courgette pour les colorer.

Dans un saladier, battez les œufs avec le lait. Salez et poivrez.

Lavez et épongez les feuilles de menthe à l'aide d'un papier absorbant. Réservez quelques feuilles entières et ciselez le reste très finement.

Dans le saladier, ajoutez les courgettes aux oignons, la menthe fraîche ciselée et le cumin. Rectifiez l'assaisonnement.

Placez la préparation dans un moule à cake chemisé de papier sulfurisé.

Enfournez pour 20 minutes. Vérifiez la cuisson à l'aide de la lame d'un couteau, qui doit ressortir sèche.

Servez bien chaud décoré de quelques feuilles de menthe entières.

### MON REPAS ÉQUILIBRÉ

- **Flan aux courgettes et à la menthe**
- **Salade de lentilles, roquette, tomates cerise et copeaux de parmesan en vinaigrette**
- **1 pomme cuite à la cannelle**

# PAUPIETTES AU THON ET POIVRONS

## Ingrédients pour 4 personnes

4 filets de poisson blanc au choix : colin, merlan ou grenadier (de 100 g chacun)
140 g de thon au naturel
1/2 poivron rouge
1/2 poivron jaune
1/2 oignon
1 œuf
1 cuil. à soupe d'herbes de Provence
1 cuil. à soupe d'huile d'olive, tournesol ou combinée
sel - poivre

### MON REPAS ÉQUILIBRÉ

- **Concombre au yaourt, jus de citron et menthe**
- **Paupiette au thon et poivrons**
- **Polenta cuite au bouillon de légumes et coulis de tomates**
- **1/2 melon**

## Marche à suivre

Égouttez le thon et émiettez-le.

Lavez et coupez très finement les poivrons rouge et jaune.

Pelez et hachez l'oignon.

Dans une jatte, mélangez le thon émietté, les petits dés de poivrons et l'oignon haché. Ajoutez l'œuf battu en omelette et mélangez bien, salez, poivrez. Ajoutez enfin les herbes de Provence.

Étalez chaque filet de poisson blanc sur du film alimentaire, aplatissez-le à l'aide d'un rouleau à pâtisserie. Répartissez la farce au thon et poivrons et roulez-les en les serrant fortement dans le film.

Dans une grande casserole d'eau bouillante, faites cuire les paupiettes pendant 12 minutes.

Retirez le film autour des paupiettes et faites-les colorer quelques minutes dans une poêle à revêtement antiadhésif avec l'huile, rectifiez l'assaisonnement et servez bien chaud.

# TORTILLA DE POMMES DE TERRE ET COURGETTES AUX OIGNONS

## Ingrédients pour 4 personnes

8 œufs
250 g de pommes de terre
2 courgettes
1 poivron rouge
2 oignons
1 pincée de cumin en poudre
1 pincée de paprika
1 cuil. à soupe d'huile d'olive, tournesol ou combinée
sel - poivre du moulin

## Marche à suivre

Lavez les légumes. Pelez les pommes de terre et coupez-les en fines rondelles. Coupez les courgettes en rondelles et émincez le poivron après avoir retiré les pépins et les parties blanches.

Pelez et émincez les oignons. Faites-les revenir dans une poêle à revêtement antiadhésif avec l'huile.

Ajoutez les pommes de terre et les poivrons dans la poêle, baissez le feu, couvrez et laissez cuire 10 minutes en remuant de temps en temps.

Ajoutez les courgettes et les épices, salez, poivrez et poursuivez la cuisson à feu vif sans cesser de remuer jusqu'à ce que le fond de la poêle soit sec.

Préchauffez le four à 180 °C (th. 6).

Chemisez un moule à cake de papier sulfurisé.

Dans un saladier, battez les œufs en omelette et assaisonnez-les. Ajoutez les légumes.

Versez cette préparation dans le moule et enfournez pour 15 à 20 minutes.

Démoulez la tortilla et servez-la coupée en dés sur un lit de salade verte.

### MON REPAS ÉQUILIBRÉ

- **Laitue, carottes râpées et maïs doux en vinaigrette**
- **Tortilla de pommes de terre et courgettes aux oignons**
- **2 petits-suisses nature à 3-4 % de MG avec 1/2 banane écrasée à la cannelle**

# POIVRONS FARCIS AU BLÉ MÉRIDIONAL

## Ingrédients pour 4 personnes

4 poivrons rouges
200 g de blé (poids cru)
1 oignon
1 courgette
2 tomates
1 cuil. à café de paprika
1 cuil. à soupe d'herbes de Provence
1 cuil. à soupe d'huile d'olive, tournesol ou combinée
sel - poivre

### MON REPAS ÉQUILIBRÉ

- **1 bol de potage de légumes et 1 pincée d'emmental râpé**
- **2 tranches de jambon sec**
- **Poivron farci au blé méridional**
- **1 pomme**

## Marche à suivre

Pelez et émincez l'oignon. Lavez et coupez la courgette en dés. Lavez et mondez les tomates, puis taillez-les en dés également.

Dans une poêle, faites fondre l'oignon émincé avec l'huile, puis ajoutez les dés de courgette et de tomate. Laissez cuire 10 minutes.

Intégrez le blé, le paprika et les herbes de Provence. Salez, poivrez.

Recouvrez de 4 verres d'eau, portez à ébullition et laissez frémir 10 minutes. Poursuivez la cuisson jusqu'à l'absorption complète de l'eau.

Pendant ce temps, préchauffez le four en position gril.

Lavez les poivrons, coupez leur chapeau, videz et épépinez-les.

Farcissez les poivrons de blé méridional, replacez leur chapeau et mettez-les à griller au four 10 minutes.

Servez bien chaud.

# TARTE POLENTA, TOMATES CERISE, FETA ET BASILIC

## Ingrédients pour 4 personnes

200 g de polenta (poids cru)
400 g de tomates cerise
160 g de feta
1 cube de bouillon de légumes
1 cuil. à soupe d'huile d'olive, tournesol ou combinée
1 bouquet de basilic
sel - poivre

### MON REPAS ÉQUILIBRÉ

- **Salade d'endives, filets de sardine, jus de citron et noix**
- **Tarte polenta, tomates cerise, feta et basilic**
- **1 faisselle nature à 6 % de MG**
- **1/2 mangue**

## Marche à suivre

Préchauffez le four en position gril.

Dans une casserole, portez 3 verres d'eau à ébullition, ajoutez le cube de bouillon de légumes dégraissé, puis baissez le feu pour laisser le liquide juste frémir.

Versez la polenta en pluie dans l'eau tout en remuant jusqu'à épaississement. Continuez à tourner pendant 1 à 2 minutes pour bien homogénéiser la polenta.

Répartissez la polenta dans le fond d'un plat à tarte chemisé de papier sulfurisé et laissez tiédir.

Lavez et coupez les tomates cerise en rondelles. Détaillez la feta en dés.

Répartissez les rondelles de tomates cerise sur la polenta, puis les dés de feta et arrosez d'huile. Salez et poivrez.

Faites griller au four 10 minutes.

Lavez et séchez les feuilles de basilic.

Servez cette tarte bien chaude parsemée de feuilles de basilic fraîches, entières ou ciselées.

# LASAGNES AUX BLETTES

## Ingrédients pour 4 personnes

- 8 petites plaques de lasagnes sèches
- 1 botte de blettes
- 1 oignon
- 1 boîte de pulpe de tomates en dés (400 g environ)
- 1 cuil. à café d'herbes de Provence
- 1 pincée de cumin en poudre
- 160 g de mozzarella
- 1 brique de coulis de tomates (500 g environ)
- sel - poivre

### MON REPAS ÉQUILIBRÉ

- **Betteraves rouges en vinaigrette**
- **Filet de saumon vapeur à l'aneth et jus de citron**
- **Lasagnes aux blettes**
- **1 poire**

## Marche à suivre

Lavez et épluchez les blettes. Coupez-les en fins tronçons. Éliminez les fils et conservez les feuilles. Faites cuire les blettes 15 minutes à la vapeur.

Épluchez et émincez l'oignon, puis faites-le blondir dans une poêle à revêtement antiadhésif à sec. Ajoutez la pulpe de tomates, les herbes, le cumin et rectifiez l'assaisonnement.

Coupez la mozzarella en dés.

Préchauffez le four à 180 °C (th. 6).

Dans un plat à gratin, étalez au fond 1 cuillerée à soupe de coulis de tomates, puis disposez 2 feuilles de lasagnes. Couvrez de blettes, puis de pulpe de tomates à l'oignon. Ajoutez quelques dés de mozzarella et 1 cuillerée à soupe de coulis de tomates.

Renouvelez ces opérations jusqu'à épuisement des ingrédients. Terminez par une couche de lasagnes, puis couvrez avec le reste de coulis de tomates et de dés de mozzarella.

Enfournez pour 30 minutes. Couvrez d'une feuille de papier d'aluminium en cours de cuisson si nécessaire pour obtenir des lasagnes bien fondantes.

# BRICKS PROVENÇAUX À L'ŒUF ET SALSA DE TOMATES

## Ingrédients pour 4 personnes

**Pour la salsa de tomates :**
4 tomates rondes
1 oignon
1 citron
1 cuil. à soupe d'huile d'olive, tournesol ou combinée
1 cuil. à soupe de persil haché
sel - poivre

**Pour les bricks provençales :**
4 feuilles de brick
4 œufs
1 aubergine
2 courgettes
2 gousses d'ail
1 cuil. à soupe d'herbes de Provence
1 cuil. à soupe d'huile d'olive, tournesol ou combinée
sel - poivre

## Marche à suivre

Préparez d'abord la salsa de tomates. Lavez les tomates, coupez-les en dés. Pelez l'oignon et hachez-le finement.

Pressez le citron et versez son jus dans un saladier. Salez, poivrez et ajoutez l'oignon haché, les dés de tomate, l'huile et le persil.

Placez le saladier au frais recouvert d'un film alimentaire.

Lavez et coupez en rondelles l'aubergine et les courgettes. Pelez les gousses d'ail et hachez-les.

Dans une poêle à revêtement antiadhésif, faites sauter les rondelles d'aubergine et de courgette dans l'huile, ajoutez l'ail et laissez fondre quelques minutes, assaisonnez à votre goût et parsemez enfin d'herbes de Provence.

Préchauffez le four à 180 °C (th. 6).

Placez les feuilles de brick sur 4 assiettes. Déposez au centre de chaque feuille de brick les rondelles de légumes sautés. Pliez les bords de chaque feuille pour former un nid au centre, où vous casserez 1 œuf.

Faites glisser les bricks sur la plaque du four recouverte de papier sulfurisé et enfournez pour 15 minutes.

Servez chaud avec la salsa de tomates refroidie.

### MON REPAS ÉQUILIBRÉ

- **1/2 pomelo**
- **Brick provençal à l'œuf et salsa de tomates**
- **Épinards à la béchamel maison**
- **Fraises avec 1 cuillerée à soupe de crème Chantilly**

# TOMATES ET DÉS DE JAMBON FAÇON CRUMBLE

## Ingrédients pour 4 personnes

6 tomates rondes
400 g de tomates cerise
400 g de jambon blanc découenné et dégraissé
2 échalotes
quelques feuilles de basilic
2 gousses d'ail
40 g de beurre
80 g de farine
sel - poivre

**MON REPAS ÉQUILIBRÉ**

- **Radis roses à la croque au sel**
- **Tomates et dés de jambon façon crumble**
- **1 yaourt nature classique**
- **100 g de compote de fruits sans sucre ajouté**

## Marche à suivre

Préchauffez le four à 180 °C (th. 6).

Pelez et émincez les échalotes. Faites-les fondre dans une poêle à revêtement antiadhésif à feu doux, avec un fond d'eau.

Lavez les tomates, équeutez-les et coupez les tomates rondes en quatre.

Dans un plat à gratin, déposez la fondue d'échalotes, répartissez les tomates cerise et les quartiers de tomate.

Détaillez le jambon en dés et disposez-le dans le plat.

Lavez les feuilles de basilic et séchez-les. Posez-en quelques-unes entières sur les tomates. Ciselez le reste.

Pelez et hachez les gousses d'ail. Coupez le beurre en dés.

Dans un saladier, malaxez la farine et le beurre en un sable fin, salez, poivrez, puis ajoutez l'ail haché et le basilic ciselé.

Répartissez cette pâte sur les tomates et enfournez pour 20 minutes.

# CHAMPIGNONS FARCIS AU JAMBON SEC

## Ingrédients pour 4 personnes

8 gros champignons de Paris
200 g de jambon sec dégraissé
2 gousses d'ail
4 œufs
2 cuil. à soupe de persil ciselé
1 laitue romaine
1 citron
2 cuil. à soupe d'huile de colza
sel - poivre

### MON REPAS ÉQUILIBRÉ

- **Champignons farcis au jambon sec**
- **1 portion de camembert + 2 tranches de pain**
- **3 petits abricots**

## Marche à suivre

Préchauffez le four à 210 °C (th. 7).

Pelez et hachez les gousses d'ail.

Parez le jambon sec et coupez-le finement.

Brossez et lavez les champignons. Retirez leur pied, émincez-les finement.

Battez les œufs en omelette dans un grand bol, ajoutez les pieds de champignons émincés, les gousses d'ail hachées, le persil, les dés de jambon sec, salez et poivrez à votre goût.

Répartissez cette farce dans les 8 chapeaux de champignons de Paris et enfournez-les dans un plat à bord haut pour 20 minutes.

Pendant ce temps, effeuillez, lavez et essorez la laitue romaine. Pressez le citron, mélangez le jus avec l'huile, salez et poivrez.

Dans 4 assiettes, répartissez la salade recouverte de sauce au citron et placez au centre 2 champignons farcis bien chauds par personne.

# VELOUTÉ DE COURGE BUTTERNUT

## Ingrédients pour 4 personnes

1 courge butternut (1 kg environ)
2 échalotes
30 cl de lait demi-écrémé
30 g de noisettes décortiquées
6 cl de crème fraîche entière
1 cuil. à café de noix muscade râpée
sel - poivre

### MON REPAS ÉQUILIBRÉ

- **Velouté de courge butternut**
- **2 tranches de rôti de bœuf à la moutarde**
- **Haricots verts et flageolets au bouillon de légumes**
- **1 orange**

## Marche à suivre

Pelez, épépinez et coupez votre courge butternut en petits morceaux.

Pelez et émincez les échalotes.

Dans un faitout à revêtement antiadhésif, faites dorer à sec les échalotes, puis ajoutez les dés de courge.

Laissez fondre quelques minutes pour développer les saveurs, puis versez le lait et de l'eau à hauteur. Laissez mijoter 25 minutes, vérifiez la cuisson de la courge à l'aide de la pointe d'un couteau.

Mixez le velouté en ajoutant la crème, la muscade et assaisonnez à votre goût.

Concassez les noisettes.

Servez le velouté parsemé de noisettes. Dégustez bien chaud !

# COQUILLES DE POISSON AUX CHAMPIGNONS



## Ingrédients pour 4 personnes

400 g de filets de poisson au choix
500 g de champignons
1 cube de court-bouillon pour poisson dégraissé
2 échalotes
20 g de fécule de maïs
20 cl de lait demi-écrémé
1 citron bio
2 biscottes
1 petit bouquet de persil frais
1 cuil. à soupe d'huile d'olive, tournesol ou combinée
sel - poivre du moulin

## Marche à suivre

Dans une casserole, diluez le court-bouillon dans un grand volume d'eau. À frémissement, pochez-y les filets de poisson. Égouttez-les en conservant le bouillon.

Rincez les champignons. Coupez l'extrémité des pieds et émincez-les en fines lamelles.

Épluchez et émincez les échalotes. Faites-les revenir dans une poêle à revêtement antiadhésif avec l'huile, puis ajoutez les champignons.

Dans une casserole, délayez la fécule de maïs dans le lait. Portez sur le feu, puis versez 15 cl de court-bouillon et laissez cuire à feu moyen en remuant jusqu'à épaississement.

Rectifiez l'assaisonnement de la sauce, ajoutez un filet de jus de citron et quelques zestes, puis les champignons.

Mixez les biscottes avec le persil.

Préchauffez le four à 250 °C (th. 8-9).

Garnissez 4 coquilles Saint-Jacques vides ou 4 mini-cocottes et parsemez de chapelure au persil.

Enfournez pour quelques minutes jusqu'à ce que la chapelure soit bien dorée.

### MON REPAS ÉQUILIBRÉ

- **Coquille de poisson aux champignons**
- **Poireaux vapeur à la noix muscade**
- **1 portion de comté avec 1 tranche de pain**
- **1 petite grappe de raisin**

# POMMES DE TERRE FARCIES AU SAUMON

## Ingrédients pour 4 personnes

8 pommes de terre de taille moyenne
1 poireau
250 g de pavés de saumon frais
1/2 citron
2 œufs
1 cuil. à soupe d'aneth déshydraté
sel - poivre

## Marche à suivre

Lavez les pommes de terre. Creusez-les en conservant la peau et environ 1 cm de chair, puis faites-les cuire à la vapeur.

Lavez le poireau. Émincez le blanc et faites-le cuire à la vapeur.

Déposez les pavés de saumon sur une feuille de papier cuisson. Arrosez de jus de citron, fermez hermétiquement et faites cuire 5 minutes au four à micro-ondes. Laissez tiédir.

Dans un saladier, battez les œufs avec l'aneth, un peu de sel et de poivre. Ajoutez le saumon tiédi et émietté ainsi que les poireaux refroidis.

Préchauffez le four à 210 °C (th. 7).

Recouvrez le fond d'un plat allant au four d'une feuille de papier sulfurisé. Disposez les pommes de terre puis garnissez-les de la préparation au saumon.

Enfournez pour 5 minutes.

Servez bien chaud sur un lit de salade.

### MON REPAS ÉQUILIBRÉ

- **Chou rouge et laitue émincés en vinaigrette**
- **2 pommes de terre farcies au saumon**
- **1 yaourt nature classique**
- **2 kiwis**

# TOMATES FARCIES AU QUINOA ET PALERON

## Ingrédients pour 4 personnes

8 belles tomates à farcir
2 carottes
400 g de paleron
1/2 cube de bouillon de bœuf dégraissé
120 g de quinoa (poids sec)
2 oignons
1 petit bouquet de persil
sel - poivre du moulin

### MON REPAS ÉQUILIBRÉ

- **Laitue en vinaigrette**
- **2 tomates farcies au quinoa et paleron**
- **2 petits-suisses nature à 3-4 % de MG**
- **1/4 d'ananas frais**

## Marche à suivre

Lavez les carottes et les tomates. Pelez les carottes et coupez-les en rondelles.

Coupez le chapeau des tomates. Évidez-les, salez l'intérieur, retournez-les et laissez-les dégorger sur une assiette. Conservez la chair à part.

Plongez le paleron dans une casserole d'eau froide. Dès le premier bouillon, stoppez la cuisson et égouttez la viande.

Couvrez à nouveau d'eau froide, ajoutez le demi-cube de bouillon, les rondelles de carottes, couvrez et laissez cuire 2 heures à feu doux.

Mettez le quinoa à cuire dans une fois et demie son volume d'eau bouillante salée. Égouttez et réservez.

Préchauffez le four à 180 °C (th. 6).

Égouttez la viande et coupez-la en dés. Épluchez et émincez les oignons. Lavez et ciselez le persil.

Faites revenir les oignons dans une poêle à revêtement antiadhésif à sec. Ajoutez la viande, le quinoa, les rondelles de carottes puis la chair des tomates et faites cuire 10 minutes. Rectifiez l'assaisonnement puis ajoutez le persil.

Garnissez les tomates de cette farce. Remettez les chapeaux et dressez dans un plat allant au four.

Enfournez pour 30 minutes puis dégustez aussitôt.

# CUISSE DE DINDE AUX PANAIS

## Ingrédients pour 4 personnes

1 belle cuisse de dinde
500 g de panais
2 carottes
1 oignon
2 cuil. à café de concentré de tomate
15 cl de bouillon de volaille dégraissé
2 feuilles de laurier
1 cuil. à café d'herbes de Provence
1 cuil. à soupe d'huile d'olive, tournesol ou combinée
sel - poivre

### MON REPAS ÉQUILIBRÉ

- **Radis à la croque au sel**
- **Cuisse de dinde aux panais**
- **1 portion de coulommiers et pain**
- **100 g de compote de fruits sans sucre ajouté**

## Marche à suivre

Lavez et épluchez les légumes, pelez l'oignon. Coupez l'oignon en petits cubes, les carottes et les panais en 3 tronçons.

Faites blondir l'oignon dans une sauteuse avec l'huile, réservez.

Retirez la peau de la cuisse de dinde, puis mettez-la dans la sauteuse et faites dorer des deux côtés. Salez, poivrez.

Ajoutez dans la cocotte les oignons, les carottes, les panais, le concentré de tomate et le bouillon de volaille dégraissé, puis 1 demi-verre d'eau.

Mélangez bien le tout, intégrez les aromates, salez et poivrez.

Laissez mijoter environ 30 minutes.

Vérifiez la cuisson des panais, un couteau pointu doit pouvoir s'y enfoncer facilement.

Servez bien chaud nappé de jus de cuisson.

# CÔTES DE PORC AU CURCUMA



## Ingrédients pour 4 personnes

4 côtes de porc dans le filet
600 g de champignons
1 gousse d'ail
1 pamplemousse
1 cuil. à café de curcuma en poudre
1 cuil. à café de thym déshydraté
1 cuil. à soupe d'huile d'olive, tournesol ou combinée
sel - poivre du moulin

## Marche à suivre

Épluchez et hachez la gousse d'ail. Pressez le pamplemousse et mélangez son jus avec l'ail écrasé, le curcuma et le thym. Salez et poivrez.

Mettez les côtes de porc dans un plat, versez dessus la marinade, couvrez et laissez au frais au moins 30 minutes.

Coupez les pieds des champignons, rincez-les et taillez-les en fines lamelles. Faites-les dorer quelques minutes dans une poêle avec l'huile, puis réservez.

Égouttez les côtes de porc, faites-les dorer dans la même poêle de chaque côté.

Baissez le feu, ajoutez les champignons et la marinade et poursuivez la cuisson quelques minutes. Servez chaud.

### MON REPAS ÉQUILIBRÉ

- **Carottes râpées en vinaigrette**
- **Côte de porc au curcuma**
- **Semoule de blé au coulis de tomates**
- **1 yaourt aux fruits**

# SAUTÉ DE DINDE AUX DEUX POMMES

## Ingrédients pour 4 personnes

500 g d'escalopes de dinde
600 g de pommes de terre
4 pommes golden
2 gousses d'ail
1 pincée de cannelle
1 branche de thym
1 cuil. à soupe d'huile d'olive, tournesol ou combinée
sel - poivre

### MON REPAS ÉQUILIBRÉ

- **Céleri rémoulade maison**
- **Sauté de dinde aux deux pommes**
- **100 g de fromage blanc à 3-4 % de MG avec quelques gouttes de vanille**

## Marche à suivre

Lavez et épluchez les pommes de terre.
Coupez-les en dés et faites-les précuire à la vapeur.

Détaillez les escalopes de dinde en dés.

Lavez les pommes golden, épépinez-les et coupez-les en quartiers en conservant la peau. Épluchez et hachez l'ail.

Dans une poêle à revêtement antiadhésif, faites revenir les pommes golden dans 1 cuillerée à café d'huile afin qu'elles soient bien dorées de chaque côté. Saupoudrez de cannelle, salez, poivrez, baissez le feu et laissez cuire jusqu'à ce que les pommes soient fondantes. Réservez.

Versez le reste d'huile dans la poêle. Faites dorer quelques minutes l'ail, puis ajoutez les morceaux de dinde.

Quand la dinde est bien dorée, intégrez les pommes de terre, le thym et rectifiez l'assaisonnement.

Servez la poêlée de dinde et pommes de terre entourée des quartiers fondants de pomme.

# ÉMINCÉ DE PORC ET SES BÂTONNETS DE CÉLERI CONFITS



## Ingrédients pour 4 personnes

300 g de filet de porc en émincé
1 beau céleri-rave ou 2 petits
1 citron
1 oignon
1 cuil. à soupe de graines de coriandre
130 g de jambon blanc découenné et dégraissé
2 cuil. à soupe de coriandre hachée
1 cuil. à soupe d'huile d'olive, tournesol ou combinée
sel - poivre

### MON REPAS ÉQUILIBRÉ

- **1 bol de potage de légumes avec 1 pincée d'emmental râpé**
- **Émincé de porc et ses bâtonnets de céleri confits**
- **1 pomelo**
- **Pain**

## Marche à suivre

Pressez le citron.

Lavez puis pelez le céleri-rave et citronnez-le. Détaillez-le en fins bâtonnets puis faites-le blanchir 5 minutes dans de l'eau bouillante salée.

Pelez et émincez l'oignon finement.

Dans une casserole à revêtement antiadhésif, faites colorer la moitié de l'oignon émincé avec la moitié de l'huile, ajoutez ensuite les bâtonnets de céleri, les graines de coriandre et 5 cl d'eau. Laissez fondre à couvert pendant 10 minutes.

Poursuivez la cuisson 10 minutes à découvert, salez et poivrez à votre goût. Réservez.

Coupez le jambon blanc en petits dés.

Dans une poêle à revêtement antiadhésif avec le reste d'huile, faites suer le reste d'oignon haché, ajoutez le porc émincé et faites colorer en remuant.

Intégrez les dés de jambon, poursuivez la cuisson 2 à 3 minutes.

Versez le tout dans la casserole et mélangez le porc avec les bâtonnets de céleri. Réchauffez rapidement, rectifiez l'assaisonnement et servez parsemé de coriandre hachée.

# GRATIN DE POLENTA AU CHÈVRE

RECETTES

## Ingrédients pour 4 personnes

200 g de polenta (poids cru)
120 g de bûche de chèvre
1 oignon
200 g de pois chiches en conserve (poids net égoutté)
le jus d'1 citron
2 cuil. à soupe d'herbes de Provence
2 tomates
8 cuil. à soupe de coulis de tomates
sel - poivre

### MON REPAS ÉQUILIBRÉ

- **Mélange de jeunes pousses et tomates cerise en vinaigrette**
- **Gratin de polenta au chèvre**
- **1 petite grappe de raisin**

## Marche à suivre

Préchauffez le four à 210 °C (th. 7).

Pelez et émincez l'oignon. Faites-le fondre à feu doux dans une poêle à revêtement antiadhésif sans matière grasse, jusqu'à coloration.

Ajoutez les pois chiches préalablement égouttés, le jus de citron et les herbes de Provence. Salez et poivrez. Laissez cuire 5 minutes à couvert puis réservez.

Lavez les tomates, coupez-les en rondelles fines. Faites de même avec la bûche de chèvre.

Dans une casserole, faites bouillir 50 cl d'eau, jetez-y la polenta en pluie et laissez cuire 5 minutes sans cesser de remuer. Elle doit se détacher facilement de la casserole.

Versez la polenta dans un plat à gratin et assaisonnez. Déposez sur le dessus les pois chiches et leur jus de cuisson. Recouvrez de rondelles de tomate et de chèvre.

Enfournez pour 30 minutes.

Dégustez bien chaud nappé de coulis de tomates.

# CURRY VÉGÉTARIEN AU LAIT DE COCO

## Ingrédients pour 4 personnes

600 g de pommes de terre
200 g de haricots verts surgelés
200 g de carottes
1 courgette
200 g de champignons de Paris
2 échalotes
2 gousses d'ail
100 g de lentilles corail (poids sec)
1 branche de thym
1 boîte de pulpe de tomates en dés
10 cl de lait de coco
1/2 citron bio
1/2 cuil. à café de gingembre en poudre
1 cuil. à café de curry en poudre
sel - poivre du moulin

## Marche à suivre

Décongelez les haricots verts.

Épluchez les échalotes et les gousses d'ail, puis émincez-les.

Lavez et épluchez les carottes et la courgette. Rincez les champignons et coupez les pieds. Détaillez tous les légumes en julienne la plus homogène possible.

Lavez et épluchez les pommes de terre. Coupez-les en petits dés.

Dans une casserole, faites cuire les lentilles dans trois fois leur volume d'eau (départ à froid) avec la branche de thym, jusqu'à totale absorption du liquide.

Dans un wok ou une grande sauteuse à revêtement antiadhésif, faites revenir quelques minutes les échalotes et l'ail à sec avec les épices. Ajoutez la julienne de légumes et laissez dorer quelques minutes.

Baissez le feu, versez la pulpe de tomates et 1 verre d'eau puis laissez mijoter 10 minutes.

Intégrez les pommes de terre, le lait de coco et le jus d'1 demi-citron. Rectifiez l'assaisonnement et laissez cuire 10 minutes supplémentaires.

Terminez en ajoutant les lentilles corail (retirez la branche de thym). Laissez mijoter encore 10 minutes.

Ajustez la quantité de curry en fonction de vos goûts et servez bien chaud décoré de quelques zestes de citron.

### MON REPAS ÉQUILIBRÉ

- **Curry végétarien au lait de coco**
- **Sucrine en vinaigrette**
- **1 yaourt nature classique**
- **250 g de fraises**

# TATIN AUX ÉCHALOTES

## Ingrédients pour 4 personnes

4 feuilles de brick
10 échalotes
2 cuil. à soupe de vinaigre balsamique
1/2 cuil. à café d'herbes de Provence
1 cuil. à soupe d'huile d'olive, tournesol ou combinée
sel - poivre

### MON REPAS ÉQUILIBRÉ

- **Salade de tomates, mozzarella et viande des Grisons au basilic en vinaigrette**
- **Tatin aux échalotes**
- **1 belle poignée de cerises**

## Marche à suivre

Épluchez les échalotes et coupez-les en deux dans le sens de la longueur.

Dans une poêle à revêtement antiadhésif, faites chauffer l'huile, puis saisissez les échalotes sur les deux faces.

Baissez le feu, versez le vinaigre balsamique, salez, poivrez et laissez caraméliser à feu doux.

Préchauffez le four à 180 °C (th. 6).

Dans un plat à tarte chemisé de papier sulfurisé, répartissez les échalotes caramélisées. Saupoudrez d'herbes de Provence, puis recouvrez avec les feuilles de brick l'une sur l'autre en veillant à bien rentrer les bords.

Enfournez pour environ 20 minutes.

À la sortie du four, démoulez la tarte en la retournant, et dégustez-la tiède ou froide sur un lit de salade.

# FLAN D'ENDIVES CROQUANT AUX NOIX

## Ingrédients pour 4 personnes

800 g d'endives
120 g de filet de bacon fumé
6 œufs
40 cl de lait demi-écrémé
120 g de pain rassis ou 8 biscottes
60 g de cerneaux de noix
1 cuil. à café de thym déshydraté
sel - poivre

## Marche à suivre

Lavez les endives et émincez-les finement. Faites-les cuire à la vapeur, puis laissez égoutter.

Coupez le filet de bacon en lanières et faites-les griller à sec dans une poêle à revêtement antiadhésif. Ajoutez les endives, laissez dorer quelques minutes, puis versez le tout dans un plat à gratin et laissez refroidir.

Préchauffez le four à 210 °C (th. 7).

Battez les œufs en omelette avec le lait et assaisonnez. Versez dans le plat à gratin et enfournez pour 20 minutes.

Mixez le pain rassis avec les cerneaux de noix et le thym.

Passez le four en position gril. Répartissez cette chapelure aux noix sur le flan et laissez dorer 5 minutes sous le gril.

### MON REPAS ÉQUILIBRÉ

- **Cœurs d'artichauts en vinaigrette**
- **Flan d'endives croquant aux noix**
- **1/2 mangue en dés**

# POULET CROUSTILLANT FAÇON CORDON-BLEU

## Ingrédients pour 4 personnes

- 4 filets de poulet épais (environ 125 g chacun)
- 2 feuilles de brick
- 40 g d'emmental râpé
- 10 cl de lait demi-écrémé
- 2 oignons
- 4 tranches de filet de bacon
- quelques brins de ciboulette
- 1 jaune d'œuf
- sel - poivre du moulin

### MON REPAS ÉQUILIBRÉ

- **Bâtonnets de concombre, sauce persillée au fromage blanc**
- **Poulet croustillant façon cordon-bleu**
- **Poêlée de haricots verts et poivrons**
- **1 pomme**

## Marche à suivre

Mettez l'emmental à tremper dans le lait.

Pelez et émincez les oignons. Faites-les revenir à sec dans une poêle à revêtement antiadhésif, puis baissez le feu, ajoutez un fond d'eau et laissez fondre.

Entaillez les filets de poulet dans l'épaisseur. Salez et poivrez modérément. Garnissez chaque filet avec 1 tranche de bacon, puis répartissez l'emmental légèrement égoutté et la ciboulette ciselée.

Préchauffez le four à 150 °C (th. 5).

Coupez les feuilles de brick en deux.

Enveloppez chaque filet de poulet dans 1 demi-feuille de brick en collant les bords à l'aide du jaune d'œuf battu.

Badigeonnez les feuilles du reste de jaune d'œuf afin qu'elles dorent à la cuisson.

Enfournez pour 30 minutes, puis augmentez la puissance du four afin de bien colorer les feuilles de brick.

Servez aussitôt avec la fondue d'oignons.

# SAUTÉ DE PORC RIZ-ANANAS

## Ingrédients pour 4 personnes

600 g de filet de porc
200 g de riz thaï
400 g d'ananas au sirop égoutté
1 gousse d'ail
2 échalotes
2 cuil. à soupe de sauce soja
2 cuil. à soupe de coriandre ciselée
1 cuil. à soupe d'huile d'olive, tournesol ou combinée
sel - poivre

## Marche à suivre

Faites cuire le riz dans un grand volume d'eau salée. Égouttez-le et réservez-le dans une assiette.

Parez la viande et découpez-la en petits dés.

Coupez les tranches d'ananas égouttées en petits morceaux.

Pelez et hachez l'ail et les échalotes.

Dans une sauteuse à revêtement antiadhésif, faites revenir les échalotes et l'ail haché dans l'huile.

Ajoutez la viande en dés et laissez colorer quelques minutes, puis mettez l'ananas et déglacez avec la sauce soja, laissez mijoter 5 à 6 minutes.

Ajoutez enfin le riz et rectifiez l'assaisonnement.

Servir bien chaud parsemé de coriandre ciselée.

### MON REPAS ÉQUILIBRÉ

- **Chou rouge en vinaigrette**
- **Sauté de porc riz-ananas**
- **2 petits-suisses aux fruits**

# CANNELLONIS DE JAMBON FORESTIERS

## Ingrédients pour 4 personnes

8 tranches de jambon blanc découenné et dégraissé
500 g de champignons de Paris
2 échalotes
1 petit bouquet de persil
1 cube de bouillon de volaille dégraissé
200 g de riz rond
4 cuil. à soupe de parmesan râpé
8 cuil. à soupe de crème fraîche entière
sel - poivre

### MON REPAS ÉQUILIBRÉ

- **Bâtonnets de carottes, sauce yaourt à la ciboulette**
- **2 cannellonis de jambon forestiers**
- **1 poire**

## Marche à suivre

Rincez les champignons et coupez l'extrémité des pieds. Taillez-les en petits dés.

Épluchez et émincez les échalotes. Lavez et ciselez le persil.

Dans une poêle à revêtement antiadhésif, faites revenir quelques minutes les échalotes à sec, puis ajoutez les champignons, la moitié du persil ciselé et poursuivez la cuisson jusqu'à ce que les champignons soient bien dorés. Réservez.

Diluez le bouillon de volaille dans 60 cl d'eau.

Dans la poêle, faites brunir les grains de riz quelques minutes, puis mouillez avec le bouillon et laissez cuire jusqu'à totale absorption du liquide.

Intégrez ensuite les champignons, le fromage et la moitié de la crème. Poivrez et salez si nécessaire.

Préchauffez le four à 180 °C (th. 6).

Étalez les tranches de jambon, répartissez la garniture riz-champignons et roulez les tranches.

Dressez les rouleaux dans un plat allant au four et nappez-les avec le reste de crème et parsemez du reste de persil ciselé.

Enfournez pour 15 minutes et dégustez bien chaud.

# POÊLÉE DE DINDE AUX NAVETS CARAMÉLISÉS



## Ingrédients pour 4 personnes

400 g de filet de dinde
800 g de navets
2 échalotes
100 g de filet de bacon fumé
4 pincées de noix de muscade râpée
1 cube de bouillon de volaille dégraissé
1 branche de thym
2 cuil. à soupe de miel
1 cuil. à soupe d'huile d'olive, tournesol ou combinée
sel - poivre

### MON REPAS ÉQUILIBRÉ

- **Dés de betteraves en vinaigrette**
- **Poêlée de dinde aux navets caramélisés**
- **1 tranche de roquefort et pain**
- **1 petite banane**

## Marche à suivre

Épluchez et émincez les échalotes. Faites-les revenir dans une poêle à revêtement antiadhésif avec l'huile.

Coupez le filet de dinde et le bacon en fines lanières et ajoutez-les dans la poêle. Saupoudrez de noix muscade et assaisonnez. Dès que les viandes sont bien dorées, coupez le feu et réservez.

Lavez et pelez les navets. Coupez-les en petits dés et versez-les dans un wok ou une grande sauteuse à revêtement antiadhésif avec le cube de bouillon, la branche de thym et 40 cl d'eau. Laissez cuire à feu doux jusqu'à totale évaporation du liquide.

En fin de cuisson, ajoutez le miel, la dinde et le bacon. Laissez caraméliser à feu doux.

Retirez la branche de thym avant de servir.

# GRATIN DE FRUITS DE MER AUX LÉGUMES

## Ingrédients pour 4 personnes

1 sachet de mélange de fruits de mer surgelés (500 g environ)
300 g de champignons de Paris
3 poireaux
1 oignon
1 petite boîte de salsifis au naturel
1 cube de court-bouillon pour poisson
4 cuil. à soupe de crème fraîche entière
1/2 cuil. à café de curcuma
1 cuil. à soupe de fécule de pomme de terre
4 biscottes
sel - poivre

## Marche à suivre

Lavez les légumes. Coupez les extrémités des pieds des champignons et taillez-les en fines lamelles.

Émincez les blancs de poireaux et conservez le vert à part.

Épluchez et hachez l'oignon. Faites-le revenir à sec dans une poêle à revêtement antiadhésif, puis ajoutez les champignons et poursuivez la cuisson.

Égouttez les salsifis et mettez-les à dorer dans la poêle avec les champignons. Salez et poivrez.

Faites cuire les blancs de poireaux à la vapeur.

Dans une grande casserole, mettez le vert des poireaux coupé grossièrement et le cube de court-bouillon. Laissez bouillir, puis éliminez le vert des poireaux et pochez les fruits de mer dans le bouillon 4 minutes. Égouttez en conservant le bouillon.

Dans un plat allant au four, dressez les blancs de poireaux, puis les champignons et enfin le mélange de fruits de mer.

Préchauffez le four à 200 °C (th. 7).

Diluez la fécule de pomme de terre dans 40 cl de bouillon de cuisson, portez sur le feu, ajoutez le curcuma et laissez épaissir sans cesser de remuer. Hors du feu, incorporez la crème.

Nappez les fruits de mer et les légumes de cette sauce. Émiettez les biscottes sur le dessus et enfournez pour 15 minutes.

### MON REPAS ÉQUILIBRÉ

- **Taboulé maison**
- **Gratin de fruits de mer aux légumes**
- **100 g de fromage blanc nature à 3-4 % de MG**
- **1 orange**

# BŒUF-CAROTTES

## Ingrédients pour 4 personnes

600 g de paleron de bœuf
800 g de carottes
1 ou 2 clous de girofle
quelques grains de poivre noir
15 cl de vin rouge de Bourgogne
2 oignons
2 cuil. à soupe de fécule de maïs
2 gousses d'ail
1 bouquet garni
1 cuil. à soupe d'huile d'olive, tournesol ou combinée
moutarde à l'ancienne
sel - poivre

### MON REPAS ÉQUILIBRÉ

- **Asperges en vinaigrette**
- **Bœuf-carottes**
- **1 portion de chèvre frais et pain**
- **3 clémentines**

## Marche à suivre

Coupez la viande en gros cubes. Lavez, épluchez et coupez les carottes en rondelles.

Mettez la viande dans une terrine avec les carottes, les clous de girofle et le poivre en grains. Arrosez avec le vin. Laissez mariner au frais 3 heures au minimum.

Pelez et émincez les oignons et faites-les revenir dans une cocotte à revêtement antiadhésif avec l'huile.

Ajoutez les cubes de viande bien égouttés, saupoudrez de fécule de maïs, mélangez bien et faites brunir sur feu vif.

Incorporez ensuite l'ail écrasé, couvrez avec la marinade en remuant bien et, au besoin, complétez avec un peu d'eau. Salez, poivrez et ajoutez le bouquet garni.

Laissez mijoter 1 heure 30 sur feu doux, puis intégrez les carottes et poursuivez la cuisson 30 minutes.

Servez bien chaud avec de la moutarde à l'ancienne.

# GRATIN DAUPHINOIS

## Ingrédients pour 4 personnes

600 g de pommes de terre à chair ferme
2 gousses d'ail
4 cuil. à soupe de crème fraîche entière
40 cl de lait demi-écrémé
80 g d'emmental râpé
1/2 cuil. à café de noix de muscade râpée
sel - poivre

## Marche à suivre

Préchauffez le four à 150 °C (th. 5).

Lavez et épluchez les pommes de terre. Taillez-les en fines lamelles à la mandoline.

Dans un plat à gratin, répartissez la moitié des lamelles de pommes de terre. Salez, poivrez, saupoudrez de noix muscade, ajoutez 1 gousse d'ail écrasée et recouvrez de crème fraîche.

Déposez le reste de pommes de terre, salez, poivrez, saupoudrez de noix muscade, ajoutez l'autre gousse d'ail écrasée.

Recouvrez de lait, puis parsemez de fromage râpé.

Enfournez pour 40 minutes, jusqu'à ce que les pommes de terre soient bien tendres (vérifiez la cuisson en plantant la pointe d'un couteau). Si nécessaire, poursuivez au gril quelques minutes afin de bien faire gratiner l'emmental.

### MON REPAS ÉQUILIBRÉ

- **1 escalope de veau grillée**
- **Gratin dauphinois**
- **Salade feuille-de-chêne en vinaigrette**
- **3 prunes**

# PUDDING CITRON AU COULIS DE FRAMBOISES



## Ingrédients pour 4 personnes

500 g de framboises
quelques feuilles de menthe fraîche
2 cuil. à soupe de sucre en poudre
1 gros citron non traité
4 œufs
40 g de fécule de maïs
10 cl de lait demi-écrémé
12 cl de crème fraîche entière

## Marche à suivre

Rincez les framboises et les feuilles de menthe en conservant 2 feuilles pour la décoration.

Mixez les framboises et la menthe avec 1 cuillerée à soupe de sucre. Passez ce coulis au tamis et réservez au frais.

Préchauffez le four à 180 °C (th. 6).

Rincez le citron et râpez le zeste en prenant soin d'éviter les parties blanches. Pressez le citron et récupérez le jus.

Dans un saladier, battez les œufs avec le reste de sucre, le jus de citron et quelques zestes. Ajoutez la fécule de maïs petit à petit, puis terminez par le lait et la crème.

Répartissez la préparation dans 4 petits moules en silicone et enfournez pour 20 minutes.

Laissez refroidir, puis démoulez et servez accompagné de coulis de framboises.

Décorez avec la menthe ciselée et quelques zestes de citron.

### MON REPAS ÉQUILIBRÉ

- **Potage de légumes avec 1 pincée d'emmental râpé**
- **Chou poêlé avec du filet de bacon émincé**
- **Pudding citron au coulis de framboises**

# POMMES FARCIES AUX FRUITS SECS

## Ingrédients pour 4 personnes

2 grosses pommes
30 g de figues séchées
15 cl de pur jus d'orange
20 cl de lait demi-écrémé
60 g de pain rassis
1 pincée de cannelle
1 œuf
2 cuil. à soupe de sucre en poudre
40 g d'amandes effilées

## Marche à suivre

Coupez les figues en petits dés et mettez-les à réhydrater dans le jus d'orange.

Faites tiédir le lait. Détaillez le pain en morceaux dans une assiette creuse, puis arrosez-le de lait tiède.

Lavez les pommes et coupez-les en deux. Creusez-les en conservant environ 1 cm de chair. Éliminez les pépins et conservez la chair de côté.

Faites cuire la chair des pommes quelques minutes dans une casserole avec un fond d'eau et la cannelle.

Battez l'œuf en omelette avec le sucre, puis versez dans le mélange pain-lait légèrement égoutté. Ajoutez les figues égouttées (conservez le jus d'orange) et la compote de pommes à la cannelle.

Préchauffez le four à 180 °C (th. 6).

Déposez les pommes dans un plat allant au four chemisé de papier sulfurisé. Garnissez les demi-pommes de l'appareil aux figues. Enfournez pour 25 minutes.

Pendant ce temps, faites réduire le jus d'orange à feu doux dans une casserole et faites dorer les amandes quelques minutes dans une poêle antiadhésive à sec.

À la sortie du four, servez les pommes arrosées du jus d'orange réduit. Décorez avec les amandes grillées.

### MON REPAS ÉQUILIBRÉ

- **Salade d'endives, dés de roquefort au vinaigre de vin**
- **1 côte de porc dans le filet, grillée, à la moutarde**
- **Épinards poêlés avec 1 cuillerée à soupe de crème fraîche entière**
- **Pomme farcie aux fruits secs**

# FLAN COCO

## Ingrédients pour 4 personnes

4 œufs
2 cuil. à soupe de sucre en poudre
50 cl de lait demi-écrémé
12 cl de lait de coco
2 cuil. à soupe de noix de coco râpée

### MON REPAS ÉQUILIBRÉ

- **Carottes râpées aux raisins secs en vinaigrette**
- **Spaghettis bolognaise maison**
- **Flan coco**

## Marche à suivre

Préchauffez le four à 180 °C (th. 6).

Battez les œufs avec le sucre dans un grand récipient.

Pendant ce temps, faites chauffer le lait dans une casserole.

Versez le lait chaud petit à petit sur le bord du récipient avec les œufs, sans cesser de remuer. Ajoutez le lait de coco.

Répartissez la préparation dans 4 ramequins individuels ou un grand plat allant au four.

Placez le plat ou les ramequins dans un bain-marie et enfournez pour 30 minutes. Vérifiez la cuisson du flan à l'aide de la lame d'un couteau.

Servez ce flan tiède ou froid saupoudré de noix de coco râpée.

# PIZZA EXPRESS BANANE-CHOCOLAT

## Ingrédients pour 4 personnes

120 g de farine
100 g de fromage blanc nature à 3-4 % de MG
1 jaune d'œuf
2 bananes
60 g de chocolat noir pâtissier

## Marche à suivre

Dans un saladier, mélangez à la main la farine, le fromage blanc et le jaune d'œuf. Ajoutez un fond d'eau si besoin.

Laissez reposer la pâte dans un bol, recouvert d'un film alimentaire pendant 30 minutes au minimum.

Préchauffez le four à 180 °C (th. 6).

Après ce temps de repos, étalez la pâte sur la plaque du four préalablement recouverte de papier sulfurisé.

Pelez les bananes, coupez-les en rondelles. Disposez-les sur la pâte en laissant un rebord.

Cassez le chocolat en petits morceaux et répartissez-les sur les rondelles de banane.

Enfournez pour 20 minutes. Consommez chaud ou tiède.

### MON REPAS ÉQUILIBRÉ

- **Chou rouge émincé en vinaigrette**
- **1 pavé de rumsteck grillé au poivre**
- **Purée de potimarron au lait**
- **Pizza express banane-chocolat**

# TARTE LÉGÈRE AU CITRON

## Ingrédients pour 4 personnes

**Pour la pâte :**
120 g de farine
50 g de beurre
1 cuil. à soupe bombée de fromage blanc à 20 % de MG
2 cuil. à café de sucre en poudre
1 pincée de sel

**Pour la garniture :**
2 citrons bio
1 feuille de gélatine
2 œufs
10 g de beurre
2 cuil. à café de sucre en poudre

**MON REPAS ÉQUILIBRÉ**

- **Radis à tremper, sauce yaourt à la ciboulette**
- **Filet de limande poché au court-bouillon au jus de citron**
- **Julienne de légumes sautée au curry**
- **Tarte légère au citron**

## Marche à suivre

Préparez la pâte en versant la farine, le beurre, le fromage blanc, le sucre, le sel et 2 cuillerées à soupe d'eau dans le bol d'un mixeur. Ajustez la texture, ajoutez 1 cuillerée à soupe d'eau si nécessaire.

Formez une boule et emballez-la dans un film alimentaire. Laissez reposer au frais au moins 1 heure.

Récupérez les zestes d'1 citron à l'aide d'un couteau Économe.

Faites tremper la feuille de gélatine dans un petit bol d'eau froide.

Pressez les citrons. Mélangez le jus des citrons, les œufs, le beurre et le sucre. Versez dans une casserole et portez à ébullition en remuant continuellement.

Hors du feu, incorporez la feuille de gélatine égouttée, mélangez bien jusqu'à ce qu'elle soit totalement dissoute puis laissez tiédir.

Préchauffez le four à 200 °C (th. 7).

Farinez un plan de travail propre, sortez la pâte du réfrigérateur et étalez-la à l'aide d'un rouleau à pâtisserie.

Chemisez un moule à tarte d'une feuille de papier sulfurisé et garnissez le moule avec la pâte. Faites-la cuire à blanc 20 minutes. Laissez refroidir.

Versez la garniture au citron sur la pâte, répartissez les zestes de citron sur le dessus et laissez prendre 1 heure au réfrigérateur.

Servez bien frais.

# GÂTEAU DE RIZ AU COULIS DE FRUITS EXOTIQUES

## Ingrédients pour 4 personnes

100 g de riz rond
1 l de lait demi-écrémé
1/2 gousse de vanille
4 cuil. à café de sucre en poudre
2 œufs
4 cuil. à soupe de coulis de fruits exotiques

### MON REPAS ÉQUILIBRÉ

- **Salade de chou blanc et granny-smith en vinaigrette**
- **1 steak haché à 5 % de MG grillé**
- **Haricots plats poêlés au coulis de tomates**
- **Gâteau de riz au coulis de fruits exotiques**

## Marche à suivre

Versez le lait dans une casserole. Fendez et grattez la demi-gousse de vanille, puis mélangez les graines au lait. Portez à ébullition.

Versez le riz dans le lait et laissez cuire à feu doux pendant 30 minutes. Ajoutez le sucre et laissez tiédir.

Préchauffez le four à 180 °C (th. 6).

Dans un saladier, battez les œufs en omelette puis versez petit à petit le riz au lait tiédi en remuant continuellement.

Dans un moule à charlotte, versez au fond le coulis de fruits exotiques, puis recouvrez de la préparation au riz.

Faites cuire au four dans un bain-marie pendant 30 à 35 minutes.

Sortez le gâteau de riz du four, laissez tiédir, puis démoulez. Dégustez tiède ou froid selon votre goût.

# VACHERIN EN VERRINES

## Ingrédients pour 4 personnes

15 cl de crème entière liquide
2 œufs
40 g de sucre en poudre
1 cuil. à café d'arôme de vanille liquide
2 grosses meringues
10 cl de coulis de framboises

### MON REPAS ÉQUILIBRÉ

- **1/2 pomelo**
- **Noix de Saint-Jacques poêlées au jus de citron**
- **Fondue de poireaux et riz safrané**
- **Vacherin en verrine**

## Marche à suivre

Mettez la crème dans un saladier avec les batteurs 30 minutes au congélateur.

Séparez les jaunes des blancs d'œufs. Dans un saladier, battez les jaunes avec la moitié du sucre.

Fouettez la crème bien froide avec le reste de sucre et l'arôme de vanille, au moins 5 minutes.

Dans un troisième saladier, montez les blancs en neige.

Incorporez délicatement (en soulevant la préparation avec une cuillère) les blancs aux jaunes, puis la chantilly. N'essayez pas de trop mélanger, cela ferait retomber la mousse.

Répartissez la préparation dans 4 verrines jusqu'à la moitié. Parsemez de meringue émiettée. Ajoutez enfin le coulis de framboises.

Laissez prendre au congélateur pendant 6 heures au moins avant dégustation.

# BAVAROIS AUX POIRES, SAUCE CHOCOLAT

## Ingrédients pour 4 personnes

**Pour le bavarois :**
4 poires
3 feuilles de gélatine
2 cuil. à soupe de sucre en poudre

**Pour la sauce chocolat :**
15 cl de crème fleurette
80 g de chocolat noir pâtissier
10 cl de lait demi-écrémé

## Marche à suivre

Lavez, épluchez et épépinez les poires, découpez-les en morceaux.

Mettez à réhydrater les feuilles de gélatine dans un petit bol d'eau froide.

Mettez les morceaux de poire dans une casserole avec 1 cuillerée à soupe d'eau et laissez cuire à feu doux jusqu'à l'obtention d'une compote. Égouttez les feuilles de gélatine, incorporez-les à la compote encore chaude. Ajoutez le sucre. Laissez tiédir.

Montez la crème en chantilly très ferme puis incorporez-la à la compote de poires.

Versez la préparation dans un moule à bord haut chemisé de papier sulfurisé et laissez reposer au réfrigérateur pendant 6 heures.

Avant de servir, faites fondre le chocolat avec le lait à feu doux dans une casserole.

Démoulez le bavarois sur un plat de service, après avoir trempé le moule quelques secondes dans de l'eau tiède.

Nappez de sauce chocolat et servez immédiatement.

### MON REPAS ÉQUILIBRÉ

- ***Baby carrots* à tremper, sauce fromage blanc-moutarde**
- **1 cuisse de poulet rôtie au four**
- **Semoule et légumes pour couscous**
- **Bavarois aux poires, sauce chocolat**

# BÛCHE LÉGÈRE À LA POMME, SAUCE CHOCOLAT



## Ingrédients pour 4 personnes

**Pour la garniture :**
4 pommes
4 pincées de cannelle

**Pour le biscuit :**
4 œufs
40 g de sucre en poudre
2 pincées de sel
60 g de fécule de maïs
1 sachet de thé à la vanille

**Pour la sauce chocolat :**
60 g de chocolat noir pâtissier

## Marche à suivre

Lavez, épluchez et coupez les pommes en dés. Faites-les cuire dans une casserole à feu doux avec 1 cuillerée à soupe d'eau et la cannelle. Une fois la compote prête, réservez-la au frais.

Séparez les jaunes des blancs d'œufs. Fouettez les jaunes avec le sucre au batteur jusqu'à ce que le mélange blanchisse.

Montez les blancs en neige avec le sel. Versez le mélange jaunes-sucre sur les blancs en neige et mélangez délicatement. Ajoutez la fécule de maïs tamisée et mélangez à nouveau délicatement.

Préchauffez le four à 150 °C (th. 5).

Étalez la pâte à biscuit sur une plaque allant au four recouverte de papier sulfurisé en formant un grand rectangle. Enfournez pour 20 minutes.

Dans une casserole, faites chauffer 15 cl d'eau et mettez-y à infuser le thé.

Sortez le biscuit du four, imbibez-le de thé à la vanille et laissez refroidir.

Garnissez le biscuit de compote de pommes et roulez-le. Éliminez les entames et détaillez la bûche en 4 portions égales.

Faites fondre le chocolat au bain-marie.

Dressez chaque portion de bûche au centre d'une assiette à dessert et nappez de sauce chocolat.

### MON REPAS ÉQUILIBRÉ

- **Mâche en vinaigrette avec 1 œuf poché**
- **Gratin de chou-fleur, béchamel maison avec une pincée d'emmental râpé**
- **Bûche légère à la pomme, sauce chocolat**

# TIRAMISU DIÉTÉTIQUE

## Ingrédients pour 4 personnes

12 boudoirs
4 œufs
1 pincée de sel
8 petits-suisses nature à 3-4 % de MG
4 cuil. à café de sucre en poudre
1 cuil. à café d'extrait de vanille liquide
20 cl de café froid
4 cuil. à café de poudre de cacao maigre non sucré

### MON REPAS ÉQUILIBRÉ

- **1/4 de melon avec 1 tranche de jambon de pays**
- **Poêlée de pâtes et aubergines au cumin**
- **Tiramisu diététique**

## Marche à suivre

Séparez les jaunes des blancs d'œufs.

Battez les blancs en neige ferme avec la pincée de sel.

Fouettez les petits-suisses avec les jaunes d'œufs, 3 cuillerées à café de sucre et l'extrait de vanille liquide. Incorporez délicatement les blancs en neige à l'aide d'une spatule.

Coupez les boudoirs en deux parties égales et trempez-les rapidement dans le café froid.

Mélangez le cacao avec le sucre restant.

Au fond de 4 verres transparents type verre à whisky, disposez 3 morceaux de boudoir. Répartissez dessus une partie des petits-suisses fouettés. Saupoudrez d'1/2 cuillerée à café de cacao édulcoré. Rajoutez par-dessus 3 autres morceaux de boudoir, puis complétez avec les petits-suisses fouettés. Tamisez sur le dessus le restant de cacao édulcoré.

Placez au réfrigérateur pendant 6 heures, dégustez bien frais !

# PROFITEROLES À LA POIRE



## Ingrédients pour 4 personnes

30 g de farine fluide
30 g de fécule de maïs
40 g de beurre
1 pincée de sel
2 œufs
60 g de chocolat noir pâtissier
25 cl de sorbet à la poire

## Marche à suivre

Préchauffez le four à 220 °C (th. 7/8).

Tamisez la farine et la fécule de maïs.

Versez le beurre en morceaux, 12,5 cl d'eau et le sel dans une casserole, puis portez le tout à ébullition. Au premier bouillon, coupez le feu puis versez la farine et la fécule tamisées en une seule fois et mélangez vigoureusement à l'aide d'une cuillère en bois. Le mélange farine-fécule gonfle et une boule se forme, se détachant des parois de la casserole. Si cela ne se produit pas spontanément, mettez de nouveau la pâte sur feu très doux et remuez jusqu'à ce qu'elle soit suffisamment sèche pour se décoller.

Hors du feu, ajoutez 1 œuf et intégrez-le complètement à la pâte avant d'ajouter le second œuf. Vérifiez la consistance de la pâte : elle doit être assez ferme et souple.

Sur une plaque de four recouverte de papier sulfurisé, dressez les choux à l'aide d'une poche à douille lisse ou de deux cuillères à café, en les espaçant bien.

Enfournez à mi-hauteur pour 15 à 20 minutes. Les choux sont cuits lorsqu'ils sont bien dorés et gonflés. Laissez-les refroidir sur une grille avant assemblage.

Cassez le chocolat en morceaux et faites-le fondre doucement avec 1 cuillerée à soupe d'eau au bain-marie ou au micro-ondes.

Lorsque les choux ont bien refroidi, ôtez-leur délicatement un chapeau à l'aide d'un couteau-scie.

Formez des boules de sorbet à la poire de la taille des choux et garnissez chacun d'une boule. Recouvrez-le de son chapeau.

Nappez les choux de sauce au chocolat et dégustez immédiatement.

### MON REPAS ÉQUILIBRÉ

- **Fonds d'artichauts au vinaigre balsamique**
- **2 tranches de jambon blanc supérieur cuit**
- **Purée de carottes maison au lait**
- **Profiteroles à la poire**

# MOUSSE AU CHOCOLAT ET SES FRAMBOISES

## Ingrédients pour 4 personnes

80 g de chocolat au lait pâtissier
200 g de framboises
4 œufs
1 pincée de sel
2 cuil. à soupe de sucre en poudre

### MON REPAS ÉQUILIBRÉ

- **Salade de roquette, dés de pommes de terre, tomates cerise, bresaola et copeaux de parmesan, vinaigrette**
- **Mousse au chocolat et ses framboises**

## Marche à suivre

Dans une casserole, faites fondre le chocolat avec 1 cuillerée à soupe d'eau à feu doux.

Séparez les jaunes des blancs d'œufs.

Éteindre le feu, laissez tiédir le chocolat, puis intégrez 3 jaunes d'œufs.

Battez les blancs en neige ferme avec la pincée de sel, incorporez le sucre pour serrer les blancs (afin qu'ils ne retombent pas), puis intégrez-les délicatement au mélange au chocolat.

Répartissez les framboises dans 4 verres transparents (conservez-en 4 pour la décoration) puis recouvrez-les de mousse.

Placez au réfrigérateur 2 heures.

Avant de servir, décorez chaque verre avec 1 framboise.

# TABOULÉ À LA FRAISE

## Ingrédients pour 4 personnes

500 g de fraises
1 citron bio
1 sachet de thé vert à la menthe
120 g de semoule de couscous grain moyen
4 cuil. à café de sucre en poudre

## Marche à suivre

Lavez et équeutez les fraises. Coupez-les en dés et réservez-les au frais.

Lavez le citron. Prélevez quelques zestes et pressez-le.

Dans une casserole, faites frémir 20 cl d'eau et mettez-y à infuser le sachet de thé 4 minutes.

Dans un saladier, versez la semoule, les zestes émincés et le sucre. Recouvrez avec le thé et le jus de citron.

Réservez au frais pendant 1 heure.

Juste avant de servir, ajoutez les dés de fraises.

### MON REPAS ÉQUILIBRÉ

- 1 verre de gaspacho
- 2 râbles de lapin braisés au thym
- Courgettes vapeur nappées de cancoillotte
- Taboulé à la fraise

# PAIN PERDU AUX FRUITS

## Ingrédients pour 4 personnes

120 g de pain légèrement grillé ou rassis
2 fruits frais de votre choix
2 œufs
25 cl de lait demi-écrémé
2 cuil. à soupe rases de miel
cannelle en poudre
2 cuil. à café d'huile de tournesol

### MON REPAS ÉQUILIBRÉ

- **Radis noir en rondelles, sauce fromage blanc persillée**
- **Lotte à la tomate cuite en cocotte à l'échalote et piment de Cayenne**
- **Pain perdu aux fruits**

## Marche à suivre

Battez les œufs. Versez-les dans une assiette creuse.

Dans une autre assiette creuse, mélangez le lait avec le miel et la cannelle.

Épluchez et émincez les fruits.

Coupez le pain en 8 fines tranches.

Faites chauffer l'huile dans une poêle antiadhésive. Trempez une à une les tranches de pain sur chaque face dans le lait rapidement (aller-retour), puis dans les œufs en veillant à bien enrober le pain.

Faites revenir les tranches de pain à la poêle jusqu'à ce qu'elles soient dorées.

Dressez dans des assiettes et recouvrez de fruits émincés. Servez sans attendre.

# ŒUFS EN NEIGE, CRÈME À LA MENTHE ET SES FRAISES FRAÎCHES



## Ingrédients pour 4 personnes

200 g de fraises
3 œufs + 1 blanc
40 cl de lait demi-écrémé
1/2 bouquet de menthe fraîche
6 cuil. à café de sucre en poudre
1 pincée de sel

### MON REPAS ÉQUILIBRÉ

- **1/2 pomelo**
- **Salade de fèves aux oignons nouveaux, tomates cocktail et dés de jambon en vinaigrette**
- **Œufs en neige, crème à la menthe et ses fraises fraîches**

## Marche à suivre

Lavez et équeutez les fraises. Coupez-les en dés et réservez-les au frais.

Mettez le lait dans une casserole avec les feuilles de menthe ciselées (réservez-en quelques-unes pour la décoration), puis portez à ébullition. Laissez infuser hors du feu.

Séparez les jaunes des blancs d'œufs, réservez ces derniers au frais.

Fouettez les jaunes avec 4 cuillerées à café de sucre jusqu'à ce que le mélange blanchisse. Filtrez le lait à la menthe et incorporez-le au mélange précédent sans cesser de remuer.

Mettez la préparation sur feu très doux en mélangeant à l'aide d'une cuillère en bois. La crème anglaise est prête quand elle nappe la cuillère.

Montez les blancs en neige avec la pincée de sel à l'aide d'un batteur électrique. Ajoutez le reste de sucre pour serrer les blancs (afin qu'ils ne retombent pas).

Portez à ébullition un peu d'eau dans une casserole, baissez le feu pour avoir un léger frémissement. Réalisez 8 petites quenelles d'œufs en neige à l'aide de deux cuillères à soupe. Pochez les quenelles de chaque côté dans l'eau frémissante environ 1 minute.

Répartissez la crème anglaise à la menthe dans 4 petites coupes à dessert, dressez les quenelles pochées puis décorez de quelques feuilles de menthe.

Ajoutez les dés de fraises et dégustez bien frais.

# PÊCHES EN VERRINES FAÇON MELBA

## Ingrédients pour 4 personnes

8 demi-pêches
au sirop égouttées
4 boules de sorbet framboises
4 boules de glace vanille
4 cuil. à soupe de coulis
de framboises
40 g d'amandes effilées

### MON REPAS ÉQUILIBRÉ

- **Salade verte, haricots verts, tomates, dés d'avocat et miettes de crabe en vinaigrette**
- **Pain**
- **Pêches en verrine façon Melba**

## Marche à suivre

Découpez les demi-pêches en petits dés. Mettez-les au frais.

Au fond de 4 verres transparents, placez une partie des dés de pêche, puis déposez 1 boule de sorbet framboises, ajoutez le reste de pêches et la boule de glace vanille.

Faites dorer les amandes effilées dans une poêle à sec.

Nappez les verrines de coulis de framboises et décorez d'amandes effilées grillées.

# MILK-SHAKE ANANAS-COCO



## Ingrédients pour 4 personnes

400 g d'ananas
20 cl de lait de coco
2 yaourts nature non sucrés au lait demi-écrémé
4 cuil. à café de sucre en poudre
8 glaçons
4 cuil. à café de noix de coco râpée
1 pincée de cannelle

## Marche à suivre

Épluchez l'ananas en veillant à bien éliminer tous les yeux. Coupez-le en gros dés.

Mixez l'ananas avec le lait de coco, les yaourts, le sucre et les glaçons.

Servez bien frais saupoudré de cannelle et de noix de coco râpée et dégustez à la paille.

### MON REPAS ÉQUILIBRÉ

- **Fleurettes de chou-fleur au vinaigre et échalotes émincées**
- **Aiguillettes de poulet grillées au coulis de tomates**
- **Haricots verts poêlés à l'ail**
- **Purée de pommes de terre maison**
- **Milk-shake ananas-coco**

RECETTES

# TERRINE FRAÎCHEUR AUX FRUITS DU VERGER

## Ingrédients pour 4 personnes

4 pêches
2 prunes
2 abricots
4 feuilles de gélatine
10 cl de jus de citron
4 cuil. à café de sucre en poudre
quelques gouttes d'eau de fleur d'oranger
1/2 gousse de vanille

### MON REPAS ÉQUILIBRÉ

- **Salade de champignons de Paris en vinaigrette**
- **Filets de sole meunière**
- **Ratatouille et boulgour**
- **2 petits-suisses nature à 3-4 % de MG**
- **Terrine fraîcheur aux fruits du verger**

## Marche à suivre

Rincez et ébouillantez les fruits. Pelez-les et laissez refroidir.

Mettez à ramollir les feuilles de gélatine dans un bol d'eau froide.

Dans une casserole, faites bouillir 40 cl d'eau avec le jus de citron, le sucre, l'eau de fleur d'oranger et la gousse de vanille fendue et grattée.

Hors du feu, incorporez les feuilles de gélatine égouttées. Remuez bien et laissez tiédir après avoir retiré la gousse de vanille.

Coupez les fruits : les pêches en dés, les abricots et les prunes en deux.

Dans le fond d'un moule à cake chemisé de papier sulfurisé ou dans un moule en silicone, répartissez les demi-abricots et les demi-prunes. Ajoutez les dés de pêche, puis recouvrez de la préparation à la gélatine.

Filmez et placez au frais au moins 12 heures.

Démoulez juste avant de servir et dressez en tranches.

# TRIANGLES POMMES-AMANDES

## Ingrédients pour 4 personnes

2 pommes
20 g d'amandes concassées
1 cuil. à soupe de miel
2 cuil. à soupe d'eau de fleur d'oranger
1 cuil. à café de cannelle en poudre
4 feuilles de brick

## Marche à suivre

Lavez les pommes, épluchez-les et coupez-les en lamelles pas trop fines. Faites-les dorer dans une poêle à revêtement antiadhésif bien chaude.

Baissez le feu, ajoutez le miel et l'eau de fleur d'oranger et laissez cuire jusqu'à ce que les pommes soient bien fondantes. Retirez du feu et laissez tiédir.

Préchauffez le four à 180 °C (th. 6).

Mélangez les amandes concassées dans un saladier avec la cannelle.

Au centre de chaque feuille de brick, étalez une couche du mélange amandes-cannelle, puis une couche de pommes au miel et fleur d'oranger. Repliez la feuille de brick en forme de triangle. Procédez de la même façon avec chaque feuille de brick.

Disposez les triangles dans un plat allant au four, sur du papier sulfurisé, et enfournez pour 10 à 15 minutes en surveillant de très près la cuisson.

Retirez les triangles du four dès qu'ils sont dorés.

### MON REPAS ÉQUILIBRÉ

- **Cœurs de palmiers sauce yaourt**
- **Pavé de lieu noir cuit au four aux échalotes**
- **Gratin de chou-fleur à la béchamel maison**
- **Triangle pommes-amandes**

# GRANITÉ DE MELON

## Ingrédients pour 4 personnes

1 melon d'1 kg
40 g de sucre en poudre

## Marche à suivre

Coupez le melon en deux, retirez les pépins puis prélevez la chair à l'aide d'une grosse cuillère.

Mixez grossièrement la chair de melon avec le sucre.

Étalez cette préparation dans un plat rectangulaire, placez au congélateur pendant 20 minutes.

Grattez avec les dents d'une fourchette pour casser les cristaux glacés, laissez prendre de nouveau 30 minutes au congélateur.

Grattez à nouveau à l'aide d'une fourchette avant de placer le granité dans 4 ramequins individuels, puis dégustez !

### MON REPAS ÉQUILIBRÉ

- **Concombre et feta en vinaigrette**
- **1 cuisse de lapin rôtie à la moutarde**
- **Tomates braisées aux herbes de Provence**
- **Pain**
- **Granité de melon**

# INDEX

# INDEX DES ALIMENTS

Les numéros de page en *italique* renvoient aux recettes.

## A



## B



## C

# D



# E



# F

# G



# H



# I



# J



# K



# L



# M

# N



# O



# P

# Q



# R



# S



# T

# V



# W



# X



# Y

# INDEX DES RECETTES

## B



## C



## E



## F

# G



# L



# M



# O



# P

# S



# T



# V

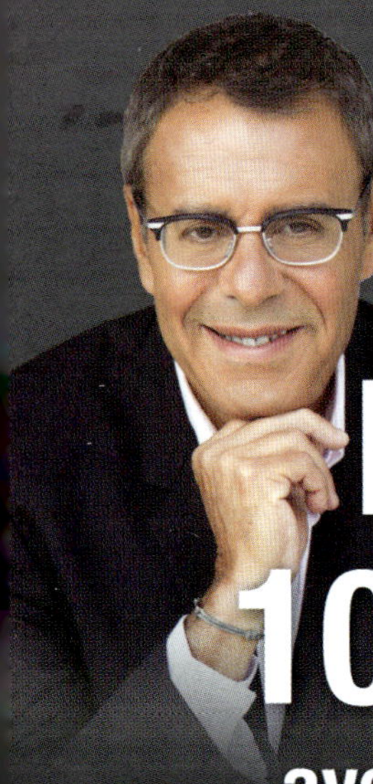

# Savoir Maigrir

avec Jean-Michel Cohen

**Nouvelle Formule**

Plus efficace • Moins cher • Plus personnalisé

# Perdez jusqu'à 10 kilos en 3 mois

## avec un programme sain et équilibré

**http://savoirmaigrir.tv**

Le meilleur du coaching minceur toujours à portée de main

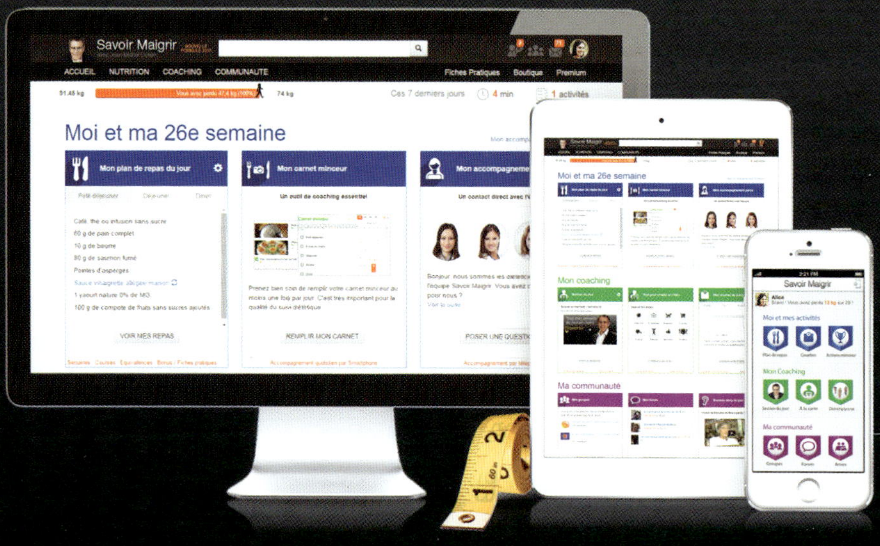


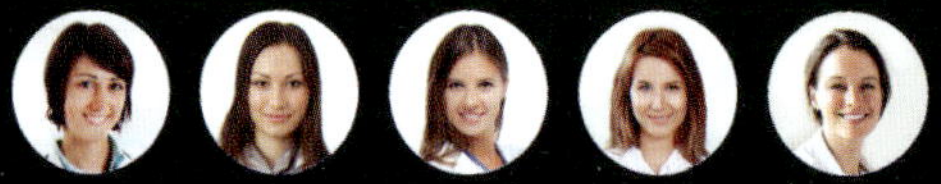

Profitez d'une diététicienne dédiée qui vous accompagne personnellement